지역사회

치매 · 노인 작업치료

감수 : 한국노인작업치료학회장 정 민 예

박은정 · 박성현 · 박영주 · 이정훈
김보중 · 이호승 · 정은화 · 최세나 공저

계축문화사

집필진

감수

정민예 교수님 한국노인작업치료학회 회장, 연세대학교 작업치료학과

저자

박은정 경복대학교 작업치료학과
박성현 서울특별시 성동구 치매안심센터
박영주 고신대학교 작업치료학과
이정훈 가톨릭대학교 은평성모병원
김보중 가톨릭대학교 은평성모병원
이호승 충북보건과학대학교 작업치료과
정은화 극동대학교 작업치료학과
최세나 서울특별시 성동구 치매안심센터

편집위원 (ㄱㄴㄷ 순)

강용석 사과나무주간보호센터
고석호 서울특별시 도봉장애인 종합복지관
김선일 국민건강보험공단
김재환 (협) 사랑방 데이케어센터
문광태 서울재활 연구소
박희수 경동대학교 작업치료학과
백영림 두원공과대학교 작업치료과
임연주 신성대학교 작업치료학과
조희진 서울특별시 강서구 치매안심센터
홍보균 연세대학교 대학원

머리말

전 세계적으로 노인 인구는 지속적으로 증가하고 있습니다. 평균수명이 증가함에 따라 노인들은 다양한 질병에 노출되고, 이를 위해 국가마다 노인을 대상으로 한 다양한 사회서비스 및 의료서비스를 효율적으로 제공하고자 노력을 하고 있습니다. 작업치료는 지역사회 보건에서 필수 인력의 한 분야로, 광범위한 분야에서 노인을 대상으로 평가하고 효과적인 중재를 제공하고 있습니다.

기존에 노인을 대상으로 한 다양한 교재가 출간되어 있습니다. 기존 출간 서적에서도 방대한 내용으로 체계적으로 구성되어 있습니다. 그러나 학생들을 지도하면서 느낀 것은 그들이 내용을 이해함에 어려움이 있었고, 특히 이론과 실제적인 부분을 연결하는 것에 제한이 있다는 것이었습니다. 시대적 흐름을 반영하는 질환에 더욱 비중을 두어, 임상에서 쉽게 적용 가능한 내용을 반영하였으면 하는 아쉬움이 있었습니다. 따라서 본 책의 저자들은 학생들이 이해하기 쉬운 내용으로 접근하고, 학교에서의 이론과 임상의 연계라는 두 가지 측면을 강조하며 책의 방향을 잡았습니다. 뿐만 아니라 현재 보건의료 전달체계가 시설중심에서 지역사회재활중심으로 변화하고 있다는 측면과 치매국가책임제라는 현 시대의 정책 트렌드 속에서 실용적인 전공서적을 집필하고자 노력하였습니다.

이 책은 총 12장으로 구성되어 있습니다. 1~3장에서는 노인의 특성과 질환에 대한 이해를 시작으로 작업치료 실행체계에 따라 평가와 중재의 과정을 소개하였습니다. 4~5장은 평가에 대한 소개로, 지역사회 대상자에게 중요한 작업프로파일을 강조하려고 노력하였습니다. 6~10장은 중재 파트로 센터에서 행하는 활동중심의 인지자극과 인지증진 훈련뿐만 아니라, 환경에 대한 부분을 기술하여 작업치료사의 중재의 다양한 방법을 기술하였습니다. 11장에서는 지역사회를 경험하지 못한 학생들을 위하여 사례집을 구성하여 이해를 돕고자 하였고, 12장에서는 노인과 치매 관련된 제도를 다루어, 학생들이 국가와 정책의 방향을 이해하거 거시적인 관점을 가질 수 있도록 도움을 주고자 하였습니다. 마지막으로 각 장마다

"활동하기"를 첨삭하여 이해를 바탕으로 실질적인 적용을 기회를 제공하고자 노력하였습니다. 학생들의 수업참여도를 증진시키고, 노인과 치매 프로그램에 대한 동기부여를 목표로, 저자들은 수업에서의 경험과 수차례 토의를 걸쳐 "활동하기"를 도출하였으나 다소 미흡한 부분이 있을 것으로 예상됩니다. 그러나 학생들이 지역사회, 노인, 치매 영역에서 실질적인 활용을 접목했다는 새로운 시도라는 것에 의의를 두며, 앞으로 지속적인 개정을 거쳐 완성도 높은 책자로 구성하고자 노력할 것입니다.

공식적으로 교재를 발간하고자 내용을 취합한다는 것은 생각보다 어렵고 힘든 작업입니다. 치매와 노인에 대한 작업치료적 관심이 대두되는 가운데, 집필하는 과정에서 노인 및 치매에 대한 용어가 정책에 따라 변화하는 과정에서, 책자 작업을 시도하고 진행하는 것은 매우 부담스러운 일이었습니다. 그러나 중재와 근거가 심도 있게 이루어지길 바라는 목소리가 높아지고, 임상적인 근거가 더욱 안정화 되었으면 하는 바램에서 이 책의 집필을 계획하게 되었습니다.

이 책을 시작할 수 있었던 것은 현재 한국노인작업치료학회 회장이신 정민예 교수님께서 발판을 마련해 주셨기에 가능한 일이었습니다. 또한 초반에 해외의 사례 외 전공서들을 기본으로 리뷰할 수 있게 지도해 주신 연세대학교 한아름 교수님께서 계셔서 초반의 기틀을 다잡을 수 있었습니다. 책을 집필하는 과정에 자문을 해주신 치매 및 노인 관련하여 임상에서 애써주시는 편집위원 분들께도 감사의 말씀을 전합니다. 여러 가지 부족함에도 불구하고 여러 선생님들의 도움을 받으며 책자 작업을 진행한 이유는, 이 책자를 바탕으로 지역사회 내에서 치매, 노인에 대해 심도 깊은 논의와, 이를 발판으로 한국작업치료가 발전하는 작은 계기가 되었으면 하는 바램이 있었기 때문입니다.

이 책이 출판될 수 있게 도와주신 계축문화사 주영일 사장님과 여러 번의 수정 과정을 잘 도와주신 이종언 편집부장님 이하 관계자 분들께 감사를 표합니다.

저자 일동

차례

제3장

작업치료 근거기반의 실행 75

제4장

수행영역 평가 103

제5장

제6장

제 7 장

활동분석 237

제 8 장

지역사회 노인 중재 285

제 9 장

치매노인을 위한 중재 315

제 10 장

환경수정 361

제11장

제12장

제 1 장

노인의 특성

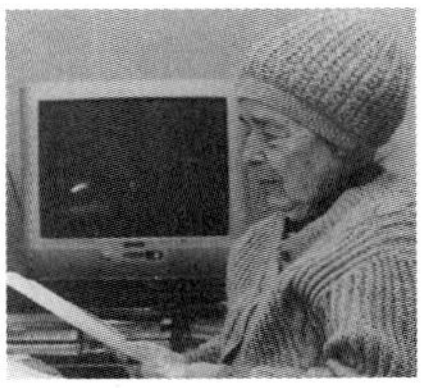

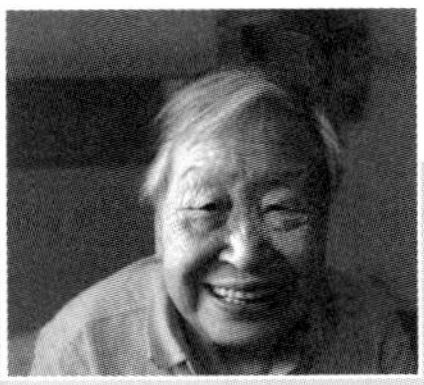

1. 노인

2. 노화

3. 노인의 상해와 안전

제1장 노인의 특성

학습 목표

- 노인의 정의와 건강한 노인에 대해 이해한다.
- 노화이론과 노화의 특징 대해 이해한다
- 노인 관련 질환에 대해 이해한다.
- 노인의 상해와 안전에 대해 이해한다.

1. 노인

1) 노인의 정의

노인이란 노화의 세 가지 영역을 고려하여 ① 생물학적 및 생리적 측면에서 퇴화기에 있는 사람, ② 심리적인 측면에서 정신기능과 성격이 변화하고 있는 사람, ③ 사회적 측면에서 지위와 역할이 상실되어 가는 사람이라고 규정하고 있다. 즉, 노화로 인하여 생물, 심리, 사회적 기능이 감퇴한 사람을 노인으로 규정하였다(Biren, 1959).

2) 고령화와 역학

활동하기
1. 통계청 자료 검색 ☞34쪽

현대 의학 발전과 생활환경 개선 등에 따른 수명 연장은 이미 세계적인 추세가 되었다. 2000년에는 이미 전체 인구 대비 노인 인구의 비율이 7%를 넘어 고령화 사회에 진입하였다. 특히 미국은 65세 이상 노인 인구 비율이 12% 이상 차지하며 2040년까지 인구의 20%로 증가할 것으로 예상된다. 2017년 우리나라 65세 이상 고령자 비율이 13.8%에서 14%를 넘겨 고령사회에 진입하였다. 노인 인구 비율이 전체 인구의 14%가 넘으면 '고령 사회',

20%이상이면 '초고령사회'라고 한다(권인순, 2007).

우리나라의 경우 최고령 국가인 일본에 비해 초고령사회의 진입은 늦었지만 빠른 진입속도를 보이고 있다. 연도별 예상되는 초고령 인구는 2030년에 24.3%, 2060년에는 40% 정도 증가할 것으로 전망되며 연령별로 살펴보면, 65~69세와 70~79세는 비중이 감소하는 반면, 80세 이상의 비중은 증가할 전망이다. 또한 인구 피라미드는 30~50대가 두터운 항아리 형태이며, 2060년에는 고령화로 인하여 60대 이상이 두터운 모습으로 변화될 것으로 전망된다(통계청 2017, 그림 1-1).

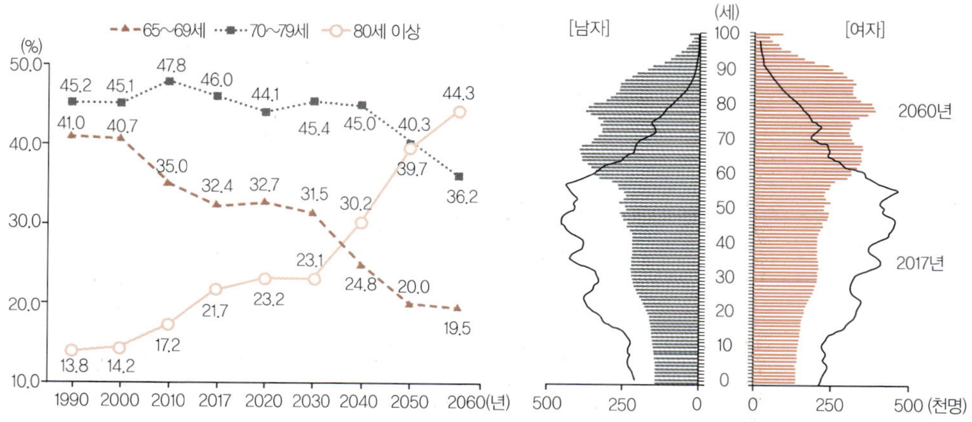

[그림 1-1] 연령대별 인구 구성비(통계청, 2017)

우리나라 고령자 사망원인 은 '암', '심장 질환', '뇌혈관 질환' 순으로 나타났으며, 악성신생물(암), 뇌혈관 질환으로 인한 사망률은 점차 감소하고 있으나, 폐렴, 심장질환으로 인한 사망률은 증가하고 있다(그림 1-2).

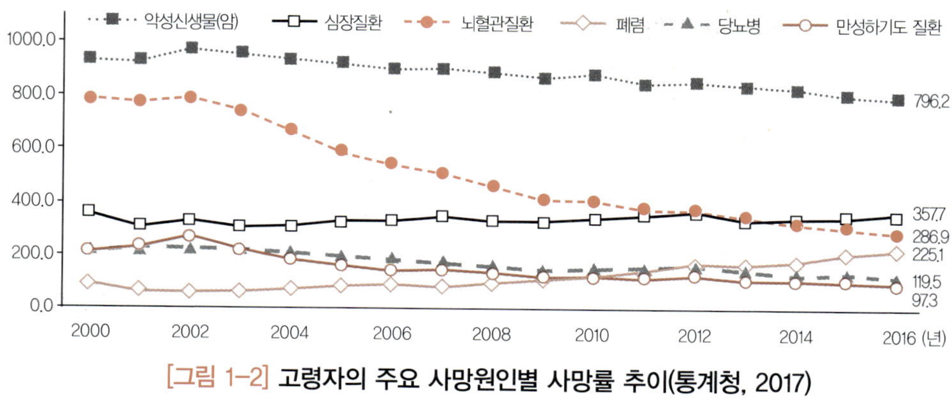

[그림 1-2] 고령자의 주요 사망원인별 사망률 추이(통계청, 2017)

그에 따른 건강보험 상 고령자 진료비는 전체의 38%이며, 1인당 평균 진료비는 381만원으로 전체 1인당 평균 진료비 127만4천원보다 약 3배 정도 많다고 보고되었다(그림 1-3). 그러므로 고령 인구에 대한 여러가지 정책적인 대안 마련이 시급한 상황이다.

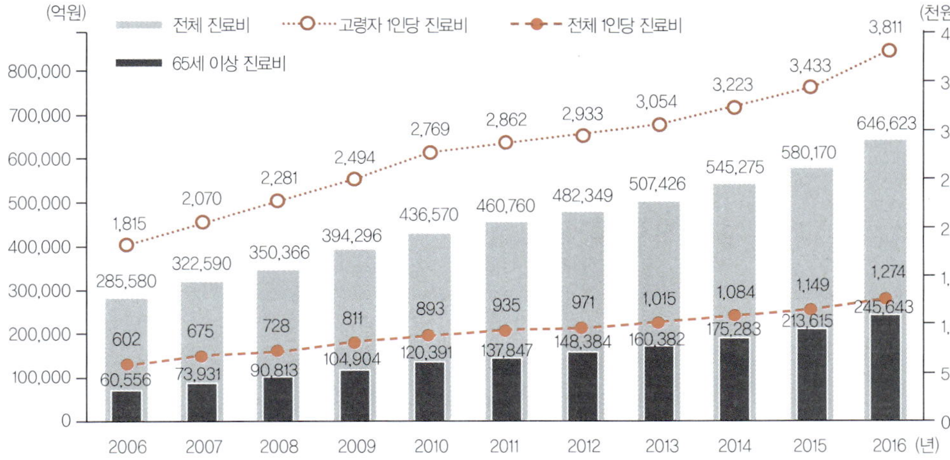

[그림 1-3] **건강보험 진료비(통계청, 2017)**

3) 건강한 노인

노인 인구의 증가와 함께 건강 수명에 대한 관심이 증대되어 전체인구 대비 의료비 지출이 늘어나고 있다. 노인들은 건강을 삶의 질에 대한 최대의 조건으로 보고 있으며, 높은 수준의 건강을 유지하기 위한 건강증진에 대한 욕구가 높아지고 있다(Pender, 1996). 노인의 흥미와 취미에 관련된 다양한 활동은 건강과 행위 증가, 사회심리적 건강을 향상시키게 되어 질병발생을 조기 예방하여 건강한 삶을 영위하도록 하는데 필수적인 요소이다(Schank & Lawrence, 1993).

본 저서는 건강한 노인 뿐만 아니라 질환을 가진 노인에게 다양한 프로그램을 제시하여 신체 건강증진, 사회적 접촉 기회 제공, 만족감 증진, 자신에 대한 신념, 자신감 부여, 가치성 확립, 작업에 대한 기술과 기능 증진, 즐거운 삶의 영위를 등을 도모하기 위한 방안을 제시할 것이다.

2. 노화

1) 노화이론

인간은 어느 시기까지는 발달하며 이어서 높은 수준의 기능을 유지하다가 급기야 생리적 기능이 감소함에 따라서 유병 및 사망 확률이 높아지는 자연스러운 과정을 거친다. 이를 인간의 노화라 하며 30세를 넘으면 노화에 의해서 신체 활동이 서서히 완만하게 되며, 노동에서도 작업 능률이 저하된다. 이러한 신체적 저하 상태 자체는 자연적인 변화로, 건강하지 않다고 말할 수는 없다. 또한 인간은 누구나 늙기 마련이며, 나이 듦에 따라 신체의 각 부분도 노화를 일으켜 자신의 의지와는 다르게 점차적으로 몸의 각 기능이 퇴화되고 성격도 변화되어 간다. 정상적인 노화에 따른 감각계 기능 상실 또한 노인에게 다양한 심리적 스트레스를 야기한다. 그러나 노인은 각기 자신을 지각하는 방식, 문제해결방식, 활동하는 방식, 상황에 반응하는 방식이 있고, 평소 생활양식에 따라 생각하고 행동하며 반응한다.

노화는 시간의 흐름에 따라 유기체 전체에 일어나는 점진적인 변화로서, 이는 인간의 정상적, 성장과 발달과정 중의 한 부분이라고 정의하였고, 오래전부터 인간의 정상적인 성장과 발달과정 전체의 한부분이며 적어도 생물학적 노화, 심리사회적 노화 등의 측면에서의 변화과정을 포함하는 것으로 이해되어야 한다고 주장하였다(Birren, 1959). 노화의 모든 측면을 설명하는 이론은 없지만, 본 교재에서는 대표적인 이론들을 중심으로 설명하고자한다. 작업치료사는 다양한 이론을 충분히 검토하고, 이론들을 어떻게 작업치료에 적용할 것인가를 모색해야 한다.

(1) 생물학적 노화이론

노화를 변화의 과정으로 전제하고 노화는 시간적 요소와 상관관계가 있다고 하며 '우리 몸의 세포, 조직, 장기 등 신체 전반에 끊임없이 재생과 퇴화를 일으키는 현상'이라 한다. 생물학적 측면에서의 노화는 수정에서 시작되어 사망 시까지 계속되는 과정이며, 세포와 신체조직, 전 신체기관에 걸쳐 일어나는 기능, 구조, 생화학적 변화로 본다. 생물학적 노화이론들은 세포 구조나 기능에서의 다양한 변화를 검토하여 노화과정을 기술하고 있다.

① 유전자 이론(Gene theory)

유기체의 어떤 해로운 유전자가 노년기에 활성화되어 유기체가 생존할 수 없게 만든다고 주장한다. 한 가지 가정은 두가지 유형의 유전자, 즉 젊음과 활기, 성장과 성숙을 촉진시키는 유전자와 구조를 파괴시키는 유전자가 존재한다는 것이다.

② 프로그램 이론(Programed theory)

프로그램 이론에서는 세포조직들의 생명시간이 한정되도록 유전적으로 프로그램화 되어 있기 때문에 인간의 생명도 유한하다고 주장한다. 인체조직은 최대 60번의 세포분열을 한 이후에 더 이상 세포분열을 하지 않고 정지된다. 상처가 치유되기 위해서는 젊은 성인의 경우 40번의 세포분열을 하지만, 나이가 들어가면서 세포분열 횟수는 점점 줄어들게 프로그램화 되어 있다. 따라서 이 이론에 의하면 노화는 사전에 프로그램화된 세포의 사멸로 발생한다는 이론이다.

③ 마모 이론(Wear-and-tear theory)

인체는 기계와 같아서 부분들이 소모되면 기능을 상실한다고 가정한다. 나이가 들면서 인간의 세포, 조직, 기관은 내적 및 외적 스트레스 인자에 의해 손상을 받는다. 하지만 인간은 유기체로써 기계와는 달리 손상을 복구하는 내적 기전을 가지고 있다는 것을 강조하며 적정운동 프로그램을 통해 근력, 근질량, 심장기능을 증가시키듯이 사용하면 마모되는 것이 아니라 오히려 개선된다는 특성이 있다고 주장한다.

④ 면역이론(Immunologic theory)

노화는 면역체계의 기능변화라고 주장한다. 시간이 지남에 따라 면역체계의 인체 방어기전이 약해져서 질병에 민감해진다. 노화에 따라 자가면역질환과 알레르기가 증가하는 것은 면역체계의 변화에 의한 것이라고 주장한다.

⑤ 교차연결이론; 결체조직이론(Crosslink; Connective tissue theory)

이 이론에 의하면 DNA와 교차연결이 있는 분자 사이에 화학적 반응이 일어나면 결체조직의 변화가 일어난다고 주장한다. 연령증가와 함께 탄력섬유와 교차연결이 증가하면 피부의 변화가 두드러지는데, 탄력있던 피부는 건조하고 주름이 생기며, 혈관은 필요시 확장하거나 수축하는 기능이 떨어진다고 한다.

⑥ 활성산소 이론(Free radical theory)

Harraan(1956)에 의해 처음으로 제안된 활성산소 이론은 자유전자(free-radical)가 세포에서 산소를 신진대사 시킬 때 발생된 불안정한 산소분자로 이러한 분자들은 체내 단백질에 부착되어 건강한 세포의 기능을 손상시키며, 체내에서의 손상은 활성산소가 축적되어 세포조직에 손상을 끼칠 때 일어난다. 불안정한 산소분자들은 암과 싸울 수 있고 피부세포의 손상의 회복과 저밀도 지방세포가 동맥에 부착되는 것을 방지할 수 있는 체내의 방어능력을 손상시킨다고 주장한다(Harman, 1983).

(2) 심리사회적 노화이론

노화의 심리사회적 노화이론은 청년기 이후에 일어나는 행동변화와 사회적 영향에 중점을 두고 있다. 노년기의 행동은 감각, 지각, 학습, 기억, 지능, 동기, 정서, 성격, 태도, 정신운동, 사회적 관계 등을 포함하며 심리사회적 측면의 노화이론은 건강한 노화에 초점을 두고 어떻게 하면 노년에 성공적인 삶을 영유할 수 있는가를 탐색한다.

① 생애과정 이론(Life-course theory)

생애과정 이론들은 노년기의 심리적 적응을 위한 과업들과 관련된 것들을 주로 다루고 있는데 이 이론에서는 노년기에도 인간발달이 지속된다고 가정하고, 일생 동안의 경험이 가치 있는 것임을 발견할 때에 노년기를 긍정적으로 인식한다고 본다. 대표적인 이론으로는 Erikson, Havighurst, Newman 등의 이론이다.

▶ Erikson의 심리사회 발달단계이론

Erikson(1963)은 인간발달단계를 8단계로 구분하고, 각 단계마다 발달과업을 설정한 후에 인간발달에서 위기의 유형과 해결책을 제시하면서 긍정적인 발달을 이루어나가는 규범적인 모델을 제시하였다. 삶의 마지막 단계인 노년기의 발달과업은 절망적인 태도를 극복하고 긍정적인 자아통합(ego integrity)을 달성하는 것이다. 그러나 전 단계에서 해결하지 못한 위기적인 사건들이 남아있는 경우에 통합과정은 실패하고, 자신의 삶에 대한 후회와 무상함으로 인해 절망상태에 빠져든다고 한다.

▶ Havighurst의 발달과업이론

Havighurst(1972)에 의하면, 심리적 갈등은 생애주기의 순차적인 단계에서 주어진 발달과업을 완수하면 행복해진다. 각 단계는 신체적인 조건, 문화적인 규범과 사회적인 기대감 그리고 개인적인 가치설정과 개인적인 기대감에 의해서 6단계로 구분된다. 그리고 각 발달단계에서 주어진 과업을 완수하는지 여부가 현재의 행복과 다음 단계의 성공적 과업수행에 결정적인 역할을 한다고 하였다.

▶ Newman의 이론

노화 과업을 다음과 같이 규정하였다. 1) 노화에 의한 신체변황에 대처, 2) 은퇴, 조부모되기, 배우자 상실을 포함하여 새로운 관계와 활동에 에너지를 재배치하기, 3) 자신의 삶에 만족하기, 4) 죽음에 대한 관점 수립하기

② 자아개념이론(Self-concept theory)

자아개념이론이란 다른 사람들과의 상호작용으로 타인이 자신을 어떻게 보는가에 대한 반응을 통해 나는 어떠한 사람인가에 대한 자기인식인 자아개념을 갖게 되고, 그러한 자아개념이 그 개인의 행동에 영향을 미친다는 이론이다(Kinch, 1963).

③ 사회유리 이론(Disengagement theory)

사회유리 이론은 노인들이 사회의 주류에서 벗어나는 이유를 설명하기 위해 개발되었다. 이 이론은 노인들이 사회에 이득이 되지 못하기 때문에 사회로부터 체계적으로 유리, 퇴출, 개입 중지 현상이 일어난다고 주장한다. 나아가 노인들은 나이가 들면서 사회로부터 멀어지기를 원하기 때문에 유리는 상호간에 이득이 된다고 주장하였다(Cumming, & Henry, 1961).

노화과정에서 노인과 다른 사회구성원은 불가피하게 양자 간에 개입을 꺼리고 상호작용이 줄어든다고 주장하였다. 여기에는 역할 상실로 인한 사회에서의 위치 변화, 미래가 제한적이고 죽음이 멀지 않았다는 개인의 지각, 노인이 경험하는 생물학적인 상실이라는 세 요인이 작용한다.

④ 갈등이론(Conflict theory)

갈등이론은 사회가 상호 대립적 이해관계를 갖는 구성원들 간의 끊임없는 갈등과 투쟁으로 점철되어 있으며, 이에 따른 이해관계의 상충은 희소자원의 소유와 배분을 둘러싸고 발생하고 사회구조적 변동이 발생한다고 주장하였다(Rank & LeCroy, 1983).

⑤ 현대화이론(Modernization theory)

현대화이론은 노인의 지휘는 특정 사회의 현대화 정도와 반비례하여 현대화의 정도가 높을수록 노인의 지위는 낮아지게 된다고 가정한다. 노인들은 전통적인 사회에서는 희소자원의 통제와 전통적인 지식을 수단으로 높은 지위를 점하였으나, 현대화된 사회에서는 낮은 지위에 속하게 된다고 주장하였다.

2) 신체적 변화

활동하기
2. 노화에 따른 변화 검색하기
☞34쪽

인간은 연령이 증가함에 따라 신체 외적인 변화뿐 아니라 신체 내부의 기능면에서도 많은 변화가 일어나게 된다. 이 변화들이 언제 어느 정도로 일어나는지는 개인차가 크다. 유전,

환경, 건강 유지 습관은 노화로 인한 변화의 시기와 정도에 중대한 영향을 미친다. 노화는 신경계통 및 혈액순환, 호흡, 소화, 배설, 생식과 같은 모든 기능에 영향을 미치게 되고, 일상생활을 어렵게 하는 여러 가지 신체적 변화를 일으킨다. 이러한 신체적 변화는 신체 기능의 퇴화, 감각기관의 퇴화, 수면시간의 감소, 반응속도의 감소, 성기능 감소 등이다. 노인의 신체는 예비력이 떨어지고 환경 변화에 대한 적응력이 저하된다.

(1) 신경계의 변화

신경계에서는 노화되어가는 뇌에서 많은 세포의 크기와 양이 줄어든다. 대뇌겉질의 용적의 감소와 관련하여 조직에 있는 회백질과 백색질의 두께도 얇아지는데, 특히 이마엽과 관자엽을 포함한 구조가 얇아진다. 이로 인하여 뇌의 크기와 무게가 감소된다. 신경조직에 대한 신경아교세포의 비율은 증가된다. 신경세포는 상실되는 반면에 신경아교세포는 수, 크기, 수분함량, 무게에 있어 증가된다. 신경세포의 상실은 보다 큰 세포, 말초로 빠르게 전달하는 세포에서 상실되며 같은 연령대의 여성에 비해 남성이 더 많다. 80세 이상의 노인은 뇌의 무게가 6~11% 정도 감소된다(유형준, 2002; 김종만, 2009).

① 인지기능

특히 기억력의 변화가 두드러진다. 우선, 정보 처리 속도가 느려지고 부호화 과정에서의 효율성이 저하되면서 습득한 정보를 효과적으로 인출하지 못해 새로운 정보를 습득하더라도 자발적 회상에 어려움을 보인다. 또한 고차 인지기능을 담당하는 이마엽 및 실행기능의 저하도 보고된다. 하지만 정상 노화 과정에서는 과거에 이미 장기 기억으로 습득해 둔 정보는 대체로 잘 유지한다(권재성 외, 2015).

② 언어능력

일상적 의사소통에 사용되는 언어 표현 및 언어 이해력은 대부분 잘 유지되지만, 기억 인출 효율성의 저하로 단어 찾기의 어려움이 흔히 관찰된다. 말하고자 하는 단어가 혀끝에 맴돌며 잘 떠오르지 않는 설단 현상(tip of tongue)이 대표적인 예이다.

③ 감각운동기능

감각운동기능은 노인에게 오는 가장 흔한 변화 반응 중 하나다. 그 증상으로는 반응시간의 지연과 같은 변화를 초래할 수 있다.

④ 수면양상

수면양상의 변화는 지속적이고, 연령의 증가와 관련이 있다. 노인은 총 낮 수면시간이 길어지고 수면이 시작된 후 깨어나는 빈도가 증가하는 경향이 있다. 잠을 자주 깨는 것은 깊은 서파 수면의 양이 감소하는 것과 관련되고 이외에도 야뇨증, 불안, 신체적인 질환과도 관련된다.

(2) 소화기계의 기능 변화

노화는 여러 장기 조직의 변성 및 생리적 기능 저하를 유발하는 것으로 알려져 있는데 소화기관의 여러 기능 역시 노화에 의해 영향을 받는 것으로 예상해 볼 수 있으나 이에 대한 자료는 충분하지 않다. 노화에 의한 소화기관들의 변화가 노화 자체 때문에 일어나는지 혹은 동반된 어떤 질환에 따른 이차적 결과인지 판단하기가 애매한 경우가 많다.

노화는 여러 장기 조직의 변성 및 생리적 기능 저하를 유발하는 것으로 알려져 있는데 노화에 의한 소화기관들의 변화가 노인의 삼킴에 영향을 준다는 연구결과가 보고되고 있다. 젊은이에 비해서 인두지연시간이 매우 긴 것으로 나타났고 목뿔뼈와 후두의 움직임에 범위가 감소되어 삼킴장애를 보일 위험성이 높다. 노화에 따라 일어나는 소화기 기능의 변화들에 대해 구강 및 인두, 식도, 위, 소장 및 대장의 부위별로 살펴보고자 한다(대한노인병학회, 2002).

① 구강, 인두

노인에서 구강의 변화는 혀의 맛감각 자체는 큰 변화가 없으나 쓴 맛 이외에는 역치가 올라가기 때문에 양념을 과도하게 사용하게 되어 건강 문제가 발생한다. 침샘의 위축과 섬유화로 타액의 분비가 줄어들게 되며 치아는 치아를 지지하는 치근막의 약화, 시멘트질의 두께 증대, 상아질 생산의 감소 등의 변화가 생긴다. 인두에는 인두수축력 저하로 인하여 인두에 잔여물이 남게 되어 삼킴장애의 위험성이 증가된다.

② 식도

나이와 관련된 식도의 변화는 운동성 감소 때문이다. 하부식도조임근의 부적절한 이완과 식도 하부 민무늬근의 퇴행성 변화는 비꿈틀운동성 수축 빈도의 증가, 꿈틀 운동 추진파의 강도 감소 및 휴식기 압력의 증가 등을 초래한다.

③ 위

위점막의 퇴행성 변화, 위산 분비효소 감소 및 운동성 감소로 소화능력이 저하된다. 60세 정도가 되면 위산 분비는 정상 성인의 70~80%가 감소한다. 펩신의 감소는 단백질 소화를 방해하고 염산과 내재인자의 분비 감소는 요오드, 비타민 B12, 칼슘, 엽산의 흡수 장애를 초래한다.

④ 소장 및 대장

소장은 노화와 더불어 융모가 얇아지고, 점막 표면이 위축되나 관련된 연구가 부족하다. 대장은 노화되면서 대장으로의 혈류량이 감소하여 점막위축이 많이 나타난다. 또한 대장의 운동성이 감소되어 변의를 느끼는 감각이 둔해지고, 직장벽의 탄력성이 감소되어 변비가 발생할 수 있다.

(3) 피부 변화

피부의 표피가 얇아지고 건조해지면서 탄력이 줄어들고 피부 아래의 피하지방의 감소로 주름, 피부의 처짐 등이 나타나며 내한성이 감소한다. 피부의 죽은 세포들이 떨어지지 않고 침착되어 기미와 검버섯의 형태로 존재하게 된다. 콜라겐과 엘라스틴이 더 적게 생산되어 피부가 더 쉽게 찢어지게 된다. 피부의 랑게르한스 세포 감소로 피부의 면역력이 저하되어 여러 가지 피부병에 노출되게 되며 멜라닌 세포의 감소로 피부암에 걸릴 확률이 높다.

땀샘과 혈관의 수가 감소하며 피부의 깊은 층의 혈류가 감소하여 혈관을 통해 열을 몸 안에서 몸의 표면으로 잘 이동시키지 못하게 된다. 더 적은 열이 몸 밖으로 나갈수록 신체는 자기 자신을 식힐 수 없기 때문에 열사병과 같은 열과 관련된 질병의 위험이 증가하며 또한, 혈류가 감소하면 피부가 더 늦게 치유되는 경향이 있다. 피부는 햇볕에 노출될 때 비타민 D를 잘 형성하지 못하게 되어 비타민 D 결핍의 위험이 증가한다.

활동하기
3. 심혈관계 변화를 관리하기 위한 구체적인 방법 토의
☞35쪽

(4) 심혈관계 변화

성별에 상관없이 노화에 따라 심장근육의 비대가 나타나고 교감신경 기능이 떨어지면서 심근수축력이 떨어지고 최대 박동수도 감소한다. 혈관도 변화가 생기는데 혈관긴장도와 탄력성이 떨어지고 노화로 인해 콜레스테롤의 축적이 일어난다. 이로 인해 말초혈관의 저항이 높아져 수축기 혈압이 증가하는 원인이 되기도 한다. 혈관도 나이에 따라 변화하며, 그 변화의 양상도 여러 형태가 있다. 노인의 최고의 건강상태를 유지하려면 심혈관계의 노화현상을 잘 이해하면서 그에 적절한 건강한 습관을 지녀야 한다. 다음 표에서 심혈관계 노화 변화

에 따른 결과와 질병예방, 건강증진, 유지를 같이 확인한다(표 1-1).

표 1-1 심혈관계 노화 변화와 관리

노화 변화	결과	질병예방, 건강증진, 유지
심박출량 감소	호흡곤란	가능한 의자에 앉아서 가사일
일회 박동량 감소	피로	앉아서 쉴 수 있도록 의자를 놓아둠
심내막과 좌심실의 섬유화, 경화	체위성 저혈압	2,3일 이상 지속되는 호흡기 감염이나 배뇨 문제는 전문의에게 문의
혈관의 경화	혈압상승	
말초저항의 증가	수축기 혈압 만 상승	정규적으로 혈압을 측정
전도조직의 변화	심박동 저하	소금, 지방, 콜레스테롤을 제한
아드레날린 자극에 대한 반응 감소	심계항진	비만이면 체중을 감량
압감수체 반응 저하	부정맥	금연
정맥 비후, 섬유화 및 이완	정맥류와 염증	맥박 측정법 교육
	말초 부종	스트레스 조절
		앉을 때 다리를 올려 놓음
		운동을 할 때는 호흡과 맥박을 확인

(5) 근골격계 변화

노화가 진행됨에 따라 근골격계의 많은 변화와 함께 골다공증, 낙상, 골관절염 등의 건강 문제가 올 수 있으며, 경우에 따라 노인에게 사망이나 장기간 재활의 필요성을 요구하게 되는 상황을 초래할 수 있다.

① 근육 변화

노화에 따른 근력의 점진적 소실은 사르코페니아(sarcopenia)라는 용어로 알려져 있다. 사르코페니아는 노인에서의 변화 중 가장 현저한 근육량과 근력의 감소를 지칭한다(Rosenberg, 1997). 중요한 점은 이로 인한 삶의 질 저하이다. 고관절 골절 환자 중 20%는 걷지 못하며, 평균적인 80세 노인은 의자에서 스스로 일어서는 능력을 유지하지 못한다. 최근, 노인에서 사르코페니아 정도가 사망률의 유의한 예측인자로 보고됨에 따라 삶의 질뿐 아니라 삶의 양에도 영향을 미친다. 사르코페니아 유병률은 65-70세에서 13-24%, 80세 이상에서 50%를 초과한다. 주목할 점은 사르코페니아는 남녀 모두 하지에서 더 현저한데 이는 노인에서의 하지 활동 감소를 나타내며, 노인에서 기능저하의 가장 중요한 요인이다.

② 골량 변화

호르몬의 변화로 여성의 경우는 폐경기 이후부터 뼈 생성이 파괴보다 느려 골량과 골밀도가 감소한다. 남성의 경우도 골량이 감소하지만 70세 이후에 급격히 일어나는 편이여서 여성이 남성에 비해 골다공증이 훨씬 많이 일어나는 이유가 된다. 뼈의 손실은 뼈의 강도에 영향을 미치기 때문에 노인은 골다공증으로 인하여 골절의 위험성이 다른 연령층보다 더 많다. 이와 같이 골다공증에 의한 골절은 장기 입원과 수술적인 치료가 필요하고 이로 인한 합병증과 사망률이 높아지기 때문에 골절치료와 함께 골다공증에 대한 치료를 해야 하며 나아가서는 골다공증 치료에 앞서 그 예방이 중요하다. 또한 노인은 낙상으로 인한 골절도 쉽게 일어난다. 하악골의 쇠약은 지지의 상실을 가져온다. 척추 원반의 수축과 골다공성 척추의 쇠약은 척추 기둥을 단축시키는 원인이 되며, 그 결과 노인들의 신장이 젊었을 때보다 평균 5cm 정도 작아지게 하는 원인이 된다(그림 1-4).

③ 근육과 골격의 변화

노년기에 나타나는 다른 근골격계의 변화는 자세, 기능, 걸음걸이이며 외모의 변화가 일어난다. 전형적인 노인의 모습은 굽은 허리, 가늘고 긴 팔과 다리, 다리를 넓게 벌리고 비틀거리는 걸음 등 근골격계의 구조와 기능상의 변화가 나타난다고 알려져 왔다. 근골격계의 노화로 이와 같이 외모의 변화는 물론 일상생활 기능에 크게 영향을 미칠 수 있다.

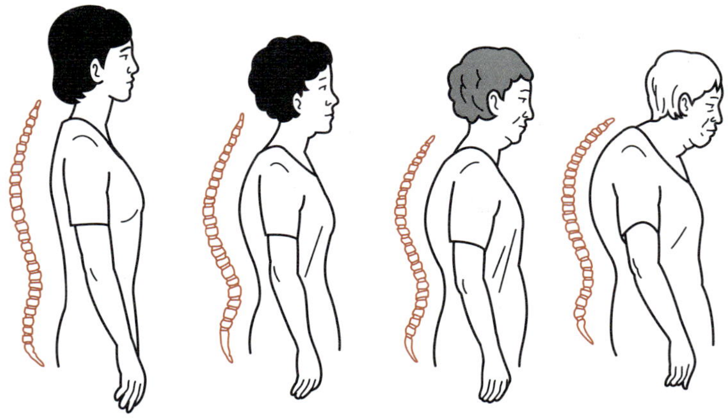

[그림 1-4] 노년기의 근골격계 변화

(6) 비뇨기계 변화

신장의 무게와 사구체(신장에서 혈액을 여과하는 기본단위로 작은 모세혈관 덩어리)의 수가 감소한다. 이런 변화로 인해 단백질이나 수분, 염분, 당 및 각종 전해질의 여과능력이 떨어지게 된다. 방광은 섬유화 되고 비후하여 용적이 250ml 정도로 감소되고 배뇨근의 수축력 감소로 노인은 방광을 완전히 비우는 것이 불가능하다. 남성은 남성 호르몬의 변화로 전립선 비대가 생기며 이로 인해 방광출구가 폐쇄된다. 여성은 골반근육이 이완되어 실금을 초래한다. 요실금은 특히 노인에게 매우 중요한 문제로 요실금으로 인한 신체적 문제뿐만 아니라 심리적, 사회적, 재정적으로 많은 어려움을 겪게 한다. 요실금은 남성보다 여성 노인에게 더 흔하고 스트레스성 요실금은 여성에게 있어 가장 흔한 실금의 형태이다. 실금은 노화의 정상적인 과정이 아니므로 주의 깊게 관찰한다. 요도는 노화로 골반저근육의 약화는 요도의 소변 배출 조절에 영향(참는 것, 실금, 감염발생) 받고, 남성 노인은 근육이 얇아지지 않지만, 전립선 비대로 요도가 수축된다. 전립선은 남성 호르몬에 많이 노출 시 비대되어 60세 이상 노인의 50%, 70대 이상의 노인의 80%가 양성 전립선 비대증이 있다.

(7) 호흡기계 변화

호흡기계는 외부환경과 폐 실질 조직사이의 가스교환을 담당하며, 세포수준에서의 호흡은 산소분자와 세포 사이의 가스교환을 의미한다. 호흡기계는 두 영역으로 나누어지는데 상기도는 비강, 구강, 인두, 후두로 구성되고, 하기도는 기관, 폐, 폐실질 조직으로 구성된다. [표 1-2]에서는 노화와 관련된 호흡기 변화에 관하여 설명하였다.

표 1-2 노화와 관련된 호흡기 변화

노화 변화	결과
신체수분의 감소	공기가 호흡기 점막에 직접적으로 노출되어 수분이 줄어듦
섬모수의 감소	이물질을 걸러주는 능력 감소
대식세포수의 감소	호흡기계 감염 위험성 증가
폐포와 하부폐엽의 조직탄력성 감소	가스교환 감소, 분비물 축적 증가
근력과 지구력의 감소	심호흡 능력 감소, 기침 능력 감소
모세혈관수의 감소	가스교환의 감소
연골조직의 석회화 증가	흉곽의 경직성, 폐용량 감소

① 구조적 변화

㉠ 폐실질의 변화

노화와 함께 호흡세기관지(respiratory bronchiole), 폐포관(alveolar duct), 폐포낭(alveolar sac)은 크기가 증가한다. 반면에 폐포면(alveolar wall tissue) 및 탄성조직(elastic tissue)의 감소와 폐포수가 감소한다. 결국 폐포의 지지구조가 퇴화되고 폐포 내 중격도 점차적으로 상실되어, 가스교환을 해야 하는 모세혈관의 숫자가 감소하게 된다.

㉡ 흉벽의 변화

노화에 따른 폐모양의 변화로 폐의 전후 지름이 늘어나고 흉벽의 강직성이 증가된다. 폐의 흉벽의 탄력성 저하로 인해 60세 정도에 호흡 기능의 부담은 20% 정도 증가되고, 호흡근 위축 및 호흡 근력의 저하는 호흡근의 피로를 초래하여 인체의 최대 산소 소모량을 저하시키게 된다.

㉢ 호흡근 긴장도와 내구성의 감소

흉벽의 강직성 증가로 인하여 탄력성(compliance)이 떨어지므로, 폐의 탄력성이 증가하더라도, 전체 탄력성은 감소한다. 호흡근의 힘이나 내구성(endurance)은 55세 이후 나이가 증가함에 따라 감소하게 된다.

② 기능적 변화

㉠ 폐용적의 변화

폐용적 측정 잔기량(residual volume), 기능적 잔기량(functional residual capacity)이 증가하며 폐활량이 감소한다. 호흡기계의 탄력성은 감소되지만 총폐활량은 변화가 없다.

㉡ 호흡기류의 변화

노력환기량(forced ventilation capacity)과 노력호기량(forced expiratory volume)은 30대 중반부터 감소하며 남성의 감소 속도가 더 빠르다.

㉢ 가스교환 능력의 변화

노화에 따라 폐포-모세혈관 가스교환은 감소되며, 이로 인한 폐활량 감소는 최대 운동 시 요구되는 잠재적 1회 호흡용적(tidal volume)을 감소시킨다. 잠재적 폐용적과 폐 흐름의 변화에 작은 마찰이 주어지더라도 호흡 시 변화가 있게 되며, 최대 운동 시에도 최대 호기와 흡기 유량용적에 도달하지 못하게 된다. 나이가 들어감에 따라 최대율과 용적에 도달하는 능력은 중등도 이상에서 심한 운동 시 심각하게 줄어들게 된다.

(8) 내분비계 변화

호르몬을 분비하는 기관을 통틀어 내분비계라 한다. 호르몬을 분비하는 곳은 뇌하수체, 시상하부, 갑상선, 부갑상선, 췌장, 신장, 부신, 남성의 고환과 여성의 난소이다.

① 성호르몬

성호르몬은 남자보다는 여자가 더 많이 감소한다. 폐경 후에 에스트로겐과 프로게스테론 생산이 감소된다. 여성호르몬의 생산이 감소되기 때문에 2차 성징에서 얼굴에 수염이 나거나 음모의 수가 감소하는 등의 변화가 관찰된다. 남성호르몬 생산은 연령에 따라 점차적으로 감소한다. 변화는 점진적이며 이에 따라 남성은 여성적인 성격적 특성을, 여성은 남성적인 성격 양상을 보이게 된다.

② 갑상선 호르몬

갑상선 호르몬의 경우 노년기에 조금씩 쇠퇴하게 되는데, 이로 인하여 무기력해지고, 동작이 활발하지 않게 되고, 기초대사가 저하되며, 저체온증을 보이게 되고, 체온조절의 변화를 보이게 된다. 갑상선은 노화에 따라 세포침윤, 섬유화와 여포변화가 발생하고 촉진될 수 있는 결절이 증가하게 된다. 반면 부갑상선에서 나오는 부갑상선 호르몬의 양은 증가하여 뼈에서 칼슘을 빼내가는 성질이 있어서 골다공증을 가속화시킨다.

갑상선 질환과 당뇨병과 같은 내분비계 질환은 노인에게 흔하게 발병하지만 증상이 확실하지 않으므로 진단을 내리는 것은 어려운 경우가 많다. 또한 노인에서는 생화학적인 변화와 생리학적인 변화가 복합적으로 일어나므로 관찰된 증상을 호르몬 분비 장애만으로 설명하기에 적절하지 못하다. 따라서 호르몬의 생리적 변화와 질병의 병적 변화는 엄격하게 구분되어야 한다.

(9) 면역기계의 변화

나이가 들면 질병에 잘 걸리고 회복하는데도 시간이 더 걸리게 된다. 그건 몸의 면역기능이 떨어졌음을 의미한다. 혈액이 흐르는 혈관이 신체 곳곳에 있어 영양과 산소를 공급하듯이 면역을 담당하는 림프구가 신체 곳곳의 림프절과 림프관에 분포되어 있어 병원균으로부터 신체를 보호해주는 역할을 한다. 우리 몸에는 면역을 담당하는 림프구를 크게 두 가지로 분류할 수 있다. T림프구와 B림프구이다. B림프구의 경우는 노화에 따른 변화가 크게 없지만 T림프구의 경우는 노화에 따른 흉선(면역기능 담당장기)의 퇴화로 기능이 저하된다. 이로 인해 이물질에 대한 인식능력이 떨어지고 인터페론(interferon: 바이러스의 증식을 막아 주는 일련의 단백질)의 생산도 감소하게 된다(대한임상노인의학회, 2003; 유형준2008; 최은영 등, 2015).

3) 심리적 특성의 변화

(1) 우울 경향

우울증적 경향은 노년기 전반에 걸쳐 증가하게 된다. 신체적 질병, 배우자의 죽음, 경제능력의 약화, 사회와 가족으로부터의 소외 및 고립, 일상생활에 대한 자기통제의 불가능, 지나온 세월에 대한 회한 등이 많은 원인이 되어 나타난 스트레스로 인해 우울증이 증가하게 된다.

(2) 소극적인 성향 및 수동성

노년기에는 이를수록 어떤 상황이나 대상에게 자신의 감정과 주관적 생각을 적극적으로 개입시키지 않으려고 하며, 자신의 생각을 주장하는 일에 지구력과 적극성이 약해질 뿐만 아니라 새로운 일에 주저하게 된다. 따라서 문제에 적응하는 방식이 능동적이지 않고 매우 수동적이며, 무사안일하거나 방임적으로 되고, 신비롭고 막연한 것에 기대하는 경향이 있다.

(3) 경직성

경직성이란 융통성과는 반대되는 개념으로 옛날과 마찬가지의 방법을 고집하고 계속하는 경향을 말하며 노년기에는 경직성이 증가되어 새로운 환경에 적응하기가 어렵고 이로 인하여 노인의 학습능력과 문제해결 능력이 저하되는 양상을 보인다.

(4) 조심성

일반적으로 노년기에는 조심성이 증가한다고 한다. 그 원인으로 노인들은 정확성을 중요하게 여기기 때문에 조심성이 증가되고 시각, 청각 등의 감각능력의 감퇴를 비롯한 신체-심리적 메카니즘의 기능이 쇠퇴한 결과 조심스러워지는 경향을 보인다. 또한 노인의 경우 결정에 대한 자신감이 쇠퇴하기 때문에 확실성이 확인될 경우에만 결정이 용이하게 되기도 한다.

(5) 의존성

노인은 경제 능력 약화에 따른 경제적 의존성, 신체 기능의 약화로 인한 신체적 의존성,

중추신경 조직의 퇴화로 인한 정신적 의존성, 생활에서 의미 있는 중요한 사람을 잃으므로서 생기는 사회적 의존성의 유형으로 의존하려는 경향이 증가된다.

(6) 친근한 사물에 대한 애착심

노인이 될수록 오래 사용해 온 물건에 대한 애착심이 증가한다. 집, 가재도구, 사진, 골동품, 일용품 등 여러 가지 친숙한 물건들은 노인들로 하여금 지나온 과거를 회상하고 마음의 안락과 만족을 느끼게 하며 비록 자신의 주변 세상과 세월은 많이 변하였지만 자신과 자신의 주변은 변하지 않고 일정한 방향으로 유지되고 있다는 느낌을 갖게 되어 노인에게는 마음의 안정을 갖게 하는 좋은 역할을 한다.

3. 노인의 상해와 안전

안전은 노인 대상자와 함께 일하고 돌봄을 제공할 때 가장 중요한 문제이다. 노인은 위험요인에 노출되었을 때 노화과정에 따른 신체적, 심리사회적 변화로 안전사고에 대한 취약성이 증가하므로 성인에 비해 위험 정도가 훨씬 크다. 노인에서 흔히 볼 수 있는 안전 문제는 낙상, 교통사고, 화상, 저체온증 노인학대 등 이다.

1) 낙상

활동하기
4. 낙상의 원인과 예방법 토의
☞35쪽

낙상은 노인들에게 가장 흔한 안전사고이다. 65세 이상의 노인 중 3분의 1 이상 낙상에 노출되었고 장래에 반복될 위험이 있다. 노화가 진행될수록 낙상에 의해 골반골절과 같은 더 심각한 손상을 입을 확률이 있으며 약 4분의 1의 노인이 낙상을 겪은 1년내에 사망하며 50%는 낙상 이전의 운동기능이나 독립성을 유지하지 못한다. 노인 낙상의 2/3는 잠재적으로 예방이 가능하고, 낙상을 전부 예방할 수는 없지만 그 손상의 범위와 심각성은 감소될 수 있으며(Holley, 2002), 주목할 만한 위험요인들을 규명하는 것이 낙상 예방을 위한 중요한 수단이다. 노인의 낙상에 가장 큰 영향을 미치는 내재적 요인들은 연령, 시력, 청력 등 감각기관의 퇴화, 근력감소 및 균형장애, 질병, 복용약물 등 이다.

2) 교통사고

우리나라 65세 이상 고령자 인구 중 교통사고 사망자수는 OECD 회원국 평균과 비교할 때 3배 가량 많으며 가입국 중 1위를 차지하였다. 노인의 자동차 안전운행 능력 감소와 관련된 다양한 특징을 살펴보면 시력의 감소, 신체기능 저하, 인지기능의 감소 등이 있다. 노인의 경우 동체시력, 야간시력, 암순응 능력의 저하로 인하여 시야가 좁아지고 물체 및 보행자를 발견하기 어려워진다. 또한 신체 기능이 저하되기 때문에 운전시 필요한 상황에서 요구되는 운동능력을 충분히 발휘하지 못하며 인지기능 저하로 인하여 물체를 감지하는 능력이 감소하고, 판단력이 떨어져 인지반응시간이 증가되어 상황에 대한 대처 능력이 떨어진다. 노인 보행자의 경우, 평형유지 기능 저하로 인해 보행방법의 변화가 생기며, 위험감각의 결여 등으로 신호가 적색으로 바뀌더라도 쉽게 행동을 바꾸지 못하고 횡단을 계속하는 특징을 보인다.

3) 화상

노인은 화재로 인한 부상이나 사망의 위험이 가장 높은 집단 중 하나에 속한다. 노인 환자의 예후는 젊은 사람에 비해 불량하다고 알려져 있는데 사망률은 20~73%에 달하며 나이 그 자체 보다는 환자에 동반되는 다른 질환에 더 크게 영향을 받는다. 또한 고령환자의 수술적 치료시에 손상부위의 상처치유의 지연, 원활하지 못한 혈액공급으로 인한 이식의 어려움, 전신 마취에 따른 위험성으로 수술적 치료가 어려우며 이로 인해 보존적 화상 치료로 입원기간도 증가하고 있다.

4) 저체온증

65세 이상의 인구 중 10%가 체온조절능력의 감퇴로 인해 위험에 노출되어 있다. 저체온증은 체온이 33℃보다 낮을 때 일어난다. 근육조직의 감소, 근육활동의 감소, 말초순환의 감소 등이 열의 생산이나 유지에 영향을 준다. 나이가 들면서 신진대사가 느려지고 활동이 감소하여 낮은 상온에 노출되면 체온이 더 떨어진다. 저체온증의 징후는 정신적 혼동, 맥박의 저하, 체온의 저하, 차가운 피부, 창백 혹은 청색증, 부은 얼굴, 뻣뻣한 근육, 떨림, 근육 협조의 이상, 균형감각과 걸음걸이의 변화 등이 있다.

5) 노인학대

노인학대는 노인의 가족 또는 타인이 노인에게 신체적 · 언어적 · 정서적 · 성적 · 경제적으로 고통이나 장해를 주는 행위 또는 노인에게 필요한 최소한의 적절한 보호조차 제공하지 않는 방임이나 유기 및 자기방임으로 정의 한다. 노인학대를 신체적 학대, 심리적 학대, 물리적 학대, 그리고 소극적-적극적 방임으로 분류하였으며 노인학대를 공간에 따라 가정학대, 시설학대, 기타로 구분하기도 한다.

활동하기

1. 통계청(http://kostat.go.kr/portal/korea/index.action)에서 최근의 연령대별 인구 구성비, 고령자의 사망원인 순위 등을 검색해 보고 추세에 관하여 토의하기

▶ 통계청 검색하는 방법

연령대별 인구 구성비 :

고령자의 사망원인 :

2. 인터넷 기사를 통하여 노화에 따른 각 변화를 검색하고 토의하기

알고 싶은 노화에 따른 변화 : ______________________

기사 요약 : ______________________

____

____

____

____

3. 노인의 심혈관계 변화에 따른 질병예방, 건강증진, 유지 방법에 대해 토의하기

심혈관계 변화에 따른 결과	질병예방, 건강증진, 유지
*아래 항목 중 하나를 선택하세요 ☐ 호흡곤란 ☐ 피로 ☐ 체위성 저혈압 ☐ 혈압상승 ☐ 수축기 혈압 만 상승 ☐ 심박동 저하 ☐ 심계항진 ☐ 부정맥 ☐ 정맥류와 염증 ☐ 말초 부종	*선택된 심혈관계 변화를 관리하기 위한 구체적인 방법을 기술해 보세요

4. 주위 어르신의 낙상을 목격하거나 들었던 경험에 대해서 이야기를 나누어 보기

직접적인 경험이 없었다면 인터넷 기사를 활용하세요.

노인 낙상 원인과 예방법에 대해 토의하세요.

낙상이 발생하는 장소와 상황? :

낙상 예방법 토의 :

참고문헌

권인순. (2007). 노화의 정의 및 분류. 대한의사협회지, 50(3), 208-215.

권재성, 김영근, 김지연, 오윤택, 육진숙, 조현진 등. (2015). 작업치료사를 위한 인지재활. 서울, 한국: 퍼시픽북스.

김종만 등. (2009). 신경과학. 서울, 한국: 정담미디어.

대한노인병학회(2002). 노인병학. 서울, 한국: 의학출판사.

대한임상노인의학회. (2003). 임상노인의학. 서울, 한국: 한우리.

유형준. (2008). 노인병이란 무엇인가? 노인병. 14(S1), 81-86.

유형준. (2009). 노년기 질환의 특징-노인증후군. 대한내과학회지, 77(S4), 1073-1076.

최은영, 김혜린, 박해진, 심윤혜, 변아리, 전혜진, ... 이홍수. (2015). 노인포괄평가를 이용한 노인 기능 평가. 대한가정의학회지, 5(3), 534-540.

통계청. (2017). 2017년 10월 인구동향.

Birren, J. E. (1959). Principles of research on aging. In J. E. Birren (Ed.), Handbook of aging and the individual. Oxford, England: Univer. Chicago Press.

Coleman, P., Cumming E. Henry W., (1991) Growing Old: The Process of Disengagement. Albany, NY: Basic Books.

Cumming, E., & Henry, W. E. (1961). Growing old, the process of disengagement. NY: Basic books.

Erikson, E. H. (1963). Childhood and society (2nd Eds). NY: Norton.

Harman, D. (1983). Free radical theory of aging: consequences of mitochondrial aging. Age, 6(3), 86-94.

Harraan, D. (1956). Aging: a theory based on free radical and radiation chemistry. *Journal of Gerontology, 11*(3), 298-300.

Havighurst, R. (1972). Developmental tasks and education (3rd Edit.) NY: David McKay Co.

Holley, S. (2002). A look at the problem of falls among people with cancer. *Clinical Journal of Oncology Nursing, 6*(4), 193-197.

Kinch, J. W. (1963). A formalized theory of the self-concept. *American Journal of Sociology, 68*(4), 481-486.

Pender N. J. (1996). Health promotion in nursing practice 3rd Edition. Standford, Appleton & Lange.

Rank, M. R., & LeCroy, C. W. (1983). Toward a multiple perspective in family theory and practice: The case of social exchange theory, symbolic interactionism, and conflict theory. Family Relations, 32(3), 441-448.

Rosenberg, I. H. (1997). Sarcopenia: origins and clinical relevance. The Journal of nutrition, 127(5), 990S–991S.

Schank, M. J., & Lawrence, D. M. (1993). Young adult women: Lifestyle and health locus of control. *Journal of Advanced Nursing, 18*(8), 1235–1241.

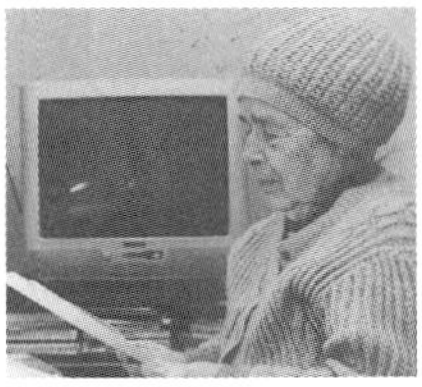

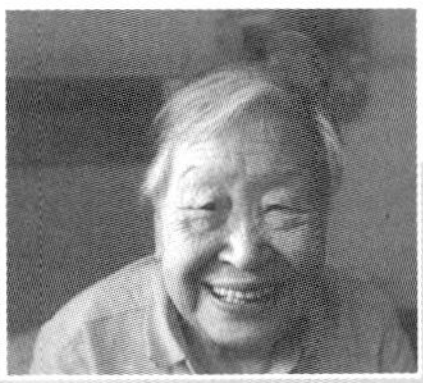

제 2 장

노인 관련 질환

1. 치매

2. 그 외 노인성 질환

제2장 노인 관련 질환

학습 목표

- 치매의 정의 및 특성에 대해 이해한다.
- 노인 관련 질환의 특성에 대해 이해한다.

1. 치매

1) 정의

치매라는 말은 라틴어에서 유래된 말로서 '정신이 없어진 것'이라는 의미를 지니고 있다. 태어날 때부터 지적 능력이 모자라는 경우를 '정신 지체'라고 부르는 반면, 치매는 정상적으로 생활해오던 사람이 다양한 원인으로 인해 뇌기능이 손상되면서 이전에 비해 인지기능이 지속적이고 전반적으로 저하되어 일상생활의 장애를 가져오는 증후군이다(표 2-1).

표 2-1 정상노인과 치매노인의 기억력 저하 차이

정상노인의 기억력 저하	치매노인의 기억력 저하
뇌의 자연적인 노화현상	뇌의 질병의 원인
예전의 했었던 일 일부를 기억을 못함	예전일 전체를 기억 못함
기억력이 점차 심해지지 않음	기억력이 점차 심해짐
잊어버린 사실을 스스로 인지함	잊어버린 사실을 스스로 인지 못함
일상생활에 지장 없음	일상생활에 지장을 받음(보조 필요)

여기서 인지기능이란 기억력, 언어능력, 시공간 파악 능력, 판단력 및 추상적 사고력 등 다양한 지적 능력을 가리키는 것으로 각 인지기능은 특정 뇌 부위와 밀접한 관련이 있다. 수술 후 혼돈 상태와 같이 의식의 장애가 있어 이차적으로 인지기능의 저하가 나타나고 있는 경우는 '섬망'이라고 하며, 치매와 구분된다. 과거에는 치매를 망령, 노망이라고 부르면서 노인이면 당연히 겪게 되는 노화 현상이라고 생각했으나 최근 많은 연구를 통해 분명한 뇌 질환으로 인식되고 있다. 치매의 증상 및 경과는 초기의 기억장애에서 중기의 행동, 정신장애 및 말기의 신체장애가 동반되는 양상을 보여 주며, 발병에서 사망에 이르는 평균 기간은 8~10년으로 알려져 있다. 정리하면 치매는 기억력을 비롯해 언어능력, 시지각 및 시공간 구성 능력, 실행 기능 등의 인지기능 감퇴로 대인 관계, 직업 기능 및 일상생활 기능에 현저한 지장이 초래되는 복합적인 임상 증후군으로 정의되어질 수 있을 것이다.

치매란 퇴행성 뇌질환 또는 뇌혈관계 질환 등으로 인해 기억력, 언어능력, 지남력, 판단력 및 수행능력 등의 기능이 저하됨으로써 일상생활에서 지장을 초래하는 후천적인 다발성 장애이다(치매관리법 제2조 제1호).

2) 역학

WHO는 20년마다 치매 환자가 두 배씩 늘어나 2050년에는 1억 355만 명에 이를 것이라고 추정하며 국내에서도 고령화로 인해 전체 인구 대비 치매 노인 비중은 2012년 1.1%에서 2050년 5.6%, 5배 넘게 증가할 것으로 전망하고 있다. 치매의 유병률은 다소의 차이는 있지만 65세 이상에서 약 5~7%이고 80세 이상에서는 약 30~40%에 이른다고 보고되었다.

원발성, 퇴행성 치매인 알츠하이머병, 혈관성 치매, 파킨슨/루이체병 치매가 3대 주요 치매로 일컬어지고 있으며, 그 외 이마엽치매 및 알코올성 치매 등이 주요 원인질환으로 부각되고 있다. 알츠하이머병이 전체 치매의 71.3%를 차지하며 그 다음으로 흔한 것은 혈관성 치매로 전체 치매의 16.9%를 차지한다. 알츠하이머병과 혈관성 치매가 전체 치매 원인 질환의 약 80% 이상을 차지하고 있는 실정이다. 또한 여성이 남성보다, 저학력자가 고학력자보다 치매 위험도가 높은 것으로 나타났다(그림 2-1).

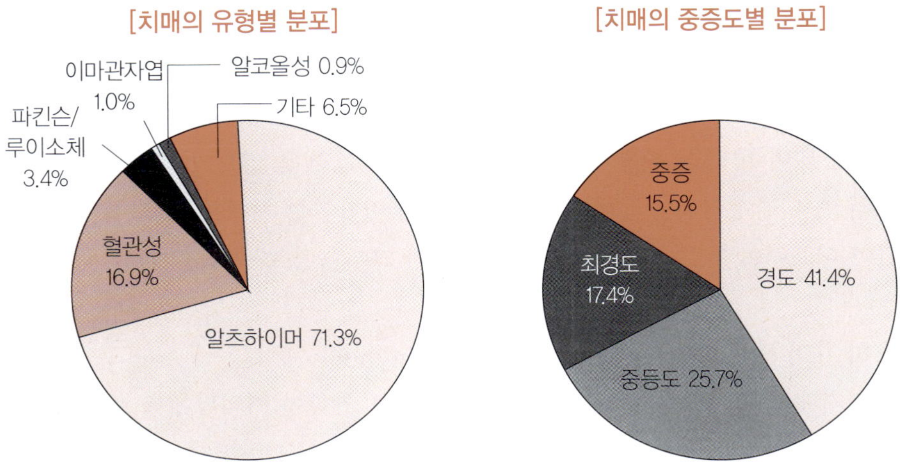

[그림 2-1] **국내 치매 유형 및 중증도별 분포**(복건복지부, 2013)

3) 원인 질환

> 활동하기
> 1. 치매 원인질환 학습 후 특징 정리하기
> ☞72쪽

치매는 과거에 비해 현저하게 인지기능이 저하되어 생활에 지장을 주는 상태를 지칭하기 때문에 이러한 상태를 초래하는 원인은 매우 다양하며 원인 질환은 무려 90가지 이상으로 알려져 있다(표 2-2).

표 2-2 치매의 원인

치매의 원인	
퇴행성장애	알츠하이머병, 루이소체병, 파킨슨병, 헌팅톤병, 유전
뇌혈관장애	뇌경색, 뇌출혈 등
대사장애	저산소증, 저혈당, 간성뇌병증, 요독증, 윌슨병, 갑상선기능저하증 등
감염	크로이츠펠트-야콥병, 후천성면역결핍증, 뇌염, 수막염, 신경매독 등
중독성장애	알코올중독, 약물중독, 중금속(납, 망간, 수은등)중독 등
결핍성장애	비타민 B12결핍, 엽산결핍, 베르니케-코르샤코프 증후군 등
외상	뇌손상 등
기타	우울증, 정상압뇌수종, 뇌종양, 간질, 다발성경화증 등

치매는 원인 질환의 임상경과에 따라서 회복 가능해지는 가역성 치매와 회복이 불가능한 비가역성 치매로 분류된다. 가역성 치매를 일으키는 질환으로는 혈관성 치매, 우울증, 약물, 알콜 중독, 화학물질에 의한 중독, 전해질 이상이나 갑상선 질환 등과 같은 대사성 장애로 인해 발생하게 되며 비타민 결핍이나 일시적인 뇌기능 장애를 일으키는 감염성 뇌질환, 수두증, 두부외상, 다발성경색증 등이 있다. 이에 반해 비가역성 치매를 일으키는 질환은 퇴행성 뇌 질환이 대표적이며 알츠하이머병, 파킨슨병과 크루츠펠트-야곱씨 질환 등이 있다.

(1) 알츠하이머치매(Dementia of alzheimer's type)

알츠하이머치매는 대뇌피질 세포의 점진적인 소실로 인하여 기억장애를 포함한 광범위한 인지기능장애가 초래되고 행동장애도 나타나 결국 독립적인 생활이 불가능하게 된다. 뇌조직 검사에서 베타 아밀로이드 단백질이 침착되면서 비정상적인 물질들이 모여 있는 집합체들(plaques; 노인성판)과 신경세포 안에서 신경원 섬유들이 비정상적으로 꼬여 있는 소견(tangles; 신경섬유원 농축)이 관찰되며, 신경세포 소실로 인해 뇌위축 소견을 보인다(그림 2-2). 이러한 뇌신경세포의 소멸이 질병 초기에는 주로 기억력을 담당하는 주요 뇌부위인 해마와 내후각뇌피질 등 안쪽관자 부위에 국한되어 나타나지만 점차 관자엽, 이마엽 등 뇌 전체로 퍼져나간다.

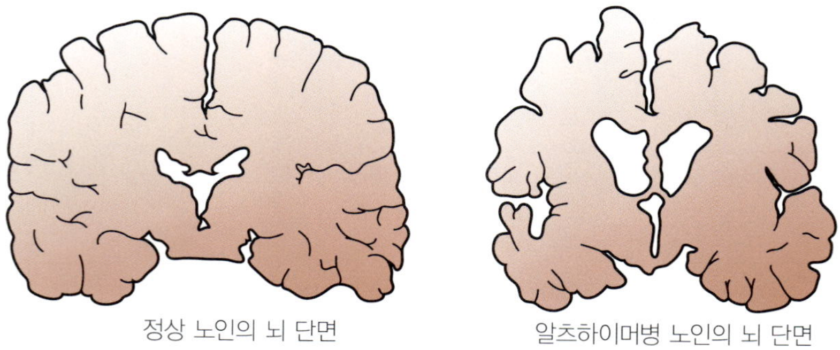

[그림 2-2] **정상 노인의 뇌단면과 알츠하이머병 노인의 뇌 단면 비교**

알츠하이머병의 첫 번째 증상은 아주 가벼운 기억장애이다. 그 이후에 병이 진행하면서 언어 구사력, 이해력, 읽고 쓰기 능력 등의 언어장애, 시공간 인지장애, 계산능력 장애, 판단력 장애 등을 보이게 된다. 또 알츠하이머병에 걸린 환자들은 불안해 하기도 하고, 매우 공격적이 될 수도 있으며, 집을 나와서 길을 잃어버리고 거리를 방황하는 등의 행동장애를 많이 보인다(표 2-3).

표 2-3 알츠하이머치매의 단계별 특징 및 도움 수준

단계	특징적인 증상 및 정도	도움 수준
초기	– 최근 기억 망각(오래된 일은 대체로 잘 유지) – 집중력 및 계산력 저하 양상 – 경미한 언어 표현의 감소 현상 – 일상생활에서의 회피 반응 – 우울증이나 의기소침 등 성격이나 기분의 변화	약간의 주변 도움 필요
중기	– 오래된 기억까지 망각 – 시간관념이 흐려지고, 길을 잃는 경우 발생 – 표현력과 이해력 저하의 언어장애 – 배회, 난폭행동, 초조, 망상 등 이상 행동 증상	일상생활에 상당한 정도의 도움 필요
말기	– 대부분 기억 망각 – 가족이나 가까운 친지를 알아보지 못함 – 부적절하고 단편적인 발언이 늘어나는 언어장애 – 이상 행동 증상 지속적 관찰 – 대소변 실금, 보행장애, 경직 등 신체 증상	거의 전적으로 주변의 도움에 의존하여 생활

(2) 이마관자엽치매(전두측두엽치매; Frontotemporal dementia)

이마관자엽치매는 두뇌의 이마엽 및 관자엽의 위축으로 인해 발생하는 전형적인 행동장애이다. 환자군은 나이에 따라 다르다. 십만명 당 3~15명의 유병률을 보이며 통상 35세에서 75세 사이에 발병한다. 임상적으로 이마관자엽치매라 하면 유사한 병인, 신경조직학적 소견, 그리고 생화학적 소견을 보이는 일련의 산발적인 또는 가족성의 신경퇴행성 질환을 묶어서 지칭한다. 증상은 이마엽과 관자엽의 기능에 따라 분류될 수 있으며, 분류를 하자면 행동 양식(기면 상태, 충동성)이 변하는 이마관자엽치매, 비유창성 실어증을 보이는 이마관자엽치매, 그리고 의미치매를 보이는 이마관자엽치매의 세가지로 분류할 수 있다. 많은 환자들은 실행성 기능에도 장애를 보이는데 고차원적인 계획이나 정렬을 요구하는 행동을 하지 못한다. 반면 공간인지능력, 기억력에는 덜 영향을 미친다.

(3) 혈관성 치매(Vascular dementia)

치매의 원인들 중에서 두 번째로 흔한 것은 혈관성 치매이다. 혈관성 치매는 치매에서 보이는 증상이 나타나며 이것이 뇌 영상 검사 상 뇌혈관 질환과 직접적인 관련이 있다는 뚜렷한 증거가 있을 때 진단하게 된다(그림 2-3). 뇌동맥 경화로 인한 뇌혈류의 감소 또는 뇌졸중 이후에 발생한다. 세부 분류 가운데 임상적으로 중요한 것은 다발성 경색 치매, 주요부 뇌경색 치매, 그리고 겉질밑 혈관 치매이다. 다발성 경색 치매나 주요 뇌경색 치매는 임상적으로 뚜렷한 뇌졸중 이후에 발생한다.

이런 종류의 치매를 가지고 있는 사람들은 가끔 인지능력이나 정신능력이 조금 나빠졌다가 그 수준을 유지하고 또 갑자기 조금 나빠졌다가 유지되고 하는 식의 단계적 악화의 양상을 보이곤 한다. 이와는 달리 알츠하이머치매에서는 치매 증상이 서서히 점차적으로 악화되는 경과를 보인다. 혈관성 치매의 증상으로는 기억력 감퇴, 언어능력 저하, 시공간파악능력 저하, 판단력 및 일상생활 수행능력의 저하 등의 인지기능 저하, 무감동, 우울, 불안, 망상, 환각, 배회, 공격성, 자극 과민성, 이상 행동, 이식증(식품과 비식품을 구별하지 못해 영양가가 없는 것들을 반복적으로 먹는 증상), 수면 장애 등의 행동심리 증상이 나타난다. 또한 비교적 초기 단계부터 편측운동마비, 편측감각저하 또는 소실, 시야장애, 안면 마비, 발음 이상, 삼키기 곤란, 보행 장애, 사지 경직 등 다양한 신경학적 이상 증상이 자주 동반되며, 심한 경우 대소변 실금, 낙상, 욕창, 폐렴, 요도감염 등의 신체적 합병증이 나타나기도 한다(김태우 & 곽경필, 2016).

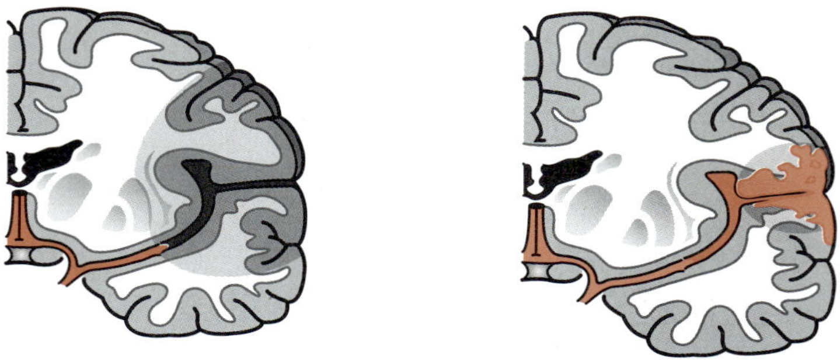

허혈성 뇌혈관질환에 의한 혈관성 치매 출혈성 뇌혈관질환에 의한 혈관성 치매

[그림 2-3] **허혈성 및 출혈성 뇌혈관질환에 의한 혈관성 치매**

(4) 파킨슨병에 의한 치매

파킨슨병으로 치료 받고 있는 환자들에게서는 치매가 발병할 가능성은 일반인들에 비해 6배 정도 높다. 이 환자들 중 30~40% 정도는 파킨슨병의 말기에 치매의 증상이 나타나게 된다. 파킨슨병은 몸과 팔, 다리가 굳고 동작의 어둔함, 주로 가만히 있을 때 손이 떨리는 안정시 진전, 말이 어눌해지고 보폭이 줄고 걸음걸이가 늦어지는 등의 증상을 보이게 된다. 또 흔한 형태는 아니지만 반대로 알츠하이머병 환자의 일부는 병이 진행하면서 파킨슨병의 증

상을 보일 수도 있다. 최근에 파킨슨병과 관련되어 나타나는 치매를 PDD(Parkinson's Disease Dementia)로 따로 분류하는 연구가 진행 중이며 이에 대한 치매약물의 효과들이 발표되고 있다.

(5) 루이소체병에 의한 치매

루이소체 치매는 주의력과 각성 등 인지기능의 변동, 자발적 운동 증상과 파킨슨병의 추체외로 증상, 반복적인 환시 및 신경이완제에 대한 감수성을 특징적으로 보이는 퇴행성 치매의 한 종류인데 반복적인 실신과 졸도, 일시적인 의식 소실, 망상, 우울증, 수면장애 등이 동반되기도 하다. 루이소체는 신경세포 내 비정상적인 인산화 신경섬유 단백질 및 유전자이상이 응집된 것인데 파킨슨병에서도 관찰되기 때문에 파킨슨병과 루이소체치매는 임상적으로나 병리학적으로 유사한 질환이라 생각되어진다. 환자들은 또한 환각을 경험하기도 하는데 그로 인하여 환자들은 환각으로 보이는 것이 실제인지 또는 환각인지 구별하기 어려워지게 된다. 초기 증상들은 시간이 지나감에 따라 심해졌다가 좋아졌다 하는 그런 심한 증상의 변동 추이를 보이지만 결국은 매우 전반적인 병의 증상이 심해지고 이렇게 심해진 증상이 지속되게 된다(McKeith, 2007).

(6) 헌팅톤병에 의한 치매

운동장애와 인지장애, 정신장애가 겹쳐 있는 헌팅톤병은 기저핵의 변화와 이마엽 위축으로 발생한다. 초기에는 이마엽 장애로 우울감이 찾아오고 모든일에 흥미가 사라지는 증상이 나타난다. 집중력과 주의력이 저하되고 인지기능이 느려지고 의사소통의 문제를 보이게 된다(Vonsattel et al., 1985).

4) 치매에 따른 증상

치매는 다양한 증상을 보일 수 있지만 다음과 같이 인지 증상과 행동심리 증상으로 나눌 수 있다(표 2-4).

표 2-4 치매 증상

인지기능 증상	기억력 저하	최근의 말이나 사건에 대해서 기억을 하지 못한다.
	언어기능 저하	사물이나 사람의 이름이 기억이 나지 않는다.
	시간 지남력 저하	날짜와 시간에 대한 감각이 없다.
	시공간능력 저하	자주 다니던 길을 잃고 헤맨다.
	수행능력 저하	집안의 간단한 도구를 다루지 못한다.
행동심리 증상	성격변화	예전의 성격이 강해지거나 충동의 조절이 안 된다.
	우울	슬프거나 기분이 쳐진 것처럼 행동한다.
	초조	가만히 있지를 못하고 목적 없이 자꾸 움직인다.
	환각	실제로는 없는 소리나 사물, 사람을 보거나 듣는다.
	망상	자신의 돈이나 사물을 다른 사람이 훔쳐 갔다고 주장한다.
	무감동/무관심	주변에 대한 관심과 흥미를 잃고 새로운 일을 시작하려는 의욕이 감소한다.

5) 치매 진단 및 진단 기준

(1) 치매의 일반적인 진단과정

치매는 한두 가지의 검사결과에 의존하여 진단을 확정할 수 있는 질환이 아니다. 아래와 같이 종합적인 평가를 거친 후에 의사의 임상적 판단을 통해 원인질환을 밝혀 치매아형(subtype)을 진단을 내리게 된다.

① 면담을 통한 조사: 병력 조사, 인지기능 및 정신 상태 평가
② 직접 진찰을 통한 조사: 신체 검사, 신경학적 검사
③ 표준화된 신경심리검사(neuropsychological test)
④ 행동심리 증상과 일상생활능력 평가
⑤ 뇌영상 검사
⑥ 진단의학 검사

(2) 치매 진단 기준

대부분의 정신장애 진단분류체계에서는 '치매(dementia)'라는 용어가 통용되고 있다. DSM-IV 진단기준에 의하면, 기억력 장애와 함께 실어증, 실행증, 실인증, 집행기능장애 중 하나 이상의 인지기능장애가 동반되어야 하며, 이러한 인지기능장애들이 과거에 비해 확

실한 감퇴를 보여야 하고, 이로 인해 현재 사회적, 직업적 장애를 일으키기에 충분한 경우 치매를 진단하게 된다.

DSM-IV 발표하고 20년이 지난 2013년에 새로이 DSM-5을 발표하였다. DSM-5는 DSM-IV에 비해 많은 변화가 있었는데 인지장애를 인지 저하의 정도에 따라 주요 신경인지장애(major neurocognitive disorder)와 경도 신경인지장애(mild neurocognitive disorder) 2가지로 구분하였다. 주요 신경인지장애는 현저한 인지기능의 저하와 이로 인해 독립적 일상생활(돈 계산, 투약 관리 등)에 장애를 초래하여 도움이 요구되는 수준으로 정의되었으며, 경도 신경인지장애는 경미한 인지기능의 저하와 이로 인해 독립적 일상생활을 방해하지 않을 정도의 인지 결손으로 정의하고 있다.

이는 기존의 치매 기준에 비해 증상이 경미한 인지기능 저하 환자에서도 임상적 관심을 기울이고 진단하는 것이 필요하다는 요구가 반영된 것으로 볼 수 있다.

DSM-IV 진단기준과 같이 기억장애를 동반해야 한다는 기준과는 다르게 6개의 인지 영역(복합적 주의, 집행기능, 학습과 기억, 언어, 지각-운동, 사회인지)에서 이전 수준의 수행으로 인한 현저한 감소의 증거가 치매 진단시 요구되며 반드시 기억장애를 포함하지 않아도 되도록 수정하였다(표 2-5) (American Psychiatric Association, 2013).

표 2-5 DSM- IV와 DSM-5의 진단기준 차이

DSM-IV criteria for dementia	DSM-5 criteria for major neurocognitive disorder
A1. 기억장애(memory imparement) A2. 다음의 인지장애 중 하나(또는 그 이상)가 존재 – 실어증(aphasia) – 실행증(apraxia) – 실인증(agnosia) – 실행기능(executive functioning)	A. 하나 이상의 인지 영역에서 이전 수준의 수행으로 인한 현저한 감소의 증거 – 복합적 주의(complex attention) – 집행 기능(executive function) – 학습과 기억(learning and memory) – 언어(learning and memory) – 지각-운동 (perceptual-motor) – 사회 인지(social cognition)
B. 위의 장애가 사회적 및 직업적 기능의 심각한 장해를 초래하고 병전의 기능 수준보다 상당히 감퇴되어 있음	B. 인지 결손은 일상 활동에서 독립성을 방해한다. – 즉, 최소한 계산서 지불이나 치료약물 관리와 같은 일상생활의 복잡한 도구적 활동에서 도움을 필요로 함
C. 장애가 섬망의 경과 중에는 나타난 것이 아님	C. 인지 결손은 오직 섬망이 있는 상황에서만 발생하는 것이 아니다.
	D. 인지 결손은 다른 정신질환 주요우울장애, 조현병으로 더 잘 설명되지 않는다.

6) 치매의 중재

치매는 인지기능 저하, 일상생활능력 저하, 운동기능 저하 및 행동장애 등 크게 네 가지 문제로 나누어 볼 수 있으며, 인지기능 저하는 지속적인 기억력 저하, 주의집중력 장애, 실행능력 장애, 시간 공간적 능력 장애, 언어장애 등이 흔한 증상이다. 이를 개선을 위해서는 환자의 문제점을 파악하고, 이러한 문제점들을 약물적 치료와 운동 치료를 포함한 비약물적 치료와 함께 개인에 맞는 맞춤형 인지재활 프로그램으로 포괄적인 접근을 하는 것이 필요하다.

(1) 약물적 치료

지금까지 개발된 대부분의 치매치료제는 알츠하이머 치료를 위해 개발되었으므로 흔히 치매치료제라고 할 때는 주로 알츠하이머 치료제를 지칭한다. 이들 치매치료제는 질환의 완치가 아닌 증상을 완화시키는 정도의 치료제라는 한계가 있기에 약을 복용하더라도 시간이 지나면서 인지기능 저하가 점차 심해지고 다른 이상행동도 나타날 수 있다. 그러나 약을 꾸준히 복용하면 그렇지 않은 환자들에 비해 병의 진행을 늦출 수가 있고, 일상생활에서 보호자의 지속적인 도움이 필요한 말기 치매의 시기를 늦출 수 있다.

현재 사용되고 있는 치매치료제는 치매 환자의 인지능력 개선을 목표로 하고 있다. 아세틸콜린(acetylcholine)은 뇌에서 기억, 인지기능에 있어 매우 중요한 역할을 하는 신경전달물질로, 치매 환자의 경우 아세틸콜린을 분비하는 세포가 파괴되면서 인지기능이 떨어지게 된다. 콜린에스테라제 억제제는 아세틸콜린을 분해하는 콜린에스테라제(cholinesterase)라는 효소를 억제하여 아세틸콜린이 뇌에서 정상적으로 유지되도록 해주어 인지기능 개선에 도움을 주며, 치매 치료에 있어 일차 선택 약물로 경등도에서 중등도의 알츠하이머치매 치료에 사용된다.

표 2-6 치매 약물의 종류

구분	성분명	상품명 예	대상
콜린에스테라제 억제제	도네페질	아리셉트®	알츠하이머치매, 혈관성 치매
	리바스티그민	엑셀론®	경도~중등도 알츠하이머치매
	갈란타민	레미닐®	
NMDA 수용체 길항제	메만틴	에빅사®	중등도~중증 알츠하이머치매

NMDA 수용체는 우리 뇌에서 기억력을 유지하고 학습에 관여하는데, 흥분성 아미노산인 글루타메이트(glutamate)에 의해 과도하게 자극될 경우 뇌신경 세포가 손상된다. NMDA 수용체 길항제는 글루타메이트의 과도한 활성을 억제함으로써 뇌신경 세포의 파괴를 줄여 뇌의 기억력을 증진시키고 치매의 진행을 지연시키는 작용을 하며, 중등도에서 중증의 알츠하이머형 치매 환자에게 주로 사용된다(표 2-6).

(2) 비약물적 치료

신경인지장애가 있는 대상자를 위한 비약물치료적 접근은 다양한 형태의 접근을 포함하는 개념이며, 대상자뿐 만 아니라 대상자의 가족을 위한 개입까지 포함될 수 있다. 비약물치료 프로그램은 현실인식 훈련, 인지증진 훈련, 인지자극 훈련, 인지재활 훈련 등이 있으며 자세한 사항은 이 책의 중재 부분인 8, 9장을 참고하기 바란다.

2. 그 외 노인성 질환

활동하기
2. 노인질환 토의하기
☞72쪽

노화에 따라 많은 생리학적 기능 감퇴가 발생하지만, 이러한 기능 감퇴를 질병으로 고려하지는 않는다. 하지만 생리적 노화 현상과 병리적인 노화 현상(노인성 질환)의 구분이 항상 명확한 것은 아니다. 예를 들면 인지능력 감퇴는 나이가 들수록 증가하는 보편적 현상이고 치매(dementia) 역시 인지능력 감퇴 현상이지만 질병으로 간주된다. 알츠하이머병(Alzheimer's disease) 역시 정상적 노화와 구별되는 병리과정이며 뇌조직 검사에 의해서 최종적으로 판명된다.

노인질환의 분류도 완벽하지는 않지만 대게 두가지의 경우로 나눠서 말하는 것이 보통이다. 대부분 노화의 과정이 복합된 결과인 노인증후군과 청장년기에 발생하기 시작하여 나이가 많아짐에 따라 유병률이 증가되어 노인에서 가장 많은 빈도를 보이는 질환으로 나눠진다. 노인증후군은 대부분이 노인에서만 관찰되며 이를 초래하는 원인이 질병과 노화의 과정이 복합된 결과로 나타난다. 치매, 섬망, 요실금, 보행장애 및 낙상, 영양실조, 골다공증, 욕창, 수면장애 등이 여기에 속한다. 노인에서 흔한 질환이란 청장년기에 발생하기 시작하여 나이가 많아짐에 따라 유병률이 증가되어 노인에서 가장 많은 빈도를 보이는 질환이다. 고혈압, 당뇨, 뇌졸중, 파킨슨 병, 고콜레스테롤 혈증, 심부전 등을 들 수 있다.

노인은 인종이나 성별, 지형, 식이, 방사능 등의 환경인자가 유전적 노화와 결합되면서 세포수가 감소, 조직 단백의 변성, 조직의 위축, 대사량의 감소, 체액량 감소, 칼슘대사의 이상 등이 나타난다. 점차적으로 심폐기능의 저하, 장기능의 저하, 신경기능 저하, 내분비기능 저하로 발전하며, 여기에 다른 환경 인자에 결합이 되면서 병적 노화로 변화한다. 병적 노화는 신경계, 심폐계, 소화계, 대사, 신장, 골격계, 그리고 종양과 감염, 외상 등으로 나타난다(그림 2-4).

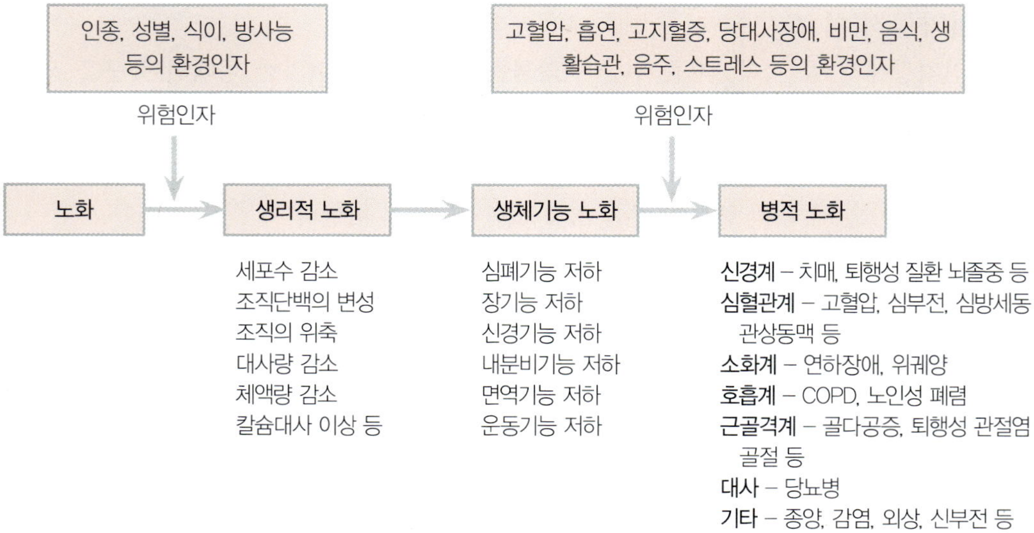

[그림 2-4] 생리적 노화에서 병적 노화로의 이행

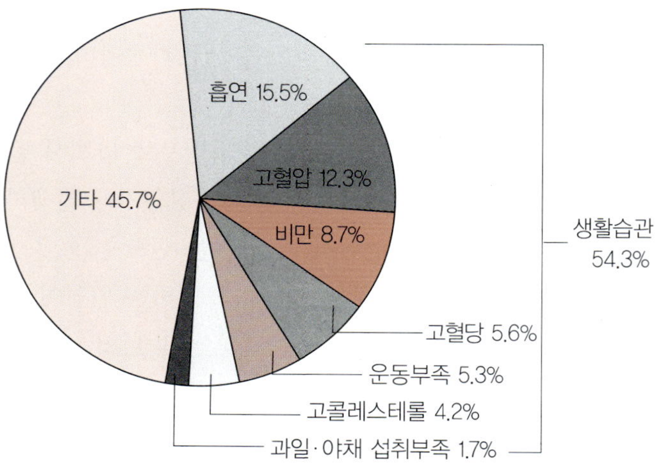

[그림 2-5] 노인의 질병발병 요인(WHO, 2011)

만성질환은 불균형적인 식습관, 신체활동의 부족 등 잘못된 라이프스타일이 주요 발병 요인인 것으로 알려져 있으며 신체활동 부족, 영양부족, 흡연 등 3가지 행동으로 인한 비만, 심혈관질환, 암, 폐질환 등 4가지 만성질환이 전세계 사망원인의 50%를 차지한다고 보고하였다(그림 2-5) (노인물리치료 교재편찬위원회, 2016).

▶ 노인성 질환의 특성

① 증상이 거의 없거나 애매하고, 뚜렷하지 않아 오진이 쉽다.
② 노화와의 구분이 없다.
③ 단독으로 나타나지 않고 3~4가지 이상의 질병을 동반한다.
④ 심리적 요인이 작용한다.
⑤ 약물을 사용할 때 더 많은 주의가 필요하다.
⑥ 기능의 감소나 이상에서 오는 경우가 많다.
⑦ 치아의 문제가 심각하다.
⑧ 청장년의 검사기준을 적용할 수 없는 질병이 많다.
⑨ 만성적이고 퇴행적인 경과를 보인다.
⑩ 사회사업가, 물리치료사, 작업치료사 등의 협조가 필요하다

노인장기요양보험법에서 대통령으로 노인성 질병을 분류하였고 이는 질병명 및 질병코드는 통계법 제22조에 따라 고시된 한국표준질병 · 사인분류에 따라 분류되었다(표 2-7).

표 2-7 한국표준질병 · 사인분류

구분	질병 명	질병코드
1. 한국표준질병 · 사인분류	가. 알쯔하이머병에서의 치매	F00
	나. 혈관성 치매	F01
	다. 달리 분류된 기타 질환에서의 치매	F02
	라. 상세불명의 치매	F03
	마. 알쯔하이머병	G30
	바. 거미막밑 출혈	I60
	사. 뇌내출혈	I61
	아. 기타 비외상성 머리내 출혈	I62
	자. 뇌경색증	I63
	차. 출혈 또는 경색증으로 명시되지 않은 뇌중풍	I64
	카. 대뇌경색증을 유발하지 않은 뇌전동맥의 폐색 및 협착	I65

	타. 대뇌경색증을 유발하지 않은 대뇌동맥의 폐색 및 협착	I66
	파. 기타 뇌혈관 질환	I67
	하. 달리 분류된 질환에서의 뇌혈관 장애	I68
	거. 뇌혈관 질환의 후유증	I69
	너. 파킨슨병	G20
	더. 속발성 파킨슨증	G21
	러. 달리 분류된 질환에서의 파킨슨증	G22
	머. 기저핵의 기타 퇴행성 질환	G23
2. 한국표준질병 · 사인분류 (한의)	버. 매병, 노망	자01
	서. 졸중풍	다04
	어. 중풍후유증	다06
	저. 진전(振顫)1	다05
	처. 진전(振顫)2	차02.2

국민건강보험공단과 건강보험심사평가원은 2016년 진료비를 기준으로 65세 이상 노인이 가장 많이 입원한 질병을 발표 하였데 1위는 노년백내장, 2위는 알츠하이머병으로 인한 치매, 3위는 상세불명 병원체의 폐렴, 4위 뇌색증, 5위 무릎 관절증 등이었다.

본 장에서는 한국표준질병 및 사인분류, 국민건강보험공단 등 자료를 참고하여 지역사회 노인 재활에 관련된 대표적인 질환을 중심으로 살펴본다.

1) 뇌졸중(Stroke)

(1) 정의

세계보건기구(WHO)에 따르면 뇌졸중은 "혈관성 원인에 의해 24시간 이상 지속하거나 사망을 초래하는 갑자기 발생하는 국소 또는 전반적 뇌기능의 장애를 보이는 임상징후"라고 정의한다. 예로부터 한의학에서는 '중풍(中風)' 혹은 이를 줄여서 '풍(風)'이라고 하였고, 서양에서도 뇌졸중을 'stroke'라 하듯이 '벼락을 치듯 갑자기 증상이 온다'라는 뜻을 내포하고 있다. 그 외에 24시간 이내 완전히 회복되는 발작적인 허혈성 국소 뇌기능 장애는 '일과성 허혈발작(Transient Ischemic Attack; TIA)이라 하며, 뇌졸중과는 별도로 분류하였다(Albers et al., 2002).

(2) 역학

뇌졸중은 단일 장기의 질환으로는 우리나라 사망원인 중 가장 흔하며, 장애의 가장 흔한 원인이기도 하다. 뇌졸중은 발병 연령이 평균 약 61세 정도여서 노인층에 호발하는 대표적인 질환 중 하나라고 할 수 있다. 노인에서 출혈성뇌졸중은 뇌실질내출혈이 가장 많고 뇌실내출혈, 뇌지주막하출혈 그리고 적지 않게 경막하출혈 등으로 증상을 나타낸다(Libby & Theroux, 2005).

노인 환자군에서 발생한 출혈성뇌졸중으로는 자발성 뇌실질내출혈이 가장 많았으며 다음으로 뇌지주막하출혈이었고, 65세 이하에 비해서 상대적으로 뇌동정맥기형과 모야모야병은 적었다(김태호 등, 2008).

(3) 병태생리

뇌졸중이 발생하는 기전으로는 크게 출혈성과 허혈성으로 나눌 수 있다. 발생 원인에 따라 출혈성 뇌졸중(hemorrhagic stroke)은 발생 원인과 위치에 따라 분류가 되며, 허혈성 뇌졸중(ischemic stroke)은 혈전성, 색전성, 열공성으로 나눠어 진다(표 2-8) (Chui et al., 1992).

표 2-8 뇌졸중의 원인과 위치에 따른 분류

출혈성 뇌졸중 (Hemorrhagic stroke)

원인에 따른 분류	위치에 따른 분류
원발성 뇌출혈(primary intracerebral hemorrhage) – 발생률 78~88% – 고혈압성뇌출혈 발생률(50~70%) 속발성 뇌출혈(secondary intracerebral hemorrhage) – 발생률 12~22% – 뚜렷한 선행요인이 있는 것으로 외상, 응고이상, 코카인 등의 약물이나 독소, 종양, 뇌동맥류 등	천막상출혈(supratentorial hemmorrhage) – 엽상출혈(lobar hemorrhage) (전체의 1/3) – 심부출혈(deep hemorrhage) (전체의 1/2) 천막하출혈(infratentorial hemorrhage) (전체의 1/6) 지주막하출혈

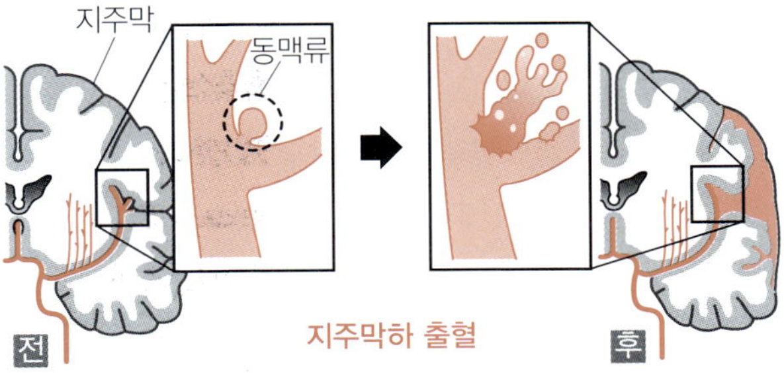

지주막하 출혈

허혈성 뇌졸중 (Ischemic stroke)	
원인에 따른 분류	위치에 따른 분류
혈전성 뇌졸중(trombotic stroke) 색전성 뇌졸중(embolic stroke) 열공성 뇌졸중(lacunar stroke)	전대뇌동맥 폐쇄(Anterior Cerebral Artery; ACA) 중대뇌동맥 폐쇄(occulsion of Middle Cerebral Artery; MCA) 후대뇌동맥 폐쇄(occulsion of Posterior Cerebral Artery; PCA) 척추기저동맥 폐쇄(occulsion of vertebrobasilar artery)

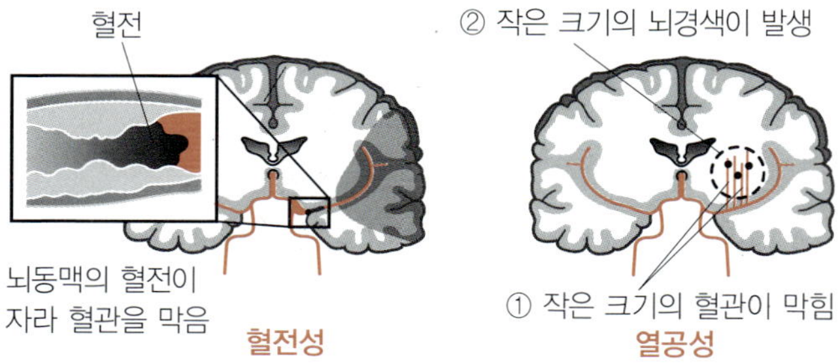

(4) 뇌졸중 증상

① **편마비:** 한쪽 얼굴이나 팔 다리가 마비되거나 감각이 저하되는 현상

② **시각 장애:** 물체가 2개로 보이거나(복시 증상) 안보이는 현상(시야 장애)

③ **언어 장애:** 발음이 어눌하거나(조음장애) 말이 안나오는 현상(실어증)

④ **어지럼증:** 몸이 쏠리거나 중심을 잡기가 어려운 현상

⑤ **무시증후군:** 의미 있는 자극에도 자극을 감지 못 하거나 반응을 하지 않는 현상

⑥ **삼킴장애:** 음식을 삼키는 기능저하로 사례가 자주 걸리는 현상

⑦ **두통:** 구토를 동반한 극심한 두통, 망치로 맞은 듯한 극심한 두통

(5) 뇌졸중의 진단

미국국립보건원 뇌졸중 척도(National Institutes of Health Stroke Scale; NIHSS)는 1989년 Brott 등에 의해 개발되었으며, 뇌졸중 후 장해의 정량적 측정에 가장 널리 쓰이는 도구로서 검사자 간, 검사-재검사 간 신뢰도 및 타당도가 여러 연구를 통하여 검증되어 있는 검사도구이다(표 2-9). 현재 국내에서 Barthel Index, Fugl-Meyer assessment, Functional Independence Measure 등의 뇌졸중 환자의 기능평가도구와 Glasgow coma scale, Mini-mental Status examination, Motricity Index 등 부분적인 장해 평가도구가 널리 쓰이고 있으나, 뇌졸중 환자의 초기 장해를 총괄적으로 평가하는데 널리 쓰이는 도구는 부족한 상태로 NIHSS의 사용에 관한 관심이 증대되고 있다.

표 2-9 한글판 미국국립보건원 뇌졸중 척도 점수표

대한뇌신경재활연구회

한글판 미국국립보건원 뇌졸중 척도 점수표

이 름
생 년 월 일
병 원
검 사 일

항 목		점 수	설 명
1. 의식수준	1a. 의식수준		
	1b. 의식수준에 관한 질문		
	1c. 의식수준에 관한 지시		
2. 주시능력			
3. 시야			
4. 안면마비			
5. 팔의 운동	5a. 좌측팔		
	5b. 우측팔		
6. 다리의 운동	6a. 좌측 다리		
	6b. 우측 다리		
7. 사지 운동실조			
8. 감각			
9. 언어능력			
10. 구음장애			
11. 부주의 상태			
총 점			

(6) 뇌졸중의 중재

국내에서는 뇌졸중 재활치료를 위한 한국형 표준 진료 지침(김덕용 외, 2016)을 개발하였으며, 뇌졸중 재활에 필요한 과학적 근거들을 체계적으로 정리하여 의사 및 치료사의 의사 결정에 도움을 주고 있다. 구성은 1장 '뇌졸중 재활치료의 총론' 에서는 재활치료의 기본 원칙 및 기본 흐름에 대해 기록하고 있고, 2장 '뇌졸중 각 증상의 재활치료', 3장 '사회 복귀를 위한 재활' 에서는 퇴원 후 필요한 재활치료에 대해 기록하고 있으며 4장 '새로운 뇌졸중 재활치료 기법' 에서는 뇌졸중 환자에서 나타나는 여러 문제를 해결하는데 필요한 재활치료를 기록하고 있다. 일련의 재활치료 과정 및 해당 진료지침을 알고리즘으로 정리하였다(그림 2-6). 이 진료 지침에는 뇌졸중 재활치료를 문헌의 질적인 수준이 높은 수준과 권고 수준 정도에 따른 작업치료를 아래와 같이 기술하였으며 자세한 사항은 참고하기 바란다.

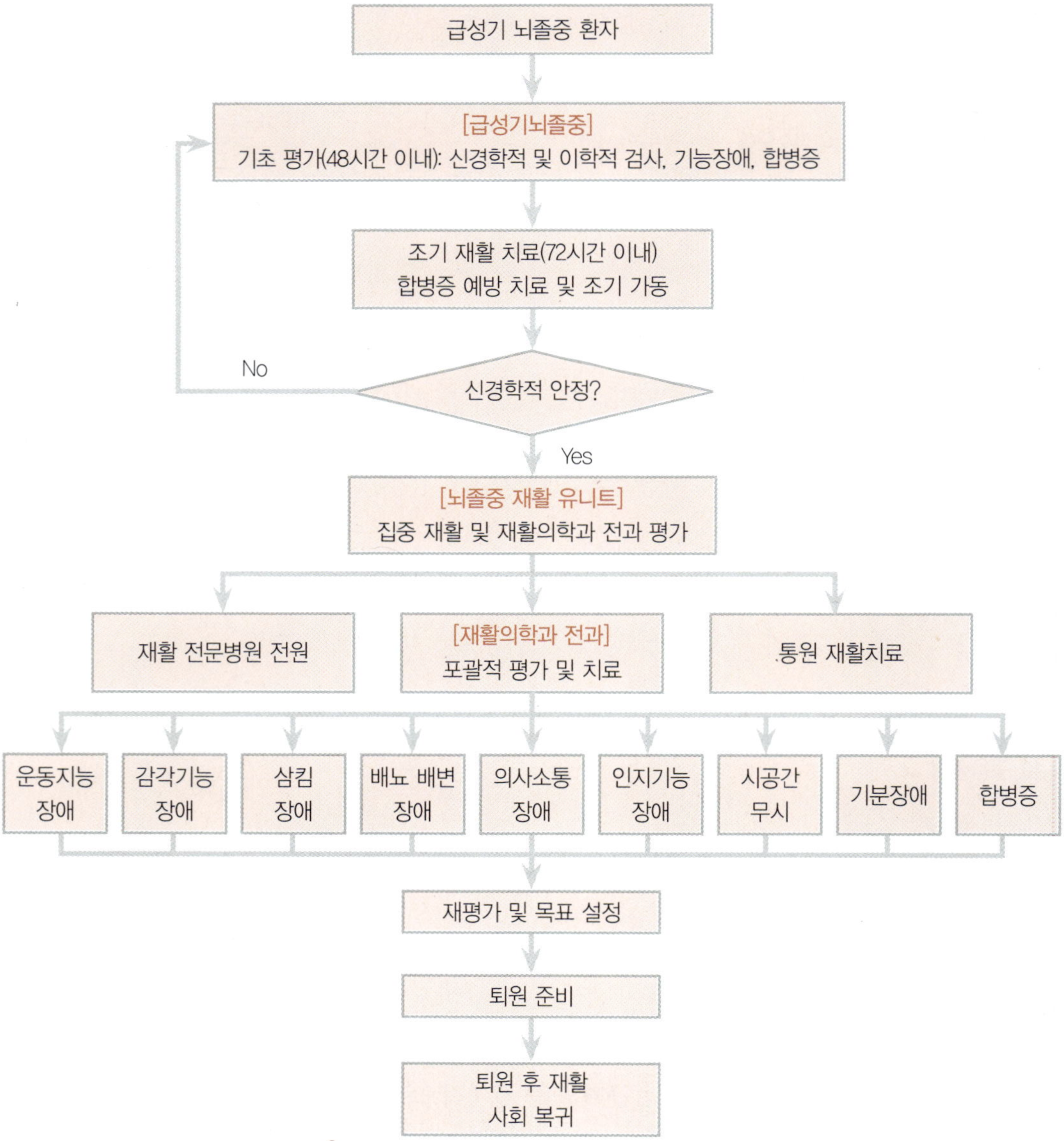

[그림 2-6] **뇌졸중 재활의 알고리즘**

(출처: 뇌졸중 재활치료를 위한 한국형 표준 진료 지침, 2016)

① 건측 상지 운동 제한 치료(constraint-induced movement therapy; CIMT)
② 보행훈련(gait training)
③ 운동 심상 훈련(motor imagery training)
④ 삼킴장애의 치료(treatment of dysphagia)
⑤ 의사 소통 장애의 치료(treatment of communication disorders)
⑥ 인지 평가 및 치료(assessment and treatment of cognitive function)
⑦ 무시의 평가 및 치료(assessment and treatment of neglect)
⑧ 새로운 뇌졸중 재활치료 기법(advanced technique for stroke rehabilitation)

2) 파킨슨병

(1) 정의

파킨슨병은 대표적인 신경퇴행성 질환 중의 하나이며 1817년에 처음으로 제임스 파킨슨(James Parkinson)이라는 영국 의사가 손 떨림, 근육 경직, 자세 불안정 등의 특징적 양상을 보이는 환자들에게 '떨림 마비'라는 이름을 붙이면서 처음 알려졌다(Parkinson, 2002).

(2) 병태생리

파킨슨병은 특발성과 이차적인 파킨슨병으로 분류한다. 특발성 파킨슨병은 뇌 깊숙이 위치한 흑색질(substantia nigra)이라는 부위의 신경세포가 줄어드는 중추신경계 질환이며 흑색질에 있는 신경세포들은 도파민(dopamine)이라는 물질을 생산하는데 도파민이 정상수준보다 80% 이상 줄어들면 이 병의 증상들이 나타나게 된다.

이에 비해 이차적인 파킨슨병은 약물의 과량 복용으로 생기는 것이 많으며 연탄가스 중독 후 후유증, 동맥경화증, 뇌종양, 뇌염, 외상 후 등에 의해 생기는 것으로 알려져 있다(그림 2-7).

(3) 파킨슨병 증상

파킨슨병의 임상증상은 안정 떨림, 경직, 운동느림 및 자세불안정 등 운동기능 이상이 특징적으로 나타난다(그림 2-8).

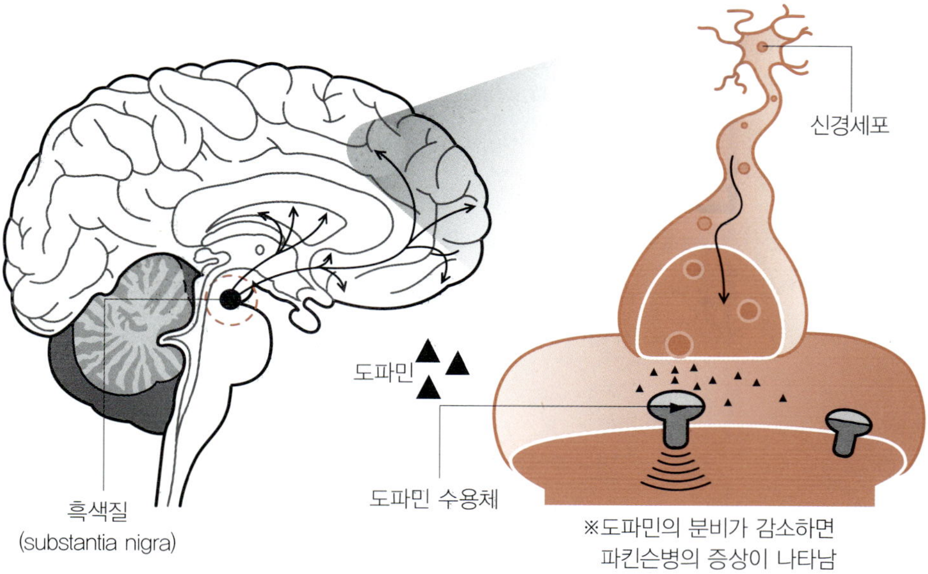

[그림 2-7] 신경세포에서의 도파민 분비

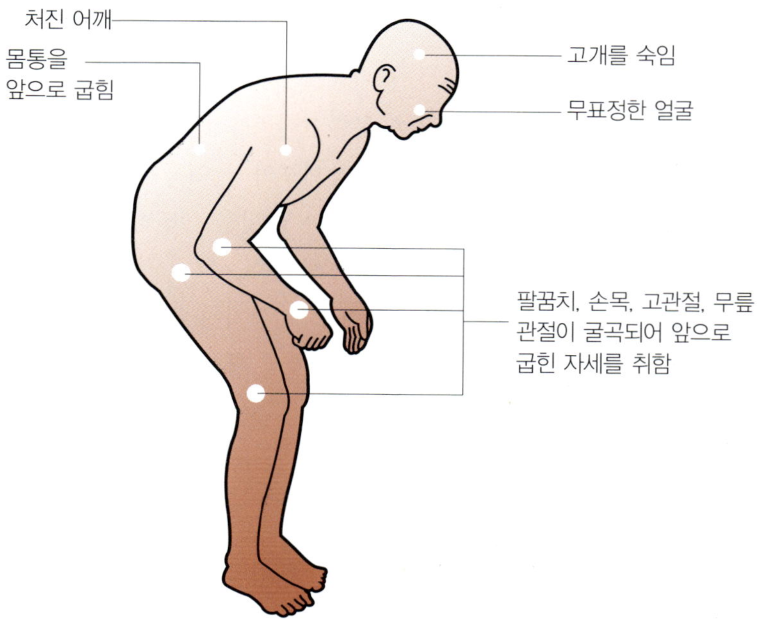

[그림 2-8] 파킨슨병의 주요 증상

이 외에도 삼킴장애, 구역, 배뇨장애, 변비, 성기능장애, 기립성 저혈압 등의 자율신경계

이상을 비롯하여 통증이나 감각기능 장애, 우울, 불안, 정신병, 치매 등의 정신기능장애와 수면장애 등의 증상들도 흔하게 동반되어 나타난다. 파킨슨병의 증상은 중증도에 따라 크게 5단계로 구분되기도 한다(표 2-10).

표 2-10 파킨슨병의 5단계 중증도

1단계	떨림이나 강직이 한쪽 팔이나 다리에만 있음
2단계	떨림이나 강직이 양쪽 팔다리에도 나타남
3단계	넘이질 듯이 비틀거림
4단계	혼자 잘 일어나지 못하고 보조기구가 필요함
5단계	누워서만 지내게 됨

(3) 파킨슨병 중재

일단 파킨슨병으로 진단을 받게 되면 먼저 약물치료를 시작하게 된다. 파킨슨병 치료의 목표는 일상생활을 무리 없이 영위할 수 있도록 하는 것이다. 따라서 파킨슨병 약물치료의 원칙은 이러한 목표를 달성할 수 있는 최소 용량의 약물을 사용하게 되며 몇 달 혹은 1-2년 정도의 약물 투여로 치료가 끝나는 것이 아니고 계속적으로 약물을 복용하여야 한다. 현재 사용중인 가장 대표적인 파킨슨 약물은 도파민의 전구 물질인 레보도파(levodopa)이다. 레보도파는 위장관에서 흡수되어 뇌로 이동한 뒤 도파민으로 변환되어 파킨슨 환자의 뇌에서 부족한 도파민을 보충해 주게 된다. 하지만 약물의 부작용이 발생하여 일상생활이 어려운 단계에 접어들게 되면 수술적 치료를 고려하게 된다. 현재 가장 많이 시행되고 있는 수술적 치료는 뇌심부 자극술(deep brain stimulation)로, 뇌의 특정 부위에 전극을 삽입한 뒤 이를 체내에 이식된 전기자극기에 연결하여 뇌의 특정 부위를 지속적으로 전기자극하는 치료법이다. 수술이 파킨슨병을 완치하는 것은 아니며, 수술은 환자의 증상을 호전시키고, 파킨슨 약의 효과가 더 잘 나도록 해 준다. 재활은 약물치료와 병행하여 실시되는 경우가 대부분으로, 약물치료의 효과를 충분하게 유의한다. 만성진행성 질환이지만 항상 생활 행동의 모두가 제한 받는 것은 아니므로 치료는 환자의 장애 정도나 증상에 맞추어 내용을 결정하는 것이 원칙이다. 작업치료에서는 일상생활에서의 평가를 기초로, 일상생활 훈련이나 환경 정비의 지원, 자세 조절 장애에 대한 접근, 상지 · 하지 기능의 큰 동작, 세밀한 동작 훈련 등을 시행한다. 또한 정신 · 심리증상이나 지적기능 감소에 대한 접근은 생활 지도에서도 중요하다. 중재로는 적응적, 교정적, 보상적, 예방적, 환경적 적응 모델을 기초로 한다.

3) 근골격계 질환

(1) 퇴행성 관절염

퇴행성 관절염은 관절 연골의 손상으로 관절의 통증과 운동장애를 보이는 관절염이다. 주로 50대 이후에 발병하며, 노인 연령에서 가장 흔하게 발생된다. 관절염 중 가장 많은 관절염이기도 하다. 관절 연골의 손상을 가져 오게 되는 원인으로는 체중과다, 관절의 외상, 주위 뼈의 질환, 근육의 약화, 관절의 신경 손상 등이 있다. 퇴행성 관절염이 주로 발생하는 관절은 고관절, 슬관절, 요추 등에 많이 발생하며, 손가락이나 발가락 등에서 발생할 수도 있다.

(2) 골다공증

뼈에 많은 수의 구멍이 난 것을 뜻하며 정상인에 비해 뼈가 약해 일상생활에서 일어나는 충격이나 압력에 견디는 힘이 약해지고 골절이 쉽게 일어나는 질환이다. 일반적으로 노년기에 많이 생기지만 여성들의 경우 에스트로겐 분비량의 감소로 인해 생기기도 하며 칼슘 섭취 부족, 비타민 D 부족, 흡연, 음주과다, 운동량 부족 등에 의해 생기기도 한다.

(3) 골절

노인의 경우, 빙판길이나 목욕탕 등에서 미끄러지면서 넘어지는 경우, 심지어 방에서 양말을 신다가 엉덩방아를 찧어도 쉽게 골절이 발생한다. 이는 충격에 약해지는 뼈의 구조적 변화와 약해진 근육으로 인해 순간적인 방어능력의 저하에 의하며 그 외 노년층의 여러 가지 신체기능 부전이 그 원인이다. 종류에는 골다공성 골절의 경우 손목골절, 대퇴부 골절, 척추골절이 주를 이루며 상완골 근위부 골절 등도 자주 일어나는 골절이다.

(4) 요통

요통은 노인에서 흔한 증상으로 노인들의 좌식 생활습관이 허리의 조직(인대, 디스크, 섬유 등)에 긴장(strain)을 가중시켜 요통을 악화시키는 원인이 된다. 70세 이상 연령층에서 요통은 15%, 경부통증은 11%, 요통과 경부통증이 동시에 있는 경우는 11%라고 대략적으로 알려져 있다.

4) 심혈관 질환

(1) 고혈압

노인에서 지속적인 관리와 치료를 요하는 가장 흔한 만성질환이다. 하지만 혈압상승과 관련된 특이한 증상은 대개 없으므로 정기적으로 혈압을 측정해야만 고혈압 여부를 알 수 있다. 수축기 혈압이 140 mmHg 이상이거나 확장기 혈압이 90 mmHg 이상이면 고혈압이다. 가정혈압은 135/85 mmHg 이면 고혈압으로 진단하고, 진료실 혈압보다 고혈압 환자의 심혈관 질환의 발생을 예측하는데 더 유용하다.

노인 고혈압은 혈관의 노화에 의한 혈관벽의 구조적 변화와 혈관내피세포의 기능저하로 대동맥의 경직도가 증가되어 발생하며, 수축기 단독 고혈압이 흔하다.

(2) 관상동맥질환(협심증, 심근경색증)

심장근육에 혈액을 공급하는 혈관인 관상동맥벽에 지질이 침착되고 혈관내피세포의 기능이상으로 관상동맥 협착이 발생하면 심장근육으로의 혈액 및 산소 공급이 부족한 상태가 된다. 이를 심근허혈이라고 하며, 이런 심근허혈은 심근의 산소요구량이 많아지는 상태인 심한 운동이나 신체활동, 과식이나 찬공기 노출, 정신적 흥분상태에서 유발되고 주로 흉통으로 나타난다. 전형적인 흉통은 앞가슴 밑에서 쥐어짜거나 조여오거나 짓누르는 듯한 통증으로 안정이나 휴식 또는 니트로글리세린 설하정 투여로 호전된다. 하지만 일부 환자에서는 호흡곤란이나 어지럼, 실신 등의 비전형적인 증상으로 나타나기도 하고, 당뇨병이 있거나 고령인 경우에 증상이 없을 수도 있다. 다른 신체적 조건 때문에 통증이 나타날 정도의 충분한 운동을 하지 않아서 증상이 없기도 하다. 따라서 노인에서는 증상이 없더라도 경우에 따라 철저한 검사가 필요할 수도 있다.

검사로는 운동부하검사가 가장 자주 사용되는 기본적인 검사이다. 좌심실비대, 좌각차단, 인공박동기를 삽입한 경우, 복부 대동맥류나 부정맥이 심한 경우에는 심근관류스캔이 더 유용할 수도 있다.

(3) 만성 심부전

인구의 고령화와 심장질환 증가로 점차 증가 추세에 있는 질환이다. 좌심실 박출률이 감소된 심부전과 박출률이 보존된 심부전으로 구분할 수 있다. 좌심실 박출률이 감소된 심부전은 좌심실 수축능이 감소하여 혈액을 정상적으로 방출하지 못하는 경우이고, 좌심실 박출률이 보존된 심부전은 수축기능은 유지되나 좌심실 경직도의 증가와 이로 인한 좌심실 충만

압 증가가 원인으로 고혈압을 동반한 고령의 여자에서 흔하다. 증상은 운동시 호흡곤란, 부종, 기좌호흡(누운 자세에서 호흡곤란이 심해짐), 발작성 야간 호흡곤란(잠자는 동안에 심한 호흡곤란으로 잠에서 깸), 피로, 운동능력 저하 등이며, 노년기의 비특이적인 증상으로 복부 불편감, 식욕부진, 수면장애 등이 나타날 수 있다.

진단은 임상증상, 신체검사와 심전도, 흉부촬영 등을 종합하여 진단할 수 있으며, 심부전증을 확진하고 치료계획을 세우려면 심장초음파 검사가 필요하다.

(4) 부정맥

심장의 혈액 박출 활동은 심장의 수축과 확장(이완)의 반복에 의해서 이루어지는데, 심장의 수축은 저절로 일어나는 것이 아니고 심장근육(심근) 세포에 전기 자극이 가해져야 일어난다. 심장에는 이러한 전기 자극을 만들어내는 자극 생성 조직과 이를 심근세포에 전달해주는 자극 전도 조직이 있다. 심장의 자극 생성 조직에서 규칙적으로 1분에 60~100회의 전기 자극을 만들고 이 자극이 심근세포에 정상적으로 전달되면 심장의 수축과 확장이 반복되면서 신체 각 조직으로 필요한 혈액이 충분히 공급된다. 만약 심장에서 전기 자극이 잘 만들어지지 못하거나 자극의 전달이 제대로 이루어지지 않으면 규칙적인 수축이 계속되지 못하여 심장 박동이 비정상적으로 빨라지거나 늦어지거나 혹은 불규칙해지는데, 이를 부정맥이라고 한다.

(5) 고지혈증

고지혈증은 필요 이상으로 많은 지방성분 물질이 혈액 내에 존재하면서 혈관벽에 쌓여 염증을 일으키고 그 결과 심혈관계질환을 일으키는 상태이다. 최근에는 비정상적인 혈액 내 지질상태를 이상지질혈증(dyslipidemia)으로 정의하기도 한다.

5) 호흡기 질환

(1) 만성폐쇄성폐질환

만성폐쇄성폐질환은 노인의 주된 사망과 건강 문제를 일으키는 질환 중 하나다. 만성폐쇄성폐질환이란 유해한 입자나 가스의 흡입에 의해 폐에 비정상적인 염증 반응이 일어나면서 이로 인해 점차 기류 제한이 진행되어 폐 기능이 저하되고 호흡곤란을 유발하게 되는 호흡기 질환이다. 폐기종, 만성기관지염 등이 이에 속한다.

(2) 노인성 폐렴

폐렴은 병을 일으키는 병원균이 폐에 감염이 되어 발생하는 급성 염증성 호흡기 질환을 말한다. 주로 열이 나고, 기침이 나면서 가래가 끓고, 가슴 엑스레이 사진 상 폐렴 병변을 보이게 된다. 폐렴은 남녀노소 모두에게 발생할 수 있는데 특히 노인에서 발생하는 폐렴을 노인성 폐렴이라고 한다.

(3) 천식

천식이란 폐 속에 있는 기관지가 아주 예민해진 상태로, 때때로 기관지가 좁아져서 숨이 차고 가랑가랑하는 숨소리가 들리면서 기침을 심하게 하는 증상을 나타내는 병을 말하는데, 기관지의 알레르기 염증 반응 때문에 발생하는 알레르기 질환이다. 이런 증상들은 반복적으로, 발작적으로 나타나며 유전적 요인과 환경적 요인이 합쳐져서 나타난다. 공기가 흐르는 길인 기관지의 염증으로 기관지 점막이 부어 오르고 기관지 근육이 경련을 일으키면서 기관지가 막혀서 숨이 차게 된다.

(4) 폐결핵

결핵은 기원전 7천년 경 석기 시대의 화석에서 그 흔적이 발견된 이래 인류 역사상 가장 많은 생명을 앗아간 감염 질환으로, 1882년 독일의 세균학자 로버트 코흐(Robert Koch)가 결핵의 병원체인 결핵균(mycobacterium tuberculosis)을 발견하여 같은 해 3월 학회에 발표함으로써 세상에 알려지게 되었다.

주로 폐결핵 환자로부터 나온 미세한 침방울 혹은 비말핵(droplet nuclei, 기침이나 재채기를 하면 결핵균이 들어 있는 입자가 공기 중에 나와 수분이 적어지면서 날아다니기 쉬운 형태로 된 것)에 의해 직접 감염되지만 감염된다고 하여 모두 결핵에 걸리는 것은 아니며 대개 접촉자의 30% 정도가 감염되고 감염된 사람의 10% 정도가 결핵 환자가 되며 나머지 90%의 감염자는 평생 건강하게 지낸다. 발병하는 사람들의 50%는 감염 후 1~2년 안에 발병하고 나머지 50%는 그 후 일생 중 특정 시기에, 즉 면역력이 감소하는 때 발병하게 된다.

6) 정신 질환

(1) 우울장애

주요 우울장애의 진단기준은 노인이나 젊은 연령의 성인이나 동일하다. 임상 양상 역시 특별한 차이가 없다. 그러나 노인 우울증은 몇 가지 특징을 포함하고 있는데 그중의 하나는, 노인 우울증 환자들은 수면장애, 식욕저하, 신체 증상들을 좀 더 쉽게 호소하는 반면 우울한 기분을 표현하는 데에는 어려움을 가진다는 것이다. 또한 다양한 신체증상 심지어는 가성치매(pseudodementia) 등의 임상양상으로 표현하기도 한다. 노인에서의 우울 증상은 치료 가능한 치매의 원인이기도 한 것이다(Folstein & Rabins, 1991).

(2) 수면장애

나이가 들어 노년기가 되면 하루 생활주기의 생체리듬이 변하게 되는데, 특히 수면과 각성의 리듬이 크게 변한다. 생체 리듬이 당겨져서 밤에 일찍 자고, 아침에 일찍 깨는 변화가 생긴다. 밤에 잠자려고 누웠을 때도 잠드는데 시간이 많이 걸리며 수면 효율도 감소하여 정상적인 깊은 잠의 80−85% 밖에 못자면서 중도에 깨거나 일찍 깨는 경우가 많아진다. 그 외에도 수면 무호흡증, 하지불안증후군, 렘수면 행동장애, 주기적 사지운동증과 같은 수면장애도 노인에서 흔하다. 노인에서의 불면증은 만성적인 문제로 이어져서 수면제를 장기 복용하는 경우도 자주 발생하고 이로 인해 낙상, 낮 동안의 졸리움, 인지 장애, 섬망 등이 나타날 수 있다. 그리고 자신도 모르게 불면증을 유발할 수 있는 몇 가지 약물을 복용하고 있는 경우도 있으므로 복용하고 있는 약물에 대한 면밀한 검토가 필요하다(Kim & Kim, 2015).

(3) 불안장애

최근에는 이전 시대와 달리 자신의 노년을 스스로 책임져야 하는 사회분위기 속에서 자식들만을 위해 자신의 노후를 대비하지 못했던 분들이 현실을 직면하면서 불안이 증가하는 경우가 많다. 젊은 사람들은 살기 바쁘고, 그들을 키워냈던 노인들은 정작 의지할 곳이 없어지게 되었다. 여기에는 단순히 경제적인 것뿐만 아니라 신체적 건강과 기능이 상실되었을 때 돌봐줄 사람을 예측할 수 없다는 것이 불안 상승의 큰 요인으로 알려져 있다. 불안장애는 원인모를 공포나 사회공포증, 공황장애 등을 지칭하며 혈압 상승과 과호흡, 졸도, 발한 등의 증상을 보인다.

(4) 섬망

섬망은 혼돈(confusion)과 비슷하지만 심한 과다행동(예를 들어 안절부절못하고, 잠을 안자고, 소리를 지르고, 주사기를 빼내는 행위)과 생생한 환각, 초조함과 떨림 등이 자주 나타나는 것을 말한다. 하지만 일부에서는 섬망이 과소활동(hypoactivity; 활동이 정상 이하로 저하되어 있는 것)으로 나타나기도 한다. 보통 중독질환, 대사성 질환, 전신감염, 신경계감염, 뇌외상, 뇌졸중, 전신마취, 대수술 등에서 나타난다.

(5) 조현병

조현병(정신분열증)은 망상, 환청, 와해된 언어, 정서적 둔감 등의 증상과 더불어 사회적 기능에 장애를 일으킬 수도 있는 질환으로, 예후가 좋지 않고 만성적인 경과를 보여 환자나 가족들에게 상당한 고통을 주지만, 최근 약물 요법을 포함한 치료적 접근에 뚜렷한 진보가 있어 조기 진단과 치료에 적극적인 관심이 필요한 질환이다. 현재 명확한 원인이 밝혀지지는 않았으나 원인을 밝히기 위해 연구되고 있는 분야는 도파민 등 신경전달 물질 시스템의 이상, 변연계 및 기저핵 이상 등의 신경병리적 영역, MRI, MRS, PET 등을 이용한 뇌 영상학 연구 영역, 그리고 신경생리학적 영역 등이다.조현병의 대표적인 증상은 망상과 환각이다. 망상의 내용은 피해 망상, 과대 망상부터 신체적 망상에 이르기까지 다양하다.

(6) 자살

자살이란 인간 스스로의 명백한 의지와 힘으로 자신을 죽이는 행위이다. 한국의 고령화는 경제협력개발(Organization for Economic Cooperation and Development; OECD) 국가 중 가장 빠른 속도로 진행되고 있다. 급속한 고령화는 만성질환 노인의 증가, 고령독신 여성의 증가, 치매노인의 증가, 경제적 문제, 배우자의 사망에 따른 상실감 등 다양한 문제를 가져왔다. 생리학적 요인으로는 노인 자살 연구에 의하면 세로토닌의 감소, 특히 복내측 전두 피질에서의 감소는 자살에 대한 취약성을 나타내는 중요한 원인이 될 수 있다.

7) 기타

(1) 녹내장(Glaucoma)

녹내장은 안압의 상승으로 인해 시신경이 눌리거나 혈액 공급에 장애가 생겨 시신경의 기능에 이상을 초래하는 질환이다. 시신경은 눈으로 받아들인 빛을 뇌로 전달하여 '보게 하는' 신경이므로 여기에 장애가 생기면 시야 결손이 나타나고, 말기에는 시력을 상실하게 된다. 개방각 녹내장(open angle glaucoma)은 전방각이 눌리지 않고 정상적인 형태를 유지한 채 발생하는 녹내장을 말하고, 폐쇄각 녹내장(closed angle glacoma)은 갑자기 상승한 후방압력 때문에 홍채가 각막쪽으로 이동하여 전방각이 눌려 발생하는 녹내장을 말한다.

(2) 백내장(Cataract)

노인에서 나타나는 일반적인 장애로 50세 이상에서는 65%, 65세 이상에서는 95% 이상이 발생한다. 눈의 검은자와 홍채 뒤에는 투명한 안구 조직인 수정체가 존재하여 눈의 주된 굴절기관으로 작용한다. 눈으로 들어온 빛은 수정체를 통과하면서 굴절되어 망막에 상을 맺게 되는데, 백내장은 이러한 수정체가 혼탁해져 빛을 제대로 통과시키지 못하게 되면서 안개가 낀 것처럼 시야가 뿌옇게 보이게 되는 질환을 말한다.

(3) 황반변성

황반이 노화, 유전적인 요인, 독성, 염증 등에 의해 기능이 떨어지면서 시력이 감소되고, 심할 경우 시력을 완전히 잃기도 하는 질환이 바로 연령관련 황반변성이다. 초기에는 환자 스스로 뚜렷한 이상을 찾기 어려우나 컨디션이 좋지 못한 날에는 시력이 떨어지고 컨디션이 좋으면 시력이 다시 회복된다. 조금 진행하면 부엌이나 욕실의 타일, 건물 등의 선이 물결치듯 굽어 보이는 이상 시각을 경험하게 된다. 더 진행하면 사물의 중심이 까맣게 보이지 않아 글자의 공백이 생기거나 중심 부분이 지워진 듯 보이지 않게 된다. 특히 황반변성이 한쪽 눈에 먼저 발병한 경우에는 반대쪽 눈을 사용해 이상을 느끼지 못 할 수 있으므로 각별히 주의해야 한다.

(4) 당뇨

당뇨병은 인슐린의 분비량이 부족하거나 정상적인 기능이 이루어지지 않는 등의 대사질환의 일종으로, 혈중 포도당의 농도가 높아지는 고혈당을 특징으로 하며, 고혈당으로 인하여 여러 증상 및 징후를 일으키고 소변에서 포도당을 배출하게 된다. 약한 고혈당에서는 대부분의 환자들이 증상을 느끼지 못하거나 모호해서 당뇨병이라고 생각하기 어렵다. 혈당이 많이 올라가면 갈증이 나서 물을 많이 마시게 되고, 소변량이 늘어 화장실을 자주 가게 된다. 또한 체중이 빠지게 된다. 오랜 기간 고혈당 상태가 유지되면 신체에서 여러 합병증이 발생하는데, 대표적인 것이 망막병증(실명할 수 있음), 신기능장애(신기능 저하로 심할 경우 투석이 필요함), 신경병증(저림, 통증)이고, 심혈관계 질환의 위험이 높아지게 된다.

(5) 만성 신부전

만성 신부전은 3개월 이상 신장이 손상되어 있거나 신장 기능 감소가 지속적으로 나타나는 것을 말한다. 만성 신부전은 신장의 손상 정도와 기능의 감소 정도에 따라 다음의 5단계로 나누어지며, 잘 관리하지 않으면 마지막 단계로까지 악화되어 결국은 투석이나 신장이식과 같은 신장대체 요법을 해야 한다.

① 1단계: 신장 기능 검사상 정상 혹은 소변검사상 이상이 관찰된다.

② 2단계: 신장 기능이 정상의 69~89%로 약간의 기능 감소가 관찰된다.

③ 3단계: 정상 신장에 비해 신장 기능이 30~59%로 감소된다.
④ 4단계: 정상 신장에 비해 신장 기능이 15~29%로 감소된다.
⑤ 5단계: 정상 신장에 비해 신장 기능이 15% 이하로 심하게 감소된다.

(6) 갑상선 기능 저하증

갑상선 기능 저하증이란 갑상선에서 갑상선 호르몬이 잘 생성되지 않아 체내에 갑상선 호르몬 농도가 저하된 또는 결핍된 상태를 뜻하며, 원인은 갑상선 자체에 문제가 있어서 갑상선 호르몬 생산이 줄어드는 경우와 갑상선에서 호르몬을 만들도록 하는 신호에 문제가 생겨서 갑상선 호르몬 생산이 줄어드는 경우로 나눌 수 있다.

주로 모호한 증상을 가지는데, 만성 피로, 식욕 부진, 체중 증가, 추위를 타는 것, 변비 등이 있을 수 있다. 그 외에도 피부가 건조해지고, 여자의 경우 생리 주기의 변화가 생기며, 월경 과다가 동반되기도 한다. 혈중 프로락틴(prolactin, 젖분비 호르몬) 수치를 증가시켜 유즙 분비가 생길 수 있다. 갑상선 호르몬이 심하게 부족한 경우 혼수 등의 신경학적 증상이 동반될 수 있다.

(7) 갑상선 기능 항진증

갑상선 기능 항진증은 갑상선에서 분비되는 호르몬(T3 및 T4)이 어떠한 원인에 의해서 과다하게 분비되어 갑상선 중독증을 일으키는 상태를 말한다. 또한 갑상선 기능 항진증이 심하여 사망에 이르게 될 경우 이를 갑상선 기능 항진증의 발작 또는 급성발작이라고 한다. 증상으로는 식욕이 왕성함에도 불구하고 오히려 체중이 감소할 수 있다. 더위를 참지 못하고 맥박이 빨라지며(빈맥), 두근거림, 손 떨림이 나타나거나 대변 횟수가 증가할 수 있다. 피로감, 불안감 및 초조함이 나타날 수 있고, 가슴이 아프다고 느끼거나 숨이 차다고 느낄 수 있다. 근력 약화로 인한 근육 마비가 올 수 있다. 눈이 튀어나오거나 안구 건조증 및 각막염, 복시(사물이 겹쳐 보임) 등의 증상이 나타나기도 하는데, 이를 그레이브스 안병증(Graves' ophthalmopathy)이라고 한다.

(8) 전립선 비대증

전립선 비대증은 과거에는 전립선이 비대해져 방광 하부의 소변이 나오는 통로를 막아 요도 폐색을 일으켜 소변의 흐름이 감소된 상태로 정의하였고, 조직학적으로는 전립선 간질이나 전립선의 상피조직 세포가 증식된 것으로 정의하였다.

최근에는 이와 같은 정의나 개념으로 설명하기에는 질병의 병태생리가 너무 복잡하여, 현재 '50세 이상의 남성에서 하루 8회 이상 소변을 보는 빈뇨, 야간 빈뇨, 강하고 갑작스런 요의(오줌이 마려운 느낌)를 느끼면서 소변이 마려우면 참을 수 없는 절박뇨 등의 방광 저장 증상과 지연뇨(소변을 볼 때 뜸을 들여야 소변이 나오는 현상), 단절뇨(소변의 흐름이 끊기는 현상), 배뇨 시 힘을 주어야 하는 현상 등 방광의 배출 장애를 나타내는 증상을 통칭한 하부 요로증상의 호소'로 전립선 비대증을 정의하고 있다.

(9) 위염

위염에 대한 정의는 일반인, 임상의사, 내시경의사, 병리의사 모두에서 다르게 정의하고 있다. 일반인의 경우 속쓰림이나 소화불량, 명치부위 통증 등의 증상을 위염이라고 생각하고, 환자를 진찰하는 임상의사는 내시경에서 증명된 위궤양, 식도염 등이 없이 환자가 불편감을 호소할 때 신경성 위염 혹은 비궤양성 소화불량이라고 정의한다.

위염에 대한 정의는 크게 두 가지 정도로 생각해 볼 수 있다. 하나는 내시경에서 위궤양, 식도염 등의 징후가 나타나지 않는 소화불량 증상들을 모두 일컫는 비궤양성 소화불량(non ulcer dyspepsia)이며, 또 하나는 위내시경에서 육안으로 관찰되는 징후가 나타나고 위장 조직의 점막에서 염증세포가 발견되며, 그 원인을 규명한 경우이다. 이 중에서 의학적인 정의로는 후자가 더 적절하므로, 여기에서는 위염을 위내시경 또는 위장 점막에서 염증이 증명된 상태라고 정의한다.

(10) 간염

간염은 간세포 및 간 조직의 염증을 의미한다. 간염의 주요 원인으로는 바이러스, 알코올, 여러 가지 약물들 및 자가면역 등이 있다. 간염은 지속 기간에 따라 급성과 만성으로 구분하며, 간염이 6개월 이상 낫지 않고 진행하는 경우를 만성 간염이라고 한다. 간경변증은 만성 간염에 의하여 장기간에 걸쳐 간세포가 파괴되고 재생하는 과정이 반복되는 과정에서 간에 섬유조직과 재생 결절이 증가하여 유발되며, 일단 발생한 간경변증은 점차 간부전으로 진행하게 된다.

(11) 담석증

담석이란 담즙 내 구성 성분이 담낭이나 담관 내에서 응결 및 침착되어 형성된 결정성 구조물을 말한다. 담석은 성분에 따라 일반적으로 콜레스테롤 담석(cholesterol gallstone)과 색소성 담석(pigment gallstone)으로 크게 나누며, 다시 콜레스테롤 담석은 순수 콜레스테롤석과 혼합석으로, 색소성 담석은 흑색석과 갈색석 등으로 나뉜다. 담낭에서 생긴 담석이 담낭 경부, 담낭관 혹은 총담관으로 이동하여 염증이나 폐쇄를 일으켜 증상을 일으키는 것을 담석증이라고 한다.

담석증의 가장 특징적인 증상은 담도산통(biliary colic)이다. 담도산통의 특징은 명치나 오른쪽 위쪽 배에 발생하는 지속적이고 심한 통증 또는 중압감이며, 우측 견갑하부(날개뼈 아래)나 어깨 쪽으로 통증이 퍼져 나갈 수 있다. 대개 통증은 갑자기 시작되고 보통 1~4시간 동안 지속되며, 서서히 또는 갑자기 소실된다. 오심과 구토가 흔히 동반되고, 발열이나 오한 등이 동반되는 경우에는 담석증의 합병증으로 담낭염이나 담관염 등의 발생 가능성을 염두에 두어야 한다. 또한 총담관 담석증 등의 합병증을 동반하는 경우 혈중 빌리루빈(bilirubin; 담즙 색소) 수치가 상승하여 황달 증상이 나타날 수 있다.

활동하기

1. 치매의 원인 질환들의 정의 및 특징을 구분하고 토의하기

치매의 원인 질환		정의 및 특징
알츠하이머치매		
이마관자엽치매		
혈관성 치매		
파킨슨병에 의한 치매		
루이소체에 의한 치매		
헌팅턴병에 의한 치매		

2. 인터넷 기사를 통하여 노인성 질환을 검색하고 토의해보세요.

알고 싶은 노인성 질환 : ______________________________

기사 요약 : ______________________________

____

____

____

____

참고문헌

김덕용, 김연희, 이종민, 장원혁, 김민욱, 편성범, ... & 임성훈. (2017). 뇌졸중 재활치료를 위한 한국형 표준 진료 지침 2016.

김태우, 곽경필. (2016). 혈관성 치매. 대한생물정신의학회, 23(3), 80-88.

김태호 등. (2008). 노인물리치료학. 서울, 한국: 탑메디오피.

노인물리치료 교재편찬위원회. (2016). 노인물리치료. 서울, 한국: 범문에듀케이션.

보건복지부. (2013). 보도자료, '2012년 치매 유병률 9.18% 증가'.

Albers, G. W., Caplan, L. R., Easton, J. D., Fayad, P. B., Mohr, J. P., Saver, J. L., & Sherman, D. G. (2002). Transient ischemic attack-proposal for a new definition. *New England Journal of Medicine, 347*(21), 1713-1716.

American Psychiatric Association. (2013). Diagnostic and statistical manual of mental disorders (DSM-5®). American Psychiatric Pub.

Chui, H. C., Victoroff, J. I., Margolin, D., Jagust, W., Shankle, R., & Katzman, R. (1992). Criteria for the diagnosis of ischemic vascular dementia proposed by the State of California Alzheimer's Disease Diagnostic and Treatment Centers. *Neurology, 42*(3), 473-473.

Folstein, M. F., & Rabins, P. V. (1991). Replacing pseudodementia. *Neuropsychiatry, Neuropsychology, & Behavioral Neurology, 4*(1), 36-40.

Parkinson, J. (2002). An essay on the shaking palsy. *The Journal of neuropsychiatry and clinical neurosciences, 14*(2), 223-236.

Kim, N. Y., & Kim, Y. W. (2015). Diagnosis and treatment of post-stroke delirium. *Brain & Neurorehabilitation, 8*(2), 59-64.

Libby, P., & Theroux, P. (2005). Pathophysiology of coronary artery disease. *Circulation, 111*(25), 3481-3488.

McKeith, I. (2007). Dementia with lewy bodies and parkinson's disease with dementia: Where two worlds collide. *Practical Neurology, 7*(6), 374-382.

Vonsattel, J. P., Myers, R. H., Stevens, T. J., Ferrante, R. J., Bird, E. D., & Richardson, E. P. (1985). Neuropathological classification of Huntington's disease. *Journal of Neuropathology & Experimental Neurology, 44*(6), 559-577.

World Health Organization. (2011). A prioritized research agenda for prevention and control of noncommunicable diseases.

제3장 작업치료 근거기반의 실행

학습 목표

- 임상적 추론의 개념과 종류에 대해 이해한다.
- 건강과 장애에 대한 세계 패러다임의 변화를 이해한다.
- 노인과 치매 대상자를 위한 이론, 모델, 이론의 틀을 이해한다.
- 노인과 치매 대상자를 대상으로 모델과 작업치료실행체계를 적용한다.

성공적인 작업치료를 실행하기 위해서는 작업치료의 기본적인 철학 및 이론에서 실제적인 중재적용에 이르게 도와주는 작업치료의 특징적인 틀이 필요하다. 이 장에서는 노인과 치매 대상자를 대상으로 근거기반 실행을 위한 임상적 추론을 소개하고 건강과 장애에 대한 패러다임의 변화에 대해 설명하고 있다. 그리고 성공적인 작업치료 중재를 위한 이론, 모델, 이론의 틀을 제시하고 이에 따른 적용을 제시하고자 한다.

1. 작업치료 근거기반의 실행

1) 임상적 추론(Clinical reasoning)

작업치료사는 임상적 추론을 사용하여 평가, 중재, 결과의 과정을 분석하고 문제해결방법을 찾아간다. 임상적 추론이란 작업치료사들이 대상자에게 제공할 서비스를 계획하고, 중재 방향을 설정하고, 이를 수행하기 위해 사용하는 다차원적인 인지적 과정이다. 임상적 추론이 필요한 이유는 치료사가 대상자의 문제점을 확인하고 보다 적합한 중재를 위하여 치료하는 과정 중에도 지속적으로 다양한 정보를 해석하고 분석하는 것이 필요하기 때문이다. 임상적 추론은 다음의 절차로 순환하며 이루어진다. 첫째, 대상자의 상태나 상황을 확인하고, 둘째, 환자기록과 같은 관련 정보를 수집하며, 셋째, 수집한 정보를 해석하여 관련없는 정보와 구별하여 정보들간의 관계나 패턴을 발견한다. 넷째, 사실과 추론을 종합하여 문제점을 확인하고, 다섯째, 대상자가 원하는 목표를 설정하고, 여섯째, 문제를 해결하기 위한 여러가지 대안들 중에서 행동을 선택하고, 일곱번째로 행동의 결과로 나타나는 현상을 판단하여 얼마나 효율적인 행동이었는지를 평가한다. 마지막으로는 추론과정을 통해 새롭게 알게 된 대처방안을 새로운 상황에 반영하게 됨으로써 임상적 추론의 한 사이클이 마무리 된다(그림 3-1).

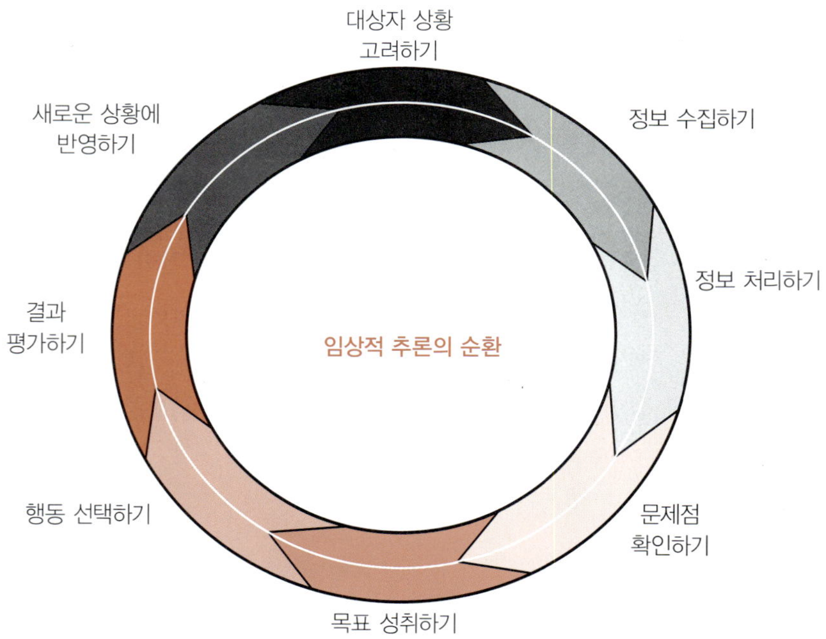

[그림 3-1] **임상적 추론의 순환**

임상경험이 풍부한 작업치료사들은 모든 과정에서 다양한 임상적 추론을 사용한다. 임상적 추론에는 절차적 추론(procedural reasoning), 상호작용적 추론(interactive reasoning), 조건적 추론(conditioning reasoning), 서술적 추론(narrative reasoning), 실용적 추론(pragmatic reasoning), 윤리적 임상추론(ethical clinical reasoning), 그리고 과학적 추론(scientific reasoning)이 있다.

(1) 절차적 추론(Procedural reasoning)

절차적 추론은 이전에 일어났던 일과 앞으로 일어날 것에 초점을 맞춘다. 대상자의 문제점을 해결하기 위해 중재의 전과 후를 확인하는 것은 절차적 추론과정에서 사용한다. 대상자의 진단 및 다양한 영역에서 문제를 밝혀내고 문제를 해결하기 위해 적절한 중재방법을 모색하는 과정으로 이루어진다. 이를 통하여 대상자의 작업적인 문제점을 규명하고 이를 해결하기 위해 적절한 중재방법을 선택한다. 대상자에 사용하는 중재방법은 최신의 이론적 근거에 영향을 받으므로 보다 나은 중재방법을 선택하고 실행하기 위해서는 지속적으로 관련 논문을 살펴보아야 한다.

절차적 추론을 실행하기 위해 진단명, 진단명에 따른 예후 및 합병증, 진단명에 따른 일반적 평가와 중재에 대해 질문할 수 있다.

(2) 상호작용적 추론(Interactive reasoning)

상호작용적 추론은 치료사와 대상자의 상호적으로 작용하는 것에 중점을 둔다. 치료사는 이 추론을 통해 대상자의 관점에서 장애를 이해하고, 동기를 향상시켜서 대상자의 참여를 높인다(그림 3-2).

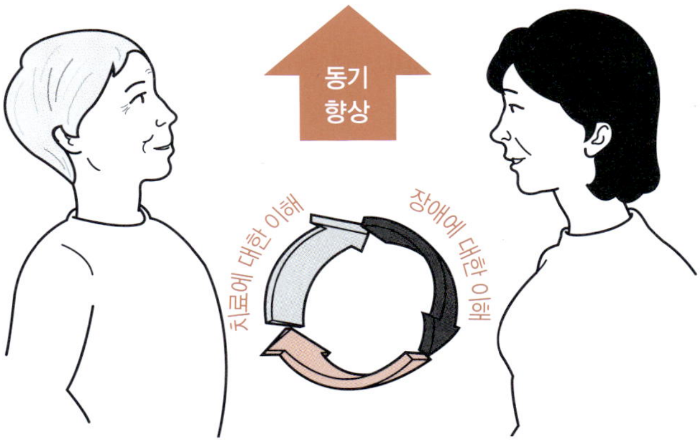

[그림 3-2] 상호작용적 추론의 예시

상호작용적 추론을 실행하기 위해 치료사는 대상자의 목표, 관심, 흥미, 작업수행에 대한 인식, 소통방법에 대해 질문할 수 있다. 이를 토대로 치료사는 대상자가 흥미로워 하는 활동을 기반으로 그들이 원하는 목표에 가까운 중재를 제공할 수 있다. 중재 목표를 설정하고 치료활동을 제공하는 기간 동안 치료사와 대상자는 지속적인 면담을 통해 상호작용하는 것이 필요하다. 그러므로 치료사는 이 추론을 통해서 대상자에게 가장 적합한 중재를 적용할 수 있다.

(3) 조건적 추론(Conditioning reasoning)

조건적 추론은 중재발생의 배경, 대상자의 작업수행 배경, 중재방향, 중재결과에 영향을 미치는 여러 가지 요인에 초점을 두고 있다. 대상자의 요구도와 현재 및 앞으로의 상황에 대해 고려한 후 치료방법을 변경하여 사용할 수 있다.

조건적 추론을 실행하기 위해 대상자의 삶에서 중요한 배경, 대상자의 미래에 대한 상상, 미래를 위해 준비하는 방법에 대해 질문할 수 있다.

(4) 서술적 추론(Narrative reasoning)

서술적 추론은 대상자가 자신의 경험에 대해 이야기하는 방식으로 대상자를 이해하는데 있어 보다 깊은 이해를 할 수 있다. 작업치료사는 대상자에의 작업이나 활동에 대해 이야기하도록 유도하여 그들의 일상적인 활동, 선호하는 활동, 학교와 사회활동, 가족의 경제적인 상태, 지원에 대한 정보를 얻을 수 있다. 이를 통하여 대상자는 작업에 능동적으로 참여하고, 동기가 유발될 수 있다. 서술적 추론을 실행하기 위해 대상자에게 변화된 작업수행의 의미, 장애 상태에 대한 경험등을 질문할 수 있다.

(5) 실용적 추론(Pragmatic reasoning)

실용적 추론은 작업치료 서비스에 영향을 주는 현실적인 문제에 대해 고려한다. 즉 치료사는 중재환경에서 요구되는 사항, 치료사의 능력, 대상자의 사회적 경제적 재원상태, 퇴원 후 대상자의 생활환경에 대해 다양한 요소들을 통합하여 접근한다. 이 추론은 주어진 환경과 상황에서 최선의 중재방법을 선별하기 위해 협력하여 중재방향을 결정한다.

실용적 추론을 실행하기 위해 중재계획을 세울 때 고려되어야 할 물리적 환경, 치료사의 지식과 기술의 수준, 제공되는 서비스와 함께 요구되는 구조화된 지지나 제지에 대해 질문할 수 있다.

(6) 윤리적 임상 추론(Ethical clinical reasoning)

윤리적 임상 추론은 대상자에게 적용하는 중재방법의 위험성과 윤리적인 측면을 고려한다. 이 추론은 재정이 제한적일 때 치료의 우선순위를 결정할 수 있고, 부당한 치료 상황에 대하여 치료사가 대처할 수 있다. 대상자에게 필요한 중재인지 윤리적으로 규명하고 근거기반 작업치료를 제공한다.

(7) 과학적 추론(Scientific reasoning)

과학적 추론은 진단과 관련된 사실에 관련된 추론으로 그 증상과 관련된 전형적인 손상에 초점을 맞춘다. 즉 대상자의 의학적인 상태를 파악하고 이를 통해, 대상자에 대해 알려진 정보가 거의 없는 상황에서도 임상가들이 생각하는 방법을 알게 해 준다.

과학적 추론은 의학적 모델의 의사결정 과정에 적당한 추론으로, 대상자와 치료사의 상호작용을 고려하지 않기 때문에 작업치료 영역에서는 제한이 있다.

각 추론에 대한 특징과 임상적 추론을 실행하기 위한 질문을 소개하였다(표 3-1) (최혜숙 외, 2013).

표 3-1 임상적 추론에서 질문의 예

종류	특징	질문의 예
절차적 추론	• 과거 했었던 것과 앞으로 일어날 것에 초점 • 대상자 신체기능, 신체구조 강조 • 최신의 이론적 근거 영향을 받으므로 지속적 문헌 확인이 필요	• 진단명은 무엇인가? • 이러한 진단명에 따른 예후 및 합병증은 무엇인가? • 이러한 진단명의 일반적 평가 및 중재는 무엇인가?
상호작용적 추론	• 치료사와 대상자의 상호교환 • 대상자의 참여를 높여 가장 적합한 중재적용	• 대상자의 목표, 관심, 흥미, 가치는 무엇인가? • 대상자는 자신의 작업수행상태를 어떻게 인식하는가? • 대상자와 치료사는 어떻게 소통하는가?
조건적 추론	• 중재발생 배경, 작업수행 배경, 치료 등에 영향을 미치는 요인에 관심 • 대상자 현재와 원하는 상태와의 통합	• 대상자의 삶에서 중요하게 생각하는 배경은 무엇인가? • 대상자의 어떤 미래를 상상하는가? • 대상자의 미래를 어떻게 준비하게 만들 수 있는가?
서술적 추론	• 대상자의 삶과 장애에 대한 설명과 묘사를 통해 대상자에 대한 깊은 이해 • 현상학적 측면	• 변화된 작업수행은 대상자에게 어떤 의미인가? • 대상자 자신의 장애를 어떻게 인식하고 있는가? • 앞으로 어떤 비전을 대상자가 가질 수 있게 치료사가 할 수 있는가?
실용적 추론	• 치료사와 대상자 사이의 상호작용을 넘어선 확장적인 개념 • 중재환경, 치료사의 능력, 대상자의 사회·경제적 재원, 퇴원 후 생활환경에 대한 다양한 요소를 통합하여 이해	• 중재계획 수립 시 필요한 물리적 환경은 무엇인가? • 중재시행을 위해 필요한 치료사의 지식과 기술은 무엇인가?
윤리적 임상 추론	• 중재방법의 위험성과 윤리적인 측면을 고려	• 중재시행이 윤리적으로 안전한가?
과학적 추론	• 증상과 관련된 전형적인 손상에 초점 • 대상자와 치료사의 상호작용을 고려하지 않음	• 어떠한 손상이 있는가?

2) 패러다임

임상 작업치료사들이 중재를 실행하기 위해서는 패러다임, 이론, 실행모델, 이론의 틀에 대한 개념적인 이해가 필요하다. 전 세계의 작업치료사들은 각자의 문화적 배경에 따라 다양한 건강관리 시스템에서 작업치료 서비스를 제공한다. 그러나 작업치료를 바탕으로 한 생각과 치료활동에서는 작업치료 정체성과 공통된 생각이 내재되어 있는데 이를 패러다임이라 한다. 즉, 패러다임은 이론과 전문적인 실제 치료를 조직화한 것으로, 전문가적 관심, 개념, 전문적인 기술과 연합하여 작업치료의 가치를 이끄는 것이다. 그러므로 패러다임은 작업치료 전문가의 목적, 실제 치료, 연구 분야를 반영하게 된다(Alexander, French, Graham, King, & Timewell, 1985).

(1) 건강과 장애에 대한 세계패러다임의 변화

① 국제장애분류(International Classification of Impairment, Disabilities, and Handicaps; ICIDH)

세계보건기구(World Health Organization; WHO)는 장애에 대한 이해를 위한 접근으로 1980년 국제장애분류(International Classification of Impairment, Disabilities, and Handicaps; ICIDH)를 제시하였다. ICIDH에서 건강상태(health condition)는 개인적인 차원에서 어떠한 비정상이 발생한 것으로, 신체적 차원의 손상(impairments), 개인적 차원의 기능장애(disabilities), 사회적 차원의 사회적 불리(handicaps)로 설명하였다. 그러나 ICIDH는 장애를 의학적인 차원에서 다루었기 때문에 제한점이 있었다(표 3-2).

표 3-2 ICIDH 에 의한 장애의 개념

개념	의미	차원
건강상태(health condition)	병리학적인 증상. 개인적인 차원에서 비정상을 인식함	-
손상(impairment)	질병을 다른 사람이 인식함. 다른 사람이 비정상을 인식함	신체적
장애(disabilities)	활동시 기능력인 제한이 발생함. 개인적인 차원에서 활동 수행이 감소함	개인적
사회적 불리(handicaps)	개인의 활동제한으로 인해 사회적인 참여 제한이 발생함. 개인적인 차원에서 다른 사람에 비해 불리한 상황이 됨	사회적

1997년 세계보건기구(World Health Organization; WHO)는 장애에 대한 개념을 새롭게 제안하여 ICIDH-2를 제시하였다. ICIDH-2에서는 개인이 경험하는 장애를 손상(impairments), 활동(activities), 참여(participation), 그리고 상황적 요인(contextual factors)으로 나누어 설명하였다. 즉, 장애의 개념을 개인, 환경, 상황적이 요인까지 포함한 개념으로 발전시켰다(표 3-3).

표 3-3 ICIDH-2에 장애의 개념

구분	손상유형	활동	참여	상황 요인
기능의 수준	신체	개인	사회	환경적 요인(기능상 외부적 영향) 개인적 요인(기능상 내부적 영향)
특징	신체기능 신체구조	개인의 일상활동	상황에서의 관련	신체적, 사회적, 태도적 형태
긍정적 측면	기능적, 구조적 통합	활동	참여	촉진자
부정적 측면	손상	활동제한	참여제한	장벽, 어려움

② 국제기능 · 장애 · 건강분류(International Classification of Functioning, Disability and Health; ICF)

2001년 세계보건기구(World Health Organization; WHO)가 제시한 ICF는 건강과 건강관련 구성요소를 정의하고 이를 체계적으로 분류하였다. 건강과 관련된 요소를 신체기능과 구조(body function and structure), 활동(activity), 참여(participation), 환경적 요소(environment factor), 개인적 요소(personal factor)로 구분하였고, 각 요소는 서로 상호작용하는 것으로 제시하였다(그림 3-3).

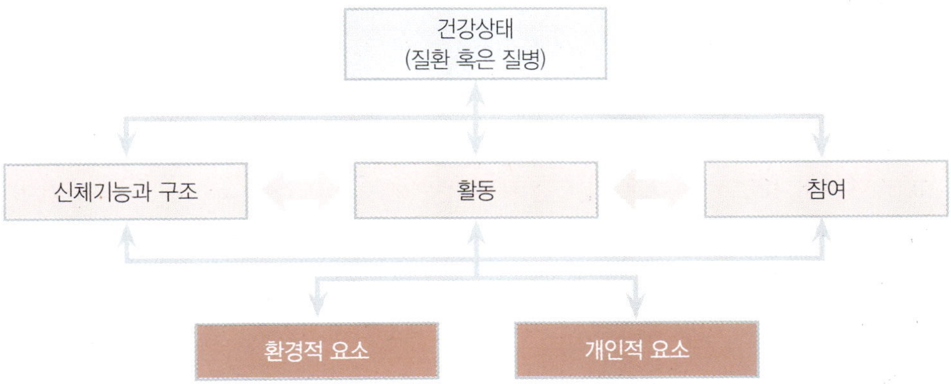

[그림 3-3] 국제기능 · 장애 · 건강분류

③ 치매 대상자에 국제기능 · 장애 · 건강분류(ICF)의 적용

ICF 틀에서 치매 대상자의 건강상태는 다음과 같이 설명할 수 있다. 신체기능과 구조에서 치매 대상자는 언어 및 행동기능, 기억력 장애가 나타난다. 활동과 참여에서 치매 대상자는 대인관계 및 의사소통 활동이 제한되고 일상생활 참여에 제한을 경험한다. 특히 다른 사람들과의 대화, 대화 유지 및 종료, 일상적인 단어를 읽고 쓰고 말하고 이해하는데 필요한 활동의 참여 및 참여 제한이 있다. 환경적 요소는 치매 대상자의 기능 장애에 특히 큰 영향을 미칠 수 있어 중요하다. 환경적 요소는 대상자가 살고 있는 신체적, 사회적 및 태도적 맥락을 구성하는 환경을 말한다. 집과 센터의 외형적인 물리적 환경 뿐만 아니라 직접 접촉하는 사람들이 포함된다. 개인적 요소는 대상자와 협력하여 고려하는 것이 중요하나, ICF 틀에서 개인적 요소는 고유하기 때문에 분리하여 평가하기가 어렵다.

미국작업치료사협회(American Occupational Therapy Association; AOTA)에서 제시한 작업치료실행체계는 세계보건기구의 ICF와 일맥상통한다. 그러므로 작업치료사는 치매 대상자를 대상으로 ICF 틀에 맞추어 적용할 수가 있다.

예를 들어 날짜와 하루 일과를 계획하기에 어려움을 느끼는 81세의 치매 환자가 있다. 치료사는 ICF 틀 내에서 인지 및 행동 기능, 의사소통 활동 및 참여, 잠재적인 촉진제 또는 최적의 기능에 대한 장벽이었던 환경 요인을 중심으로 평가를 시행한다. 평가와 관찰 후 치료사는 치매 대상자가 반복적으로 묻는 질문을 줄이기 위해 환경수정을 통한 단서를 사용할 수 있다. 냉장고 문에 매일 날짜와 활동(최대 3개)을 기록하도록 한다. 이 중재는 치매 대상자에게 의미있는 활동의 수행을 촉진하기 위해 물리적 환경을 사용하여 중재를 제공한 것으로 그 결과는 성공적일 것이다.

(2) 작업치료의 패러다임

패러다임(paradigm)은 가장 일반적인 수준의 이론을 대표하는 것이다. 작업치료의 패러다임은 18~19세기에 도덕적 치료(moral treatment)로 시작을 하였으며 1900~1940년도에 작업에 대한 패러다임으로 변형되었다(paradigm of occupation). 이후 1960년 산업화와 함께 기계적인 패러다임(mechanistic paradigm)으로 좀더 과학적이지만 제한적이게 되었다. 1980년부터 1990년부터는 이머징 패러다임(emerging paradigm)으로 인간의 행동을 좀 더 복잡하게 이해하였으며 시스템을 지각하기 시작하였다. 현재 작업치료에서는 전인적(holistic)이고, 대상자 중심적이고(client-centered), 시스템 중심적(systems oriented)으로 되어 있다. 전인적이란 대상자의 장애라는 국소적인 측면이 아니라 신체적, 정서적, 지적, 영적인 등 전체적인 관점에서 바라보아야 한다는 것을 강조한다(그림 3-4). 대상자

중심적은 대상자가 원하는 목표를 중요하게 인지하여 실행에 적용하고, 시스템 중심적은 체계적으로 조직화된 프로그램 속에서 대상자를 중재한다는 것을 의미한다.

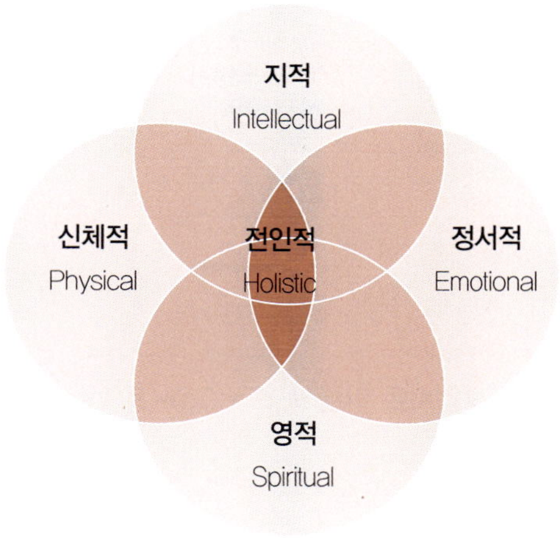

[그림 3-4] **작업치료에서 전인적인 개념**

3) 이론과 모델

(1) 이론

모든 이론(theory)은 가설적이고 체계적인 데이터 수집과 관찰을 통해 구축된다. 그리고 이론은 행동과 개념, 사건 간의 관계를 설명하고 예측할 수 있도록 도와준다(Reed, 1998). 이론은 우리가 알고 있는 것들을 범주화하여 필요할 때 정보를 좀 더 쉽게 기억하고 도출할 수 있도록 도와준다.

Mosey는 작업치료에서 이론의 수준을 3단계로 정의하였다. 첫 번째, 지식의 기초단계로 작업치료 패러다임과 작업치료 실행체계가 이에 포함된다. 두 번째, 지식의 응용단계로 작업기반 모델이 이에 포함된다. 세 번째, 실행단계로 이론의 틀을 이용한 평가와 중재가 이에 해당된다(Mosey, 1992). 이와 유사하게 Core와 Tufano도 작업치료에서 이론의 수준을 3단계로 정의하였다(Cole & Tufano, 2007) (그림 3-5).

작업을 기반으로 한 모델(model)은 사람, 환경, 작업 사이를 관계를 설명하는데 도움을 제공한다. 그러나 특정 인구집단을 대상으로 적용하기 위한 가이드라인을 제시하지는 않는다. 이론의 틀(frame of reference; FOR)은 작업치료 실행자가 특정한 상황에서 대상자와 이론을 적용할 수 있도록 도와준다.

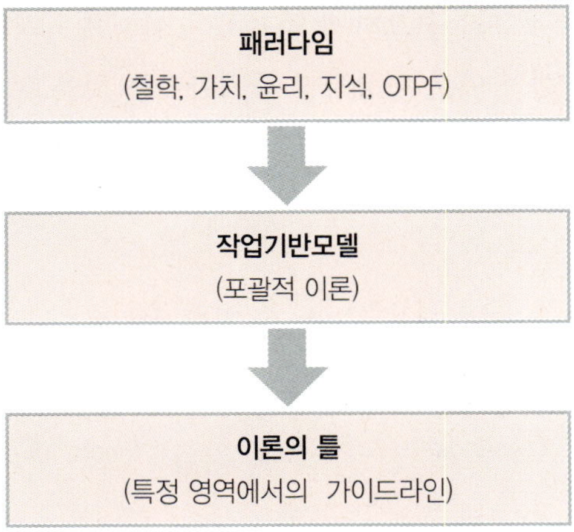

[그림 3-5] 작업치료 이론의 조직(Cole & Tufano, 2007)

(2) 실행모델

모델은 작업치료에 이론을 적용하는 것과 관련이 있다. 모델은 중재를 위한 프로토콜이 아니라 대상자의 작업수행에 초점을 둔 이론으로 작업을 관찰하는 수단으로 사용된다.

모델은 특정 진단 대상군에게 적용되는 것이 아니라, 다양한 대상자군과 치료환경에 적용된다. 모델의 종류는 다음과 같다.

활동하기
1. MOHO 사례분석 ☞97쪽

① 인간작업모델(Model of Human Occupation; MOHO)

이 이론은 Kielhofner와 그의 동료가 개발한 것으로 모든 인간을 작업적인 존재로 여긴다.

인간의 작업수행을 가능하게 하는 3가지 하위체계(의지, 습관, 수행능력)의 상호작용과 인간을 둘러싼 물리적, 사회적 환경의 영향을 강조하였다. 작업은 환경을 탐색하고 창조하고 통제하는 과정이다. 인간은 열린 시스템(open system)으로 세 가지 하위 시스템으로 구성되어 있다. 하위 시스템은 의지(volition), 습관(habituation), 수행(personal capacity)으로 구성되어 있다. 의지는 작업에서 자연스럽고 의지적인 선택이고, 습관은 행동을 조직화하여 일상적인 것으로 습관화하여 행동을 유지하는 것이고, 수행은 행동의 기초적인 능력으로 시스템의 행동을 만들어 낸다. 환경은 물체, 공간과 같은 물리적 환경과 작업의 형태, 집단과 같은 사회적 환경에 의해 작업행동을 형성하기 위한 기회와 지지의 요소가 되기도 하지만 방해하는 제약으로 작용하기도 한다(Kielhofner, 2002) (그림 3-6) (그림 3-7).

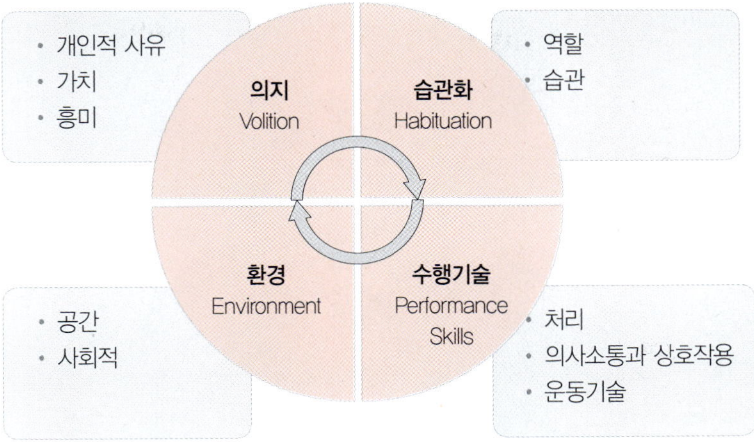

[그림 3-6] 킬 호프너의 인간작업모델 모형

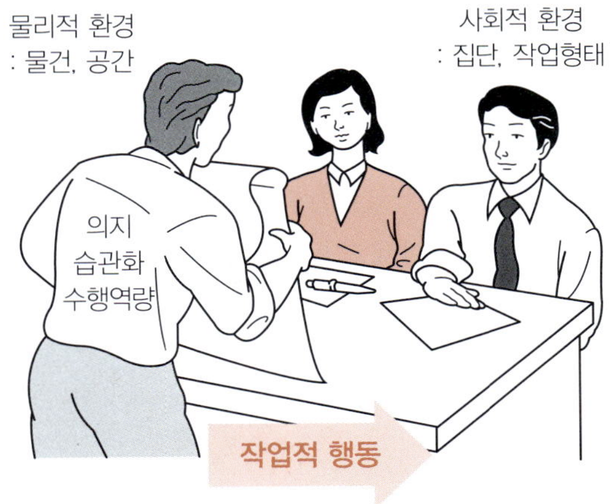

[그림 3-7] 킬 호프너의 인간작업모델

활동하기
2. PEO 모델사례 ☞98쪽

② 사람-환경-작업모델(Person-Environment-Occupation Model; PEO)

작업수행은 사람, 환경, 작업이 상호 역동적이고 교류적인 관계에 대한 결과물로 이 세 가지가 잘 융합이 될 때 최상의 작업수행이 나타난다. 사람은 운동, 인지, 감각, 지각, 의사소통, 사회, 감정적인 체계를 가지고 있고 역할에 따라 능력과 기술이 변화하는 역동적인 존재로 여겨진다. 환경은 물리적 · 문화적 · 사회적 · 경제적인 요소로 작업수행에 영향을 미치는 것이고, 작업은 신변처리와 생산 및 여가를 포함하는 대상자의 의미 있는 과제이다. 그러므로 작업수행을 증진시키기 위해서는 이 세가지 측면의 변화를 촉진해야 한다(Crepeau, Cohn, & Boyt-Schell, 2003; Law et al. 1996).

대상자 중심의 접근방법이지만 사람과 작업을 동일하게 고려한 점이 클라이언트 중심

모델과 다르다(그림 3-8).

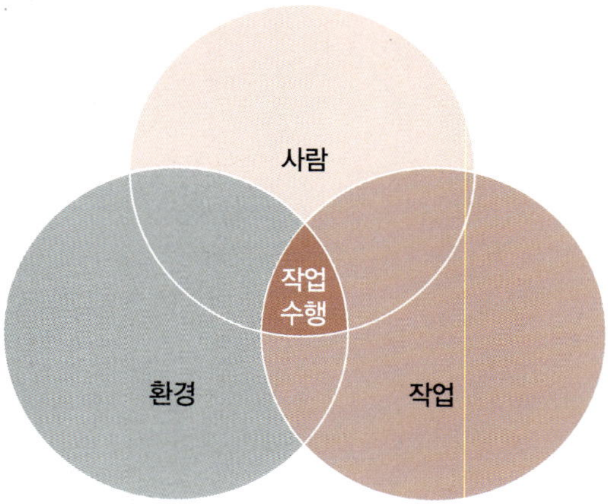

[그림 3-8] 사람-환경-작업 모델(Crepeau et al., 2003)

③ 사람-환경-작업-수행모델(Person-Environment-Occupation-Performance Model; PEOP)

사람-환경-작업-수행모델은 인간, 환경, 작업, 수행의 각 영역에 대해 전반적인 내용을 제시한다. 이 모델에서 사람은 신체적, 사회적, 정신적인 측면에서 바라보고, 환경은 물리적, 사회적인 지지를 제공하는 것과 개인의 수행을 방해하는 요소들이 포함된다. 작업은 사람이 하는 매일의 의미있는 활동이고, 수행은 작업을 수행하는 행위와 관련이 있다(그림 3-9).

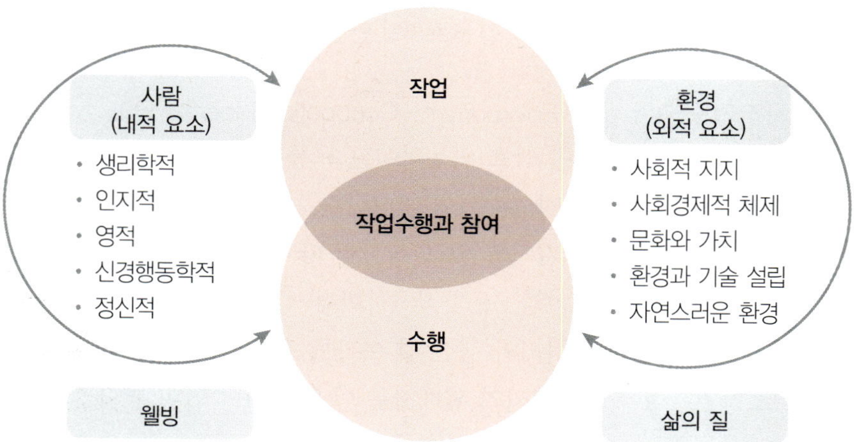

[그림 3-9] 사람-환경-작업-수행모델

④ 클라이언트 중심 모델(Client-Centered Model)

클라이언트 중심 모델은 사람, 환경, 작업의 역할간의 상호작용에 초점을 두고 있다. 사람은 전인적인 측면으로 접근한다. 환경은 사회적, 문화적, 물리적 환경에서 고려되어 지고 작업은 자조활동, 여가, 생산적인 일(일, 교육)의 영역에서 이해한다. 이 모델에서 강조하는 것은 첫째, 일상생활활동에서 수행하는 작업, 둘째, 그 작업에 동기가 유발되어야 하고, 셋째, 환경과 상호작용하는데 영향을 주는 개인적인 특성을 중요하게 고려해야 한다는 것이다. 대상자(클라이언트)는 치료하는 과정에서 적극적인 파트너이고, 치료사와 함께 문제를 해결해 나가야 한다.

⑤ Toglia의 인지재활 모델(Cognitive Model)

Toglia는 정보처리 관점에서 지각처리의 분석과 기능적 분류(Luria, 1970)를 연결하여 인지재활 모델에 대한 이론의 기초를 확립하였다. 인지재활 모델은 정보처리 이론에 기초한 학습법을 제시하였다. 이 모델은 효율적으로 정신 및 행동을 발전시켜 늘어나는 정보를 다룰 수 있다는 인간의 폭넓은 능력을 강조한다(Adamovich, Henderson & Averbach, 1985). 작업치료사는 인지장애의 정도를 평가하기 보다는 인지지각의 문제가 야기할 수 있는 과제 수행의 질적인 면을 탐색하고 그 기능에 더욱 초점을 맞추어야 한다. 이 모델에서는 세 가지 치료방법을 제시한다. 첫 번째는 교수/학습법이다. 이는 환자와 치료사 간에 상호작용을 강조하면서 환자가 새로운 정보, 지식, 전략, 기술 및 태도를 습득할 수 있도록 도와주고 설계하는 것이다(Mosey, 1986). 두 번째는 중재에 물리적, 사회적, 문화적인 다양한 환경을 사용하는 것이다. 세 번째는 신체정렬, 자세잡기, 능동적인 움직임 패턴에 사용하는 것이다. 인지재활은 신경발달 치료와 관련이 있고 자세잡기나 움직임 패턴을 통해 다양한 처리과정을 경험한다. 그러므로 인지재활 모델은 다양한 환경에서 과제, 신체자세 그리고 적극적인 움직임 패턴들을 사용한다(권재성 외, 2015).

⑥ 인간수행의 생태학적모델(Ecology of Human Performance Model; EHP)

인간수행의 생태학적모델은 인간행동을 이해하기 위해 개발되었다. 이 모델은 사람, 과제, 배경간의 상호작용을 중요하게 생각하고 이에 따른 결과로 작업수행이 이루어진다고 한다. 수행은 대상자(사람)가 배경 안에서 과제에 참여하도록 하는 것이다. 대상자는 경험, 기술, 요구도, 태도 등을 포함한 복잡한 존재로 여기고, 과제는 객관적이고 관찰가능한 행동으로 이루어진다. 배경은 물리적, 문화적, 사회적인 요소(나이, 건강상태 등)를 반영한다. 이 모델에서 작업수행을 만들어내는 사람, 과제, 배경은 동등하게 중요한 개념으로 인식한다(Dunn, Brown & McGuigan, 1994).

⑦ 치매돌봄을 위한 심리사회적장애모델(Psychosocial Disability Dementia Care Model)

심리사회적장애모델은 부정적인 관념을 회피하기 위하여 언어사용을 하거나 남아있는 능력에 초점을 맞추는 초기 정신사회 접근법을 제시하고 있다. 치매 대상자의 자동적인 측면을 촉구하기 위해 활동을 제안하고, 과거에 대상자가 흥미로워 했거나, 가치 있고 즐거웠던 일들을 기반으로 하여 개별화되고 일반적인 활동을 할 수 있도록 지지한다.

(4) 이론의 틀(Frame of Reference; FOR)

실적적인 적용을 위해 이론적 지식을 조직화 하여 특정 환자군에게 적용할 수 있는 중재 접근방법이다. 임상작업치료사들은 대상자의 요구에 효과적으로 부합하기 위해 다양한 이론의 틀을 잘 조합해서 적용해야 한다. 이론의 틀은 다음과 같다.

① 생체역학적 이론의 틀(Biomechanical FOR)

신체장애 대상자를 대상으로 작업에 영향을 주는 관절가동범위, 근력, 지구력을 향상시켜 기능을 증진한다. 이 이론에서 인간이 정상적인 상태일 때는 기능적 동작을 위해 관절가동범위, 근력, 지구력이 적절히 갖추어진 상태이다. 뼈, 관절, 근육, 힘줄, 심근, 폐 등의 손상은 관절가동범위, 근력 및 근지구력의 제한을 초래하고, 이로 인하여 작업 활동이나 과제수행이 방해된다. 중재는 저항, 빈도, 등급에 따른 운동프로그램제공, 보조기 사용, 무게조절이나 도구 수정과 같은 활동의 조정을 통해 제공한다. 생체역학적 이론의 틀을 사용하여 근골격계적 질환을 가진 노인의 근력 및 지구력을 증진시킬 수 있다.

② 재활적 이론의 틀(Rehabilitative FOR)

신체장애나 정신장애 대상자 혹은 만성 대상자를 대상으로 일상생활활동 수행능력을 최대한 이끌어내기 위한 재활철학을 바탕으로 한다. 보상적 중재를 위해 보조기기나 보조공학 장치들을 사용하거나 환경을 개조하여 대상자의 작업수행을 증진시킨다. 평가는 대상자의 목표와 기능뿐만 아니라 환경, 대상자가 사용하는 도구 및 경제적인 자원, 일상생활활동 등을 평가한다. 이 접근법에서는 대상자의 의지, 인지능력, 환경적 요구가 중재의 중요한 요소로 작용한다. 치료사와 대상자가 협력하여 보상적 방법, 보조도구, 환경수정을 통해 중재를 제공한다. 신체적 장애로 보행이 어려운 노인의 경우 재활적 이론의 틀을 사용하여 보행에 필요한 적절한 보조도구를 제공받을 수 있다.

③ 감각운동적 이론의 틀(Sensory Motor FOR)

감각운동 접근은 뇌손상으로 인해 운동능력에 문제가 있는 대상자를 대상으로 한다. 운동조절의 발달은 기술적인 운동 발달의 필수조건으로 운동조절과 기술획득은 각 발달 순서에 따라 이루어진다. 이 FOR에서는 루드접근(rood approach), 신경발달치료(Neurodevelopmental treatment approach; NDT), 브론스트롬접근(brunnstrom approach), 고유수용성신경촉진(Proprioceptive Neuromuscular Facilitation; PNF)이 포함된다. 각 접근법에 따라 치료적 적용이 달라지지만 체계적인 감각정보의 입력을 통해 대상자의 뇌를 재조직화 함으로써 운동기술을 회복시킨다는 공통점이 있다. 뇌졸중 이후 신체장애가 나타난 노인의 경우 감각운동적 이론의 틀을 통해 운동기술을 회복할 수 있다.

④ 정신역동적 이론의 틀(Pshychdynamic FOR)

인간관계의 기본 과정에 대한 이론으로, 사람은 기본적 욕구를 충족하려는 방향과 만족스러운 관계를 형성하려는 방향으로 행동을 하려고 하는 본능적인 측면이 있다. 이러한 행동을 하는 이유는 생각과 감정을 서로 표현하고 교환하기 위함이다. 즉 사람들은 각 개인이 속한 문화적 환경속에서 어떤 행동이 가장 유용한지, 혹은 수용되는 행동인지에 대해 사회적인 환경속에서 서로 상호작용을 통해 배워나게 된다.

활동분석을 통해 대상자의 행동 및 대인관계, 주변 환경에 있는 인간적 혹은 비인간적 대상을 평가하고 있다. 치료 목표는 치료사가 대상자에게 가장 고통스러운 문제로 느끼는 감정을 다루기 위한 대처방법을 찾도록 하거나 적응을 유도한다. 또한 대처기술을 알려주고, 욕구 충족을 위한 새로운 전략을 찾을 수 있도록 도와줄 수 있다.

⑤ 인지-지각 이론의 틀(Cognitive-Perceptual FOR)

이 이론의 틀은 중추신경계손상 대상자들에게 적용되는 이론이다. 뇌손상으로 인한 인지적, 지각적 처리과정이 작업수행에 어떻게 영향을 미치는지에 초점을 맞춘다. 이 접근법에서 작업수행은 감각 정보를 받아들여 목적있는 행동으로 실행하는 것이다. 뇌손상으로 인해 나타난 인지적, 지각적 기능장애는 작업수행을 감소시킨다.

중재방법으로 교정적 접근(remedial approach)과 적응적 접근(adaptive approach)을 사용할 수 있다. 교정적 접근법은 인지, 지각능력의 향상을 위해 인지훈련 및 지각훈련을 실시하는 것이고, 적응적 접근은 인지 · 지각 손상에 대한 직접적 치료보다는 기능적인 활동을 선택하여 중재한다. 치매노인의 경우 인지-지각 이론의 틀에서 교정적 접근법으로 퍼즐, 블록디자인을 통해 인지와 지각 재훈련 활동을 실시하거나 적응적 접근법으로 전화번호 찾기, 가계부 작성 등 기능적인 활동을 선택하여 중재할 수 있다.

활동하기
3. 사례를 통한 이론의 틀 생각하기 ☞99쪽

⑥ 알렌의 인지장애 이론의 틀(Allen's cognitive disability FOR)

Allen이 개발한 인지장애 이론의 틀은 뇌손상으로 인하여 정상적인 작업을 수행할 수 없는 사람들을 대상으로 중재 전략을 개념화하면서 발달하였다(Allen, 1982). 뇌의 정상적인 기능은 정상적인 인지로 인해 정상적인 행동을 수행할수 있지만, 비정상적인 뇌는 인지손상이 초래되어 과제수행에서 제한이 나타난다. 기능적인 인지 수준을 단계화하고 각 단계를 기능적인 제한의 정도와 필요한 도움의 정도로 표현하였다. 외상성 뇌손상으로 인지기능이 저하된 노인의 경우 평가를 통해 과제의 수행 단계 분석을 실시하여 대상자가 할 수 없는 단계를 확인하고 그 단계의 과제 난이도를 조절하여 중재할 수 있다.

2. 작업치료 실행체계 Ⅲ(OCCUPATIONAL THERAPY PRACTICE FRAMEWORK: Domain & Process 3rd Edition, OTPF 3: Domain & Process)

작업치료 실행체계는 건강과 사회참여를 증진시키는 작업치료에 대해 명확하게 표현해주는 틀로, 인간은 자신이 선택하고 필요한 작업을 수행하는 작업적 존재이다. 작업과 건강은 밀접한 관련성이 있다는 것을 전제로 하고 있다.

작업치료 실행체계는 영역(domain)과 과정(process)으로 나누어진다. 영역은 작업치료 지식체계와 전문성을 바탕으로 수립되어진 전문 분야와 활동 중심 범위에 대한 개요이고, 과정은 클라이언트 중심의 역동적인 작업치료 서비스 전달체계이다. 작업치료 실행체계는 지속적으로 개정되어 현재 3판까지 나왔으며 주요 개정내용은 다음과 같다(표 3-4).

표 3-4 작업치료실행체계(OTPF)의 변천

	OTPF 1 (2002)	OTPF 2 (2008)	OTPF 3 (2014)
대상자	개인	개인, 기관, 주민	개인, 집단, 주민
작업영역	ADL IADL 교육 일 놀이 여가 사회참여	휴식과 수면추가	작업영역 → 작업

수행기술	운동 처리 의사소통 및 상호작용	운동 및 실행 감각지각 감정조절 인지 의사소통 및 상호작용	운동 처리 사회적 상호작용
수행패턴	습관, 일과, 역할	습관, 일과, 역할, 관습	OTPF 2 와 동일
배경	문화적 개인적 시간적 가상적 물리적 사회적 정신적	문화적 개인적 시간적 가상적 물리적 사회적 정신적(삭제됨)	OTPF 2 와 동일
활동요건	영역의 하나(domain)	영역의 하나(domain)	전개과정(process) 전 과정에서 활동분석의 기본기술로 다루어짐
중재유형	치료사 자신의 치료적 사용 작업 및 활동 상담 교육	치료사 자신의 치료적 사용 작업 및 활동 상담 교육 옹호	작업 및 활동 준비방법과 과제 교육과 훈련 옹호
중재결과	작업수행 역할역량 건강과 안녕 예방, 삶의 질 적응 클라이언트 만족	작업수행 역할역량 건강과 안녕 예방, 삶의 질 사회참여 자기옹호 적응 작업적 정당성	작업수행 역할역량 건강과 안녕 예방, 삶의 질 사회참여 웰빙 작업적 정당성

3. OTPF를 기반으로 한 작업치료 과정

작업치료사는 작업의 치료적 사용을 통해 개인이 지역사회 안에서 최대한 독립적으로 구성원의 역할을 할 수 있게 도움을 준다. 이 때 작업은 개인에게 의미와 목적이 있어야 성립되며 인간이 수행하는 일상의 작업이 곧 작업적 일상생활훈련이다. 작업치료사는 작업적 일상생활훈련을 위해 평가과정에서 대상자의 기능수준을 측정하고 적절한 중재적 접근을 선택하여 적용하게 된다. 치매는 진행성으로 각 단계에 따라 적절한 중재를 제공하기 위해서 정확한 평가가 필요하다. 작업치료 실행체계를 기반으로 치매 대상자를 위한 작업치료의 과정(process)은 평가, 중재, 결과로 이루어진다(그림 3-10) (표 3-5).

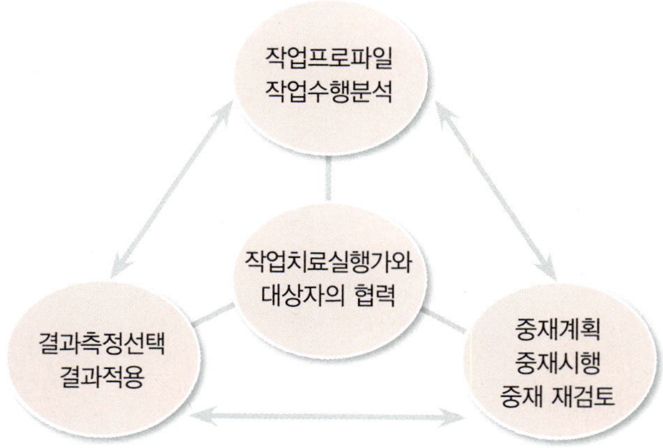

[그림 3-10] **작업치료 과정**(AOTA, 2014)

표 3-5. 작업치료 과정

	평가
작업 프로파일	환자의 배경정보를 알기위한 비표준화된 평가 대상자가 내원하게 된 원인, 개인력, 과거력, 현재병력, 투약정보, 거주지에 대한 정보, 가족정보 대상자의 흥미평가
작업수행분석	작업에 참여할 수 있도록 중재 디자인하기 작업영역(ADL 등), 수행기술(감각과 운동), 수행패턴(습관, 일과) 등에 대한 평가
	중재
중재계획	이론의 틀, 모델을 선택하여 중재계획하기 앞으로의 중재 방향 가이드하기
중재시행	사용하고자 하는 작업치료 중재 형식 결정 실질적인 치료(인지재활, 인지자극치료, 컴퓨터를 이용한 인지훈련, 일상생활활동, 일/자원봉사, 여가활동/사회적 참여, 회상기법 등) 계속적인 평가와 재평가에 따른 환자 반응 모니터
중재 재검토	중재계획과 목표한 결과의 경과 여부를 재검토 필요하다면 계획 수정 치료를 계속할 것인가? 중단할 것인가? 아니면 타기관에 의뢰할 것인가?에 대한 필요를 결정
	결과
결과	중재를 통한 목적 달성여부 확인 지지참여(participation)를 위한 작업의 약속 관련된 결과에 초점 결과 측정 방법 선택 측정과 결과사용

(1) 평가

작업프로파일은 평가과정의 첫 단계로서 대상자의 작업적 과거력과 경험, 일상생활의 패턴, 흥미, 가치 그리고 요구에 대한 이해를 제공한다. 작업과 일상생활을 수행하는 것에 관한 대상자의 문제와 관심사를 형상화하고, 대상자의 우선순위를 결정하게 된다. 이 때 다음과 같은 질문들을 통해 파악할 수 있다.

- 대상자는 누구인가
- 대상자에게 서비스가 필요한 이유는 무엇인가
- 성공적으로 수행이 가능한 작업이나 활동은 무엇인가
- 어떤 작업이나 활동에 실패하거나 문제가 있는가
- 어떤 배경(context)이 작업 참여를 지지 또는 방해하는가
- 대상자의 우선순위는 무엇이며 얻고자 하는 결과가 무엇인가

(2) 중재

중재는 대상자가 물리적, 정신적, 그리고 사회적 안녕에 도달할 수 있도록 목표를 실현하고, 환경에 적응하기 위해 제공된다. 건강, 사회적 참여와 관련된 작업 참여를 촉진하기 위해 작업치료사와 대상자의 협력을 통해 중재가 이루어진다.

중재계획은 중재에 대한 가이드를 세우는 것으로, 대상자와 함께 협력하여 이루어진다. 이것은 특정 이론, 이론의 틀, 그리고 근거를 기초로 하며, 이 단계에서 목표가 형성된다.

중재계획의 순서는 다음과 같다.

① 시간에 따른 객관적이고 측정 가능한 목표 설정
② 이론과 실제를 근거로 한 중재계획 수립
③ 잠정적인 퇴원의 필요성과 계획을 고려
④ 결과 측정 방법의 선택
⑤ 필요에 따라 타 기관 추천 및 의뢰

중재실행은 중재계획을 행위로 실천하는 단계이다. 중재실행은 대상자에게 요구되는 작업의 참여, 건강, 그리고 사회적 참여 안에서 긍정적인 변화를 이끌어 내기 위해 대상자의 요소, 활동, 그리고 배경과 환경을 변화시키고자 하는 과정이다.

중재실행의 순서는 다음과 같다.

① 작업치료 중재 형태 결정
② 평가 및 재평가에 따라 중재에 대한 피드백

중재 재검토는 중재계획, 서비스 전달의 효과, 결과를 향한 진행과정을 재평가하고 재검토하는 지속적인 과정이다. 목표 성취와 관련된 계획들을 재평가하고 필요하다면 계획을 수정한다. 또한 작업치료 서비스를 지속할 것인지, 중단할 것인지에 대한 필요를 결정하는 단계이다.

(3) 결과

결과는 작업의 능동적인 참여가 건강과 사회적 참여를 증진하고, 촉진하며, 그리고 유지한다는 전문가의 신념을 나타낸다. 결과는 작업 참여를 지지하는 결과에 초점을 두며, 결과측정 방법을 선택하고 결과를 해석하는 단계이다.

결과의 세 가지 개념 (건강, 사회적 참여, 작업의 참여)

- **건강**: 신체적인 능력뿐만 아니라 사회적 개인적 자원을 강조하는 긍정적인 개념
- **사회적 참여**: 삶에서 상황적 요소를 포함
- **작업의 참여**: 선택, 동기부여, 그리고 의미부여의 결과로서 작업의 수행이 이루어지며, 의미있고 목적있는 활동의 수행에 객관적/주관적인 면을 포함. 작업치료 중재는 작업의 참여할 기회를 만들고 촉진하는 데 중점을 둠

활동하기

1. MOHO 모델을 이용하여 사례분석하기

사례보고

김OO은 85세의 남성으로 올해 작년 12월에 뇌졸중으로 인해 오른쪽 팔다리의 신체기능이 손상되었다. 브로카 실어증으로 언어표현이 어려우면서, 오른쪽 귀의 청력도 약하게 남아 있어 다른 사람과 의사소통이 어려웠다. 김OO은 뇌졸중 발병 2년 전에 치매와 뼈엉성증을 진단받았다. 작년 뇌졸중이 발병한 이 후 현재 요양시설에서 거주하였으나 최근에 편마비와 실어증, 치매 증상이 심각해짐을 호소하여 작업치료가 의뢰되었다. 작업치료사는 김OO의 병실을 방문하여 인터뷰 및 평가를 시행하였다. 평가결과 김OO은 전반적인 일상생활에서 친숙한 병동 직원과 요양보호사의 도움에 의존하였고, 작업의지가 매우 낮아 간호직원이 일상생활을 도와주었다. 김OO은 뇌졸중과 치매증상이 심해지기 전에 춤추기와 음악듣기, 가족 및 친구들과 시간보내기, 여행 등의 활동을 주로 즐겼으며 미식가였다고 보호자인 아들이 전해주었다. 아들은 아버지가 자신의 의지를 표현해 주기를 바라고 있었지만 김OO은 신체기능 및 인지기능 저하로 일상생활 대부분에 수동적이고 의지가 없는 상태였다. 현재 김OO은 휴식시간에 주로 식당에서 지내고 있었다. 식당에서의 작업의지 질문지를 평가한 결과 식당 환경에 호기심을 표현하기, 활동 시작하기, 새로운 것 시도하기, 실수를 만회하거나 문제를 해결하려고 노력하기 등 전반적인 활동에서 수동적이고 주저하는 반응을 보였다.

위 사례를 분석하여 아래 항목에 채우세요

MOHO개념	중요항목	지지요소	방해요소	설명
수행역량				
패턴화				
작업의지				
환경				

2. 신문기사를 통하여 PEO 모델로 분석하기

신문기사(2018년 9월 서울신문기사 일부발췌)

정OO는 89세로 아내와 두 딸, 아들 한명이 있었다. 서울에서 그릇장사로 많은 돈을 벌어 노년에는 서울 근교로 귀농하여 아담한 집을 지어 작은 텃밭을 일구며 살았다. 그러나 아내가 3년 전부터 치매와 퇴행성 척추질환을 앓아 거의 누워 지냈고, 작년에는 넘어져 허리를 심하게 다쳐 하반신 마비가 되었다. 자식들은 분가하여 정OO는 아내와 단둘이 살았고, 자신 또한 천식과 폐기종을 진단받고 상태가 심각해져 더이상 아내를 돌보기가 어려워졌다. 정OO는 하루종일 아내의 간병에 매달려야 했고, 치료비 마련을 위해 쓰레기를 줍는 공공근로가 그가 할 수 있는 유일한 일거리였다. 또한 아내의 치료비와 가정의 빚은 점점 불어나 경제적으로도 매우 힘든 상황이었다.

정OO의 프로파일을 PEO로 분석하세요.

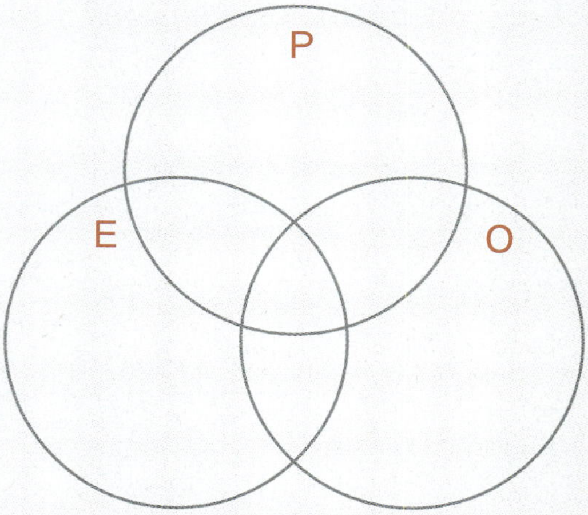

작업치료사가 정OO에게 제공할 수 있는 작업치료 중재를 작성하세요.

중재방법

1. ______________________________

2. ______________________________

3. ______________________________

4. ______________________________

3. 사례보고를 통해 이론의 틀 적용하기

사례보고 1

최OO은 올해 78세로 뇌졸중을 진단받았으나 신체적인 기능상태는 양호한 편이다. 그러나 노안으로 인해 물건의 위치를 잘 알아보지 못하고, 최근 화장실에서 넘어져서 오른쪽 발목뼈에 금이 갔다. 최OO은 정형외과에서 깁스를 하고 목발을 처방받아서 집으로 돌아왔지만 상지 근력이 저하되어 목발을 오래 사용하지 못하고 있다. 또한 집안이나 밖에서의 이동이 불편하고 낙상에 대한 두려움으로 화장실 사용에 어려움을 호소하였다.

사용 가능한 이론의 틀: ______________________________

중재방법

1. ______________________________

2. ______________________________

3. ______________________________

사례보고 2

치매노인 장OO은 82세로 4년 전 치매 판정을 받았다. 현재 혼자서 생활하고 있으며 치매등급 3등급으로 일상생활 전반적인 부분에서 어려움을 겪고 있다. 최근에는 기억력 저하가 심각해저 물건을 둔 위치를 잘 찾지 못하였고, 안약을 감기약으로 오인하여 마신 후 구토를 하기도 하였다.

사용 가능한 이론의 틀: ______________________________

중재방법

1. ______________________________

2. ______________________________

3. ______________________________

참고문헌

권재성, 김영근, 김지연, 오윤택, 육진숙, 조현진 등. (2015). 작업치료사를 위한 인지재활. 서울: 퍼시픽북스.

최혜숙, 이재신, 장기연, 정민예, 박수현, 김수일 외. (2014). 작업치료학 7판: 신체기능장애를 위한 실행기술. 서울, 한국: 엘스비어코리아.

Adamovich, B., Henderson, J., & Averbach, S. (1985). *Rehabilitation of closed head injured patients*. Califonia: College Hill Press.

Alexander, L., French, G., Graham, J., King, L., & Timewell, E. (1985). Who needs a theory of occupational therapy? Do you?. *Australian Occupational Therapy Journal, 32*(3), 104–108.

Allen, C. A. (1982). Independence through activity: The practice of occupational therapy. *American Journal of Occupational therapy, 36*(11), 731–739.

American Occupational Therapy Association. (2014). Occupational therapy practice framework: Domain and process (3rd ed.). *American Journal of Occupational Therapy, 68*(Suppl. 1), S1- S48. http://dx.doi.org/10.5014/ajot.2014.682006

Core, M. B., & Tufano, R. (2007). *Applied theories in occupational therapy: A practical approach*. NJ: SLACK Incorporated.

Crepeau, E. B., Cohn, E. S., & Boyt-Schell, B. A. (2003). *Willard & Spackman's occupational therapy*(10 th ed.). Philadelphia: Lippincott Willarms & Wilkins.

Dunn, W., Brown, C., & McGuigan, A. (1994). The ecology of human performance: A framework for considering the effect of context. *The American Journal of Occupational Therapy, 48*(7):595–607.

Kielhofner, G. (2002). Motives, patterns, and perfoemance of occupation: basic concepts. In G. Kielhofner (Eds.), *Model of Human Occupation* (3rd ed., pp. 13–27). Baltimore: Lippincott, Williams & Wilkins.

Law M., Cooper, B., Strong, S., Stewart, D., Rigby, P., & Letts, L. (1996). The person-environment-occupation model: A transactive approach to occupational performance. *Canadian Journal of Occupational Therapy, 63*(1), 9–23.

Luria, A. R. 1970. The functional organization of the brain. *Scientific American, 222*(3), 66–78.

Mosey, A. C. (1986). *Psychosocial components of occupational therapy.* New York: Ravon Press.

Mosey, A. C. (1992). *Applied scientific inquire in the health professions: An epistemological orientation.* Rockville, MD: American Occupational Therapy Association.

Reed, K. L. (1998). Theory and frame of reference. In M. E. Neistadt., & E. B. Crepeau (Eds.), *Willard and Spackman's occupational therapy* (9th ed., pp. 521–524). Philadelphia: JB Lippincott.

제 4 장

수행영역 평가

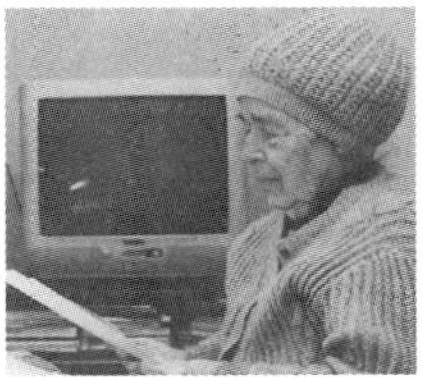

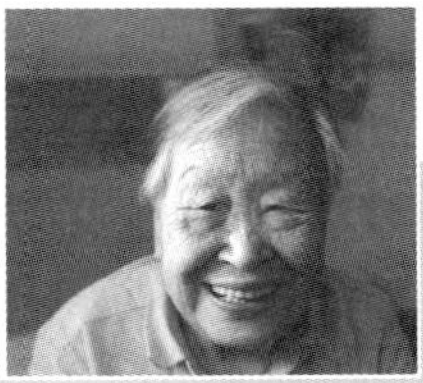

1. 작업 프로파일
2. 일상생활활동
3. 여가
4. 삶의 질

제4장 수행영역 평가

학습 목표

- 작업치료의 과정에 대해 이해하고 적용한다.
- 작업 프로파일의 구성에 대해 파악하고 적용한다.
- 작업수행분석의 구성에 대해 이해하고 순서에 따라 적용한다.

인간은 전체적인 관점에서 마음, 몸, 정신의 상호작용을 갖는 요소들로 구성되어 있다. 즉, 인간의 작업 참여는 사람들과 환경 간의 상호작용을 포함한다. 작업 참여는 현실감, 숙달력, 능력, 자율성 및 일시적인 조직감을 제공한다. 따라서 건강하다는 것은 질병의 유무에 따른 것이 아니라 작업적 역할, 일과 업무의 수행에서 능력과 만족에 의해 결정된다. 인간은 작업적 존재감이나 정체성을 형성하는 과정에 능동적이다. 이러한 적극적인 참여는 선택, 필요 또는 환경적 요인에 의해 외부적으로 부과될 수 있다. 인간이 작업적 역할에 실제적으로 참여할 때 작업적 존재라고 말할 수 있다. 작업적 존재는 작업 수행을 통해 표현되고 궁극적으로 사람들의 작업적 역할에 의해 정의된다(AOTA, 2014; Chapparo & Ranka, 1997).

1. 작업 프로파일(Occupational profile)

작업치료 실행체계(Occupational Therapy Practice Framework: Domain and Process) 3판(AOTA, 2014)은 모든 작업치료 평가가 (1) 작업 프로파일과 (2) 작업수행분석을 포함한다고 명시한다.

평가 프로세스의 첫 번째 단계로서 작업 프로파일은 개인의 흥미, 가치, 경험, 생활패턴, 작업력(occupational history) 및 필요와 같은 정보를 집합적으로 제공한다. 이러한 정보는 평가, 중재 계획, 중재 이행 단계를 형상화 때 도움을 줄 수 있는 과거 경험, 흥미를 비롯하여 현재 또는 미래에 대상자가 원하는 것과 필요한 것에 대한 정보를 제공한다. 작업 프로파일은 의무기록의 조사와 대상자 및 보호자와의 면담으로 이루어진다. 작업프로파일의 전개과정 동안 얻은 정보는 대상자-중심적 접근에 도움이 된다.

작업 수행 분석은 대상자의 장점이나 문제점 혹은 발생 가능한 문제점을 확인 하는 과정이다. 작업 수행을 지지하거나 방해하는 요인들을 관찰 및 측정하고 평가 도구를 이용해 정보를 수집하고 해석하는데 중점을 둔다.

1) 작업 프로파일

작업 프로파일은 대상자의 관점과 배경에 대한 이해를 제공한다. 대상자의 작업 과거력과 경험, 일상생활 패턴, 흥미, 가치, 필요에 대한 현재의 요구와 우선사항의 정보를 토대로 작업개요를 만드는 것이다. 인터뷰를 통하여 이러한 정보를 수집하는 과정에서 작업 치료사의 도움을 받아 대상자의 요구 사항에 이르는 우선순위와 원하는 목표 결과를 확인할 수 있다. 대상자는 자신의 삶에 의미를 부여하는 작업을 파악하고 자신에게 중요한 목표와 우선순위를 선택할 수 있다. 따라서 대상자의 의견을 중요시하고 존중함으로써 중재를 보다 효과적으로 안내 할 수 있어 대상자 중심의 서비스가 이루어질 수 있다(그림 4-1).

작업 프로파일을 지속적으로 실시하고 문서화함으로써 작업치료 서비스의 질을 향상시킬 수 있다. 작업치료사가 각 대상자와 함께 작업프로파일을 보다 쉽게 수행하는 것을 돕기 위하여 AOTA에서 작업 프로파일 템플릿을 개발했다. 작업 프로파일은 면담, 질문, 의학적 정보, 관찰 등을 통해 이루어진다(그림 4-1).

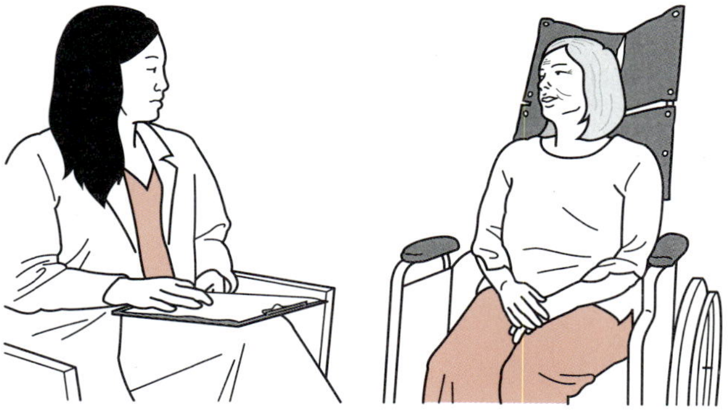

[그림 4-1] 작업 프로파일을 작성하기 위한 면담

면담시 질문내용

- 대상자는 누구인가?
- 대상자가 서비스를 필요로 하는 이유는 무엇인가?
- 어떤 작업이나 활동이 가능한가? 또는 어떤 문제가 있는가?
- 어떤 배경(contexts)과 환경이 바라는 결과를 성취하도록 지지하는가 또는 방해하는가?
- 과거 대상자의 작업력은 무엇인가?
- 대상자의 우선순위와 바라는 목표 결과는 무엇인가?

활동하기
1. 실습생으로서 면담에 임하기
☞142쪽

(1) 미국작업치료사 협회의 작업 프로파일 양식

"작업 프로파일은 대상자의 작업 과거력과 경험, 일상생활 패턴, 흥미, 가치, 필요에 대한 현재의 요구에 대한 요약이다"(AOTA, 2014). 이러한 정보는 정형화된 인터뷰 기술과 편안한 대화를 통해 대상자-중심적 접근에 도움이 되는 정보를 얻게 된다(표 4-1, 4-2).

표 4-1 작업 프로파일 양식

<table>
<tr><td rowspan="5">대상자 보고</td><td>대상자가 서비스를 필요로 하는 이유와 작업 참여와 관련된 관심사</td><td colspan="2">대상자는 왜 서비스를 필요로 하는지, 그리고 대상자의 작업과 일상생활참여와 관련된 대상자의 현재 관심사는 무엇인지?
(대상자의 일반적인 건강상태가 포함될 수 있음)</td></tr>
<tr><td>대상자가 성공적으로 느끼는 작업</td><td colspan="2">어떤 작업에서 대상자가 성공적으로 느끼고, 어떤 방해물이 자신의 성공에 영향을 미치는지?</td></tr>
<tr><td>개인적 흥미와 가치</td><td colspan="2">대상자의 가치와 흥미는 무엇인가?</td></tr>
<tr><td>작업력</td><td colspan="2">대상자의 작업 과거력은 무엇인가(삶의 경험)?</td></tr>
<tr><td>수행 패턴
(일과, 역할, 습관 & 영성)</td><td colspan="2">대상자의 작업 참여 패턴은 무엇이고, 시간이 지남에 따라 어떻게 변하였는가? 대상자의 일상생활 역할은 무엇인가?
(패턴은 지지하거나 작업 수행을 방해할 수 있음)</td></tr>
<tr><td rowspan="3">환경</td><td>대상자의 환경 또는 배경적인 측면:</td><td>작업참여 지지</td><td>작업참여 방해</td></tr>
<tr><td>물리적
(예: 건물, 가구, 애완동물)</td><td></td><td></td></tr>
<tr><td>사회적
(예: 배우자, 친구, 보호자)</td><td></td><td></td></tr>
</table>

배경	문화적 (예: 관습, 신념)		
	개인적 (예: 나이, 성별, 교육)		
	시간적 (예: 삶의 단계, 시간, 년)		
	가상적 (예: 채팅, 이메일, 무선 모니터링)		
대상자 목표	대상자의 우선순위와 목표	고려사항: 작업 수행– 증진과 강화, 예방, 참여, 역할 수행, 건강, 삶의 질, 웰빙, 그리고/또는 작업적 정의	

표 4-2 작업 프로파일 작성 예

대상자 보고	대상자가 서비스를 필요로 하는 이유와 작업 참여와 관련된 관심사	**대상자는 왜 서비스를 필요로 하는지, 그리고 대상자의 작업과 일상생활참여와 관련된 대상자의 현재 관심사는 무엇인지?** (대상자의 일반적인 건강상태가 포함될 수 있음) 요통 관리를 개선하여 하의입기, 일과 및 수면에 제한되는 것을 예방함. 지난 3 개월 동안 통증이 점차 악화되었음. 하루 종일 상태가 최악이며 아내와 손주들과 놀거나 여가에 방해를 받음
	대상자가 성공적으로 느끼는 작업	**어떤 작업에서 대상자가 성공적으로 느끼고, 어떤 방해물이 자신의 성공에 영향을 미치는지?** 성공적인 작업: (상의)옷 입기, 아침 샤워, 개인위생, 운전 방해물: 통증, 움직임 제한
	개인적 흥미와 가치	**대상자의 가치와 흥미는 무엇인가?** 직업, 그리고 가족과 친구들과 함께하는 시간을 가치있게 여김. 가사일에 독립적인 것. 종교생활
	작업력	**대상자의 작업 과거력은 무엇인가**(예: 삶의 경험)? 법률보조원, 교회장로 결혼 40년차, 아들내외 손주, 친구 및 가족의 대규모 네트워크를 이루며 살아감
	수행 패턴 (일과, 역할, 습관 & 영성)	**대상자의 작업 참여 패턴은 무엇이고, 시간이 지남에 따라 어떻게 변하였는가? 대상자의 일상생활 역할은 무엇인가?** (패턴은 지지하거나 작업 수행을 방해할 수 있음) 역할: 아버지 일과: 교회 활동, 잠자기 전 산책과 스트레칭, 종종 아침과 점심 먹기, 준비 습관: 통증이 심할 때, 계속적으로 앉아있지 못함, 운동 감소, 휴식과 수면 증가

	대상자의 환경 또는 배경 중 어떤 측면으로 볼 수 있는가:	작업참여 지지	작업참여 방해
환경	물리적 (예: 건물, 가구, 애완동물)	평평한 포장 도로는 집 밖으로의 이동이 필요한 일상을 지원함. 교회나 편의시설이 가까이 있어 운전할 필요가 없음	인체공학적 지식이 없고, 성격책 읽는 공간이 적절하지 않음.
	사회적 (예: 배우자, 친구, 보호자)	아내와 아들 내외가 집안일을 도움. 자녀들은 긍정적이고 의욕적임. 동네 친구와 교회 사람들은 스트레스 해소에 도움을 줌	손주들은 통증이 있을 때 왜 자신과 놀아주지 않는지 이해하지 못함
배경	문화적 (예: 관습, 신념)	주 3회 교회 방문. 기도와 종교활동은 통증에 대처하는 데 영향을 줌	장애인으로 보이지 않기 위해서 적응도구를 사용하지 않음
	개인적 (예: 나이, 성별, 경제력, 교육)	73세 남성. 고학력. 안정된 경제력, 그리고 추천 장비들을 구입할 수 있음	교회 행사나 봉사에 대한 감독 및 조언을 해야 함
	시간적 (예: 삶의 단계, 시간, 연)	전형적으로, 대상자는 규칙적인 하루/주 일과를 보내고 있어 긍정적인 건강 증진 행동을 지지함	저녁에 통증과 피로의 증가는 운동하는 일과에 영향을 줄 수 있음. 수면 또한 통증과 피로가 불규칙적이게 만듦(특히 수면 시간)
	가상적 (예: 채팅, 이메일, 원격 모니터링)	스마트폰과 컴퓨터 사용이 가능함.	스마트 폰 앱 및 알람을 무시하는 습관이 있음
대상자 목표	대상자의 우선순위와 목표	**고려사항: 작업 수행– 증진과 강화, 예방, 참여, 역할 수행, 건강, 삶의 질, 웰빙, 그리고/또는 작업적 정의** 허리 통증을 증가시키지 않으면서 봉사 활동이 가능할수 있도록. 통증감소와 함께 여가로 산책이 가능하고 가벼운 아침 식사 차리는게 가능하도록 수행하기. 허리 통증을 예방하고 관리하기 위해 자기 효능감 향상시키기	

2) 작업수행분석

작업수행분석이란 의미 있는 활동을 위해 과제를 성공적으로 수행하고 그 목표를 성취하기 위한 목표지향적인 행동에 대해 활동요건(activity demand)을 활동중심, 수행중심 등의 기준으로 분석하고 평가하는 것을 말한다(AOTA, 2014).

작업치료사는 작업수행분석을 통해 대상자의 잠재능력과 역량을 확인할 수 있다. 잘 디자인된 도구나 관찰, 측정으로 대상자가 수행을 하는데 있어서 장점과 단점을 확인한다. 이때 대상자가 어떠한 활동을 할 수 있는지 대상자 요소나 특성을 파악하여 분석할 수 있다.

이러한 분석 및 평가는 작업을 구성하는 요소들을 분석하여 독립적인 활동을 수행하기 위한 능력과 기술을 결정하는데 그 목적이 있다. 작업 수행 분석 및 평가업무를 위해 필요한 활동 요건은 특정 활동을 수행하는데 필요한 노력의 형태와 양에 영향을 주는 것들을 말한다(Thomas, 2016).

대상자, 환경 또는 상황, 직업 또는 활동 및 작업 수행을 평가하기 위해 여러 가지 방법이 사용된다. 대상자나 보호자와의 인터뷰, 상황의 관찰, 기록 검토, 성과의 특정 측면에 대한 직접 평가가 포함될 수 있다. 공식적이거나 비공식적인, 구조화되거나 체계화되지 않은 방법이나 표준화된 평가 도구가 사용될 수 있다. 이 중 표준화된 평가는 참여 및 성과에 영향을 미치는 다양한 측면에 대한 객관적인 데이터를 제공할 수 있다. 신뢰할 수 있는 평가를 사용하면 작업 치료 서비스의 필요성이 정당화 될 수 있다(AOTA, 2014; Curtin et al, 2009).

작업수행분석의 수행 순서

- 작업 프로파일로부터 정보를 종합하여 분석한다.
- 요구되는 작업/활동에서 환자의 수행을 관찰한다.
- 관찰 중 수행기술이나 형태에 영향을 주는 요인(배경, 활동요건, 환자요인)이라 생각되는 수행기술과 형태들의 효과에 주목하며 서술한다.
- 수행의 촉진요소와 방해요소로 확인되는 평가 자료를 해석한다.
- 환자의 작업수행력과 한계에 대한 가정을 세우고 발전시킨다.
- 결과 측정 방법을 선택한다.
- 목표결과를 설정하고 환자와 함께 협력하여 결과를 정한다.
- 가장 탁월한 이론과 실제를 근거로 중재할 영역의 윤곽을 잡는다.

2. 일상생활활동

일상생활활동(Activities of Daily Living; ADL)은 치매진단을 위하여 반드시 실시하여야 하며, 필요한 돌봄의 정도를 가늠하여 간병 계획을 세우는 데에도 유용한 정보를 제공한다. 또 임상연구에서 약물 및 일상생활 기술훈련 등 치료개입의 효과 평가에도 필요하다.

전반적인 일상생활활동 (자기관리, 일, 여가)

1) 캐나다작업수행평가(The Canadian Occupational Performance Measure, COPM)

1) 캐나다작업수행평가(The Canadian Occupational Performance Measure; COPM)

(1) 도구설명

캐나다 작업수행측정(COPM)은 작업수행의 문제에 대한 자기-인식의 변화를 알아내기 위하여, 작업치료사가 제작한 개별적인 측정도구이다. 환자들이 일상생활에서 문제를 확인하는 중간구조의 인터뷰로 환자의 특별한 문제는 결과 측정의 중심이 된다. COPM은 대상자가 자신의 작업수행에 대해 알아내어 목표를 설정하도록 돕고, 치료전반에 걸쳐 대상자가 느끼는 작업수행 변화를 측정 할 수 있다. 다양한 장애를 가진 아동부터 노인까지 사용할 수 있는 평가도구로 문제 확인, 우선순위 정하기, 점수화하기, 재평가의 4단계로 구성되어 있다.

(2) 평가방법

초기 COPM 면담에서 대상자(의사소통이 어려운 경우 일반적으로 보호자)는 자신에게 중요하거나 작업치료 중재에서 해결해 주었으면 하는 수행과제를 자기관리(ADL), 일(생산적인활동), 여가 영역 중에서 평소 어떤 과제를 수행하기를 원하고, 필요로 하고, 기대되는지를 가려내어 그 중에서 어떤 과제들의 수행에 문제가 있는지를 판단하고 그 중요도에 따라 10점 척도를 (1=전혀 중요하지 않다, 10=매우 중요하다) 부여한다. 이 중에서 중요도가 가장 높은 다섯 가지 과제에 우선순위를 두어 작업치료를 실시하고 그 결과를 평가하게 된다. 이때 점수의 변화가 작업치료의 효과가 되며 어떤 방향으로든 2점의 차이가 있는 경우 임상적으로 유의한 변화라고 할 수 있다.

(3) 연구결과

COPM 지침서에 따르면 세 가지의 연구에서 급간 내 상관 계수(intraclass correlation coefficient: ICC)를 사용하여 검사-재검사신뢰도 (test-retest reliability)검사에서 수행도와 만족도의 급간 내 상관계수는 각각 .63과 .84; .79와 .75; .80과 .89로 보고하였다. Law등(1998)과 McColl등(2000)은 COPM에 대한 타당도 연구를 통해 내용타당도(content validity), 기준관련타당도(criterion-related validity), 구성타당도(construct validity)가 있음을 증명하였다(표 4-3).

표 4-3 캐나다작업수행평가

제 1단계	제 2단계
작업수행 문제의 결정 작업수행의 문제와 관심을 결정하기 위하여, 대상자를 인터뷰하여, 일상생활인 자기관리, 생산적인 활동, 여가에 대하여 물어본다. 전형적인 하루일과를 생각해보며, 대상자 자신이 해보고 싶거나, 해볼 필요가 있는 것, 기대하는 활동을 선택하도록 한다. 선택 후에 어떤 활동이 만족하기 어려운가를 대상자에게 질문하여 본다.	중요도 평점 평점 카드를 사용하여, 각각 행동의 중요도를 1부터 10까지로 대상자로 하여금 채점하도록 한다. 제1단계의 A,B,C의 해당란에 점수를 기입한다.
제1단계 A: 자기관리	**중요도**
개인관리 (옷 갈아입기, 목욕, 식사, 위생처리 등)	
기능적이동 (옮기기, 실내, 실외의 이동)	
사회생활활동 (교통수단의 이동 쇼핑, 금융기관 이용	
제1단계 B: 생산적인활동	**중요도**
유급/무급의 생산적인 활동 (취업/직접종사, 자원봉사 등)	
가사 (청소, 세탁, 요리 등)	

놀이/학교 (놀이기술, 숙제 등)	☐ ☐ ☐

제1단계 C: 여가	중요도
정적인 오락 (취미, 수공예, 독서 등)	☐ ☐ ☐
동적인 오락 (스포츠, 산책, 여행 등)	☐ ☐ ☐
사 교 (방문, 전화, 파티 편지 등)	☐ ☐ ☐

제 3 · 4단계: 최초평가와 재평가의 점수

5개의 중요한 문제점을 대상자로부터 확인하여 아래의 난에 기입한다. 평점 카드를 사용하여, 각 문제의 수행도(어느 정도 잘 할 수 있는지)와 만족도(만족하고 있는지)를 대상자로부터 채점하도록 한다. 그 후에 총점을 계산한다. 총점은 모든 문제의 수행도와 만족도를 합산하여, 문제수로 나눈다. 재평가에서는 각 문제의 수행도와 만족도를 클라이언가 다시 한번 채점하게 한다. 새로운 점수의 변화를 계산한다.

최초평가 :			재평가	
작업수행의 문제	수행도 1	만족도 1	수행도 2	만족도 2
1.	☐	☐	☐	☐
2.	☐	☐	☐	☐
3.	☐	☐	☐	☐
4.	☐	☐	☐	☐
5.	☐	☐	☐	☐

점수 : 총점 =	수행도 1	만족도 1	재평가: 수행도 2	만족도 2
수행도 또는 만족도의 합계 / 문제수	=	=	=	=

수행도의 변화 = 수행도 점수2 [ ] − 수행도 점수1 [ ]
= [ ]

만족도의 변화 = 만족도 점수2 [ ] − 만족도 점수1 [ ]
= [ ]

만 족 도

1 2 3 4 5 6 7 8 9 10

전혀 만족할 수 없다 매우 만족한다

수 행 도

1 2 3 4 5 6 7 8 9 10

전혀 수행할 수 없다 매우 수행을 잘한다

중 요 도

1 2 3 4 5 6 7 8 9 10

전혀 중요하지 않다 매우 중요하다

※메모와 배경 정보:

초기평가:

재평가:

2) 기본적 일상생활능력(Basic-ADL; B-ADL)

일상생활능력(ADL)은 크게 두 가지로 구분한다. 첫째로 기본적 일상생활능력(Basic-ADL, B-ADL)으로 대소변 가리기, 화장실 사용, 세수하기, 목욕하기, 식사, 옷입기, 이동, 보행, 계단 오르기와 같은 기본적이고 육체적인 기능들이 포함된다. 둘째는 도구적(수단적) 일상생활능력(Instrumental-ADL; I-ADL)으로 전화사용, 물건사기, 음식장만, 돈 관리 및 재정적인 일수행, 가정 돌보기, 교통수단이용 및 길 찾기, 취미 생활, 약복용, 읽기, 세탁, TV보기 등의 여가활동, 탐구적 · 창의적 활동, 상황대응수준 등 기본적 일상생활능력에서보다 복잡한 기능들이 포함된다. 치매 환자의 일상생활능력 평가 시에는 B-ADL과 I-ADL을 모두 평가하여야 한다. 일반적으로 I-ADL은 B-ADL에 비하여 치매의 조기진단과 치매 치료제의 효과를 판정하는 데에 중요한 기준이 된다. 일상생활의 저하된 기능을 조기에 파악하여 그 기능을 회복시킬 수 있도록 개별화된 작업 치료 등 적절한 치료 계획을 세우는 것이 일상생활능력평가의 궁극적인 목표일 수 있다.

기본적 일상생활능력(Basic-ADL, B-ADL)

① 한국판 수정바델지수(Korean Version of Modified Barthel Index; K-MBI)
② 기능적 독립성 평가(Functional Independence Measure; FIM)
③ 한국판 일상생활활동 평가(Korean Activities of Daily Living; K-ADL)
④ 일상생활활동-기본(Seoul-Activities of Daily Living; S-ADL)
⑤ Katz 일상생활동작 독립 지수(Katz Index)

(1) 한국판 수정바델지수(Korean Version of Modified Barthel Index; K-MBI)

Mahoney와 Barthel(1965)이 일상생활동작의 자립도를 평가하기 위하여, 바델지수(Barthel Index)를 고안하여 세계적으로 널리 사용되었고 Fartinsky 등(1981)이 이를 수정, 보완하여 수정바델지수(Modified Barthel Index, MBI)를 발표하였다(Lee, 1995). 국내에서는 제5판을 한글로 번역하고 표준화한 한글판 수정바델지수(K-MBI)가 2007년에 발표되었다. 수정바델지수는 일상생활에 필요한 10개 항목으로 구성되어 있다. 각 항목은 과제를 수행할 수 없는 경우, 최대의 도움이 필요한 경우, 중등도의 도움이 필요한 경우, 최소의 도움이나 감시가 필요한 경우, 완전히 독립적인 경우의 5단계로 구분되어 있으며, 전 대상 항목에 대해 수행을 전혀 할 수 없는 경우 수정바델지수 0점, 독립적으로 완전히 수행 할 수 있는 경우 100점이 된다. 한글판 수정바델지수의 측정 내 신뢰도는 모든 항목에서 0.87 이상이었으며, 측정자간 신뢰도도 0.93 이상으로서 높은 신뢰도를 가지고 있다(표 4-4)

(Jung, et al., 2007).

표 4-4 한글판 수정바델지수(K-MBI)

한글판 수정바델지수 점수체계

항목	1 과제를 수행할 수 없는 경우	2 최대의 도움이 필요한 경우	3 중등도의 도움이 필요한 경우	4 최소의 도움이나 감시가 필요한 경우	5 완전히 독립적인 경우
개인위생	0	1	3	4	5
목욕하기	0	1	3	4	5
식사하기	0	2	5	8	10
용변처리	0	2	5	8	10
계단 오르기	0	2	5	8	10
옷 입기	0	2	5	8	10
대변조절	0	2	5	8	10
소변조절	0	2	5	8	10
보행	0	3	8	12	15
의자차*	0	1	3	4	5
의자/침대 이동	0	3	8	12	15
총점	/100				

수정바델지수의 일반적인 사용지침

1	평가항목의 과제를 수행할 수 없는 경우는 1로 분류하고 바델 점수는 0점에 해당한다.
2	보호자에게 거의 대부분을 의지하는 경우, 또는 누군가 곁에 있지 않으면 안전에 문제가 있는 경우는 2로 분류한다.
3	보호자에게 중등도로 의지하는 경우, 또는 과제를 끝까지 수행하기 위해 보호자의 감시가 필요한 경우는 3으로 분류한다.
4	보호자의 도움이나 감시를 최소로 필요로 하는 경우는 4로 분류한다.
5	완전히 독립적으로 과제를 수행할 수 있는 경우에는 5로 분류한다. 환자의 과제 수행 속도가 느린 경우, 그 기능의 수행을 위해 다른 사람의 도움을 필요로 하지 않는다면 점수를 아래 단계로 분류하지 않는다.

K-MBI 점수에 따라 총 점수로 환산한 의존도와 주당 도움 필요 시간			
K-MBI 점수에 따른 의존도와 도움의 양			
분류	MBI 점수합계	의존도에 따른 독립수준	주당 도움이 필요한 시간
1	0-24	완전 의존	27.0
2	25-49	심한 의존	23.5
3	50-74	중등도 의존	20.0
4	75-90	경도 의존	13.0
5	91-99	최소 의존	10.0 이하

(2) 기능적 독립성 평가(Functional Independence Measure; FIM)

기능적 독립성 평가(Functional Independence Measure)는 Granger등(1986)에 의해 개발되어 널리 사용되고 있으며, 미국에서는 uniform data system for medical rehabilitation의 일부로 사용되고 있다. 이 평가 도구는 운동 능력 부분과 인지 능력 부분으로 나뉘는데, 운동 능력 부분은 자신의 몸 관리, 괄약근 조절, 이동, 보행의 4항목으로 구성되며, 인지 능력 부분은 의사소통(communication), 사회인지(social cognition)의 2항목으로 구성되어 총 6항목으로 이루어진다. 총 18가지 동작의 세부항목으로 구분되며, 그 수행 정도에 따라 7단계의 점수를 부여한다. 환자가 전 항목을 수행하는데 전적인 도움이 필요한 경우 18점, 완전히 독립적으로 수행할 수 있는 경우 126점을 얻게 된다.

기능적 독립성 평가는 신뢰도 및 타당도가 입증되었고 환자의 전체적인 기능 상태를 잘 나타내고 표준화된 평가도구이다. 또한 식사하기 의사소통과 같은 일부 항목은 동서양의 문화적인 차이 때문에, 사용하기에 다소 문제점이 있다(표 4-5, 4-6).

표 4-5 기능적 독립성 평가(Functional Independence Measure; FIM)

평가 항목	날짜 항목	Adm. (/)	Adm. (/)	Adm. (/)	Adm. (/)
자기 관리 (self care)	A. 먹기(eating) B. 몸단장하기(grooming) C. 목욕하기(bathing) D. 상의 입고 벗기(dressing-upper) E. 하의 입고 벗기(dressing-lower) F. 화장실 이용하기(toileting)				

대소변조절 (sphincter control)	G. 배뇨조절(bladder management) H. 배변조절(bowel management)				
가동성 (mobility) 옮겨 앉기 (transfer)	I. 침대, 의자, 휠체어로 옮겨 앉기 (bed, chair, wheelchair) J. 변기로 옮겨 앉기(toilet) K. 욕조, 샤워기로 옮겨 앉기 (tub, shower)				
이동하기 (locomotion)	L. 걷기/ 휠체어 이동 (walk/wheelchair) M. 계단 오르내리기(stair)				
의사소통 (communication)	N. 이해하기(comprehension) O. 표현하기(expression)				
사회적적응 (social cognition)	P. 사회적 상호작용 (social interaction) Q. 문제해결(problems olving) R. 기억(memory)				
총점		/126	/126	/126	/126

표 4-6 기능적 독립성 평가(Functional Independence Measure; FIM) 점수

레벨	독립(Independence)	도움이 필요 없음
	7. 완전 독립[complete independence(timely, safely)]	
	6. 부분 독립[modified independence(device)]	
	중등도의존(Modified dependence)	도움이 필요함
	5. 감독(supervision)	
	4. 최소 보조[minimal assist(subject=75% +)]	
	3. 중등도 보조[moderate assist(subject=50% +)]	
	완전 의존(Complete dependence)	
	2. 최대 보조[maximal assist(subject=25% +)]	
	1. 완전 의존[total assist(subject=0% +)]	

(3) 일상생활활동-기본(Seoul-Activities of Daily Living; S-ADL)

일상생활평가-기본은 총 12개의 항목으로 구성되어 있으며, 기존 바델지수의 10가지 항목에 홀로남기, 신발 · 구두신기 항목이 추가되어 대변 가리기, 소변 가리기, 세수 · 양치질 · 머리감기, 화장실 사용 및 뒤처리, 식사하기, 옮겨가기, 실내거동 · 보행, 옷 입기, 계단 오르내리기, 목욕하기 총 12개의 항목으로 구성되어 있다. 경도치매환자에게는 기능의 저하가 보이지 않는 것으로 알려져 있으며, CDR 2-3에서 일상생활수행이 두드러지는 저하가 나타나는 것으로 보고되었다. 0~2점 척도로 총점을 0~24점으로 구성하여 점수가 높을수록 기본적 일상생활수행능력에 장애가 있는 것을 의미한다.

(4) 한국판 일상생활활동 평가(Korean Activities of Daily Living; K-ADL)

한국판 일상생활활동 평가의 7개 항목(옷 입고 벗기, 세수하기, 목욕, 식사하기, 이동, 화장실 사용, 대소변 조절)에 대해 완전 자립(1점), 부분 의존(2점), 완전 의존(3점)으로 계산하여 7개 항목의 총점을 구한다. 전체가 완전 의존인 경우의 총점은 21점이다(표 4-7).

표 4-7 한국판 일상생활활동 평가(Korean Activities of Daily Living; K-ADL)

다음의 각 기능영역에 대해 어르신에게 해당되는 보기에 표시해 주십시오.

1. 옷 입기 – 내복, 외투를 포함한 모든 옷을 옷장이나 서랍, 옷걸이에서 꺼내 챙겨 입고 단추나 지퍼, 벨트를 채우는 활동

〈질문〉 어르신은 옷을 챙겨 입을 때 다른 사람의 도움 없이 혼자서 하십니까?

□ 1. 도움 없이 혼자서 옷을 옷장에서 꺼내어 입을 수 있다.[1]
□ 2. 부분적으로 다른 사람의 도움을 받아 옷을 입을 수 있다.[2]
□ 3. 전적으로 다른 사람의 도움에 의존한다.

[1] 단추를 채우고 지퍼를 올리고 벨트를 채우는 일도 도움 없이 한다.
[2] 옷을 꺼내주고 준비해 주면 혼자 입을 수 있거나 단추, 벨트, 혹은 지퍼를 잠그는 데 도움을 받는 것도 2.에 해당

2. 세수하기 – 세수, 양치질, 머리감기를 하는 활동

〈질문〉 어르신은 세수나 양치질을 하고, 머리를 감을 때 다른 사람의 도움 없이 혼자서 하십니까?(세수는 얼굴에 물을 묻히는 정도도 괜찮음)

□ 1. 세 가지 모두 도움 없이 혼자 할 수 있다.
□ 2. 세수와 양치질은 혼자 하지만 머리감기는 도움이 필요하다.
□ 3. 다른 사람의 도움을 받지 않고는 머리감기뿐 아니라 세수나 양치질을 할 수 없다.

3. 목욕 – 욕조에 들어가서 목욕하거나, 욕조에 들어가지 않고 물수건으로 때 밀기, 샤워(물 뿌리기) 등을 모두 포함

〈질문〉 어르신은 목욕을 하실 때 다른 사람의 도움을 받지 않고 혼자서 하십니까?

□ 1. 도움 없이 혼자서 때 밀기와 샤워를 한다.[1]
□ 2. 샤워는 혼자 하나, 때는 혼자 밀지 못한다. 또는 몸의 일부 부위를(등 제외) 닦을 때만 도움을 받는다.[2]
□ 3. 전적으로 다른 사람의 도움에 의존한다.

[1] 등은 혼자 닦지 못해도 무관하며, 욕조에서 목욕할 경우에는 욕조에 들어가고 나올 때 혼자서 한다.
[2] 혼자 목욕을 할 수는 있어도 목욕을 하기 위해서는 욕조에 들어가야 하고, 이를 위해 도움이 필요하다면 2.에 해당

4. 식사하기 – 음식이 차려져 있을 때 혼자서 식사할 수 있는 능력
〈질문〉 어르신은 음식을 차려주면 남의 도움 없이 혼자서 식사를 하십니까?

□ 1. 도움 없이 식사할 수 있다.[1]
□ 2. 생선을 발라먹거나 음식을 잘라먹을 때는 도움이 필요하다.
□ 3. 식사를 할 때 다른 사람의 도움이 항상 필요하거나, 튜브나 경정맥수액을 통해 부분적으로 혹은 전적으로 영양분을 공급받는다.[2]

[1] 젓가락은 사용하지 못하나, 숟가락이나 포크를 이용해서라도 혼자 식사할 수 있는 경우에는 1.에 해당
[2] 숟가락이나 포크를 사용해도 음식을 대부분 흘리는 사람은 3.에 해당

5. 이동 – 잠자리(침상)에서 벗어나 방문을 열고 밖으로 나오는 것
〈질문〉 어르신은 이부자리에 누웠다가 일어나 방문 밖으로 나올 때 다른 사람의 도움 없이 혼자서 하십니까?

□ 1. 도움 없이 혼자서 방 밖으로 나올 수 있다.[1]
□ 2. 방 밖으로 나오는 데 다른 사람의 도움이나 부축이 필요하다.
□ 3. 들것에 실리거나 업혀야 방 밖으로 나올 수 있다.

[1] 무언가를 잡고 나오거나 지팡이, 휠체어 등의 보조기구를 사용해도 무관하며, 기어서 나오더라도 방 밖으로 혼자서 나오면 1.에 해당됨

6. 화장실 사용 – 대소변을 보기 위해 화장실에 가는 것과 대소변을 본 후에 닦고 옷을 추려 입는 활동
〈질문〉 어르신은 대소변을 보기 위해 화장실 출입 할 때 남의 도움 없이 혼자서 하십니까?

□ 1. 도움 없이 혼자서 화장실에 가고 대소변 후에 닦고 옷을 입는다.[1]
□ 2. 화장실에 가거나 변기 위에 앉는 일, 대소변 후에 닦는 일이나 대소변 후에 옷을 입는 일, 또는 실내용 변기(혹은 요강)를 사용하고 비우는 일에 다른 사람의 도움을 받는다.
□ 3. 다른 사람의 도움을 받아도 화장실 출입을 못 하거나 실내용 변기를 이용해 대소변을 볼 수 없다.

[1] 지팡이 · 보행기 · 휠체어를 이용해도 되며, 실내용 변기(혹은 요강)를 사용해도 되지만 스스로 실내용 변기를 비울 수 있어야 한다.

7. 대소변 조절 – 대변이나 소변보기를 참거나 조절하는 능력
〈질문〉 어르신은 대변이나 소변을 지리거나 흘리지 않고 잘 보십니까?

□ 1. 대변과 소변을 본인 스스로 조절한다.[1]
□ 2. 대변이나 소변조절을 가끔 실패할 때가 있다.[2]
□ 3. 대변이나 소변을 전혀 조절하지 못한다.

[1] 화장실 가기에 문제가 있어서 실내에서 보더라도 대소변을 잘 가리거나, 카테터(도관), 장루(腸屢)를 본인이 도움 없이 완벽하게 사용하면 1.에 해당
[2] 소변조절 실패가 하루 1회 정도이거나, 대변조절 실패가 주 1회 정도인 경우에 해당

(5) Katz 일상생활동작 독립 지수(Katz Index)

Katz(1963)에 의해 고안된 것으로 목욕, 옷 입기, 화장실, 이동, 용변 관리, 식사의 6개영역으로 구성되어 있다. 측정자는 각각의 6개 분야에서 기능적인 수준(독립, 도움, 의존)을 가장 잘 묘사한 상태를 선택한다. 2단계(의존0점, 독립1점)로 평가하는 방법으로 신뢰도는 낮게 평가된다. 다른 평가도구에 비하여 가장 간단하지만 너무 간단하여 민감도가 낮다. 이런 측정의 형태는 확인된 분야들 각각에 문제가 있는 작업 요소나 항목에는 적합하지 않으나 전체적인 작업의 윤곽을 잡을 수 있다(표 4-8).

표 4-8 Katz 지수(Katz Index)

아래에 나온 각 기능수행 영역마다 해당되는 것에 표시하시오.
('보조'란 감독/지시/보호자의 보조가 필요한 경우를 말한다).

목욕: 깨끗이 씻는다. 욕조 목욕 또는 샤워하기		
• 보조를 받지 않는다(욕조 이용의 경우는 혼자서 욕조에 들어가고 나온다).	• 신체의 한 부분을 씻는 데에만 보조를 받는다(등 또는 환측 하지 등).	• 신체의 두 부분 이상을 씻는데 보조를 받는다(또는 전혀 씻지 못한다).
옷 입고–벗기: 옷장 또는 서랍에서 옷을 꺼낸다. 속옷, 외투, 옷의 잠금장치 사용을 포함한다(보조도구를 사용하는 경우도 포함).		
• 보조를 받지 않고 옷장에서 옷을 꺼내서 혼자 입고 벗을 수 있다.	• 옷을 꺼내 혼자서 입고 벗을 수는 있지만 신발 끈 매기는 보조를 받는다.	• 옷 꺼내기와 입고 벗기 시 보조를 받거나 또는 옷의 일부분만 입을 수 있다. 또는 전혀 입고 벗기를 할 수 없다.
화장실 활동: 배설을 위해 화장실에서 이동이 가능하고 대소변 처리를 위생적으로 한다.		
• 보조를 받지 않고 화장실에 가서 용변을 처리하고 옷을 단정히 한다(지팡이, 보행기, 휠체어 등의 보행보조 도구를 사용해도 된다. 이동용 변기나 실내 변기를 밤에 혼자서 사용하고, 다음날에 뒤처리를 할 수 있다).	• 화장실로의 이동, 용변 처리, 옷 단정히 하기, 밤에 이동용 변기나 실내변기 사용 시 보조가 필요하다.	• 화장실에 가서 대소변을 볼 수 없다.
이동		
• 침대나 의자로 이동할 때 보조가 필요 없고 혼자서 수행이 가능하다(지팡이, 보행기 등 보행보조도구는 사용해도 무방).	• 침대/의자로 옮겨 앉기/침대에서 일어나고 앉기 시 보조가 필요하다.	• 침대 밖으로 나오고 들어가지 못한다.
소변 및 대변조절		
• 소변 및 대변조절을 혼자서 한다.	• 가끔 실수한다. 대변을 조절하는 일이 점점 쉬워진다.	• 도뇨관을 사용해야 하거나 자주 실금한다.
식사활동		
• 보조를 받지 않고 혼자서 식사할 수 있다.	• 양손을 사용하여 고기를 자르거나 빵에 버터를 바르는 활동은 어렵지만, 나머지는 혼자서 식사할 수 있다.	• 식사하는 데 보조를 받는다. 다른 사람이 일부 또는 전부를 먹여준다. 또는 튜브를 통한 영양 공급, 정맥 내 영양 공급을 받아야 한다.

2) 도구적(수단적) 일상생활능력(Instrumental-ADL ; I-ADL)

도구적(수단적) 일상생활능력(Instrumental-ADL; I-ADL)

① 한국판 수단적 일상생활활동 측정도구(Korean Instrumental Activities of Daily Living; K-IADL)
② 운동과 처리기술 평가(Assessmant of moter and process Skill; AMPS)
③ 일상생활활동-복합(Seoul-Instumental Activities of Daily Living; S-IADL)
④ Progressive Deterioration Scale(PDS)
⑤ 로턴의 수단적 일상생활활동 평가(Lawton-Brody Instrumental Activities of Daily Living; Lawton IADL)
⑥ Alzheimer's Disease Cooperative Study-Activities of Daily Living scale (ADCS-ADL)
⑦ 한국어판 치매장애 평가도구(Korean version of disability Assessment for Dementia Scale; DAD-K)

(1) 한국판 수단적 일상생활활동 측정도구(Korean Instrumental Activities of Daily Living; K-IADL)

한국판 K-IADL은 한국 치매연구회의 강수진(2002) 등에 의해 기존 사용하고 있는 ADL 내용을 참고로 개발되었다. 11개의 항목으로 0-3점 척도로 이루어져있다. '0점'은 혼자서 가능, '1점'은 약간 도움이 필요, 어려움이 있음, '3점'은 불가능이다. 항목 중에는 성별이나 발병이전의 활동여부를 고려하여 '해당없음'등급을 설정하였으며, 최종 점수는 '해당 없음'을 제외한 문항 당 평점으로 산출된다(Kang, et al., 2002).

표 4-9 한국판 수단적 일상생활활동 측정도구(K-IADL) (Kang et al., 2002)

환자의 최근 한달간의 상태를 고려하여 해당 사항에 동그라미 쳐주세요.
원래 하지 않았던 일은 '해당 없음'에 표시해 주십시오.

항목	0	1	2	3	
1. 시장보기 상점에 가서 계획한 물건들을 잊지 않으며 돈 계산에 실수 없이 구매합니까?	혼자 가능	약간 도움이 필요	많은 도움이 필요	불가능	해당 없음
2. 교통 수단 이용 대중교통을 이용하거나 스스로 운전해서 길을 잃지 않고 목적지에 갑니까?	혼자 가능	약간 도움이 필요	많은 도움이 필요	불가능	해당 없음
3. 돈 관리 용돈을 관리하고, 은행에 가서 저축을 하는 등의 돈과 관련된 일을 처리합니까?	혼자 가능	약간 도움이 필요	많은 도움이 필요	불가능	해당 없음

4. 기구 사용과 집안 일하기 진공청소기, 다리미 등의 기구들을 잘 다루고 일상적인 집안 일(예: 청소, 화초 물주기, 설거지)을 예전처럼 말끔하게 합니까	혼자 가능	약간 도움이 필요	많은 도움이 필요	불가능	해당 없음
5. 음식 준비 적절한 식사를 계획하여 재료를 준비하고, 예전과 같이 맛있게 음식을 만듭니까?	혼자 가능	약간 도움이 필요	많은 도움이 필요	불가능	해당 없음
6. 전화 사용 필요한 전화번호를 수첩에서 찾거나 기억하여 전화를 겁니까?	혼자 가능	약간 도움이 필요	많은 도움이 필요	불가능	해당 없음
7. 약 복용 시간과 용량을 지켜 약을 먹습니까?	혼자 가능	약간 도움이 필요	많은 도움이 필요	불가능	해당 없음
8. 최근 기억 약속, 어제의 일 또는 다른 사람에게 전달해야 할 전화 내용 등을 기억합니까?	정상	약간 어려움 있음	많은 어려움 있음	불가능	해당 없음
9. 취미 생활 종교, 독서, 바둑, 장기, 화투, 산책, 등산, 운동 등의 예전에 하던 취미를 그대로 잘 수행합니까?	정상	약간 어려움 있음	많은 어려움 있음	불가능	해당 없음
10. 텔레비전 시청 집중해서 텔레비전을 보며 그 내용을 이해합니까?	정상	약간 어려움 있음	많은 어려움 있음	불가능	해당 없음
11. 집안 수리 못박기나 전구 끼우기 같은 집안 잡일 을 수행합니까?	혼자 가능	약간 도움이 필요	많은 도움이 필요	불가능	해당 없음

◆ 평점(총점/11 문항 – '해당 없음' 문항 수): (/)점

원장원(2002)에 의해 개발된 한국형 K-IADL은 10문항으로 구성되어 있다. 이중 '집안일' '식사준비' '빨래하기' '금전관리'의 4개 문항에 대해서 '하지 않는다'로 답변을 한 경우, 환자가 '할 수 있는데 하지 않는 것인지' 또는 '해본 적이 없는지' 추가로 묻게 되어 있으며 부분적으로 수행할 수 있는 경우에 대한 예시와 채점 방법에 대한 안내가 있다(Won, 2002). 모든 문항에 대해 '해당 없음' 항목을 표시할 수 있게 되어 있다. 채점 시에는 '해당 없음'에 표시된 문항은 제외하고 남은 문항의 문항당 평점을 산출하는 방식으로 평가한다(표 4-10).

표 4-10 한국판 수단적 일상생활활동 측정도구(K-IADL)

다음의 각 기능 영역에 대해 어르신에게 해당되는 보기에 표시해 주십시오.

1. 몸단장 – 빗질, 화장하기, 면도, 손/발톱 깎기 활동
〈질문〉 어르신은 머리 빗질, 손발톱 깎기, 화장, 면도를 남의 도움 없이 혼자서 하십니까?

□ 1. (기구만 준비되어 있으면) 다른 사람의 도움 없이 빗질, 손/발톱 깎기, 화장 또는 면도 등을 혼자서 한다.
□ 2. (기구가 준비되어 있더라도) 빗질, 손/발톱 깎기, 화장 또는 면도 중 1~2가지는 다른 사람의 도움을 받아야만 한다.
□ 3. (기구가 준비되어 있더라도) 다른 사람의 도움을 받지 않고는 빗질, 손/발톱 깎기, 화장 또는 면도 등을 하지 못한다.

2. 집안일 – 실내청소, 설거지, 침구정리, 집안 정리정돈하기
〈질문〉 어르신은 집안의 일상적인 청소나 정리정돈, 침구정리, 설거지 등을 다른 사람의 도움 없이 혼자서 하십니까?

□ 1. 도움 없이 혼자서 집안일을 한다.
□ 2. 집안일을 할 때 부분적으로 다른 사람의 도움을 받는다.[1]
□ 3. 집안일을 할 수 없어서 다른 사람의 도움에 전적으로 의존한다.
□ 4. 집안일을 하지 않는다. → ※ 추가 질문으로
※ 추가 질문: 다음 중 환자에게 맞는 것을 고르시오.
□ 4-1. 집안일을 할 수 있지만 하지 않는다.
□ 4-2. 집안일을 해본 적이 없다.

3. 식사 준비 – 음식재료를 준비하고, 요리하고, 상을 차리는 활동
〈질문〉 어르신은 식사 준비(음식재료를 준비하고, 요리를 하고, 밥상을 차리는 일)를 다른 사람의 도움 없이 혼자서 하십니까?

□ 1. 도움 없이 혼자서 밥과 반찬을 하고 상을 차린다.
□ 2. 식사 준비에 부분적으로 다른 사람의 도움을 받는다.[1]
□ 3. 식사 준비를 할 수 없어서 전적으로 다른 사람의 도움에 의존한다.
□ 4. 식사 준비를 하지 않는다. → ※ 추가 질문으로
※ 추가 질문: 다음 중 환자에게 맞는 것을 고르시오.
□ 4-1. 식사 준비를 할 수 있는데 하지 않는다.
□ 4-2. 식사 준비를 해본 적이 없다.

[1] 음식재료만 다른 사람이 준비해주면 혼자 요리하고 차릴 수 있다든지, 밥은 혼자 할 수 있으나 반찬 만들기는 다른 사람의 도움을 받아야 한다든지, 반찬은 할 수 없지만 이미 요리된 음식을 데워서 먹을 수 있다면 2.에 해당

4. 빨래하기 – 손으로 직접 하거나 세탁기를 이용하여 빨래를 하고 세탁한 후 널어 말리는 활동을 포함한다.
〈질문〉 어르신은 빨래(손으로 하거나 세탁기를 이용하는 것에 상관없이)를 다른 사람의 도움 없이 혼자서 하십니까?

□ 1. 도움 없이 혼자서 빨래를 한다.[1]
□ 2. 빨래를 할 때 부분적으로 다른 사람의 도움을 받는다.[2]
□ 3. 빨래를 할 수 없어서 전적으로 다른 사람의 도움에 의존한다.
□ 4. 빨래를 하지 않는다. → ※ 추가 질문으로
※ 추가 질문: 다음 중 환자에게 맞는 것을 고르시오.
□ 4-1. 빨래를 할 수 있는데 하지 않는다.
□ 4-2. 빨래를 해본 적이 없다.

[1] 세탁기를 이용해 빨래해도 무방함
[2] 큰 빨래는 못해도 속옷이나 양말 정도는 빨 수 있거나, 빨래는 하지만 널 수 없는 경우는 2.에 해당

5. 근거리 외출 – 교통수단을 이용하지 않고 가까운 상점, 관공서, 병원, 이웃 등을 다녀오는 활동
〈질문〉 어르신은 걸어서 갔다올 수 있는 상점이나 이웃, 병원, 관공서 같은 가까운 곳의 외출을 다른 사람의 도움 없이 혼자서 하십니까?

□ 1. 도움 없이 혼자서 근거리 외출을 한다.[1]
□ 2. 혼자서는 외출을 못하지만 도움을 받아 외출한다.[2]
□ 3. 도움을 받아도 외출을 전혀 하지 못한다.

[1] 외출할 때 지팡이나 휠체어 등 보조기구를 사용해도 무관
[2] 휠체어에 태워 주면 혼자 외출할 수 있는 경우에는 2.에 해당

6. 교통수단 이용 – 버스, 전철, 택시 등의 대중교통수단을 이용하거나 직접 차를 몰고 먼 거리를 다녀오는 활동
〈질문〉 어르신은 버스, 전철, 택시, 승용차를 타고 외출을 할 때 남의 도움없이 혼자서 하십니까?

□ 1. 도움 없이 혼자 모든 교통수단을 이용하거나 직접 차를 운전한다.
□ 2. 버스나 전철을 이용할 때는 다른 사람의 도움을 받는다.
□ 3. 택시나 전철을 이용할 때에도 다른 사람의 도움을 받는다.
□ 4. 다른 사람의 도움을 받아도 교통수단을 전혀 이용할 수 없거나 남의 등에 업히거나 들것에 실려야만 교통수단을 이용할 수 있다.
* 도움이란, 부측을 받아 차에 타고 내리거나 남과 동행하는 것을 말함

* 택시나 승용차는 도움 없이 혼자서 이용할 수 있는 상태를 말함

7. 물건 사기(쇼핑) – 상점에 들어갔을 때 필요한 물건을 결정해서 구입한 다음 돈을 지불하는 능력(상점까지 가거나, 산 물건을 들고 오는 것은 고려하지 말 것)
〈질문〉 어르신은 사고 싶은 물건을 사려고 상점에 갔을 때 다른 사람의 도움 없이 혼자서 구입하십니까?

□ 1. 도움 없이 혼자서 필요한 물건을 모두 구입한다.
□ 2. 1~2가지 물건을 혼자서 구입할 수 있으나, 여러 가지 물건을 살 때는 다른 사람의 도움이 필요하다.
□ 3. 어떠한 물건을 사든지 다른 사람이 동행해 주어야 한다.
□ 4. 쇼핑을 전혀 할 수 없으며, 다른 사람이 필요한 물건을 대신 사다주어야 한다.

8. 금전관리 – 용돈, 통장 관리, 재산 관리를 하는 활동
〈질문〉 어르신은 용돈이나 통장 관리, 재산 관리 같은 금전 관리를 남의 도움 없이 혼자서 하십니까?

□ 1. 도움 없이 혼자서 모든 금전 관리를 한다.
□ 2. 용돈 정도의 금전관리는 할 수 있으나, 큰 돈 관리는 다른 사람의 도움을 받는다.
□ 3. 금전 관리를 할 수 없어서 전적으로 다른 사람의 도움에 의존한다.
□ 4. 금전 관리를 하지 않는다. → ※추가 질문으로
※추가 질문: 다음 중 환자에게 맞는 것을 고르시오.
□ 4-1. 금전관리를 할 수 있는데 하지 않는다.
□ 4-2. 금전관리를 해본 적이 없다.

9. 전화사용 – 전화번호를 찾고, 걸고 또 받는 활동
〈질문〉 어르신은 전화를 걸고 받는 일을 다른 사람의 도움 없이 혼자서 하십니까?

□ 1. 혼자서 전화번호를 찾아서 걸 수 있다.
□ 2. 알고 있는 전화번호 몇 개만 걸 수 있다.
□ 3. 전화를 받을 수는 있지만 걸지는 못한다.
□ 4. 전화를 걸지도 받지도 못한다.

10. 약 챙겨 먹기 – 제 시간에 정해진 양의 약 먹기
〈질문〉 어르신은 다른 사람의 도움 없이 혼자서 약을 잘 챙겨 드십니까?

□ 1. 제 시간은 필요한 용량을 혼자 챙겨 먹을 수 있다.
□ 2. 필요한 양의 약이 먹을 수 있게 준비되어 있다면, 제 시간에 혼자 먹을 수 있다.
□ 3. 약을 먹을 때마다 다른 사람이 항상 챙겨주어야 한다.

(2) 운동과 처리기술 평가(Assessment of Motor and Process Skill; AMPS)

Fischer(1990)에 의해 개발된 도구로 기본적인 일상생활과 수단적일상생활을 신체적인 노력(effort), 효율성(efficiency), 안전성(safety), 자립성(independence)의 4가지 단계로 평가한다(Fisher, 2003). 중증 장애인부터 일반인까지 약간이라도 ADL활동에 참여할 수 있는 사람이면 진단명과 관계 없이 평가 할 수 있으므로 치매노인을 포함하여 3세 이상의 모든 사람에게 운동과 처리기술(process skill)을 평가한다. 피험자가 50개 이상의 항목 중 피험자가 익숙한 2~3개 수단적 일상생활동작 과제를 선택하여 운동기술(motor skill) 16개 항목과 처리기술(process skill) 20개 항목을 채점한다. 최근 평가대상의 과제는 85개로 확대되었고 신뢰도와 타당도가 높은 것으로 보고되었다. 단점은 평가자가 별도 교육 과정을 이수해야 하며, 운용 컴퓨터용 프로그램을 구매해야 한다는 것이다. 또한 아직 다양한 질환에 대한 임상적 응용의 연구 보고가 적다. 작업치료사가 시행하는 일상생활 평가도구이면서도 작업수행을 개선하기 위한 지침이 된다. 작업수행분석에 기초해서 평가를 하기 때문에 치매노인의 작업수행상의 문제를 명확히 하고 접근할 수 있다(표 4-11, 4-12).

표 4-11 운동과 처리기술 평가(Assessment of Motor and Process Skill; AMPS) 과정

익숙하고 적절한 과제를 결정하기 위해 대상자와 인터뷰한다.
일상생활 과제 2,3개를 선택한다.
과제를 미리 연습해 본다.
연습되었던 과제를 실제로 수행한다.
과제 수행에서 관찰된 것을 운동 및 처리기술항목에 채점한다.
채점한 것을 컴퓨터에 입력하여 보고서를 작성한다.
AMPS 결과를 해석하고, 작업치료계획을 세운다.
작업치료를 실시한 후 수행 변화를 재평가 한다.

표 4-12 운동과 처리기술 평가(Assessment of motor and process Skill; AMPS)

직업치료사: ____________________

고객: ____________________

고객 ID: __________ 나이: ______

성별: 남성 ______ 여성 ______

주진단명: ____________________

2차 진단명: ____________________

평가 날짜: ____________________

과제 관찰 번호: 1 ___ 2 ___ 3 ___ 4 ___

과제 번호: ____________________

과제: ____________________

이 과제의 전반적인 수행의 질 평가기준

	문제 없음				과도한	
노력의 증가	1	2	3	4	5	6
효율성의 저하	1	2	3	4	5	6
안정성의 저하	1	2	3	4	5	6
도움 제공의 필요	1	2	3	4	5	6

지역사회에서 거주할 수 있는 기능수준 채점기준

____ 지역사회에서 자립해서 생활할 수 있다.

____ 지역사회에서 최소한의 도움/감독을 받으며 살 수 있다.

____ 지역사회에서 중등도/최대한의 도움이 필요하다.

ITEM RAW SCORES

완벽함 = 4 의심스러운 = 3 비효율적 = 2 부적합 = 1

자세잡기				
안정하기(Stabilizes)	4	3	2	1
정렬하기(Aligns)	4	3	2	1
자세취하기(Positions)	4	3	2	1
대상물 손에 넣고 유지하기				
뻗기(Reaches)	4	3	2	1
굽히기(Bends)	4	3	2	1
잡기(Grips)	4	3	2	1
조작하기(Manipulates)	4	3	2	1
협응하기(Coordinates)	4	3	2	1
자신과 대상 움직이기				
옮기기(Moves)	4	3	2	1
들기(Lifts)	4	3	2	1
걷기(Walks)	4	3	2	1
이동하기(Transports)	4	3	2	1
조절하기(Callibrates)	4	3	2	1
흐름(Flows)	4	3	2	1
수행 지속하기				
지구력(Endures)	4	3	2	1
속도(Pace)	4	3	2	1
주의하기(Attends)	4	3	2	1
유념하기(Heeds)	4	3	2	1
지식 적용하기				
선택하기(Chooses)	4	3	2	1
사용하기(Uses)	4	3	2	1
다루기(Handles)	4	3	2	1
정보 찾기(Inquires)	4	3	2	1
시간적 조직화				
시작하기(Initiates)	4	3	2	1
지속하기(Continues)	4	3	2	1
순서화(Sequences)	4	3	2	1
종료(Terminates)	4	3	2	1
공간과 대상물 조직화하기				
찾기/위치알기(Searches/Locates)	4	3	2	1
모으기(Gathers)	4	3	2	1
구조화(Organizes)	4	3	2	1
복구하기(Restores)	4	3	2	1
돌아다니기(Navigates)	4	3	2	1
수행을 조절하기				
인식/반응하기(Notices/Responds)	4	3	2	1
조정하기(Adjusts)	4	3	2	1
적합화(Accommodates)	4	3	2	1
유익화(Benefits)	4	3	2	1

(3) 일상생활활동-복합(Seoul-Instumental Activities of Daily Living; S-IADL)

일상생활평가-복합(S-IADL)은 총 15개의 문항으로 이루어져 있다. 문항 각각에 0~3점 척도로 평가 범위의 단일화를 통해 제한점이 보완되었다. 대상자의 성별, 연령, 학력에 따른 영향과 문화적 차이로 인한 영향을 최소화하기 위해서 모든 항목에 대해 현재 환자가 독립적으로 수행할 수 있는 정도를 평가하는 '현재실행'과 현재 독립적으로 수행하지 않더라도 환자의 잠재적인 능력을 고려할 때 수행할 수 있는지 여부를 평가하는 '잠재능력'부분으로 나누어 평가하도록 되어 있다. 현재 독립적인 수행 정도를 파악하는 것이 중요하다고 판단되어, 평가 시 현재실행 능력에 초점을 두었으며, 분석된 결과 역시 현재실행에 기초하였다. 따라서 잠재능력에 대한 해석은 임상가가 성별, 학력, 문화적 차이 등을 고려하여 융통성 있게 평가에 반영해야 할 것이다(Ku et al., 2004).

표 4-13 평가 방법

※ 최근 한 달 간의 상태를 고려하여"현재실행"과"잠재능력" 모두 표시해 주십시오.

※ "현재실행"은 실제로 지금 하고 있는지의 실행여부를 평가하는 것이고, "잠재능력"은 실제로 지금하고 있지는 않지만, 만약에 직접 한다면 얼마나 할 수 있는지 능력여부를 평가하는 것입니다. 예를 들어, 3. 음식준비, 요리하기 경우 지금 식사준비나 요리 등을 다른 사람이 해서 전혀 하고 있지 않다면 현재실행은 ③이 됩니다. 하지만 실제로 요리를 할 경우, 음식을 만들긴 해도, 간이 맞질 않거나 음식 맛이 떨어진다면 잠재능력은 ②가 됩니다. 그 외 지금까지 한 번도 해본 적이 없다면 "해당 없음"에 표시하고, 그렇지만 현재 기능 상태를 고려했을 때, 직접 음식을 만든다면 어느 정도나 할 수 있는지를 "잠재능력"에 표시해 주십시오.

표 4-14 일상생활활동-복합(S-IADL)

환자성명: ________

	현재실행	잠재능력
1. 전화사용: 필요한 전화번호를 찾기, 전화걸기, 전화받기 등을 혼자 하십니까? ⓪ 모르는 전화번호도 전화번호부를 찾거나 114 안내를 통해서 전화를 건다. ① 아주 잘 아는 전화번호 몇 개만 전화를 건다. ② 혼자서 전화를 받을 수는 있지만 걸지는 못한다. ③ 전혀 전화를 받지도 걸지도 못한다.		
2. 물건사기, 쇼핑: 상점에 가서 필요한 물건을 고르고, 정확한 액수의 돈을 지불합니까? ⓪ 다른 사람의 도움 업이 필요한 물건을 고르고 정확한 액수의 돈을 지불한다. ① 필요한 물건 한두 가지 정도만 혼자서 구입하며, 도움을 주면 여러가지 물건도 구입한다. ② 물건을 고르거나 돈을 지불할 때 항상 동행하는 사람이 도와주어야 한다. ③ 물건을 전혀 구입하지 않는다.		

3. **음식준비, 요리하기**: 재료를 준비해서 요리를 하거나 밥상을 차리는데 다른 사람의 도움 없이 합니까? ◎ 다른 사람의 도움 없이직접 요리를 하고 밥상을 차린다. ① 음식을 만들어 밥상을 차리기는 하나 간이 맞질 않거나 음식 맛이 떨어진다. ② 누군가 음식을 만들어 놓으면, 찾아 먹거나 데워먹기는 한다. ③ 음식 준비를 스스로 하지 않는다. ㅁ해당없음: 지금껏 요리를 하거나 밥상을 차려본 적이 한번도 없다.		
4. **집안일 하기**: 청소, 설거지, 집안수리, 집주변 쓸기, 손빨래 같은 집안일을 예전처럼 잘합니까? ◎ 별다른 어려움 없이 혼자 한다. ① 설거지, 침구정리 등 몇 가지 가벼운 일만 깔끔하게 하는 편이다. ② 가벼운 집안일을 하기는 하지만 깔끔하지 못해 다른 사람이 다시 손봐야 한다. ③ 집안 일을 전혀 하지 않으며, 다른 사람의 도움에 전적으로 의지하고 있다.		
5. **대중교통 이용**: 버스, 전철, 택시 등의 대중교통을 이용하거나 직접 차를 몰고 먼 거리를 다녀옵니까? ◎ 대중교통을 이용해 혼자 다니거나, 직접 운전을 한다. ① 버스나 전철을 이용할 때 다른 사람의 도움이 필요하다. ② 택시나 자가용을 이용할 때 다른 ③ 먼 거리 여행을 하지 못한다.		
6. **근거리 외출**: 교통수단을 이용하지 않고 가까운 수퍼나 약수터, 경로당 등 걸어서 다녀올 수 있는 곳의 외출을 도움 없이 합니까? ◎ 누군가의 도움 없이도 가까운 거리는 혼자 외출한다. ① 지리에 익숙한 몇 곳(약수터, 상점, 시장 등)만 혼자 외출한다. ② 외출을 하려면 누군가 동행해야 한다. ③ 외출을 전혀 하지 않고 집에만 있으려 한다.		
7. **약 챙겨먹기**: 정해진 시간에 정해진 양의 약을 혼자서 잘 챙겨 드십니까? ◎ 도움 없이도 정확한 시간에 올바른 양의 약을 먹는다. ① 약을 준비해주면, 제 시간에 혼자 약을 먹는다. ② 약 먹을 시간을 알려주면, 제 시간에 혼자 약을 먹는다. ③ 약을 먹을 때마다 항상 다른 사람이 챙겨주어야 한다.		
8. **자기 돈관리**: 용돈이나, 공과금, 통장관리, 재산관리 등 돈 관리를 혼자합니까? ◎ 도움 없이도 곤 관리를 할 수 있으며, 돈의 쓰임새를 알고 있다. ① 집안의 사소한 하루하루 수입 지출(반찬거리, 집안용품)은 할 수 있으나, 공과금 납부 같은 은행일이나 중요한 돈관리는 누군가의 도움을 받아야 한다. ② 자신의 간단한 용돈관리만 한다. ③ 금전관리를 전혀 하지 않는다.		
9. **몸단장 및 치장**: 머리빗기, 면도, 화장 손톱깎기 등 몸단장을 혼자 합니까? ◎ 다른 사람의 도움 없이 혼자의 힘으로 직접 도구(빗, 화장품, 손톱깎기 등)를 찾아서 몸단장한다. ① 도구를 찾아주면 혼자서 빗질, 면도/화장, 손톱깎기 등을 한다. ② 도구를 찾아주어도 이 중 한두 가지는 도움을 받아야 한다. ③ 다른 사람의 도움을 받지 않고는 이 모든 것들을 하지 못한다.		

10. 가전제품 이용: TV, 세탁기, 청소기, 다리미, 헤어드라이어 등 가전제품을 사용합니까?
◎ 전원을 끄고 켜는 것이 가능하며, 버튼을 조작하여 작동시킬 수 있다.
① 전원을 끄고 켜는 것이 가능하며, 작동시키기 위해서는 약간의 도움이 필요하다.
② 전원을 끄고 켜는 것만 가능하다.
③ 가전제품을 사용하지 않으며, 사용하기 위해서는 전적으로 도움이 필요하다.

11. 소지품 관리하기: 옷, 안경, 지갑, 열쇠, 휴대폰 등과 같은 자신의 소지품들을 혼자 관리합니까?
◎ 별다른 도움 없이도 자기 물건을 지정된 곳에 놓고 다시 찾을 수 있다.
① 자신의 소지품을 찾지 못하는 경우가 가끔 있다.
② 소지품을 어디에 놓았는지 찾지 못하는 경우가 자주 있다.
③ 소지품을 찾지 못해 항상 옆에서 찾아주어야 한다.

12. 문단속하기: 열쇠나 비밀번호 등을 이용하여 대문을 정확하게 열거나 닫습니까?
◎ 다른 사람의 도움 없이도 문단속을 잘한다.
① 문단속하도록 이야기하면, 혼자 문을 열고 잠근다.
② 문단속을 하기는 하나 제대로 하지 못해 항상 확인해봐야 한다.
③ 문단속을 하지 않는다.

13. 약속과 모임 지키기: 사전에 계획된 모든 종류의 모임(야유회나 소풍, 집안 생일, 제사) 등, 다른 사람들과의 약속이나 모임을 잘 지켰습니까?
◎ 달력에 적어놓거나 기억을 잘 해서 대부분의 약속을 잘 지켰다.
① 대체로 잘 기억하는 편이지만, 가끔씩 잊어버리고 약속을 못 지킬 때도 있다.
② 약속이 있는 날이나 그 전날, 옆에서 약속시간을 가르쳐줘야 기억할 수 있다.
③ 약속을 가르쳐 주었음에도 불구하고 약속 자체를 기억하지 못한다.

14. 최근에 있었던 일 이야기하기: 최근 한달 동안 이어던 집안일이나, 국내의 중요한 뉴스 등에 대해 이야기합니까?
◎ 간접적으로 전해들었거나 TV에서 본 것 등을 기억해서 이야기 한다.
① 전해들은 것은 자주 잊어버리지만 직접 봤던 일에 대해서는 이야기한다.
② 직접 봐던 일도 종종 잊어버려 이야기하지 못하는 때가 있다.
③ 최근에 있었던 일을 전혀 이야기하지 못한다.

15. 여가활동, 취미생활: 예전부터 해오던 화투, 장기, 바둑, 뜨개질, 정원 가꾸기 등의 소일거리나 마실, 노인정 가기와 같은 여가, 취미생활을 항상 하고 있다.
◎ 주위의 도움 없이 자신이 원하는 취미생활을 항상 하고 있다.
① 가끔씩 취미생활을 하는 편이다.
② 취미생활이 상당히 제안되어 있어서 기껏해야 노인정에 가서 대화하는 정도다.
③ 여가활동이나 취미생활을 하지 않는다.

점수	현재실행	잠재능력
	(　　) / 45	(　　) / 45

(4) Progressive Deterioration Scale (PDS)

Progressive Deterioration Scale (PDS)은 전반적인 퇴화 척도(Global Deterioration Scale; GDS)에 기반하여 일상생활활동의 변화를 반영하도록 고안되었다. 사회활동 참여, 취미 생활, 대화나 토의 수준 변화도 반영하도록 하여 광범위한 기능변화 영역을 포함한다.

(5) 로턴의 수단적 일상생활활동 평가(Lawton-Brody Instrumental Activities of Daily Living; Lawton IADL)

1969년 Lawton과 Brody에 의해 개발된 도구로 너싱 홈이나 정신과, 가정 서비스를 제공받는 60세 이상 노인을 대상으로 기능 상태를 평가하고, 퇴원 시 환자의 사회복귀 가능성을 확인하는 자료로 사용하기 위한 목적으로 사용된다. 항목은 8개로 각항목당 2점척도로 가중별 점수는 다르게 채점된다(표 4-15) (Lawton & Brody 1988; Graf, 2009).

제4장

표 4-15 로턴의 수단적 일상생활활동 평가

평가항목	항목별 가중 점수
A. 전화기 사용	
1. 혼자서 정확하게 직접 전화를 건다(전화번호를 찾아서 전화하는 활동포함).	1
2. 알고 있는 2~3개의 번호에 전화를 건다.	1
3. 전화를 받기는 하지만 본인이 걸지는 않는다.	1
4. 전화를 전혀 사용하지 못한다.	0
B. 전화기 사용	
1. 모든 쇼핑을 혼자서 한다.	1
2. 간단한 쇼핑은 혼자서 한다.	0
3. 쇼핑 시 보호자가 필요하다.	0
4. 쇼핑은 전혀 할 수 없다.	0
C. 전화기 사용	
1. 메뉴 준비, 조리하기, 상차림을 혼자서 안전하게 수행한다.	1
2. 간단한 재료를 사용해 조리를 할 수 있다.	0
3. 조리된 식품을 데우는 정도와 간단한 조리를 하지만 영양을 고려한 음식은 못한다.	0
4. 보호자 없이는 조리, 상차림을 할 수 없다.	0
D. 집안 관리 및 유지	
1. 집안 살림을 혼자서 안전하게 할 수 있다(힘든 일에서만 가끔 보조가 필요).	1
2. 설거지, 이불 준비 정도의 간단한 작업을 한다.	1
3. 간단한 작업 정도는 할 수 있지만 청결위생을 유지하지 못한다.	1
4. 집안 관리 및 유지 시, 모든 일에 보호자의 도움이 필요하다.	1
5. 집안 관리를 전혀 할 수 없다.	0
E. 세탁	
1. 세탁을 혼자서 안전하게 수행한다.	1
2. 양말처럼 작은 것은 혼자서 세탁할 수 있다.	1
3. 세탁을 전혀 할 수 없다.	0

F. 외출을 위한 이동	
1. 대중교통, 자가용을 이용하여 혼자서 안전하게 외출할 수 있다.	1
2. 택시 이용을 제외한 모든 대중교통수단을 이용하여 외출하기는 어렵다.	1
3. 외출 시 보호자가 반드시 필요하며 동행지와 함께 대중교통수단을 이용한다.	1
4. 보호자와 함께 택시나승용차를 이용할 때도 제한점이 있다.	0
5. 외출을 전혀 할 수 없다.	0
G. 복약	
1. 혼자서 안전하게 시간에 맞춰 약을 먹을 수 있다.	1
2. 미리 먹을 만큼 나누어 놓으면 시간 맞춰 약을 먹을 수 있다.	0
3. 보호자 없이 혼자서 약 먹기를 전혀 할 수 없다.	0
H. 재정 관리	
1. 재정 관리를 혼자서 할 수 있다(예. 은행업무, 청구서 관리, 관리비 지불 등).	1
2. 물건 구입을 위한 과제에 제한점이 있으며, 복잡한 은행업무는 보호자가 필요하다.	1
3. 화폐를 전혀 다룰 수 없다.	0

(6) Alzheimer's Disease Cooperative Study-Activities of Daily Living scale (ADCS-ADL)

ADCS-ADL은 모든 치매의 시기나 질환의 종류에 상관없이 ADL을 평가할 수 있는 방법이다. 이 방법은 총 45개의 항목을 포함하고 있으며, 환자의 인지장애의 심한 정도에 따라 항목을 선택하여 평가할 수 있다. 즉, 경도 및 중등도의 알츠하이머병 환자에게는 23개의 항목을 평가하고, 중증 알츠하이머병 환자에게는 19개, 경도인지장애 환자에게는 18개 항목으로 평가하도록 되어 있으며, I-ADL과 B-ADL을 모두 평가할 수 있다는 장점을 갖고 있는 측정법이다(표 4-16) (Galasko et al., 1997).

표 4-16 구체적인 치매의 종류와 단계에 따른 ADL 평가방법

단계	평가방법
경도 및 중등도의 알츠하이머병	ADCS-ADL의 23개 항목은, 환자의 식사능력, 보행능력, 화장실에서의 대소변 해결 능력, 목욕하기, 몸단장하기, 옷 입기 등의 BADL과 전화사용, 뜨거운 차나 찬 음료수를 스스로 준비한 적 있는지, 쓰레기를 적절한 곳에 버리는지 등의 IADL을 함께 평가할 수 있다. 장보기, 다른 사람과의 약속이나 모임, 혼자 있었던 경우가 있었는지, 잡지, 신문 또는 책 등을 5분 이상 읽은 적이 있는지, 글을 쓴 적이 있는지 등 항목은 중증의 알츠하이머병에서 검사하지 않아도 된다.
중등도 및 중증의 알츠하이머병	ADCS-ADL 중 19문항을 선택하여 Basic ADL과 IADL을 평가할 수 있고, 간병인을 대상으로 DAD를 평가하거나, IADL과 PSMS (physical self-maintenance scale)를 함께 측정하는 ADFACS도 활용할 수 있다. ADCS-ADL 19문항에서는 지난 4주간 남의 도움 없이 손이나 얼굴을 스스로 씻었는지, 도움 없이 물을 쓴 후 수돗물을 잠구었는지, 어두운 방에 들어갈 때 스스로 불을 켜는지, 방에서 나오거나 잠자러 갈 때 스스로 불을 끄는지 등을 평가한다.

(7) 한국어판 치매장애 평가도구(Korean version of disability Assessment for Dementia Scale; DAD-K)

DAD는 B-ADL(위생, 옷 입기, 배설, 섭식), I-ADL(식사 준비, 전화걸기, 외출하기, 금전 취급 및 통신, 약복용)과 여가활동(여가와 가사)을 평가하는 10가지의 행동영역을 포함한다. 최근 2주 이내에 10가지 행동영역에서 개시 장애, 계획 및 준비장애, 유효한 행동 수행장애 3가지 요소를 총 46개 문항으로 구성하여, 총점 100점 만점으로 평가하도록 되어 있다. 주로 간병인과의 면담을 통해 환자의 능력을 평가한다(Suh, 2003).

3. 여가

여가는 일에서 은퇴한 노인에게 정체감과 삶의 만족도를 높이고, 활동적인 삶을 제공하여 질병의 발병을 지연시킬 수 있다. Bundy와 Clemson(2009)은 노인의 여가 경험을 통제감, 동기, 자유로 정의하는데 이는 실제적 생활에서 제약이 있을 때 경험할 수 있다. 작업치료사는 노인들이 활동에 지속적으로 몰두하는 양을 알고, 노인들이 스스로 활동을 정의하고, 처리하고, 적응하고, 즐길 수 있도록 도움을 주어야 한다.

여가 평가

① 여가 흥미체크리스트(Interest Checklist; IC)(Kielhofner, 2007)

(1) 여가 흥미체크리스트(Interest Checklist; IC)(Kielhofner, 2007)

여가 활동 평가는 개인의 흥미와 유형들과 특성들에 관한 자료를 소집하고 이것들을 통해 일생에 걸쳐 관련된 흥미를 예견할 수 있는 도구로 성인을 위해 제작되었으나 청소년부터 노인에게 유용하게 사용할 수 있다(Katz, 1988). UCLA의 Neuropsychiatric Institute에 있는 정신병 입원환자를 대상으로 최초로 평가되었으며 Rogers, Weinstein과 Figone(1978)에 의해서 3주 간격으로 이루어진 검사-재검사 신뢰도는 .84~.92이며 질문지를 이용하여 면접으로 진행한다. 결과 해석은 흥미 있는 작업을 발견하여 각 개인의 역할, 활동의 유형, 능력에 대한 정보를 얻을 수 있어 개인별로 치료 계획 설정에 사용할 수 있다.

① 관심 체크리스트의 평가

Matsutsuyu's Interest Checklist는 80개의 다른 활동에서 개인의 흥미의 강도를 검사할 수 있다(Katz, 1988). 활동구성과 작업적 역할 과거력은 여가에 대한 흥미를 고려한 대상자의 정보를 얻을 수 있는 좋은 도구이다. 활동구성도구는 대상자의 교육, 일 과거력, 가치, 다른 계획과 흥미 등에 관한 정보를 얻을 수 있다. 작업적 역할 과거력은 활동에서 균형을 결정할 때 사용된다(표 4-17).

표 4-17 여가 흥미체크리스트(Interest Checklist; IC)

활동	과거 당신은 다음의 여가활동이 얼마나 경험이 있습니까?		현재 당신은 다음의 여가활동들을 얼마나 하고 있습니까?		앞으로 당신은 다음의 여가활동을 얼마나 할 예정입니까	
일상생활활동	**자주**	**가끔**	**자주**	**가끔**	**자주**	**가끔**
1) 청소						
2) 세탁						
3) 요리						
4) 치장하기(옷/화장)						
5) 원예/정원관리						
6) 동, 식물 돌보기						
인지활동	**자주**	**가끔**	**자주**	**가끔**	**자주**	**가끔**
7) TV보기						
8) 라디오 듣기						
9) 신문보기						
10) 경연, 강습회						
11) 평생교육						
12) 학습						
13) 연구						
14) 독서						
15) 그림그리기						
16) 붓글씨 쓰기						
17) 컴퓨터, 워드작업						
18) 시, 시조, 연가 만들기						
19) 바둑, 장기						
20) 화투, 카드						

신체활동	자주	가끔	자주	가끔	자주	가끔
21) 누워 쉬기						
22) 요가						
23) 골프						
24) 게이트볼						
25) 댄스						
26) 등산						
27) 수영						
28) 체조						
29) 야외산책						
30) 스포츠						
31) 조깅						
32) 에어로빅						
33) 목공						
34) 수공예						
35) 도예						
36) 낚시						
사회활동	자주	가끔	자주	가끔	자주	가끔
37) 쇼핑						
38) 이야기 하기						
39) 종교						
40) 노인정, 노인대학						
41) 전화						
42) 편지쓰기						
43) 가족모임						
44) 자원봉사						
45) 경조사 참여						
46) 정치활동						
47) 사회활동						
48) 수집						
49) 사진찍기						
50) 다도						
51) 콘서트						

52) 전람회						
53) 음악, 미술감상						
54) 드라이브						
55) 노래방						
56) 음주						
57) 스포츠관련						
58) 관광여행						
59) 영화						
60) 외식						
61) 유원지						

4. 삶의 질(Quality of Life; QOL)

삶의 질(QOL)은 대부분 건강 관련 삶의 질을 지칭한다. 건강 관련 삶의 질을 평가하기 위하여 여러 가지 검사도구들이 사용되는데, 주로 신체적, 정신적, 사회적 영역에서의 삶의 질을 평가한다. 평가는 여러 질환에서 범용적으로 쓰이는 삶의 질 지표와 특정 질환에서의 삶의 질을 평가하는 지표로 나눌 수 있다. 범용적으로 쓰이는 검사도구는 대표적으로 36-item short-form health survey(SF-36), EQ-5D, QOL-AD가 있다.

삶의 질(Quality of life, QOL) 평가

① 건강 상태 평가(EuroQol-5 dimension; EQ-5D)
② 36-item short-form health survey(SF-36)
③ 알츠하이머 치매의 삶의질 평가도구(Quality of Life in Alzheimer's Disease Measure; QOL-AD)

(1) 건강 상태 평가(EuroQol-5 dimension; EQ-5D)

EQ-5D는 임상 및 경제성 평가를 목적으로 EuroQoL Group에 의해 개발된 도구로 운동능력(mobility), 자기관리(self-care), 일상활동(usual activities), 통증/불편감(pain/discomfort), 불안/우울(anxiety/depression)의 다섯 개의 영역으로 구성되어 있다. EQ-5D-3L은 SF-36와 더불어 임상연구 분야에서 가장 많이 사용하는 HRQOL 평가도구 중

하나로 환자의 삶의 질을 기술할 뿐 아니라 각 영역의 수준별 질 가중치를 적용할 수 있다는 장점이 있다. 각 분야를 상태에 따라 level 1(문제없음), level 2(중등도의 문제 있음), level 3(중증의 문제 있음)으로 평가한다. EQ-5D는 측정 분야와 문항이 간결하고 시행시간도 비교적 짧으며, 한글판으로 번역되어 타당성 연구가 진행되었다(표 4-18) (Lee, 2009).

표 4-18 본인의 건강 상태 평가(EQ-5D)

* 귀하의 건강상태를 가장 잘 설명해 주는 하나의 항목에 표시해 주십시오.

1. 운동능력	□ ① 나는 걷는데 지장이 없다 □ ② 나는 걷는데 다소 지장이 있다 □ ③ 나는 종일 누워 있어야 한다
2. 자기관리	□ ① 나는 목욕을 하거나 옷을 입는데 지장이 없다 □ ② 나는 혼자 목욕을 하거나 옷을 입는데 다소 지장이 있다 □ ③ 나는 혼자 목욕을 하거나 옷을 입을 수가 없다
3. 일상활동 (예.일, 공부,가사일, 가족 또는 여가활동)	□ ① 나는 일상 활동을 하는데 지장이 없다 □ ② 나는 일상 활동을 하는데 다소 지장이 있다 □ ③ 나는 일상 활동을 할 수가 없다
4. 통증/불편	□ ① 나는 통증이나 불편감이 없다 □ ② 나는 다소 통증이나 불편감이 있다 □ ③ 나는 매우 심한 통증이나 불편감이 있다
5. 불안/우울	□ ① 나는 불안하거나 우울하지 않다 □ ② 나는 다소 불안하거나 우울하다 □ ③ 나는 매우 심하게 불안하거나 우울하다

* EQ-5D 점수는 전산(PHIS)에서 자동으로 계산됨
* 산출: -0.171~ 1(점수가 클수록 삶의 질이 높음)
* 참조(EQ-5D 점수 평균)

일반인		장애인
만19세 이상	만 65세 이상	
0.948	0.858	0.632
〈2012 국민건강영양조사〉		〈2015 CBR사업 만족도 조사〉

(2) 36-item short-form health survey (SF-36)

SF-36은 삶의 질 평가를 위해 Framework(1992)에 의해 개발된 것으로 타당도와 신뢰도가 검증되었다. 전체 문항이 신체적 기능관련, 신체적 역할제한관련, 통증, 일반적 건강, 활기, 사회적 기능, 감정적 역할제한, 정신적 건강, 건강상태의 변화의 9개의 하위요인 36개의 문항으로 구성되어 있다. SF-36은 문항수가 비교적 적고 시행이 간편하며 검사 시행

시간도 오래 걸리지 않는다. 개발자 동의하에 Han 등(2004)에 의해 Korean Version of 36-item short form 한글판이 개발되었다(표 4-19).

활동하기
2. SF-36을 이용하여 평가하기
☞142쪽

표 4-19 36-item short-form health survey(SF-36)

※ 귀하의 삶의 질에 관한 문항입니다. 해당란에 체크해주시기 바랍니다.

1. 귀하의 평소 건강 상태는 어떻다고 생각하십니까?

매우 좋다	약간 좋다	보통이다	약간 나쁘다	매우 나쁘다

2. 귀하의 현재 건강 상태는 작년과 비교해 어떻다고 생각하십니까?

훨씬 낫다	조금 낫다	비슷하다	조금 나빠졌다	많이 나빠졌다

3. 다음은 귀하의 평소 활동에 관한 질문입니다. 다음과 같은 활동 시 지장이 있으시다면 어느 정도입니까?

no	문항	지장이 많이 있다	지장이 약간 있다	지장이 거의 없다
1	달리기, 무거운 물건 들어올리기, 격렬한 운동을 할 때			
2	탁자 옮기기, 집안 청서, 배드민턴 치기			
3	쇼핑 하기			
4	한꺼번에 두세 계단씩 오르기			
5	한 계단씩 오르기			
6	구부리기, 무릎 꿇기			
7	1km 정도 걷기			
8	마을 주변 산책, 동네 한 바퀴 걷기			
9	집 주변 걷기			
10	혼자서 목욕이나 옷 입기			

4. 지난 한달 간 귀하의 **신체적 어려움**으로 일상생활이나 직장에서 다음과 같은 어려움이 있으셨습니까?

no	문항	예	아니오
1	일하는 시간을 줄여야만 했다		
2	원하는 만큼 일을 하지 못했다		
3	어떤 일을 할 때 힘이 들 때가 있었다		
4	대부분의 일을 할 때 어려움이 있었다		

5. 지난 한달 간 귀하의 **감정적 어려움**으로 일상생활이나 직장에서 다음과 같은 어려움이 있으셨습니까?

no	문항	예	아니오
1	일하는 시간을 줄여야만 했다		
2	원하는 만큼 일을 하지 못했다		
3	보통 때 만큼 집중할 수 없었다		

6. 지난 한달 간 귀하의 **신체 및 감정적 어려움**으로 사회생활(가족간, 친구간, 이웃간)에 어려움이 있으셨다면 어느 정도 입니까?

전혀 없었다	대부분 없었다	이따금 있었다	대부분 있었다	항상 있었다

7. 지난 한달 간 귀하의 **신체적 고통**은 어느 정도 였습니까?

전혀 없었다	거의 없었다	약간 있었다	보통었다	심했다	매우 심했다

8. 귀하는 **신체적 고통**으로 인해 **정상적인 생활**에 지장이 있으셨습니까?

전혀 없었다	대부분 없었다	보통이었다	많았다	매우 많았다

9. 다음은 지난 한달 간 귀하가 어떻게 느꼈고, 어떤 일이 있었는지에 관한 질문입니다.

no	문항	항상 그렇다	대부분 그렇다	자주 그렇다	가끔 그렇다	거의 없었다	전혀 없었다
1	나는 의욕이 넘쳤다						
2	나는 신경질적이었다						
3	나는 의기소침했었다						
4	나는 안정되고 평온했다						
5	나는 힘이 넘쳤다						
6	나는 우울하고 상심했었다						
7	나는 지쳤었다						
8	나는 행복했었다						
9	나는 피곤했었다						

10. 귀하는 지난 한달 간 몸이 불편하다든지 아니면 기분이 내키지 않아서 친척이나 친구 등을 방문하는 것과 같은 일들을 하는데 어려움이 있으셨습니까?

항상 있다	대부분 있다	가끔 있다	거의 없다	전혀 없다

11. 다음 질문에 답해 주십시오.

① 나는 다른 사람들보다 더 쉽게 병에 걸리는 것 같다.

확실히 그렇다	그런 것 같다	모르겠다	그런 것 같지 않다	전혀 그렇지 않다

② 나는 누구보다도 건강하다.

확실히 그렇다	그런 것 같다	모르겠다	그런 것 같지 않다	전혀 그렇지 않다

③ 나의 건강은 점점 나빠질 것 이다.

확실히 그렇다	그런 것 같다	모르겠다	그런 것 같지 않다	전혀 그렇지 않다

④ 나의 건강상태는 매우 좋다.

확실히 그렇다	그런 것 같다	모르겠다	그런 것 같지 않다	전혀 그렇지 않다

(3) 알츠하이머 치매의 삶의질 평가도구(Quality of Life in Alzheimer's Disease Measure; QOL-AD)

QoL-AD는 알쯔하이머 환자의 삶의 질을 평가하기 위해 개발된 도구를 Shin (2006)이 번안하여 표준화하였다. 알츠하이머병 환자의 삶의 질을 평가하는 방법으로써 신뢰도와 타당도가 비교적 높고, 인지기능이 심하게 저하된 환자에게도 적용할 수 있다는 장점이 있다. 신체건강, 원기/기운, 기분, 생활환경, 기억력, 가족관계, 결혼생활, 친구관계, 전체적인 자기 자신, 일상적인 집안일을 처리하는 능력, 재미 삼아 무슨 일을 할 수 있는 능력, 금전상태, 전체적인 생활 등 13문항으로 구성되고, 각 문항의 점수범위는 1점(나쁘다)에서 4점(매우 좋다)으로 점수가 높을수록 삶의 질이 높다는 것을 의미한다. 총점의 범위는 13 ~ 52점이다(표 4-20).

표 4-20 한국판 삶의질 – 알츠하이머병(KQOL-AD) 척도

어르신 삶의 질 평가설문지

– 어르신 본인용 –

검사자는 (첨부된) 지침에 따라 질문을 하고, 어르신의 응답에 따라 합당한 곳에 표시(◯) 합니다.

1. 신체 건강	나쁘다	그저그렇다	좋다	매우좋다
2. 원기/기운	나쁘다	그저그렇다	좋다	매우좋다
3. 기분	나쁘다	그저그렇다	좋다	매우좋다
4. 생활 환경	나쁘다	그저그렇다	좋다	매우좋다
5. 기억력	나쁘다	그저그렇다	좋다	매우좋다
6. 가족 관계	나쁘다	그저그렇다	좋다	매우좋다
7. 결혼 생활	나쁘다	그저그렇다	좋다	매우좋다
8. 친구 관계	나쁘다	그저그렇다	좋다	매우좋다
9. 전체적인 자기 자신	나쁘다	그저그렇다	좋다	매우좋다
10. 일상적인 집안일을 처리하는 능력	나쁘다	그저그렇다	좋다	매우좋다
11. 재미 삼아 무슨 일을 할 수 있는 능력	나쁘다	그저그렇다	좋다	매우좋다
12. 금전 상태	나쁘다	그저그렇다	좋다	매우좋다
13. 전체적인 생활	나쁘다	그저그렇다	좋다	매우좋다

– 부양자의 어르신에 대한 평가용 –

다음은 __________ 어르신의 삶의 질에 관한 질문입니다. 당신이 어르신의 생활에 대해 생각해보시면 여러 가지 다른 측면들이 있을 것입니다. 그 가운데 일부가 아래에 기술되어 있습니다. 각 항목에 대해 생각해보시고, 어르신의 현재 삶의 질을 네 가지 가운데 하나로 평가해주십시오: 나쁘다, 그저 그렇다, 좋다, 매우 좋다. 어르신의 현재 상황(최근 몇 주간)을 평가해주셔야합니다. 항목에 대해 의문 나는 사항이 있으시면, 이 설문지를 준 사람에게 질문하여 주십시오. 가장 합당한 곳에 표시(○) 하십시오.

1. 신체 건강	나쁘다	그저그렇다	좋다	매우좋다
2. 원기/기운	나쁘다	그저그렇다	좋다	매우좋다
3. 기분	나쁘다	그저그렇다	좋다	매우좋다
4. 생활 환경	나쁘다	그저그렇다	좋다	매우좋다
5. 기억력	나쁘다	그저그렇다	좋다	매우좋다
6. 가족 관계	나쁘다	그저그렇다	좋다	매우좋다
7. 결혼 생활	나쁘다	그저그렇다	좋다	매우좋다
8. 친구 관계	나쁘다	그저그렇다	좋다	매우좋다
9. 전체적인 자기 자신	나쁘다	그저그렇다	좋다	매우좋다
10. 일상적인 집안일을 처리하는 능력	나쁘다	그저그렇다	좋다	매우좋다
11. 재미 삼아 무슨 일을 할 수 있는 능력	나쁘다	그저그렇다	좋다	매우좋다
12. 금전 상태	나쁘다	그저그렇다	좋다	매우좋다
13. 전체적인 생활	나쁘다	그저그렇다	좋다	매우좋다

활동하기

1. 실습학생 혹은 봉사자가 되었다고 생각을 하고 아래의 면접내용 혹은 추가 질문에 대하여 2인 1조로 인터뷰하고 작업 프로파일을 작성해 보세요.

작업 프로파일	실습생 혹은 봉사자로서 준비가 된 자신의 강점은 무엇입니까? 자신의 사회적 역할은 무엇입니까? 일상적인 일과, 습관 및 패턴은 무엇입니까? 관심사 또는 여가 활동은 무엇입니까? 일, 학교, 여가의 균형을 유지합니까? 무엇으로 인해 동기 부여가 됩니까? 가장 잘 배우는 방법은 무엇입니까? 학습의 우선순위는 무엇입니까?

2. 다음의 사이트를 이용하여 자신의 삶의 질을 확인해 보세요.

http://orthotoolkit.com/sf-36/

참고문헌

American Occupational Therapy Association. (2014). Occupational therapy practice framework :Domain and process (3rd ed.). *American Journal of Occupational Therapy, 68*(1), 1–48.

Bundy, A., Clemson, L. (2009). Leisure. In Bonder BR and Bello–Haas VD (Eds.), Functional Performance in Older Adults, (pp. 290–310). Philadelphia, PA, USA: FA Davis Company.

Chapparo, C., & Ranka, J. (1997). Occupational performance model (Australia): Definition of terms. *In Occupational performance model (Australia): monograph, 1*, 58–60.

Curtin, M., Molineux, M., & Webb, J. A. (2009). Occupational Therapy and Physical Dysfunction E–Book: Enabling Occupation. Elsevier Health Sciences.

Fisher, A. G. (2003). *Assessment of motor and process skills. Administration and Scoring Manual.* Japan

Framework, I. C. (1992). The MOS 36–item short–form health survey (SF–36). Med Care, 30(6), 473–83.

Galasko, D., Bennett, D., Sano, M., Ernesto, C., Thomas, R., Grundman, M., Ferris, S.H., & Alzheimer's Disease Cooperative Study (1997). An inventory to assess activities of daily living for clinical trials in Alzheimer's disease. Alzheimer Disease and Associated Disorders, 11, 33–39.

Graf, C. (2009). The Lawton instrumental activities of daily living (IADL) scale. *The gerontologist, 9*(3), 179–186.

Granger, C. V., Hamilton, B. B., Keith, R. A., Zielezny, M., & Sherwin, F. S. (1986). Advances in functional assessment for medical rehabilitation. *Topics in geriatric rehabilitation, 1*(3), 59–74.

Han, C. W., Lee, E. J., Iwaya, T., Kataoka, H., & Kohzuki, M. (2004). Development of the Korean version of Short–Form 36–Item Health Survey: health related QOL of healthy elderly people and elderly patients in Korea. *The Tohoku journal of experimental medicine, 203*(3), 189–194.

Jung, H. Y., Park, B. K., Shin, H. S., Kang, Y. K., Pyun, S. B., Paik, N. J., ... & Han, T. R. (2007). Development of the Korean Version of Modified Barthel Index (K–MBI): Multi–center Study for Subjects with Stroke. *Journal of the Korean Academy of Rehabilitation Medicine, 31*(3), 283–297.

Kang, S. J., Choi, S. H., Lee, B. H., Kwon, J. C., Na, D. L., Han, S. H., & Korean Dementia Research Group. (2002). The reliability and validity of the Korean Instrumental Activities of Daily Living (K–IADL). *Journal of the Korean Neurological*

Association, 20(1), 8–14.

Katz, N. (1988). Interest Checklist: A Factor Analytical Study. *Occupational Therapy in Mental Health, 8*(1), 45–55.

Katz, S. (1963). The index of ADL: a standardized measure of biological and psychosocial function. *JaMa, 185*, 914–919.

Ku, H. M., Kim, J. H., Kwon, E. J., Kim, S. H., Lee, H. S., Ko, H. J., ... & Kim, D. K. (2004). A study on the reliability and validity of Seoul–Instrumental Activities of Daily Living (S–IADL). *Journal of Korean Neuropsychiatric Association, 43*(2), 189–199.

Law, M. C., Baptiste, S., Carswell, A., McColl, M. A., Polatajko, H., & Pollock, N. (1998). Canadian Occupational Performance Measure: COPM. CAOT Publish. ACE.

Lawton, M. P., & Brody, E. M. (1988). Instrumental activities of daily living (Iadl) scale–self–rated version. *Psychopharmacology Bulletin, 24*(4), 789–791.

Lee, J, H. (1995). Comparision Study for the Modified Barthel Index (MBI) and Functional Independence Measure(FIM) in Patients with CVA. *Journal of the Korean Academy of Rehabilitation Medicine, 19*(2), 271–280.

Lee, Y. H., Choi, J. S., Rhee, J., Ryu, S. Y., Shin, M. H., & Kim, J. H. (2009). A study on the application of the Korean valuation weights for EuroQoL–5 dimension. *Korean Journal of Health Education and Promotion, 26*(1), 1–13.

McColl, M. A., Paterson, M., Davies, D., Doubt, L., & Law, M. (2000). Validity and community utility of the Canadian Occupational Performance Measure. *Canadian Journal of Occupational Therapy, 67*(1), 22–30.

Rogers, J. C., Weinstein, J. M., & Figone, J. J. (1978). The interest check list: an empirical assessment. *The American Journal of Occupational Therapy, 32*(10), 628–630.

Shin, H. Y. (2006). A Preliminary Study on the Korean Version of Quality of Life–Alzheimer's Disease (QOL–AD) Scale in Community–dwelling Elderly with Dementia. *Journal of Preventive Medicine and Public Health, 39*(3), 243–248.

Suh, G. H.. (2003). Development of the Korean Version of Disability Assessment for Dementia Scale (DAD–K) to assess function in dementia. *Journal of the Korean Geriatrics Society, 7*(4), 278–287.

Thomas, H. (2016). Occupation–based activity analysis. Slack Incorporated. application to occupation. NJ: SLACK Incorporated

Won J. (2002). The validity and reliability of Korean Instrumental Activities of Daily Living (K–IADL) scale. *Journal of the Korean Geriatrics Society, 6*(4), 273–280.

제 5 장

수행기술 평가

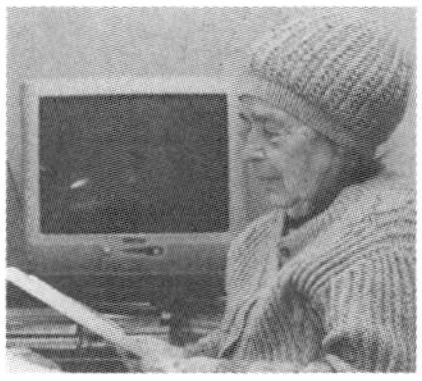

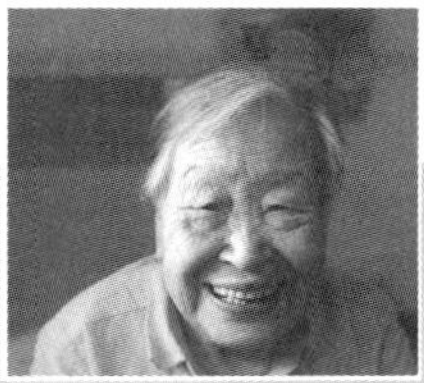

1. 인지기능검사
2. 중증도 평가
3. 행동심리증상 검사
4. 신체건강 평가
5. 보호자 평가

제5장

수행기술 평가

학습 목표

- 지역사회 노인 및 치매 환자의 다양한 상태를 이해하기 위한 수행기술 평가를 이해하고 적용한다.

임상적 평가는 병력, 신체검사 및 검사 소견과, 여기에 환자의 가정, 생활환경, 직업 및 여가 활동, 그리고 환자의 태도, 적응 능력 등의 개인적 요인과 사회적 환경도 포함해야 한다. 이는 치료 목표를 설정하고 치료 계획을 수립하는데 필수적이며 개별 환자에게 가장 적합한 재활 프로그램을 제공하는 과정의 시작이다. 전반적인 질환 등의 정보를 얻고, 이를 바탕으로 치매선별 검사, 종합적 인지기능 검사를 포함하여 내원하게 된 주요 원인, 개인력, 과거력, 현재병력, 투약정보, 주거정보, 가족정보, 성격과 정동 상태 등을 파악한다.

치매 환자를 평가하는 이유는 첫째, 환자의 상태를 객관적으로 파악하기 위해서이다. 환자에게 보이는 증상이 정상 노화 범위인지 비정상적인 것인지 평가를 하여 정확한 진단을 내리고 치매의 원인질환을 파악하는 감별진단을 실시하여 객관적인 평가를 통해 환자에게 보이는 문제의 영역과 내용 그리고 중증도를 파악한다. 두 번째, 환자의 상태를 모니터링하기 위해 평가를 하는데 치료적 개입의 효과를 파악하고 추적 관찰을 하면서 평가한다. 평가 방법은 환자 및 보호자의 주관적 호소를 토대로 자세한 문진과 함께 표준화된 검사방법들을 이용하여 객관적 평가를 실시한다.

1. 인지기능검사

노인인구가 증가함에 따라 뇌졸중이나 치매 환자들이 늘어나고 있으며, 이에 표준화된 신경심리검사가 환자의 인지기능정도를 파악하고, 치료의 과정에서 환자의 변화를 평가하는

데 있어 매우 중요한 부분을 차지하고 있다.

1) 인지선별검사

인지선별검사는 환자의 병전후의 상태를 잘 아는 보호자를 대상으로 하는 설문지이다. 전반적인 인지기능 수준을 알아보기 위한 스크리닝 검사로, 보통 5분~10분 정도 소요되는 검사들로 이루어진다.

인지선별검사의 종류

① 한국판 치매선별 설문지(Korean Dementia Screening Questionnaire, KDSQ)
② 삼성치매선별지(Samsung Dementia Questionnaire; SDQ)와 (Short Form of the Samsung Dementia Questionnaire, SSDQ)

(1) 한국판 치매선별 설문지(Korean Dementia Screening Questionnaire; KDSQ)

KDSQ는 치매 환자에게서 초기에 흔히 볼 수 있는 임상증상을 기억장애, 행동장애(언어장애 포함), 일상생활 수행장애의 세 부분으로 나누어 각각 5개의 질문을 포함한 구조로 구성되어 있다(Yang et al., 2002). 혈관성 치매를 포함하기 위한 문항과 우울증을 감별하기 위한 문항을 따로 포함하고 있으며, 읽기와 쓰기 항목을 제외하여 문맹환자에게서도 적용할 수 있다. 혈관성 치매를 감별하기 위한 5문항을 포함한 KDSQ-H에서는 3점 이상이면 혈관성 요인과 연관성이 높다고 제시한다. 또한 우울증의 주요 증상들 중 환자의 삶의 질에 가장 많은 영향을 미친다고 알려진 5개 항목을 선정한 KDSQ-D(depression)도 있다. KDSQ-C는 0~5점은 정상, 6~30점은 인지기능저하가 있다고 진단한다. 치매를 진단할 때 3점 척도로 되어 있어 치매의 경중을 판별하는데 민감하여 민감도는 79% 특이도는 80%이다(표 5-1).

(2) 삼성치매선별지(Samsung Dementia Questionnaire, SDQ, Short Form of the Samsung Dementia Questionnaire; S-SDQ)

삼성치매선별지는 환자를 잘 아는 보호자가 발병 전과 후의 임상 증상에 대한 정보를 제공함으로써 치매를 선별할 수 있게 개발된 설문이다. 총 32개 항목으로 구성되어 있고 간이정신상태검사(Mini-Mental Status Examination, MMSE)와 높은 상관관계를 가지고 있으며, SDQ는 설문 시간이 상대적으로 길고 내용이 기억력에 치우치고 읽기 쓰기에 관한 문항이 있어 문맹의 노인에게 적용하기에는 어려운 단점이 있다. 이러한 단점을 보완하여 개

표 5-1 한국판 치매선별 설문지(Korean Dementia Screening Questionnaire, KDSQ)

한국판 치매선별 설문지(KDSQ)

다음 설문지는 환자의 상태에 대해서 **가장 잘 알고 있는 보호자**가 작성해 주십시오.
작성자 이름: 작성자 나이 / 성별
환자와의 관계: 교육정도: ( )학교 (졸업, 중퇴)
환자와 같이 사십니까? (예, 아니오)
같이 살지 않는다면 얼마나 자주 보십니까? 일주일에 ( )번
각 항목에 대하여, 1년 전의 환자 상태와 비교하여, 현재의 상태에 해당하는 곳에 동그라미를 하십시오.

	잘모름	아니오	약간	많이
1년 전과 비교하여 환자의 기억력이 많이 떨어졌다고 생각하십니까?				
현재 환자가 보이는 증상이 치매 때문이라고 생각하십니까?				

Korean Dementia Screening Questionnaire

KDSQ – C	해당사항 없음	아니다 (0점)	가끔(조금) 그렇다(1점)	자주(많이) 그렇다(2점)
1. 오늘이 몇 월이고, 무슨 요일인지를 잘 모른다.				
2. 자기가 놔둔 물건을 찾지 못한다.				
3. 같은 질문을 반복해서 한다.				
4. 약속을 하고서 잊어버린다.				
5. 물건을 가지러 갔다가 잊어버리고 그냥 온다.				
6. 물건이나, 사람의 이름을 대기가 힘들어 머뭇거린다.				
7. 대화 중 내용이 이해되지 않아 반복해서 물어본다.				
8. 길을 잃거나 헤맨 적이 있다.				
9. 예전에 비해 계산능력이 떨어졌다.(예, 물건값이나 거스름돈 계산을 못한다)				
10. 예전에 비해 성격이 변했다.				
11. 이전에 잘 다루던 기구의 사용이 서툴러졌다. (세탁기, 전기 밥솥, 경운기 등)				
12. 예전에 비해 방이나 집안의 정리 정돈을 하지 못한다.				
13. 상황에 맞게 스스로 옷을 선택하여 입지 못한다.				
14. 혼자 대중교통 수단을 이용하여 목적지에 가기 힘들다. (신체적인 문제(관절염)로 인한 것은 제외됨)				
15. 내복이나 옷이 더러워져도 갈아입지 않으려고 한다.				
	점수			

KDSQ – H	잘 모름	아니다(0점)	그렇다(1점)
H1. 위의 증상들이 어느 날 갑자기 발생하였다.			
H2. 뇌졸중을 앓았던 적이 있다.			
H3. 고혈압이나 당뇨병을 앓고 있다.			
H4. 걸음의 이상이나, 발음 장애, 손발 마비, 감각 이상 등이 있었다.			
H5. 증상이 갑자기 나빠졌다 서서히 회복되고 다시 나빠짐을 반복하면서 점차 심해진다.			

KDSQ – D	잘 모름	아니다 (0점)	가끔(조금) 그렇다(1점)	자주(많이) 그렇다(2점)
D1. 우울한 기분이 든다.(혹은 그런 이야기를 한다)				
D2. 잠을 잘 못자거나 일찍 깬다.				
D3. 모든 일에 흥미를 잃었다.				
D4. 자신이 쓸모 없다고 느낀다.(혹은 그런 말을 한다)				
D5. 식욕이 떨어졌다.				

발된 검사가 S-SDQ이다. S-SDQ는 SDQ의 32문항을 15문항으로 단축함으로써 검사시간을 단축하였고, 질문의 답이 3점 척도로 구성되어 비교적 경증의 환자를 선별할 수 있으며, 읽기와 쓰기 문항을 제외하여 문맹 환자들에게도 사용할 수 있는 장점이 있다. S-SDQ는 8점 이상이면 치매로 진단할 수 있다. SDQ는 17점 이상일 때 치매를 진단(민감도 89%, 특이도 94%)할 수 있고, S-SDQ는 8점 이상이면 치매로 진단(민감도 94%, 특이도 90%)할 수 있다할수 있다(표 5-2, 5-3) (KIM & Im, 2015).

표 5-2 축약형 삼성치매선별지 (Short form of Samsung Dementia Questionnaire; S-SDQ)

Short form of Samsung Dementia Questionnaire (S-SDQ)

환자의 상태를 가장 잘 알고 있는 보호자가 작성하여 주십시오.

▶ 설문지 작성자와 환자의 관계: 환자의 ________________
환자와 (동거한다, 동거하지 않는다)

▶ 설문지 작성자는 환자의 상태에 대해(잘 안다, 대충안다, 잘 모른다)

다음 문항을 읽고 환자의 최근 6개월간의 해당 사항에 동그라미 하시오.

내용	그렇지 않다	간혹(약간) 그렇다	자주(많이) 그렇다
1. 언제 어떤 일이 일어났는지 기억하지 못한다.			
2. 며칠 전에 들었던 이야기를 잊는다.			
3. 반복되는 일상생활에 변화가 생겼을 때 금방 적응하기가 힘들다.			
4. 본인에게 중요한 사항을 잊는다(예를 들어 배우자 생일, 결혼기념일, 제삿날 등).			
5. 어떤 일을 해놓고 잊어버려 다시 반복한다.			
6. 약속을 해놓고 잊는다.			
7. 이야기 도중 방금 자기가 무슨 이야기를 하고 있었는지를 잊는다.			
8. 하고 싶은 말이나 표현이 금방 떠오르지 않는다.			
9. 물건 이름이 금방 생각나지 않는다.			
10. 텔레비전을 보고 그 내용을 이해하기가 힘들다.			
11. 전에 가본 장소를 기억하지 못한다.			
12. 길을 잃거나 헤맨 적이 있다.			
13. 계산 능력이 떨어졌다.			
14. 돈관리를 하는데 실수가 있다.			
15. 과거에 쓰던 기구의 사용이 서툴러졌다.			

그렇지 않다=0, 그렇다=1, 자주(많이) 그렇다=2

표 5-3 삼성치매선별지 Samsung Dementia Questionnaire (SDQ)

Samsung Dementia Questionnaire (SDQ)

환자의 상태를 가장 잘 알고 있는 보호자가 작성하여 주십시오.

▶ 작성일: (　　　　)년 (　　)월 (　　)일

▶ 설문지 작성자의 이름

환자와의 관계: 환자의 ______________

환자와 (동거한다, 동거하지 않는다)

다음 문항을 읽고 환자의 최근 6개월 간의 해당 사항에 동그라미 해주세요.

1. (　　) 전화번호나 사람 이름을 기억하기 힘들다.
2. (　　) 어떤 일이 언제 일어났는지 기억하지 못할 때가 있다.
3. (　　) 며칠 전에 들었던 이야기를 잊는다.
4. (　　) 오래 전부터 해오던 일은 잘 하나 새로운 것을 배우기가 힘들다.
5. (　　) 반복되는 일상생활에 변화가 생겼을 때 금방 적응하기가 힘들다.
6. (　　) 본인에게 중요한 사항을 잊을 때가 있다(예를 들어 배우자 생일, 결혼기념일 등).
7. (　　) 다른 사람에게 같은 이야기를 반복할 때가 있다.
8. (　　) 어떤 일을 해놓고도 잊어버려 다시 반복한 적이 있다.
9. (　　) 약속을 해놓고 까먹을 때가 있다.
10. (　　) 이야기 도중 방금 자기가 무슨 이야기를 하고 있었는지를 잊을 때가 있다.
11. (　　) 약먹는 시간을 놓치기도 한다.
12. (　　) 여러 가지 물건을 사러갔다가 한 두 가지를 빠뜨리기도 한다.
13. (　　) 가스 불을 끄는 것을 잊어버린 적이 있다. 또는 음식을 태운 적이 있다.
14. (　　) 남에게 같은 질문을 반복한다.
15. (　　) 어떤 일을 해놓고도 했는지 안했는지 몰라 다시 확인해야 한다.
16. (　　) 물건을 두고 다니거나 또는 가지고 갈 물건을 놓고 간다.
17. (　　) 하고 싶은 말이나 표현이 금방 떠오르지 않는다.
18. (　　) 물건 이름이 금방 생각나지 않는다.
19. (　　) 개인적인 편지나 사무적인 편지를 쓰기 힘들다.
20. (　　) 갈수록 말수가 감소되는 경향이 있다.
21. (　　) 신문이나 잡지를 읽을때 이야기 줄거리를 파악하지 못한다.
22. (　　) 책을 읽을 때 같은 문장을 여러번 읽어야 이해가 된다.
23. (　　) 텔레비젼에 나오는 이야기를 따라 가기 힘들다.
24. (　　) 자주 보는 친구나 친척을 바로 알아보지 못한다.
25. (　　) 물건을 어디에 두고 나중에 어디에 두었는지 몰라 찾게 된다.
26. (　　) 전에 가본 장소를 기억하지 못한다.
27. (　　) 방향감각이 떨어졌다.
28. (　　) 길을 잃거나 헤맨 적이 있다.
29. (　　) 물건을 항상 두는 장소를 망각하고 엉뚱한 곳을 찾는다.
30. (　　) 계산 능력이 떨어졌다.
31. (　　) 돈 관리를 하는데 실수가 있다.
32. (　　) 과거에 쓰던 기구 사용이 서툴러졌다.

2) 간이 인지기능검사

인지기능 저하가 의심되는 환자에게 일차적인 선별목적으로 시행할 수 있는 검사로 비교적 빠른 시간에 검사를 할 수 있다는 장점이 있다. 간단히 환자의 전반적인 인지를 평가하는 검사로 대표적인 도구는 간이정신 상태검사(Mini Mental State Examination; MMSE)가 있다.

간이 인지기능검사의 종류

① 간이정신상태검사(Mini-Mental State Examination; MMSE)
② 하세가와 치매척도(Hasegawa Dementia Scale; HDS)
③ 알렌 인지수준 판별검사(Allen Cognitive Level Screen; ACLS)
④ 한국형 몬트리올 인지평가(Korean-Montreal Cognitive Assessment; K-MoCA)
⑤ 7분 치매선별검사(7-Minute Screen Test; 7-MS)
⑥ 한국판 웩슬러 성인용 지능검사(Korean-Wechsler Adult Intelligence Scale; K-WAIS)
⑦ 신경행동학적 인지상태 검사(Neurobehavioral Cognitive Status Examination; NCSE)
⑧ 레이킴 기억검사(Rey-Kim Memory Test; RKMT)
⑨ 주관적 기억감퇴 설문(Subjective Memory Complaints Questionnaire; SMCQ)
⑩ Functional Assessment Staging Tool (FAST)

(1) 간이정신상태검사(Mini-Mental State Examination; MMSE)

MMSE는 Folstein 등(1975)이 개발을 한 이후 전 세계적으로 여러 임상진료지침에서 치매의 선별검사로 추천되는 도구이다. 이 검사는 시행 시 환자의 순응도가 좋고, 5~10분 내의 짧은 시간에 시행할 수 있으며, 연습효과가 적어 질병의 치료과정 중에 반복 측정이 가능하여, 뇌졸중 및 치매 환자의 인지기능을 스크리닝(screening)하기 위하여 가장 널리 쓰이는 검사 중 하나이다(Kang, Na, & Hahn, 1997). 국내에서는 치매치료제의 국민건강보험 급여 인정 기준으로 지정된 검사로 표준화된 도구로는 MMSE-K, K-MMSE, MMSE-KC, MMSE-DS가 있다(표 5-4).

국내에서는 간이정신상태검사(MMSE)는 Kwon & Park(1989)이 번안하여 Korean Version of Mini-Mental State Examination(MMSE-K)을 개발하였다. 그 후 Kang 등(1997)이 MMSE의 원래 문항을 가능한 한 그대로 유지한 Korean Mini-Mental State Examination (K-MMSE)을 개발하였다. MMSE-KC는 Lee 등(2002)에 의해 CERAD-K 개발연구의 일환으로 일부 MMSE-K를 참고하여 개발되었으며, MMSE-DS는 치매 조기검진 사업 중 치매선별 검사도구로 개발되었고, 내적일치도와 평가자 간 및 검사-재검사 신뢰도가 높다. K-MMSE는 시간 및 장소지남력, 기억등록 및 회상, 주의집중 및 계산영역, 언어 및 시공간구성영역으로 되어 있으며, 총점은 30점으로 MMSE-KC, MMSE-DS

와 같이 연령, 교육 수준에 따른 규준표를 제시하여 학력과 연령에 따라 보정할 수 있게 하였다. MMSE-K는 대상자가 무학일 때 시간 지남력 및 언어기능에 1점, 주의집중 및 계산 영역에 2점을 더하여 만점을 넘지 않도록 가산점을 주도록 되어 있고 24점 이상은 정상, 20-23점은 치매의심, 19점 이하는 확정적 치매로 선별한다. 치매 진단에 대한 위음성률은 20~30% 정도로, 이것은 치매를 선별검사(screening test)하는데 적합하나, 치매를 확진하는데 남용 시 인지기능 손상 정도가 심하지 않은 초기 치매 환자들은 제대로 탐지하지 못할 수 있음을 알아두어야 한다(표 5-5, 5-6, 5-7, 5-8).

표 5-4 MMSE 버전별 비교

인지기능	MMSE-K	K-MMSE	MMSE-KC	MMSE-DS
시간지남력	년	년	년	년
	월	월	계절	계절
	일	일	일	일
	요일	요일	요일	요일
	계절	계절	월	월
장소지남력	집주소	나라	도, 특별시, 광역시	도, 특별시, 광역시
	시, 군, 구	시, 도	시, 군, 구	시, 군, 구
	읍, 면, 동	무엇을 하는 곳	읍,면,동	읍, 면, 동
	현재 장소 명	현재 장소 명	몇 층	몇 층
	무엇을 하는 곳	몇 층	현재 장소 명	현재 장소 명
기억등록	나무, 자동차, 모자	비행기, 연필, 소나무	나무, 자동차, 모자	나무, 자동차, 모자
주의집중	100에서 7연속 빼기 또는 '삼천리강산' 거꾸로 말하기	100에서 7 연속 빼기	'삼천리강산' 거꾸로 말하기	100에서 7 연속 빼기
이름대기	시계, 연필	시계, 볼펜/연필	열쇠, 도장	시계, 연필
따라말하기	간장공장공장장	백문이 불여일견	간장공장공장장	간장공장공장장
명령시행	오른손으로 받아, 반으로 접은 다음, 무릎위에 놓으세요	종이를 뒤집고, 반으로 접은 다음, 저에게 주세요	오른손으로 받아, 반으로 접은 다음, 무릎위에 놓으세요	오른손으로 받아, 반으로 접은 다음, 무릎위에 놓으세요
읽기 쓰기 및 판단	'옷은 왜 빨아 입습니까?' '길에서 다른 사람의 주민등록증을 주웠을 때'	읽기: 눈을감으세요 쓰기:오늘 날씨(기분)에 대해 문장으로 쓰기	'옷은 왜 빨아 입습니까?' '길에서 다른 사람의 주민등록증을 주웠을 때'	'옷은 왜 빨아 입습니까?' '티끌모아태산' 뜻풀이
규준	정상 24 이상 치매의심 20-23 확정적 치매 19 이하, 무학 4점 가산	연령, 교육년수에 따른 규준	연령, 교육년수, 성별에 따른 규준	연령, 교육년수, 성별에 따른 절단점

표 5-5 한국판 간이정신상태검사(K-MMSE)

항목		내용	점수
지남력(시간)		년(1) 월(1) 일(1) 요일(1) 계절(1)	0 1 0 1 0 1 0 1 0 1
지남력(장소)		나라(1) 시/도(1) 현재 장소 명(1) 몇 층(1) 무엇 하는 곳(1)	0 1 0 1 0 1 0 1 0 1
기억등록		비행기(1) 연필(1) 소나무(1)	0 1 0 1 0 1
주의집중 및 계산		100−7(1) − 7(1) − 7(1) − 7(1) − 7(1)	0 1 0 1 0 1 0 1 0 1
기억회상		비행기(1) 연필(1) 소나무(1)	0 1 0 1 0 1
언어	이름대기	시계(1) 볼펜(1)	0 1 0 1
	명령시행	종이를 뒤집고(1) 반으로 접은 다음(1) 저에게 주세요(1)	0 1 0 1 0 1
	따라 말하기	백문이 불여일견(1)	0 1
	읽고 그대로 하기	눈을 감으세요(1)	0 1
	쓰기	오늘 기분(또는 날씨)에 대해서 써보십시오	0 1
시각적 구성능력	보고그리기	겹쳐진 두 개의 오각형(1)	0 1
총 점			/ 30

표 5-6 치매 선별용 한국어판 간이정신상태검사(MMSE-DS)

검사자는 "지금부터 000님의 기억과 집중력을 알아보기 위해 몇 가지 질문을 드리겠습니다. 질문 중 몇 가지는 쉽지만 몇 가지는 어려울 수도 있습니다." 라는 말로 검사를 시작한다.

항목	내용	점수
지남력 (시간)	1. 올해는 몇 년도입니까?	0 1
	2. 지금은 무슨 계절입니까?	0 1
	3. 오늘은 며칠입니까?	0 1
	4. 오늘은 무슨 요일입니까?	0 1
	5. 지금은 몇 월입니까?	0 1
지남력 (장소)	6. 우리가 있는 이곳은 무슨 도/특별시/광역시 입니까?	0 1
	7. 여기는 무슨 시/군/구 입니까?	0 1
	8. 여기는 무슨 시/동/읍/면 입니까?	0 1
	9. 우리는 지금 이 건물의 몇 층에 있습니까?	0 1
	10. 이장소의 이름이 무엇입니까?	0 1
기억력 (등록)	11. 제가 세가지 물건의 이름을 말씀드리겠습니다. 끝까지 다 들으신 다음에 세가지 물건의 이름을 모두 말씀해 보십시오. 그리고 몇분 후에는 그 세가지 물건의 이름들을 다시 물어볼 것이니 들으신 물건의 이름을 잘 기억하고 계십시오. "나무" "자동차" "모자" 이제 000님께서 방금 들으신 3가지 물건 이름을 모두 말씀해보세요.	0 1 0 1 0 1
주의집중 및 계산	12. 100에서 7을 빼면 얼마가 됩니까? 거기에서 7을 빼면 얼마가 됩니까? 거기에서 7을 빼면 얼마가 됩니까? 거기에서 7을 빼면 얼마가 됩니까? 거기에서 7을 빼면 얼마가 됩니까?	0 1 0 1 0 1 0 1 0 1
기억력 (회상)	13. 조금 전에 제가 기억하라고 말씀드렸던 세 가지 물건의 이름이 무엇인지 말씀하여 주십시오. "나무" "자동차" "모자"	0 1 0 1 0 1
언어능력	14. (실제 시계를 보여주며) 이것을 무엇이라고 합니까? (실제 연필을 보여주며) 이것을 무엇이라고 합니까?	0 1 0 1
	15. 제가 하는 말을 끝까지 듣고 따라해 보십시오. 한 번만 말씀드릴 것이니 잘 듣고 따라하십시오. "간장공장공장장"	0 1
실행능력	16. 지금부터 제가 말씀드리는 대로 해 보십시오. 한 번만 말씀드릴 것이니 잘 들으시고 그대로 해 보십시오. 제가 종이를 드릴 것입니다. 그러면 그 "종이를 오른손으로 받아, 반으로 접은 다음, 무릎 위에 올려놓으십시오."	0 1 0 1 0 1
시공간 구성능력	17. (겹친 오각형 그림을 가리키며) 여기에 오각형이 겹쳐져 있는 그림이 있습니다. 이 그림을 아래 빈 곳에 그대로 그려보십시오.	0 1
판단 및 추상적 사고력	18. 옷은 왜 빨아서 입습니까?	0 1
	19. "티끌모아 태산"은 무슨 뜻입니까?	0 1
	총점	/ 30

표 5-7 MMSE-DS 점수기준

*60세 미만의 경우는 60~69세 연령기준을 준용함

연령	성별	교육 연수			
		0–3년	4–6년	7–12년	≥13년
60~69세	남	20	24	25	26
	여	19	23	25	26
70~74세	남	20	23	25	26
	여	18	21	25	26
75~79세	남	20	22	25	25
	여	17	21	24	26
≥80세	남	18	22	24	25
	여	16	20	24	26

표 5-8 MMSE-DS 채점방법

시간지남력

피검자가"모른다"고 대답할 때 바로 틀렸다고 채점하지 말고 "그래도 오늘이 몇 년/ 계절/ 몇 월/ 며칠/ 요일 같은지 말씀해보세요"와 같이 추측해서 대답할 수 있도록 독려해야 한다. 또 피검자가 두 가지 답을 대답하고, 그 중에 정답이 있는 경우에는 한 가지 답을 고르도록 지시한다.

문항	채점방법
문항 1	• 정확하게 4자리 숫자로 대답하여야 정답으로 한다(1점) • 4가지를 모두 답하지 못하는 경우에는 구체적으로 대답하도록 재 질문한다. 가령, 2009년을 "9년"과 같이 대답하는 경우 정확한 4자리 숫자로 대답하도록 한다. • 해당 연도를 정답으로 하며 '기축년' 등은 오답으로 한다. 만약 피검자가 '기축년'이라고 한 것이 실제로 맞더라도 "숫자로 대답해 보세요"라고 재질문하여 숫자로 연도를 대답하는 경우에만 정답으로 한다.
문항 2	• 3, 4, 5월을 봄, 6, 7, 8월을 여름, 9, 10, 11월을 가을, 12, 1, 2월을 겨울로 한다(1점) • 간절기에는 최대 2주의 간격 범위에서 앞으로 올 계절 또는 지나간 계절을 대답하여도 정답으로 한다. "3월 9일"인 경우 "겨울"이라고 응답하여도 정답으로 한다. "8월 24일"인 경우 "가을"이라고 응답하여도 정답으로 한다.
문항 3	• 음력으로 사용하는 경우, 실제와 맞으면 정답으로 한다.
문항 4	• 반공일: 토요일 • 요일에 대한 개념을 도와 줄때는 '월요일, 화요일, 수요일, 목요일, 금요일, 토요일, 일요일'을 모두 보기로 들어주고 특정 요일만 언급하지 않는다.
문항 5	• 음력으로 월과 일이 맞으면 정답으로 한다. • 몇 월을 숫자 대신 정월 혹은 동짓달로 답하여도 정답으로 한다. • 참고: 동짓달; 11월, 섣달: 12월, 그믐: 그 달의 마지막 날

장소지남력	
문항 6	• 맞으면 한 문항 당 1점씩 채점한다. • 검사장소의 행정구역에 따라 상위 3단위를 차례로 한 문항 당 하나씩 질문한다. • "도"의 개념을 이해하지 못하여 예를 들어 줄 경우에는 해당 도가 아닌 다른 2개의 도를 설명한다. 가령, 검사하는 장소가 "경기도"인 경우, "충청도, 전라도와 같은 도의 이름을 말씀 하시면 됩니다. 여기는 무슨 도입니까?"라고 질문할 수 있다. • 북도와 남도를 정확하게 대답하여야 정답으로 하며, 구분하지 않고 답할 경우에는 확인하도록 한다. 가령, "충청도"라고 대답하는 경우, "충청북도인가요, 충청남도 인가요?"
문항 7	• "여기가 무슨 시, 무슨 구, 무슨 동입니까?"라고 한 번에 질문하면 안 된다.
문항 8	• 검사를 수행하는 행정지역에 맞게 도/특별시/광역시, 시/군/구, 읍/면/동 중 한 가지씩만 선택하여 질문한다. • 검사를 시행하는 행정구역 순서에 따라 높은 행정구역에서부터 차례로 물어본다. 예를 들어, ① 검사하는 장소가 "경기도 성남시 분당구 구미동 분당서울대학교병원"이라면, 6번 문제 "도", 7번 문제 "시", 8번 문제 "구"를 묻는다. ② 검사하는 장소가 "서울특별시 종로구 연건동 서울대학교병원"이라면, 6번 문제 "특별시", 7번 문제 "구", 8번 문제 "동"을 묻는다. ③ 검사하는 장소가 "강원도 춘천시 효자동 춘천정신보건센터"이라면, 6번 문제 "도", 7번 문제 "시", 8번 문제 "동"을 묻는다.
문항 9	• 정확하게 답한 경우 정답으로 하며 두 개를 답한 경우 하나를 고르도록 지시한다.
문항 10	• 장소이름: "병원","보건소"와 같이 광범위한 대답은 오답으로 한다. • 정확한 이름이 아니더라도 통상적으로 허용되는 부분적인 이름은 정답으로 한다. • 해당 검사 장소의 검사자들이 정답으로 채택할 수 있는 것을 정하여 일관성 있게 사용하도록 한다.

기억력 문항	
11은 기억 등록, 문항 13은 기억 회상을 측정하는 문항이다. 문항 11 시행 후 간섭과제로 주의집중력을 측정하는 문항 12를 시행한 다음, 문항 13을 시행한다.	
문항 11	• 정확하게 따라 말한 단어의 수를 점수로 채점한다(3점 만점). • 반드시 첫 번째 시도에 성공적으로 따라 말한 단어의 수로 채점해야 한다. 반복시도에서 첫 반응보다 더 많은 단어수를 등록하더라도 점수에는 반영하지 않는다. • 반드시 '나무, '자동차', 모자' 세 단어를 한꺼번에 불러주고 따라 하도록 해야 한다. 피검자가 '나무'하면, '나무'하고, 단어 하나하나를 따라하는 경우가 많기 때문에 미리 지시할 때 '끝까지 듣고' 부분을 강조해야 한다. • 피검자가 세 단어를 모두 말하지 못하면, 같은 방법으로 두 번 더 따라 말하게 한다. 세 번째에도 실패하면 그냥 다음 문항으로 넘어간다.

주의집중력	
문항 12	• 답이 틀렸더라도 틀렸다는 표현은 하지 않고 계속한다. • 피검자가 "83"이라고 말했을 때 "83"에서 7을 빼면 이라고 하지 않는다. • 맞는 부분에 대하여 독립적으로 채점한다. 가령 100–7=92, 85...라고 대답하는 경우 85는 정답으로 한다. • 계산을 하지 못하는 경우에는 동일한 방식으로 10에서 3을 뺀다. 이 때는 채점에 반영하지 않는다. 첫 시행과 기억 회상사이에 지연시간(약 1분 정도)을 유지한다. • 만약 첫 시행에서(100에서 7을 빼면) 7을 뺄 수 없는 숫자를 답한 경우(예를 들어 '3'이라고 했다면) 다시 한번 지시를 준다. • 문항이 끝나기 전에 7을 뺄 수 없는 숫자로 대답하면 중단하고 그 시점까지 수행을 기준으로 점수를 주며, 간단한 과제로 기억회상과의 지연시간(약 1분)을 유지한다.
문항 13	• 기억등록 단계에서 불러준 세 단어를 회상하는 것이며, 성공적으로 회상한 단어 수로 채점한다. • 힌트는 제공하지 않는다.

<table>
<tr><th colspan="3">언어능력</th></tr>
<tr><td>문항 14</td><td colspan="2">• 외국어나 사투리로 대답하여도 확인하여 맞으면 정답으로 한다.
• 사투리가 맞는지의 여부는 보호자에게 확인하도록 한다.
• 실제 연필과 시계만을 사용해야 하므로 검사 전에 필히 도구들을 준비한다.</td></tr>
<tr><td>문항 15</td><td colspan="2">• 한 번만 불러 준다는 내용을 강조하여 집중하여 듣도록 함
• 듣지 못했다고 해도 반복하여 불러주면 안됨
• 평소 말하는 속도로 모두 정확하게 따라 해야 1점, 한 글자라도 틀리면 0점</td></tr>
<tr><th colspan="3">실행능력</th></tr>
<tr><td>문항 16</td><td colspan="2">• 한 번만 불러 준다는 내용을 강조하여 집중하여 듣도록 한다.
• 종이를 건네줄 때에는 책상 위에 놓지 말고 한 손으로 건네준다.
• 지시할 때 '오른손', '반', '무릎 위'를 강조하여 말한다.
• 오른손을 사용할 수 없는 피검자에게는 '왼손'으로 바꿔 지시한다.
• 듣지 못했다거나 기억이 나지 않는다고 해도 지시를 반복해 주면 안 된다.
• 피검자의 오른손을 보지 않고 지시하며 지시가 다 끝난 다음에 종이를 건네준다.</td></tr>
<tr><th colspan="3">시공간구성능력</th></tr>
<tr><td>문항 17</td><td colspan="2">• 다섯 개의 각이 잘 유지되어 있는 오각형 두 개가 겹쳐져, 가운데에 사각형이 만들어지면 그 크기나 위치에 관계없이 정답이다.
• 정확한cm 각이 이루어지지 않더라도 변이 5개가 있으면 정답으로 하며, 각 변 사이 간격은 최대 0.3까지 가능하나 그 이상 벌어지는 경우에는 오답으로 한다. 〈참조1〉</td></tr>
<tr><td rowspan="2">정답기준</td><td>정답예시</td><td>오답예시</td></tr>
<tr><td>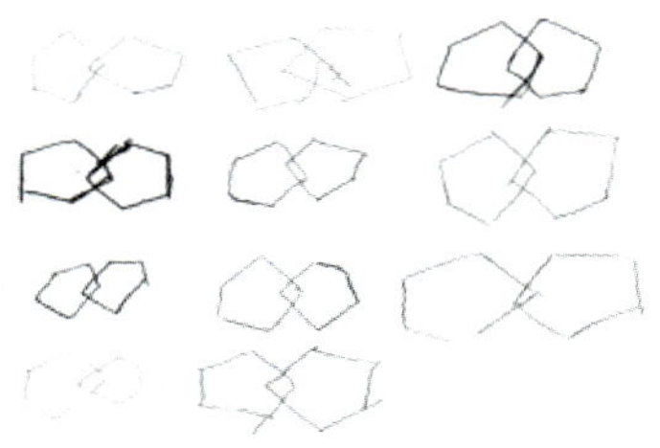</td><td>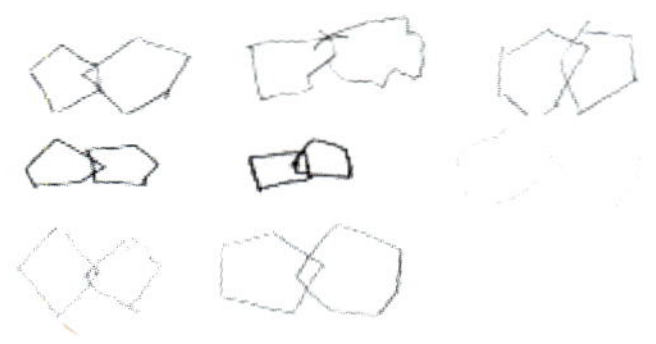</td></tr>
<tr><th colspan="3">판단 및 추상적 사고력</th></tr>
<tr><td>문항 18</td><td colspan="2">• "더러우니까", "깨끗하게 입으려고" 등의 위생과 청결에 대한 내용으로 답을 하면 정답으로 채점한다.
• 문항을 이해하지 못하는 경우, "옷을 어째서 빨아 입나요?'라거나 "옷을 빨아서 입는 이유가 무엇인가요?"등으로 부연 설명할 수 있다.</td></tr>
<tr><td>문항 19</td><td colspan="2">• 아무리 작은 것이라도 모이고 모이면 큰 것이 된다. 조그만 것을 모아 크게 된다. 아껴야 한다. 등의 내용이면 정답으로 채점한다.</td></tr>
</table>

(2) 하세가와 치매척도(Hasegawa Dementia Scale; HDS)

하세가와 치매척도(Revised Hasegawa's Dementia Scale, HDS-R)는 치매 선별을 목적으로 일본에서 개발한 하세가와 치매척도를 개정한 것이다. 척도는 지남력, 기억력, 계산능력, 집중력과 언어유창성영역으로 구성되어 있다. HDS-R에는 이마엽/집행기능 검사가 포함되어 있고, 동작성 과제는 없어 시각기능이나 운동기능에 장애가 있는 노인에게도 사용 가능하며 문맹인 대상자에게도 적용할 수 있다(Hasegawa, 1974). 국내에는 한국어판 하세가와(Kim et al., 2002) 치매척도(Korean Version of Hasegawa Dementia Scale; HDS-K)와 한국어판 하세가와 치매척도 개정본(Revised form of Hasegawa Dementia Scale; K-HDS-R)이 개발되어 사용되고 있다(표 5-9).

표 5-9 하세가와 치매척도(Hasegawa Dementia Scale; HDS)

항목	내용	점수
나이	2년 이내 오차 또는 년도 맞으면 1점	0 1
지남력(시간)	년(1) 월(1) 일(1) 요일(1)	0 1 0 1 0 1 0 1
지남력(장소)	어디입니까 병원/사무실	0 1 2
기억등록	비행기(1) 연필(1) 소나무(1)	0 1 0 1 0 1
주의집중 및 계산	100-7(1) -7(1) -7(1) -7(1) -7(1)	0 1 0 1 0 1 0 1 0 1
숫자 거꾸로 외우기	6-8-2 3-5-2-9	0 1 0 1
기억회상	타는 것 학용품 식물	0 1 2 0 1 2 0 1 2
물건의 기억	시계, 열쇠, 지갑, 지우개, 동전	12345
채소이름대기	10초/1-5:0점 /6개째부터 1점씩	0 1
총점		/ 30

(3) 알렌 인지수준 판별검사(Allen Cognitive Level Screen; ACLS)

알렌 인지수준 판별검사(Allen Cognitive Level Screening Test; ACLS)는 인지장애 모델(cognitive disability model)을 근거로 하여 일상적으로 많이 사용하는 도구를 이용한 알렌 인지수준(allen cognitive level)을 평가하기 위해 1996년 개발된 평가도구이다. 평가대상은 정신과질환이나 인지적 손상환자이고, 감각운동 과제(가죽 바느질)를 수행하는 과정을 통해 환자의 지시 따르기, 문제해결, 새로운 정보 학습 능력을 판별할 수 있다. 노인환자나 시각적 문제가 있는 환자는 크기가 큰 LACLS(Large Allen Cognitive Level Screen)을 사용한다. 평가방법은 도구(가죽판과 양면의 차이가 있는 가죽끈, 바늘)를 피검자의 앞에 두고 ACLS와 LACLS로 홈질, 감침질, 코도반 바느질을 검사자가 총 3회 시범을 보이고, 피검자가 세 번 이상의 바느질을 수행하도록 한다. ACLS의 초기세팅은 홈질 3땀, 감침질 4땀, 코도반 바느질이 4땀씩은 따져 있어야 한다. 실수를 하거나, 제대로 고치지 못할 경우 검사를 중단하고 제일 높은 수준의 점수를 부여한다(표 5-10, 5-11) (Allen et al., 2007).

표 5-10 알렌 인지 판별 검사(Allen Cognitive Level Screen, ACLS) 평가방법

바느질 종류	수준	설명	수행점수
홈질 (Running stitch)		바늘을 잡아서 구멍에 넣고, 다시 잡아당기세요. 다음 구멍에 뒤쪽으로 넣고 다시 당겨서 팽팽하게 하세요. 구멍을 빠뜨리고 해서는 안됩니다. 이제 시작해 보세요	
	3.0	가죽판을 잡거나, 밀어버림. 줄을 잡으려 하지 않거나, 가죽판을 잡은 후 끈을 잡고 아무 방향으로나 움직임	
	3.2	가죽판에 적어도 한 구멍에 바늘을 집어 넣음	
	3.4	두 번 이상의 시범 없이 세 땀의 바느질을 정확히 수행함(LACLS로 바꾸기 전 ACLS 애서 한 번의 시범을 보였을 경우, 세 번 시범 가능)	
감침질 (Whipstitch)		홈질을 만족할 정도로 완성한 경우 실시한다. "보세요, 가죽끈이 한쪽은 어둡고 매끄러운데 다른 쪽은 거칠고 밝은 색입니다. 보이세요" "이번에는 다른 바느질을 보여 드릴께요. 바늘을 잡아서 구멍에 넣고, 다시 잡아당기세요. 다음 구멍에 뒤쪽으로 넣고, 다시 당겨서 팽팽하게 하세요. 실이 꼬이지 않았는지 확인하세요. 구멍을 빠뜨리고 해서는 안 됩니다. 이제 세 땀을 떠 보세요" 인지 장애가 있는 경우, 검사 중 두 가지 에러를 해결하는 것을 확인하고, 검사 중 실수가 없었다면, 검사자가 고의로 실수를 만들어줌	
	3.6	정확한 구멍에 적어도 한번 감침질을 시행함 구멍을 뛰어넘지 말아야 함	
	3.8	단서를 주어도 뒷면에 있는 실꼬임/ X 형태의 실수를 인식하지 못함. 홈질로 잘못 수행된 바느질에 대해 실수를 인식하지 못함 자리가 없어질 때까지, 끝까지 하고서"내가 다했나요?" 라고 물음	
	4.0	뒷면에 있는 실수(실꼬임/X 형태의 실수를 인식함) 홈질로 잘못 수행한 것을 인식하고 고침	
	4.2	끈을 풀지 않고 수정하지 못하고 다시 풀어 수정함 뒷면의 X가 되는 실수를 수정함	
	4.4	끈을 풀지 않고 감침질의 꼬인 끈을 수정할 수 있음 세 땀 바느질 후 작업 중단하거나 그만해야 되는 것을 알고 말하지만, 재미로 계속 하기도 함	

코드반 바느질 (Single cordovan stitch) : 두번 시범	"혼자서 이 바느질을 하실 수 있으시겠어요?"		
	4.2	반복 또는 두 번째 관련 없는 단계로 감침질을 따라함. 첫, 두 번째 시범이 도움이 안 됨	
	4.4	구멍을 앞에서 뒤로 통과함. 하지만 다른 하나의 단계인 바늘을 뒤에서 통과시킴. 또는 바늘로 앞에서 구멍을 통과하지만, 앞으로 오지는 못하거나 다른 곳으로 감. 첫, 두 번째 시범이 도움이 안 됨	
	4.6	구멍에 바늘을 넣을 때, 오른쪽/왼쪽 구별이 어려움. 첫, 두 번째 시범이 도움이 안 되거나 약간의 도움을 줌	
	4.8	순서대로 줄을 팽팽하게 하지 못함. 바늘만을 잡아 당김. 실수를 인식하거나 인식하지 못함. 첫, 두 번째 시범이 도움이 안되거나 약간의 도움을 줌	
	5.0	끈이 엉켰을 때, 본래 방법으로 실수를 고칠 수 있거나, 순서대로 끈을 팽팽하게 만들 수 있지만, 해결방법을 반복하지는 못함. 두 번째 시범 후 수행의 증진이 나타나나. 실수는 남아 있음	
	5.2	두 번째 시범 후, 끈이 엉켰을 때, 본래 방법으로 실수를 고칠 수 있거나, 순서대로 끈을 팽팽하게 할 수 있음. 순서대로 당길 수는 있지만, 조금은 느슨할 수는 있음	
한번 시범	5.4	한 번의 시범 후, 끈이 엉켰을 때, 본래 방법으로 실수를 고칠 수 있거나, 순서대로 끈을 팽팽하게 할 수 있음. 2번의 시범 없이 완성함. 적어도 두 번의 변경된 활동이 관찰됨	
시범 없음	5.6	시범 없이 세 번의 바느질을 정확히 수행. 정확히 하리는 (언어적 또는 에러발생위치를 지시)가 필요할 수 있음	
	5.8	시범, 언어적 지시 없이 세 번의 바느질을 정확히 수행. 바느질을 관찰하고 시행착오를 반복하며 스티치를 완성함	

표 5-11 알렌 인지 판별 검사(Allen Cognitive Level Screen, ACLS) 점수 기준

단계	인지수준	설명
계획된 행동단계 (Planned activities)	6	실행하기 전 행동들에 대해 생각할 수 있다. 다른 사람들의 요구를 고려한다. 만족스럽지 않은 결과를 예상하고 피할 수 있어 불필요한 단계가 없어진다.
탐색활동단계 (Independent learning/ exploratory)	5	새로운 행동들을 탐험하고 미세운동을 조절할 수 있다. 표면특성, 공간적인 특성, 느낌 등을 주의한다. 새로운 활동들을 배우기 위하여 사전행동들의 결과를 기억한다.
목적-지향적 학습단계 (Goal-directed learning)	4	목표를 완성하고 독립적으로 자기위생을 수행하고 지시를 따를 수 있다. 변화된 환경에 성공적이기 위해서는 보호자 관찰과 도움이 필요하다.
조작행동단계 (Manual actions)	3	단순하고 명료한 과제 즉, 잘 알려진 행동의 문맥 내에서 일단계 지시를 따르고 움직임을 반복하거나 배운다. 물건을 사용하기 위해 손을 쓴다.
자세반응단계 (Postural actions)	2	앉기, 서기, 걷기 그리고 균형을 위해 신체를 움직일 수 있다. 큰 대상물과 환경 속에서 장애물에 주의한다. 24시간 보호가 요구된다.
자동행동단계 (Automatic actions)	1	보호하는 반응(유해한 자극으로부터 물러나는 것)을 사용할 수 있다. 생존에 초점을 가진 행동은 습관적이거나 반사적이며 숙련된 보호가 필요하다.
혼수단계 (Coma)	0~0.8	자극에 대한 무의식과 무반응 또는 오직 반사성의 반응들(굴곡-신전운동, 눈, 손, 그리고 입을 자동적으로 열고 닫음)이 나타난다.

제5장

(4) 한국형 몬트리올 인지평가(Korean-Montreal Cognitive Assessment; K-MoCA)

Montreal Cognitive Assessment (MoCA)는 경도인지장애환자를 감별하기 개발된 검사이다. MoCA의 평가항목은 주의력 및 집중력, 실행력, 기억력, 어휘력, 시공간력, 추상력, 계산과 지남력을 평가한다. 실행시간은 약 10분 정도가 소요되고, 글을 읽거나 쓰는 능력이 부족한 경우에는 권장되지 않는다. 전두엽 및 집행기능 검사가 포함이 되어 MMSE보다 민감도가 높다. 국내에는 한국판 몬트리올 인지평가인 MoCA-K와 K-MoCA의 버전이 표준화되었다. MoCA-K는 30점 만점 중 23점 이상이 정상으로 절단점은 22점이다. 학력이 6년 이하인 경우는 총점에서 만점을 넘지 않도록 1점을 더한다. 경도인지장애 환자를 감별하는 민감도는 89%, 특이도는 84%이다. K-MoCA는 혈관성 치매 이전단계인 혈관성 인지기능장애를 변별하는데 도움이 된다고 하였으며, 연령과 교육수준에 따라 세분화된 정상규준을 제시하였다(표 5-12) (Kang et al., 2009).

(5) 7분 치매선별검사(7-Minute Screen Test; 7-MS)

7분정도에 시행할 수 있는 간편한 치매 조기 선별도구로 Solomon 등(1998)에 의해 개발되었다. 7분 선별검사는 지남력검사, 기억력검사, 시각·공간력검사 및 언어유창성검사의 네 개의 영역으로 구성되어 있다. 장점은 검사 결과가 연령, 성별, 교육 수준에 영향을 받지 않고, 비전문가도 짧은 시간 내에 간편하게 시행할 수 있으며, 결과 해석에 전문적인 지식이 필요하지 않다는 점이다. 미국의 알츠하이머병 노인과 정상 노인의 대조군 비교연구에서 민감도 92%, 특이도 96%로 높은 타당도와 신뢰도를 보였다. 알츠하이머병의 조기선별도구로 사용할 수 있다는 보고가 있지만, 국내 표준화연구에서는 학력에 따른 차이가 관찰되었다관찰되었다(표 5-13) (Park, Yang, & Kim, 2002).

(6) 한국판 웩슬러 성인용 지능검사(Korean-Wechsler Adult Intelligence Scale; K-WAIS)

Wechsler는 Binet-Simon Intelligence Test와 군대용 알파검사, 군대용 동작성 검사들의 문항을 참고하여 Wechsler-Bellevue Intelligence Scale Form I(1939)을 제작하였다. 웩슬러는 지능이란 개인이 목적 달성을 위해 행동하고, 합리적으로 사고하고, 환경을 효율적으로 처리하는, 전체적인 능력이라고 정의하였으며, 지능검사는 지능수준을 측정할 뿐만 아니라 개인의 성격 등도 반영해 주는 역동적인 도구라고 말하였다. 웩슬러 지능검사는 지능측정 뿐만 아니라 여러 인지영역을 평가할 수 있는 신경심리 평가도구로도 활용되고 있다. 국내에서 1963년 한국판 웩슬러 성인용 지능검사(Korean-Wechsler Adult Intelligence Scale; K-WAIS)가 발표되었으며, 1992년 웩슬러 성인용 지능검사 개정판

표 5-12 K-MoCA

시공간/실행력

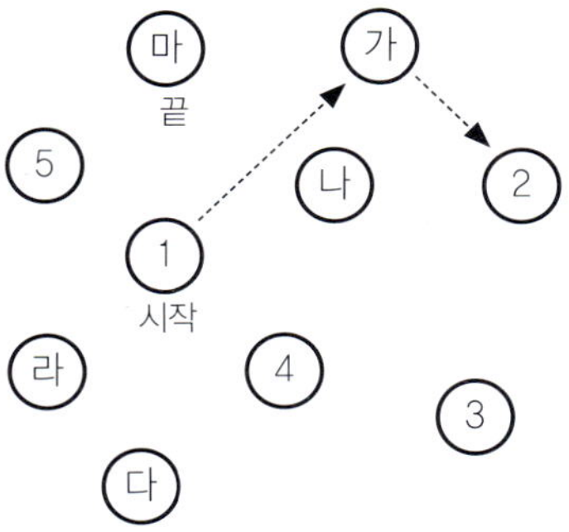

[ ]

정육면체 복사

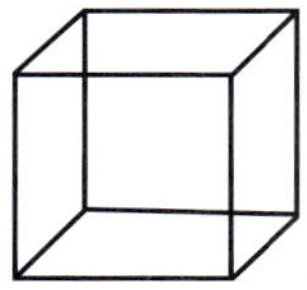

[ ]

시계 그리기(열한시 십분) (3점)

[ ]윤곽 [ ]숫자 [ ]바늘

점수: ___ /5

어휘력

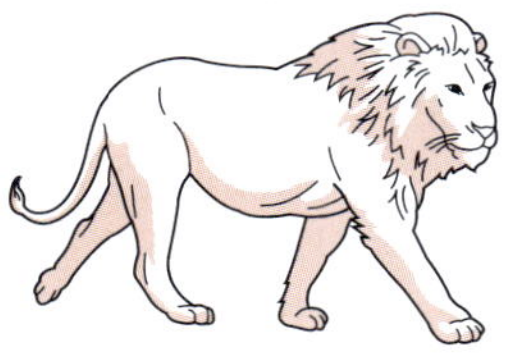

[ ]

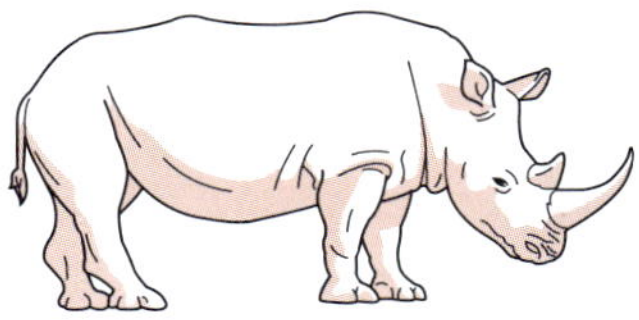

[ ]

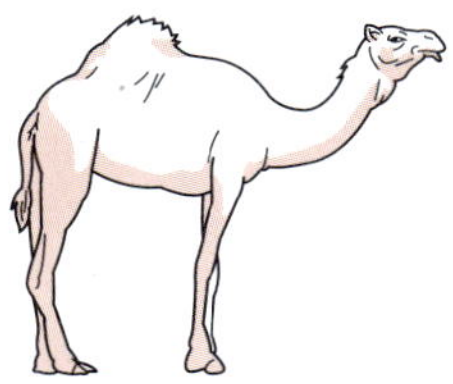

[ ]

___ /3

기억력

단어를 듣고 따라 말하기. 2회 실시. 5분 후에 회상.		얼굴	비단	교회	진달래	빨강	점수없음
	첫번째 시도						
	두번째 시도						

주의력

숫자목록을 읽어줌(초당 숫자 하나씩).	바로 따라 외우기	[ ]21854	___ /2
	거꾸로 따라 외우기	[ ]742	

들려주는 글자에서 '가'가 나오면 책상 두드리기. 두 번 이상 실수 시 점수가 없음.

[ ]바 나 가 다 차 파 가 가 사 아 자 나 가 바 가 아 라 마 가 가 가 사 가 차 하 바 가 가 나 ___ /1

(100 빼기 7) [ ]93 [ ]86 [ ]79 [ ]72 [ ]65
정답이 4~5개: 3점, 2~3개: 2점, 1개: 1점, 0개: 0점 ___ /3

문장력

(따라하기)
[ ]오늘 나를 도와줄 사람은 철수뿐이다.
[ ]강아지가 방에 들어오면 고양이는 의자 밑에 숨는다. ___ /2

(유창성) 일 분동안 시장에서 살 수 있는 물건 이름 대기(11개 이상이면 점수) ___ /1

추상력

공통점 찾기 (예: 사과-배=과일). [ ] 기차-자전거 [ ] 시계-자 ___ /2

지연 회상력

	얼굴	비단	교회	진달래	빨강	단서없이 회상한 단어만 점수
단서없음						
범주단서						
다중선택						___ /5

지남력

[ ]년 [ ]월 [ ]일 [ ]요일 [ ]장소 [ ]시(군) ___ /6

Z.Nasreddine, JY.Lee 한국판, 2006년 3월 1일, 정상≥23/30
출처: www.mocatest.org

총점 ___ /30
(학력이 6년 이하면 1점 더함)

표 5-13 7분 치매선별검사

영역	내용
지남력검사 (Benton temporal orientation test)	피검자가 대답한 년, 월, 일, 요일, 시간에 대해 점수를 매겨서 평가하는 방법이다. 이것이 MMSE의 시간지남력검사와의 다른 점은 틀린 정도에 따라서 점수를 매긴다는 점이다. 점수체계는 (1) 월-한 달 차이가 날 때마다 5점씩을 곱한다(최고점수 30점), (2) 년-한해 차이가 날 때 마다 10점씩을 곱한다(최고점수 60점), (3) 일-하루차이가 날 때마다 1점씩을 곱한다(최고점수 15점), (4) 요일-하나의 차이가 날 때마다 1점씩을 곱한다(최고점수 3점), (5) 시간-30분 차이가 날 때마다 1점씩을 곱한다(최고점수5점). 가장 많이 틀리게 되면 113점을 얻게 된다.
기억력검사 (Enhanced cued recall test)	열 여섯 가지 종류의 그림으로 구성되어 있다. 각각의 그림은 네가지씩, 네 장의 카드로 묶여있다. 피검사자는 한 장의 카드에 그려져 있는 네가지의 그림을 보고 검사자가 주는 단서에 맞는 것이 어떤 그림인지 알아 맞추어야 한다(예를들면, 검사자: "이 카드에는 과일이 있습니다. 무엇입니까?" 피검사자: "포도입니다."). 피검사자가 네가지의 그림을 모두 맞추면 카드를 제거하고 난 후, 검사자가 똑같은 단서를 주고서 피검사자에게 방금 본 그림을 맞추도록 한다(예를들면 검사자: "방금 과일을 보여 드렸습니다. 무엇이었습니까?" 피검사자: "포도입니다."). 피검사자가 네가지의 그림을 모두 기억해내면 다음 카드로 넘어간다. 그러나 만약 피검사자가 한 가지 이상의 그림을 기억하지 못하면 이 과정을 처음부터 네 가지 그림 모두에 대해서 다시 한 번 반복해야 하지만, 두 번 이상 반복하지는 않는다. 열 여섯 개의 그림에 대해 모두 시행하고 나면 피검사자에게 열 두달을 거꾸로 외워보도록 한다(번역과정에서 대한민국 팔도의 이름을 대는 것으로 바꾸었음). 이 과정은 피검사자의 주의를 분산시키기 위한 것이다. 이 후 피검사자에게 단서를 주지 않고 열 여섯가지 그림에 대해 가능한 한 모든 것을 기억해 내도록 한다. 기억을 하지 못한 그림에 대해서만 단서를 제공한다. 이 검사는 알츠하이머병과 정상 노화에 의한 인지기능의 저하를 구별할 수 있는 장점이 있는데, 정상 노화 과정에 있는 노인은 알츠하이머병 환자에 비해서 단서를 주었을 때 더 잘 기억하기 때문이다. 이 검사의 점수는 단서를 제공하지 않은 경우와 단서를 제공한 경우 모두에서 각각 1점씩을 주며 따라서 최고 점수는 16점이다.
시계 그리기 (Clock' drawing)	피검사자에게 종이와 필기도구를 주고서, 숫자가 모두 쓰여진 시계를 그리고 "4시 20분전"을 가리키도록 시침과 분침을 표시하도록 한다. 피검사자가 그린 시계에 대해 점수를 계산하는 방법은 다음의 일곱 가지 항목으로 세분화해서 각각 1점씩을 준다. (1) 1부터12까지의 숫자가 모두 존재하는지, (2) 숫자들이 정확한 순서대로 있는 지, (3) 숫자들이 정확한 위치에 있는 지, (4) 시침과 분침이 모두 존재하는지, (5) 시침이 다른 숫자보다 4에 가까운지, (6) 분침이 다른 숫자보다 8에 가까운지, (7) 시침과 분침의 모양이 적절한지 등이다. 이 검사의 최고 점수는 7점이다.
언어유창성검사 (Category fluency)	피검사자에게 60초 동안 "동물"에 해당하는 단어를 가능한 한 많이 말하도록 한다. 이 검사는 알츠하이머병에 매우 민감한 도구로 알려져 있다. 피검사자가 대답한 동물의 숫자가 점수가 된다.

(Wechsler Adult Intelligence Scale-Revised)을 원본으로 하여 한국판 웩슬러 성인용 지능검사 개정판(Korean-Wechsler Adult Intelligence Scale-Revised, K-WAIS-R)이 만들어졌다(Yum, 1992). 웩슬러검사는 언어성 검사(verbal scale)와 동작성 검사(performance scale)로 구성되며, 언어성 검사는 기본지식, 숫자 외우기, 어휘문제, 산수문제, 이해문제, 공통성문제의 6가지 소항목으로 구성되며, 동작성 검사는 빠진 곳 찾기, 차례 맞추기, 토막짜

기, 모양맞추기, 바꿔쓰기의 5가지 소항목으로 구성되어 있다. 웩슬러 지능검사의 해석은 전체 지수와 소항목 지수를 통하여 이루어지며, 이중 전체 지능지수는 가장 대표적인 점수이므로, 검사결과는 전체 지능지수, 지능수준, 백분위, 오차범위의 순으로 기술한다. 또한, 언어성 지능과 동작성 지능을 비교 분석할 수 있으며, 소항목 지수들을 이용하여 다양한 분석을 시행할 수 있다(Yum et al., 1992).

(7) 신경행동학적 인지상태검사(Neurobehavioral Cognitive Status Examination; NCSE)

Kiernan(1987)에 의해 개발된 신경행동학적 인지상태검사(NCSE)는 인지기능을 의식(consciousness), 언어(language), 구성능력(constructions), 기억력(memory), 수리력(calculation), 추리력(reasoning) 등의 영역에 따라 다면적으로 평가할 수 있는 신경심리학적 평가도구이다. 또한 각 영역마다 선별항목이 있어 검사시간을 단축할 수 있기 때문에, 검사시간이 10~20분 정도만이 소요되어 인지기능 전 영역에 대한 평가를 비교적 간편하게 시행할 수 있다. 우리나라에서는 Jon(1993) 등에 의하여 타당도 평가가 이루어 졌으며, 환자의 순응도가 좋으며 간편하게 활용할 수 있는 신경심리검사의 하나이다.

(8) 레이킴 기억검사(Rey-Kim Memory Test; RKMT)

레이킴 기억검사(RKMT)는 Kim(2001)에 의해 국내에서 표준화되었으며, 언어 기억검사인(K-Auditory Verbal Learning Test; K-AVLT)와 시각기억검사인(K-Complex Figure Test; K-CFT)의 두 소검사로 구성되어 있다. K-AVLT에서는 15개의 단어들을 반복적으로 학습시킨 후 이 단어들에 대한 기억이 얼마나 잘 형성되었는지를 검사한다. 또한, K-CFT에서는 복잡한 도형을 학습시킨 후 이 도형에 대한 기억이 얼마나 잘 형성되었는지를 검사한다. K-AVLT, K-CFT 두 검사를 종합하여 MQ(Memory Quotient)를 구하며, MQ의 점수는 평균이 100, 표준편차 15로서 한국판 성인용 지능검사 개정판(K-WAIS-R)의 점수 체계와 동일하다. 그러므로 한국판 성인용 지능검사 개정판(K-WAIS-R)에 적용되는 일반적인 해석기준을 MQ의 해석에도 적용할 수 있다.

(9) 주관적 기억감퇴 설문(Subjective Memory Complaints Questionnaire; SMCQ)

주관적 기억감퇴 설문(SMCQ)은 대상자가 주관적으로 경험하는 기억 장애의 심각도를 평가하는 설문으로 구성되어 있다(표 5-14) (Youn, 2009).

표 5-14 주관적 기억감퇴 설문(Subjective Memory Complaints Questionnaire; SMCQ)

주관적 기억감퇴 평가 설문
(Subject Memory Complain Questionnaire: SMCQ)

이름 ________________

질문	응답	
	아니오	네
1. 당신은 기억력에 문제가 있습니까?	0	1
2. 당신의 기억력은 10년 전에 비해 저하되었습니까?	0	1
3. 당신은 기억력이 동년의 다른 사람들에 비해 나쁘다고 생각합니까?	0	1
4. 당신은 기억력 저하로 일상생활에 불편을 느끼십니까?	0	1
5. 당신은 최근에 일어난 일을 기억하는 것이 어렵습니까?	0	1
6. 당신은 며칠 전에 나눈 대화 내용을 기억하는 것이 어렵습니까?	0	1
7. 당신은 며칠 전에 한 약속을 기억하기 어렵습니까?	0	1
8. 당신은 친한 사람의 이름을 기억하기 어렵습니까?	0	1
9. 당신은 물건 둔 곳을 기억하기 어렵습니까?	0	1
10. 당신은 이전에 비해 물건을 자주 잃어버립니까?	0	1
11. 당신은 집 근처에서 길을 잃은 적이 있습니까?	0	1
12. 당신은 가게에서 사려고 하는 두, 세가지 물건 이름을 기억하기 어렵습니까?	0	1
13. 당신은 가스불이나 전기불 끄는 것을 기억하기 어렵습니까?	0	1
14. 당신은 자주 사용하는 전화번호(자신 혹은 자녀의 집)를 기억하기 어렵습니까?	0	1
총점		점

※ 점수가 높을수록 주관적 기억감퇴가 심한 것을 의미합니다.

(10) 치매기능사정평가(Functional Assessment Staging Tool; FAST)

FAST는 알츠하이머 치매의 기능과 일상생활활동의 변화과정을 평가하는데 적합한 도구이다. GDS의 6단계와 7단계에 속하는 심한 치매환자를 더욱 세분화하여 16단계로 구성하여 평가한다(표 5-15) (Reisberg, 1988; Na et al., 2010).

표 5-15 치매기능사정평가(Functional Assessment Staging Tool; FAST)

단계		임상 진단	특징
1	인지기능장애 없음	정상	주관적으로도 객관적인 기능저하는 확인되지 않음
2	매우 경미한 인지기능 저하	나이에 따른 변화	물건을 잃어버렸다고 호소하고, 의도한 말을 적절히 사용할 수 없는 상태임
3	경도의 인지기능 저하	경계 상태	숙련된 기술이 필요한 일을 할 경우, 동료들은 그 사람의 기능 저하를 알아차리게 됨(낯선 장소로 여행하기 곤란)
4	중등도의 인지기능 저하	경도 알츠하이머형치매	저녁식사에 손님을 초대하거나 가계를 관리하거나 물건을 사는 정도의 일에도 문제 생김
5	약간 중증 인지기능 저하	중등도 알츠하이머형치매	도움이 없이는 적절한 옷을 선택해 입지 못함. 목욕 시킬 때도 어떻게든 달래서 목욕하도록 설득할 필요 있음
6	중증 인지기능 저하	약간 고도 알츠하이머형치매	a. 부적절한 옷입기 b. 목욕할 때 도움이 필요, 목욕을 싫어함 c. 변기 물을 내리지 못함 d. 요실금 e. 변실금
7	매우 중증 인지기능 저하	고도 알츠하이머형치매	a. 최대 약 6단어로 한정된 언어 사용(언어기능 저하) b. 한 단어씩만 기억가능 c. 걷지 못하게 됨 d. 앉아 있지 못함 e. 웃음이 사라짐 f. 혼미 및 혼수상태

3) 신경심리검사 총집

신경심리검사 총집(neuropsychological batteries)을 이용한 포괄적 신경심리검사는 중증 환자를 제외한 치매 환자, 치매 전단계의 환자에게 시행하여야 한다.

신경심리검사 총집의 종류

① 한국판 알츠하이머병 평가척도(Korean version of Alz-heimer's Disease Assessment Scale; ADAS-K)
② 한국판 CERAD 평가집(Korean version of the Consor-tium to Establish a Registry for Alzheimer's Disease Assessment Packet; CERAD-K)
③ 한국판 치매평가검사(Korean-Dementia Rating Scale; K-DRS)
④ 서울신경심리검사(Seoul Neuropsychological Screening Battery; SNSB)
⑤ LICA 노인인지기능검사

(1) 한국판 알츠하이머병 평가척도(Korean version of Alz-heimer's Disease Assessment Scale; ADAS-K)

알츠하이머병 평가척도(Alzheimer' Disease AssessmentScale; ADAS)는 Rose 등에 의해 개발된 진단도구로 알츠하이머병 환자의 인지 및 비인지적 증상의 정도를 평가하기 위해 고안되었다. 평가는 11개의 인지기능 평가척도(ADAS-cognitive subscale; ADAS-cog)와 행동장애를 평가하는 10개의 비인지기능 평가척도(ADAS-non cognitive subscale)로 나누어서 시행하고 점수가 낮을수록 인지기능 또는 비인지기능이 잘 보존되어 있음을 의미한다. ADAS-cog는 조기 알츠하이머병 환자 선별에 민감하고 시간에 따른 치매 환자의 기능저하 정도를 민감하게 평가하며 치매의 중증도를 측정하는데 유용하다고 알려져 있으며 교육수준이나 연령 등에 의해 영향을 받지 않는 장점이 있어 많은 항치매 약물들의 연구에서 약물의 효과를 평가하는 도구로 사용되고 있다(Youn et al., 2002).

(2) 한국판 CERAD 평가집(Korean version of the Consor-tium to Establish a Registry for Alzheimer's Disease Assessment Packet; CERAD-K)

1986년 알츠하이머병 연구자들로 구성된 연구협의체인 CERAD(the Consortium to Establish a Registry for Alzheimer' Disease)에서 개발된 표준화된 평가도구들은 한국을 비롯하여 40개국, 12개 언어로 번안되어 사용되고 있다. 국내에서 개발된 한국판 CERAD 평가집(Korean version of the Consortium to Establish a Registry for Alzheimer' Disease Assessment Packet; CERAD-K)은 치매 진단에 필요한 임상 및 신경심리 평가집을 번안한 것이다. CERAD-K 임상 평가집은 지침에 따라 환자의 인구학적 자료, 병력, 개인력, 가족력, 임상력, 신체검사, 신경학적 검사, 임상병리 및 영상학적 검사, 일상생활동작평가나 치매행동평가척도를 위한 선별검사, 한국어판 간이 블레스트 검사(blessed test) 등의 평가를 시행하고 전산상 등록하여 제시된 기준에 따라 치매를 진단한다. 처음에는 알츠하이머병을 진단하기 위한 목적으로 개발되었으나 이후 혈관성 치매, 파킨슨병 치매와 같은 비알츠하이머병에 대한 진단 항목도 추가되었다. CERAD-K 신경심리 평가집에는 MMSE-KC를 비롯하여 언어능력, 시공간능력, 기억력, 이마엽/집행기능 검사가 포함되어 있다. 알츠하이머병 환자용은 총 8가지 검사, 비알츠하이머병 환자용은 9가지 검사로 인지영역 대부분을 포함하면서도 전체 검사시간이 30 - 40분 정도로 비교적 짧고, 검사시행과 평가가 다른 검사에 비해 상대적으로 용이해 노인 치매 환자의 평가에 유용하다(표 5-16, 5-17) (Lee, 2000).

표 5-16 CERAD-K 임상평가집과 신경심리평가집

CERAD-K 임상평가집	CERAD-K 신경심리평가집
A. 인구학적 자료: 대상자	J. 신경학적 검사
B. 인구학적 자료: 정보제공자	J0. 검사요약
C. 임상력	J1. 언어유창성 검사
현병력, 개인력과 가족력, 임상력,	J2. 보스톤이름대기검사
일상생활동작	J3. 간이정신상태검사(MMSE-KC)
치매행동평가척도(BRSD)시행을 위한 선별,	J4. 단어목록기억검사
한국판 SBT-K(Korean Version of short blessed test),	J5. 구성행동검사
계산, 시계그리기, 언어표현 능력 평가	J6. 단어목록회상검사
D. 임상진찰	J7. 단어목록재인검사
E. 임상병리 및 영상학적 검사	J8. 구성회상 검사
F. 임상진단	J9. 길 만들기 검사 A 와 B

표 5-17 CERAD-K 평가지

번호	항목	내용
J1.	언어유창성 검사	언어산출의 장애 평가 뿐 아니라 어의적 기억이나 언어능력 자체에 대한 검사로 1분 동안 동물범주에 속하는 동물의 이름을 생각나는 대로 말함
J2.	보스턴 이름대기 검사	언어능력 검사로 보스턴 이름대기 검사용 그림 카드집에 인쇄된 15개의 선 그림을 제시해 사물의 이름을 답해야 함
J3.	간이 정신상태 검사	검사지에 기록되어 있는 대로 질문하고 제시된 지시내용에 충실하게 검사를 시행
J4.	단어목록기억 검사	새로이 배운 정보를 기억하는 능력을 평가하는 것으로 흔히 사용되는 10개의 명사단어를 사용하여 자유회상 과제를 시행
J5.	구성행동 검사	시공간 및 구성능력을 측정하는 것으로 반드시 연필을 사용하여 1분 내지 2분 내의 시간동안 평가집에 제시된 도형을 그대로 그림
J6.	단어목록회상 검사	언어적 지연기억을 평가하는 검사로 J4. 단어목록기억 검사에서 제시되었던 10개의 단어를 시간 경과 후 얼마나 잘 회상할 수 있는지 최대 90초의 시간동안 기억나는 단어를 모두 말함
J7.	단어목록재인 검사	언어적 재인기억을 평가하는 검사로 J4. 단어목록기억 검사에서 제시되었던 단어들을 새로운 단어 10개와 섞어 제시해 본 단어인지 새로운 단어인지 구분
J8.	구성회상 검사	시각적 지연회상을 평가하는 검사로 J5. 구성행동 검사에서 제시되었던 도형을 시간 경과 후 얼마나 잘 회상하여 그릴 수 있는지 평가
J9.	길만들기 검사 A	주의력, 순서 배열, 시공간 탐색 및 인지능력, 운동기능 등을 평가하는 검사로 무작위로 배치되어 있는 원숫자 혹은 원문자를 가능하면 빨리 연필 선으로 잇도록 함
	길만들기 검사 B	전두엽기능에 해당하는 정신적 유연성을 평가하는 검사로 원숫자 13개와 원문자 12개를 교대로 잇도록 함

제5장

(3) 한국판 치매평가검사(Korean-Dementia Rating Scale; K-DRS)

한국판 치매평가검사(Korean-Dementia Rating Scale)는 치매 환자에 대한 정확한 진단과 치매 진행 정도의 지수화를 위하여 개발되었다(Chey, 1999).

(4) 서울신경심리검사(Seoul Neuropsychological Screening Battery; SNSB)

서울신경심리검사(SNSB)는 인지기능에 대한 종합적이고 심층적인 평가를 할 수 있는 도구이며, 이를 통하여 치매를 조기진단하고, 원인 질환에 대한 유용한 정보를 얻을 수 있으며, 치료의 효과를 평가할 수 있다. 종합적인 신경심리검사 총집으로 인지기능 전반을 평가하는 다양한 검사들로 구성되어 있다. 집중력, 언어, 시공간 기능, 기억력, 이마엽 집행기능의 5가지 인지영역을 검사하며, 검사 지시가 단순하고 수행이 간편하여 학력이 낮은 노인에게도 쉽게 실시할 수 있으며, 기록용지와 펜 이외에는 다른 도구나 설비가 필요하지 않다. 이중에는 한국판 간이정신 상태검사(K-MMSE), 한국판 보스톤 이름대기 검사(korean boston naming test), 노인 우울증 척도(geriatric depression scale), 바델일상생활동작(barthel activity daily living), 임상치매척도(clinical dementia rating), 서울언어학습검사(seoul verbal learning test), 한국판 색상 단어 스트룹 검사(korean color word stroop test), 통제단어 연상검사(controlled oral word association test) 등이 포함되어 있다. SNSB는 측정하고자 하는 인지 능력이 다른 검사에 의해서 방해를 받지 않도록 정해진 순서에 따라 검사를 시행하게 된다. 저학력 노인들에서도 실시할 수 있는 비교적 단순한 검사들로 구성되어 있으나 검사항목이 많아 검사에 소요되는 전체 시간은 1시간 30분에서 2시간 정도이며 인지영역별 평가결과가 제공된다. 전체 검사시간 동안 피검자가 집중하는데 어려움이 있고, 검사 자체적 총점이 없어 추적 관찰에 어려움이 있다는 단점이 제시되었다. 이를 보완하기 위해 항목을 줄이고 인지영역별로 점수화한 다른 버전도 출시되었다(표 5-18, 5-19, 5-20) (Kang, Na & Han, 2003).

표 5-18 서울신경심리검사(Seoul Neuropsychological Screening Battery; SNSB)

저자	강연욱, 나덕렬
설명	성인 및 노인들의 전반적인 인지기능을 평가하는 신경 심리검사 배터리로서 치매의 전단뿐만아니라 다양한 신경과/정신과적 질환을 지닌 성인 및 노인들의 종합적인 인지기능 상태를 평가하기 위하여 사용
출판년도	2003
적용연령	만 55세~80세
내용	중장년과 노인들의 전반적인 인지기능을 평가하는 종합적인 신경심리검사 배터리
검사 시간	90분 내외

실시 형태	개별 대면 검사
채점 방법	매뉴얼에 제시된 규준표를 참조하여 수작업으로 채점하거나 컴퓨터 채점 프로그램을 이용하여 채점
검사세트 구성	SNSB 기록용지 100부, SNSB SUMMARY TABLE 100부, 채점용 프로그램 CD 1개, K-CWST 자극카드 1 set, SNSB 매뉴얼 1권

표 5-19 서울신경심리검사 2판(Seoul Neuropsychological Screening Battery; SNSB)

저자	강연욱, 나덕렬
설명	중장년과 노인들의 전반적인 인지기능을 평가하는 종합적인 신경심리검사 배터리인 SNSB의 개정판. 최근의 연구 동향을 반영하기 위하여 새로운 검사들이 추가되었고, 전국 규모의 대규모 표집(1,100명)을 기반으로, 심리측정적으로 향상된 새로운 규준과 함께 인지영역점수 등을 비롯한 다양한 지표를 제공. SNSB-II는 치매 전단에 사용될 수 있을 뿐만 아니라 다양한 신경학적/정신과학적 질환을 알고있는 환자들의 인지기능 상태를 종합적으로 평가
개정판의 특징	• 대규모 전국표집(1100명)을 기반으로 한 새로운 규준을 제공 • 45세부터 90세까지로 규준 연령을 확대 • 고급 통계 분석을 적용하여 심리측정적으로 향상된 규준 및 지표를 제공 • 최근 연구 동향을 반영하여 새로운 소검사를 추가 • 인지 영역별 영역 점수를 제공
출판년도	2012
적용연령	만 45세~90세
내용	중장년과 노인들의 전반적인 인지기능을 평가하는 종합적인 신경심리검사 배터리의 최신 개정판
검사 시간	90분~120분
실시 형태	개별 대면 검사
채점 방법	매뉴얼에 제시된 규준표를 참조하여 수작업으로 채점하거나 컴퓨터 채점 프로그램을 이용하여 채점
검사세트 구성	SNSB-II 기록용지 50부, SNSB-II SUMMARY TABLE 50부, 채점용 프로그램 CD 1개, troop 자극카드 1 set, SNSB-II 매뉴얼 1권

표 5-20 서울신경심리검사 단축형(Seoul Neuropsychological Screening Battery Core; SNSB-C)

저자	강연욱, 장승민, 나덕렬
설명	SNSB-II를 실시하기 어려운 상황에서 핵심 인지기능을 짧은 시간에 평가할 수 있도록 개발된 SNSB-II의 단축형 검사
출판년도	2012
적용연령	만 45세~90세
검사 시간	40분 내외
실시 형태	개별 대면 검사
채점 방법	매뉴얼에 제시된 규준표를 참조하여 수작업으로 채점하거나 컴퓨터 채점 프로그램을 이용하여 채점
검사세트 구성	SNSB-C 기록용지 100부, SNSB-C Summary Table 100부, 채점용 프로그램 CD 1개, Stroop 자극카드 1 set, SNSB-C 매뉴얼 1권

(5) LICA 노인인지기능검사(Literacy Independent Cognitive Assessment; LICA)

LICA 노인인지기능검사는 60-90세의 비문해노인도 정확하게 인지기능을 평가할 수 있도록 개발되었다. 기억력, 시공간구성력, 언어, 수행기능, 주의력, 계산의 6가지 인지영역을 측정하며, 13개의 소검사로 되어 있다(표 5-21) (Choi, 2011).

표 5-21 LICA 노인인지기능검사(Choi, 2011).

번호	종류	내용
2.1	이야기회상	노인들의 상황을 반영한 이야기를 회상하는 검사로 즉각 회상, 지연회상, 재인으로 구성됨
2.2	막대구성	시공간 구성력을 평가하는 검사로 한쪽 끝이 붉게 만들어진 4개의 막대를 이용하여 사진으로 제시된 막대모양을 그대로 만들어봄
2.3	단어회상	10개 단어를 2초에 1개씩 명확한 어조로 불러준 후, 생각나는 단어를 최대한 보고하며 채소, 의복, 공구의 세 범주로 정해 기존의 단어회상에서와 마찬가지로 3번의 즉각회상, 지연회상, 재인으로 구성됨
2.4	시공간주의력	주의력을 평가하는 검사로 검사자가 1초에 한 개씩 토막을 짚어주고 짚은 순서 그대로 또는 거꾸로 짚어보도록 함
2.5	숫자 스트룹	숫자를 인식할 수 있는 누구에게나 적용할 수 있는 유형의 스트룹 검사로 숫자를 그대로 읽는 시행1과 숫자를 그대로 읽지 않고 개수를 말하는 시행2로 구성
2.6	계산	돈 계산으로 계산력을 평가하는 방식으로 간단한 계산 과제를 불러주고 답하게 하는 검사
2.7	막대재인	막대구성에 있던 10장과 없었던 10장으로 총 20장의 사진을 한 장씩 차례로 보여주며 앞서 나왔던 것이면 '예', 나오지 않았던 것이면 '아니오'로 답함
2.8	단어유창성-동물이름대기	이마엽 기능을 평가하는 검사로 일정한 시간 내에 동물이름을 최대한 많이 보고하도록 함
2.9	의미모양-색깔 속성/이름대기	언어능력 검사로 익히 알고 있는 대상의 모양과 색깔을 변형시켜 실제대상과 함께 제시한 후, 어떤 것이 진짜인지 고르게 함

2. 중증도 평가

치매 환자를 치료할 때 치매의 중증도 평가는 환자의 상태에 따른 적절한 약물과 치료계획, 간병에 대한 적절한 지침을 제공해주기 위해 중요한 과정이라 할 수 있다.

중증도 평가

① 한국판 확장판 임상치매평가척도(Expanded Clinical Dementia Rating; CDR)
② 한국판 전반적 퇴화척도(Global Deterioration Scale; GDS)

(1) 한국판 확장판 임상치매평가척도(Expanded Clinical Dementia Rating; CDR)

임상치매평가척도(Clinical Dementia Rating; CDR)는 1979년, 미국 워싱턴대학교의과대학의 알츠하이머병연구센터에서 치매의 중등도를 평가하기 위해 개발되었다. 기억력, 지남력, 판단력과 문제해결 능력, 사회활동, 집안 생활과 취미, 위생 및 몸치장 등 여섯 가지 영역의 기능의 영역을 환자 및 보호자와의 면담으로 평가한다. Choi 등(2001)의 연구에 의해 0–5점 척도를 사용하는 확장판이 번역, 표준화되어 보급되어 있다.

CDR을 평가할 때에는 인지장애로 인한 기능의 저하만을 평가해야 한다. 신체적 질병(예를 들어 뇌졸중으로 인한 마비), 사회적, 정서적인 문제로 인한 기능의 저하는 평가에 고려하지 않는다. 점수배점은 CDR 0은 '치매가 아님(none)', CDR 0.5는 '치매가 의심스러움(questionable)', CDR 1은 '경함(mild)', CDR 2는 '중등도(moderate)', CDR 3은 '심함(severe)', CDR 4는 '매우 심함(profound)', CDR 5는 '말기(terminal)' 치매를 의미한다(표 5–22).

제5장

표 5–22 한국판 확장판 임상치매평가척도(Expanded Clinical Dementia Rating; CDR)

	CDR 0	CDR 0.5	CDR 1	CDR 2	CDR 3	CDR 4	CDR 5
기억력 (memory)	기억장애가 전혀 없거나 경미한 건망증이 때때로 나타남	경하지만 지속적인 건망증: 사건의 부분적인 회상만 가능: "양성 건망증"	중등도의 기억장애: 최근 것에 대한 기억장애가 더 심함: 일상생활에 지장이 있음	심한 기억장애: 과거에 반복적으로 많이 학습한 것만 기억: 새로운 정보는 금방 잊음	심한 기억장애: 부분적이고 단편적인 사실만 보존됨	부분적인 사실조차도 보통 잊어버림. 난해하거나 부적절한 말을 사용하기 때문에 기억력을 검사하기 힘든 경우가 잦음	의미 있는 기억 기능이 전혀 없음. 이해력이 없거나 둔한 경우가 잦음
지남력 (orientation)	정상	시간에 대한 경미한 장애가 있는 것 외에는 정상	시간에 대해 중등도의 장애가 있음: 사람과 장소에 대해서 검사상으로는 정상이나 실생활에서 길 찾기에 장애가 있을 수 있음	시간에 대한 지남력은 상실되어 있고 장소에 대한 지남력 역시 자주 손상됨	사람에 대한 지남력만 유지되고 있음	자신의 이름에 대해서만 때때로 반응함	자신에 대한 인식이 전혀 없음
판단력과 문제해결 능력 (judgment and problem solving)	일상생활의 문제를 잘 해결하고 사업이나 재정문제도 잘 처리함: 과거에 비해 판단력은 아직 좋음	문제해결능력, 유사성, 상이성 해석에 대한 경미한 장애	문제해결능력, 유사성, 상이성 해석에 대한 중등도의 장애: 사회생활에 대한 판단력은 대부분 유지되어 있음	문제해결, 유사성, 상이성 해석에 심한 장애: 사회생활에서의 판단력이 대부분 손상됨	판단이나 문제해결이 불가능함	단순한 지시나 명령에 대해서도 수행할 능력이 없음	문제에 대한 인식이나 주변 환경에 대한 이해가 전혀 없음

사회활동 (community afairs)	직장생활, 물건 사기, 자원봉사, 사회적 활동 등에서 보통수준의 독립적 기능이 가능함	이와 같은 활동에 있어서의 장애가 의심되거나 약간의 장애가 있음	이와 같은 활동의 일부에 아직 참여하고 있고 언뜻 보기에는 정상활동을 수행하는 것처럼 보이나 사실상 독립적인 수행이 불가능함	집 밖에서 독립적인 활동을 할 수 없으나 외견상으로는 집 밖에서도 기능을 잘할 수 있어 보임	집 밖에서 독립적인 활동을 할 수 없고 외견상으로도 가정을 떠나 외부에서는 정상적인 기능을 할 수 없어 보임	어떠한 사회적 상황에서도 의미 있는 참여를 할 수 없음	어떠한 활동에도 참여할 수 없음
집안생활과 취미 (home and hobbies)	집안생활, 취미생활, 지적인 관심이 잘 유지되어 있음	집안생활, 취미생활, 지적인 관심이 다소 손상되어 있음	집안생활에 경하지만 분명한 장애가 있고, 어려운 집안일은 포기된 상태임. 복잡한 취미나 흥미(예를 들어 바둑)는 포기함	아주 간단한 집안 일만 할 수 있고, 관심이나 흥미가 매우 제한됨	집안에서 의미 있는 기능 수행이 없음	어떠한 취미 활동이나 집안일에도 의미 있는 참여를 할 수 없음	어떠한 활동에도 전혀 참여할 수 없음
위생 및 몸치장 (personal care)	정상	정상	가끔 개인위생에 대한 권고가 필요함	옷 입기, 개인위생, 개인 소지품의 유지에 도움이 필요함	개인위생과 몸치장의 유지에 많은 도움이 필요하며, 자주 대·소변의 실금이 있음	옷 입기나 식사를 하려는 시도는 있음. 도움없이는 이동하지 못함	식사 시 먹여주어야 함. 누워 지내는 상태임

(2) 한국판 전반적 퇴화척도(Global Deterioration Scale; GDS)

전반적 퇴화척도(GDS)는 치매의 중증도를 평가하기 위해 개발된 도구이다. 우리나라에서는 1–7점 척도로 구성된 한국판 GDS가 Choi 등(2002)에 의하여 표준화되어 보급되었다. GDS는 치매가 의심되는 환자나 치매로 진단된 환자의 임상 양상 및 심각도를 7단계로 나누는데, 각 단계의 인지장애 정도를 구체적인 예를 들어 기술하여 검사자가 보다 쉽게 단계를 확인하며 판단할 수 있어, 짧은 시간에 치매의 중증도를 판단할 수 있다는 장점이 있다. 각 단계별로 인지 장애 정도에 대한 구체적인 예들이 제시되어 있다. 보호자 및 환자의 자세한 면담을 통해 인지장애 정도를 평가한다. 집 주소나 전화 번호, 본인 이름, 배우자, 자녀 및 손자의 이름, 시간 및 장소에 대한 지남력, 100에서 7씩 빼기, 40에서 4씩, 20에서 2씩 거꾸로 빼나가기, '1–10' 또는 '10–1'까지 세기, 이상 행동, 일상생활 기능 등의 확인이 필요하다. 이때 GDS는 인지장애로 인한 기능의 저하만 평가해야 한다. 신체적 질병(예를 들어 뇌졸중으로 인한 마비), 사회적, 정서적인 문제로 인한 기능의 저하는 평가에 고려하지 않는다(표 5–23, 5–24).

표 5-23 한국판 전반적 퇴화척도(Global Deterioration Scale; GDS)

1	인지장애 없음	**임상적으로 정상.** 주관적으로 기억장애를 호소하지 않음. 임상 면담에서도 기억장애가 나타나지 않음
2	매우 경미한 인지장애	**건망증의 시기.** 주관적으로 다음과 같은 기억장애를 주로 호소함: (1) 물건을 둔 곳을 잊음. (2) 전부터 잘 알고 있던 사람 이름 또는 물건 이름이 생각나지 않음. 임상 면담에서 기억장애의 객관적인 증거는 없음. 직장이나 사회생활에 문제없음. 이러한 자신의 증상에 적절한 관심을 보임
3	경미한 인지장애	**분명한 장애를 보이는 가장 초기 단계.** 그러나 숙련된 임상가의 자세한 면담에 의해서만 객관적인 기억장애가 드러남. 새로이 소개 받은 사람의 이름을 기억하기 어려울 수 있음. 책을 읽어도 예전에 비하여 기억하는 내용이 적을 수 있음. 단어나 이름이 금방 떠오르지 않는 것을 주위에서 알아차리기도 함. 귀중품을 엉뚱한 곳에 두거나 잃어버린 적이 있을 수 있음. 낯선 곳에서 길을 잃은 적이 있을 수 있음. 임상 검사에서는 집중력의 감퇴가 보일 수 있음 직업이나 사회생활에서 수행 능력이 감퇴함. 동료가 환자의 일 수행 능력이 떨어짐을 느낌 환자는 이와 같은 사실을 부인할 수 있음. 경하거나 중등도의 불안증이 동반될 수 있음. 현재 상태로는 더 이상 해결할 수 없는 힘든 사회적 요구에 직면하면 불안증이 증가됨
4	중등도의 인지장애	**후기 혼동의 시기.** 자세한 임상 면담 결과 분명한 인지장애. 다음 영역에서 분명한 장애가 있음. (1) 자신의 생활의 최근 사건과 최근 시사 문제들을 잘 기억하지 못함. (2) 자신의 중요한 과거사를 잊기도 함. (3) 순차적 빼기(예: 100–7, 93–7…)에서 집중력 장애가 관찰됨. (4) 혼자서 외출하는 것과 금전 관리에 지장이 있음 그러나 대개 다음 영역에서는 장애가 없음. (1) 시간이나 사람에 대한 지남력. (2) 잘 아는 사람과 낯선 사람을 구분하는 것. (3) 익숙한 길 다니기 더이상 복잡한 일을 효율적이고 정확하게 수행할 수 없음. 자신의 문제를 부정하려고 함. 감정이 무디어지고 도전적인 상황을 피하려고 함
5	초기 중증의 인지장애	**초기 치매.** 다른 사람의 도움 없이는 더 이상 지낼 수 없음 자신의 현재 일상생활과 관련된 주요한 사항들을 기억하지 못함(예를 들면, 집 주소나 전화 번호, 손자와 같은 가까운 친척의 이름 또는 자신이 졸업한 학교의 이름을 기억하기 어려움) 시간(날짜, 요일, 계절, 등)이나 장소에 대한 지남력이 자주 상실됨. 교육을 받은 사람이 40에서 4씩 또는 20에서 2씩 거꾸로 빼나가는 것을 하지 못하기도 함 이 단계의 환자들은 대개 자신이나 타인에 관한 주요한 정보는 간직하고 있음. 자신의 이름을 알고 있고 대개 배우자와 자녀의 이름도 알고 있음. 화장실 사용이나 식사에 도움을 필요로 하지는 않으나 적절한 옷을 선택하거나 옷을 입는 데는 문제가 있을 수 있음(예를 들면 신을 좌우 바꾸어 신음)
6	중증의 인지장애	**중기 치매.** 환자가 전적으로 의존하고 있는 배우자의 이름을 종종 잊음. 최근의 사건들이나 경험들을 거의 기억하지 못함. 오래된 일은 일부 기억하기도 하나 매우 피상적임. 일반적으로 주변 상황, 년도, 계절을 알지 못함. '1~10' 또는 거꾸로 '10~1'까지 세는 데 어려움이 있을 수 있음 일상생활에 상당한 도움을 필요로 함(예를 들면 대 · 소변 실수가 있음). 또한 외출 시 도움이 필요하나 때때로 익숙한 곳에 혼자 가기도 함. 낮과 밤의 리듬이 자주 깨짐 그러나 거의 항상 자신의 이름은 기억함. 잘 아는 사람과 낯선 사람을 대개 구분할 수 있음 성격 및 감정의 변화가 나타나고 기복이 심함: (1) 망상적인 행동(예를 들면 자신의 배우자가 부정하다고 믿음, 주위에 마치 사람이 있는 것처럼 얘기하거나 거울에 비친 자신과 얘기함). (2) 강박적 증상(예를 들면 단순히 바닥을 쓸어내는 행동을 반복함). (3) 불안증, 초조, 과거에 없었던 난폭한 행동이 나타남. (4) 무의지증, 즉 목적 있는 행동을 결정할 만큼 충분히 길게 생각할 수 없기 때문에 나타나는 의지의 상실임
7	후기 중증의 인지장애	**말기 치매.** 모든 언어 구사 능력이 상실됨. 흔히 말은 없고 단순히 알아들을 수 없는 소리만 냄. 요실금이 있고 화장실 사용과 식사에도 도움이 필요함. 기본적인 정신 운동 능력이 상실됨(예를 들면 걷기). 뇌는 더 이상 신체에 무엇을 하라고 명령하는 것 같지 않음 전반적인 피질성 또는 국소적 신경학적 징후나 증상들이 자주 나타남

표 5-24 한국판 전반적 퇴화척도(Global Deterioration Scale, GDS) 질문지

질문 (보호자)	O	X
1. 자주 쓰던 물건을 어디 뒀는지 기억하지 못함		
2. 전부터 잘 알고 있던 사람 이름을(금방) 떠올리지 못함		
3. (기억력 때문에) 직장이나 사회생활을 하는데 어려움이 있음		
4. 새로 소개받은 사람의 이름을 기억하기 어렵거나 책을 읽고 나서 기억하는 내용이 예전에 비해 적어졌음		
5. 귀중품을 엉뚱한 곳에 두거나 잃어버린 적이 있음		
6. 잘 아는 사람과 낯선 사람을(이름은 몰라도) 구별은 할 수 있음		
7. 금전 관리에 어려움이 있음		
8. 직장이나 사회생활에서 하던 역할을 예전에 비해 잘 못함		
9. 복잡한 일을 과거처럼 효율적이고 정확하게 하지 못함		
10. 환자가 기억장애가 있음에도 이를 인정하려하지 않음		
11. 환자가 옷을 잘 선택하지 못해 도와주어야 함(예, 신발의 좌우를 바꾸어 신음)		
12. 일상생활에(예를 들면, 대소변 실수 때문에) 상당한 도움을 필요로 함		
13. 감정이 과거에 비해 무뎌졌으며, 힘든 상황은 피하려고 함		
14. 성격이나 감정이 변했거나 그 기복이 심함		
15. 낮과 밤이 자주 바뀜		
16. 망상적인 행동(예, 자신의 배우자가 부정하다고 믿음, 주위에 마치 사람이 있는 것처럼 얘기하거나 거울에 비친 자신과 얘기)이 있음		
17. 강박적 증상(예, 단순히 바닥을 쓸어내는 행동을 반복함)이 있음		
18. 뚜렷한 목적 없이 행동을 함		
19. 과거에 없었던 난폭한 행동이 나타남		
20. 어르신이 외출 시 길을 잊는 일이 있습니까? (다음 중 한가지를 고르세요) ① 전혀 문제 없다. ② (길을 잘 찾아 다니지만) 낯선 곳에서 길을 잃은 적이 있다. ③ 익숙한 곳에는 혼자 가기도 하나, 대체적으로 다른 사람이 동행해야 한다. ④ 익숙한 길도 혼자서는 잘 찾아 다니지 못한다		
질문 (환자)	**O**	**X**
21. 어르신의 이름이 어떻게 되세요? ________		
22. 배우자(또는 보호자)의 이름이 어떻게 됩니까?		
23. 1) 집주소는?(집주소를 알 수 없는 경우에는 전화번호를 묻는다) 2) 손주(1명)의 이름은? *번지수, 호수는 몰라도 됨		
24. 1) 고향이 어디이십니까? ______ 2) 실제 나이가 어떻게 되십니까 (나이)? ________		

25. 아래의 계산에서 틀린 개수는? 질문) 100 −7= −7= −7= −7= −7=		
26. 아래의 계산에서 틀린 개수는? 질문) 40−4= −4= −4= −4= −4= (틀린 개수:) 20−2= −2= −2= −2= −2= (틀린 개수:)		
27. 10부터 거꾸로 1까지 세기		
28. 1) 최근에 집안에 중요한 일은 없었습니까? (예, 가족들과 외출하신 일이 없으십니까/누가 어르신을 뵈러 온 적이 없습니까?) 2) 최근의 뉴스 중에 기억나시는 것을 아무거나 하나 말씀해 주십시오.		
29. 오늘이 며칠입니까? ______ 무슨 요일입니까? ____ 지금이 무슨 계절입니까/봄, 여름, 가을, 겨울 중에 어느 때입니까?		
30. 여기가 어디입니까?/무엇을 하는 곳입니까?		

3. 행동심리증상 검사

치매 환자는 인지기능장애 외에도 다양한 지각, 사고내용, 정동 혹은 행동의 장애로 인한 증후와 증상들을 보이는데 이를 치매의 행동심리증상(behavioral and psychological symptoms of dementia; BPSD)이라고 한다. BPSD는 치매를 진단하는 핵심증상은 아니지만 매우 흔하고 인지기능 및 일상생활기능(activities of daily living) 악화를 통해 치매의 진행을 가속시킴으로써 주 보호의 심리부담과 경제부담을 높여 환자를 요양원이나 병원에 입원하게 만든다.

1) 행동심리증상 검사

BPSD는 정신분열병이나 정동장애의 정신병리와는 증상의 양상과 경과가 다른 경우가 많아 이를 측정하기 위해서는 BPSD 특이적인 평가도구들을 사용한다. 평가도구는 평가 범위에 따라 단면적 평가도구(uni-dimensional instrument)와 다면적 평가도구(multi-dimensional instrument)로 나누어지는데 우울증이나 초조 같은 한 가지 행동증후군(behavioral syndrome)에 포함된 다양한 개별 BPSD를 평가하는 단면적 평가도구보다 여러 행동증후군을 한 척도에서 평가하는 다면적 평가도구가 널리 사용된다. 우울이나 무감동, 공격성 등은 매우 흔하게 관찰되는 이상 행동증상이며 분류방법 중 가장 흔히 사용하는 방법은 치매증상을 행동증상과 심리증상으로 나누는 것이다. 심리증상에는 망상(delusion),

환각(hallucination), 편집증(paranoia), 우울증(depression), 불안(anxiety), 반복(reduplication), 착오(misidentification) 등이 있고, 행동증상으로는 공격성(aggression), 배회(wandering), 수면장애(sleep disturbances), 부적절한 식사행동(inappro-priate eating behavior), 부적절한 성행동(inappropriate sexual behavior) 등이 있다. 특히 치매 환자에게 나타나는 망각, 환각, 초조, 우울, 수면 등 12가지 행동심리 증상(BPSD)을 평가한다(Choi, 2004).

행동심리증상 검사의 종류

① 한국형 신경정신행동검사(Korean Neuropsychiatric Inventory; K-NPI)
② Brief Questionnaire form of the NPI (NPI-Q)
③ NPI-Nursing Home version (NPI-NH)
④ Behavior Pathology in Alzheimer's Disease Rating Scale (BEHAVE-AD)
⑤ 한국판 치매 행동평가척도(Korean version of Behavioral Rating Scale for Dementia; BRSD-K)
⑥ 한국판 노인우울척도(Geriatric Depression Screening Scale)
⑦ 한국형 기억 및 행동문제 개정점검표(Revised-Memory and Behavior Problem Checklist: K-RMBPC)
⑧ 한국판 우울증 선별 도구(Patient Health Questionnaire-9)

(1) 한국형 신경정신행동검사(Korean Neuropsychiatric Inventory; K-NPI)

NPI는 알쯔하이머병 등의 치매 환자들이나 다른 질환에서 행동장애를 평가하기 위하여 미국의 Cummings 등에 의하여 개발된 전 세계적으로 가장널리 사용되는 BPSD평가도구이다.

보호자를 대상으로 면담을 통해 과거 4주 동안 망상(delusions), 환각(hallucinations), 초조(안절부절못함)/공격적 행동(agitation/aggression), 우울/낙담(depression/dysphoria), 불안(anxiety), 다행감/기분의 들뜸(euphoria/elation), 무감동/무관심(apathy/indifference), 탈억제(disinhibition), 과민/불안정(irritability/lability), 비정상적인반복행동(aberrant motor behavior), 야간의 행동(night-time behavior), 식욕/식습관의 변화(appetite/eating change)의 12가지 행동장애의 해당 빈도와 심각도, 보호자의 고통 정도를 평가한다.

NPI는 치매 발병 후 환자의 행동 변화를 파악하기 위해 실시하는 것이므로 발병 전부터 보인 이상행동은 평가하지 않는다. 평가는 보호자 면담방식이어서 보호자의 주관에 따라 영향을 받을 수 있으므로 임상의는 환자를 직접 평가함으로써 보다 객관적이고 정확한 임상자료를 얻도록 노력해야 한다(표 5-25) (Choi, 2000; Youn et al., 2009).

표 5-25 한국형 신경정신행동검사(Korean Neuropsychiatric Inventory; K-NPI)

항목	N/A	없음	빈도	정도	빈도×정도	보호자고통정도
가. 망상			1 2 3 4	1 2 3		1 2 3 4 5
나. 환각			1 2 3 4	1 2 3		1 2 3 4 5
다. 초조/ 공격적 행동			1 2 3 4	1 2 3		1 2 3 4 5
라.우울/ 낙담			1 2 3 4	1 2 3		1 2 3 4 5
마. 불안			1 2 3 4	1 2 3		1 2 3 4 5
바. 다행감/ 기분의 들뜸			1 2 3 4	1 2 3		1 2 3 4 5
사. 무감동/ 무관심			1 2 3 4	1 2 3		1 2 3 4 5
아. 탈억제			1 2 3 4	1 2 3		1 2 3 4 5
자. 과민/불안정			1 2 3 4	1 2 3		1 2 3 4 5
차. 비정상적인 운동행동			1 2 3 4	1 2 3		1 2 3 4 5
타. 야간의 행동			1 2 3 4	1 2 3		1 2 3 4 5
카. 식욕/ 식습관의 변화			1 2 3 4	1 2 3		1 2 3 4 5
총 점						

K-NPI 검사 일부

가. 망상 (Delusions) 적용 불가능 (NA)

사실이 아닌 것을 사실이라고 믿습니까?

예를 들어 자기를 해치려고 한다든가, 무엇을 훔쳐 갔다고 주장합니까?
또는 가족을 다른 사람이라고 믿거나 자기 집을 자기 집이 아니라고 믿습니까?
예 (아래의 세부 질문으로) 아니오 (다음 선별질문으로)

질문	구분	척도
1. 다른 사람이 환자분을 해치려 한다고 믿습니까? ( ) 2. 다른 사람들이 물건을 훔쳐 갔다고 믿고 있습니까? ( ) 3. 배우자가 바람을 피운다고 믿고 있습니까? ( )	빈도	1. 드물다 – 일주일에 1회 미만 2. 가끔 – 일주일에 1회 정도 3. 자주 – 일주일에 몇 번 그러나 매일은 아님 4. 매우 자주 – 하루 한번 이상
4. 모르는 사람이 자기 집에 살고 있다고 믿습니까? ( ) 5. 배우자나 가족을 다른 사람이라고 믿고 있습니까? ( )	정도	1. 경함 2. 보통 3. 심함
6. 자기 집을 다른 사람의 집으로 믿고 있습니까? ( ) 7. TV나 잡지의 등장 인물을 현재 집에 있는 것으로 믿고 있습니까? ( )	보호자 고통정도	0. 고통이 전혀 없다 1. 고통이 매우 적다 2. 고통이 경한 편이다 3. 고통이 보통이다 4. 고통이 심한 편이다 5. 고통이 매우 심하다

제5장

(2) Brief Questionnaire form of the NPI (NPI-Q)

NPI-Q는 진료 현장에서 간편하게 사용할 수 있게 하기 위하여 Kaufer 등(2000)에 의하여 제작되었다. 12항목에서 NPI와의 상관관계가 모두 우수하였고(r=071-0.93), NPI 검사에 15분 이상이 소요되는 것에 비하여 NPI-Q는 5분 이하가 소요되는 장점이 있다. NPI와의 차이점은, 첫째, 면담 형식이 아니고 보호자가 읽고 표시하는 설문지 형식이고, 둘째, 12가지 이상행동 각각에서 선별질문으로만 구성되어 있고 세부질문이 없고, 셋째, 이상행동의 심한 정도와 보호자 고통 정도는 평가하나 빈도는 평가하지 않는 것이다(표 5-26).

표 5-26 신경행동정신검사-간편형

신경정신행동검사-간편형

(Brief Questionnaire form of the NPI)

수검자 성명		등록번호	
상담자 성명		상담일자	

다음은 기억장애나 치매가 생긴 환자의 행동에 어떤 변화가 있는지에 대한 질문입니다.
다음과 같은 증상이 현재 있다고 하더라도 기억장애나 치매가 있기 전부터 있었던 증상이라면 없다고 답해야 합니다.

질문에 성실하게 답변하여 주십시오.

다음과 같은 증상들이 지난 달에 있었다면 "예"라고 답해 주시고, 그렇지 않으면 "아니오"로 답해 주십시오.
그리고 각 문항마다 증상이 심한 정도와 그로 인해서 가족들이 겪는 고통의 정도를 아래를 참고하여 표시해 주십시오.

가. 얼마나 심한가(심한 정도)

1=경항: 증상이 있기는 하지만 병나기 전에 비해 큰 차이는 없다.
2=보통: 증상이 뚜렷하게 있으나, 병나기 전에 비해 심한 변화는 아니다.
3=심함: 병나기 전에 비해 매우 두드러지고 심한 변화이다.

나. 보호자의 고통 정도(환자의 이상행동 때문에 보호자가 느끼는 고통)

0=고통이 전혀 되지 않음
1=매우 적음: 약간 고통이 되기는 하지만, 문제가 되지 않는다.
2=경함: 고통이 경한 편이고, 쉽게 극복할 수 있다.
3=보통: 꽤 고통스럽고 때로는 극복하기 어렵다.
4=심함: 고통을 극복하기 어렵다.
5=매우 심함: 고통을 극복할 수 없다.

표 5-27 Brief Questionnaire form of the NPI (NPI-Q)

1. 망상	사람들은 무엇을 훔쳐 갔다고 믿거나 자기를 헤치려 한다고 잘못 믿고 있습니까?			
□예 □아니오	심한정도:	1 2 3	고통정도:	1 2 3 4 5
2. 환각	누군가의 목소리를 듣는 것처럼 행동합니까? 사람이 없는데도 사람이 있는 것처럼 그 사람과 대화합니까?			
□예 □아니오	심한정도:	1 2 3	고통정도:	1 2 3 4 5
3. 초조/공격성	고집이 세졌습니까? 또는 주위 사람들이 도와주려 할 때 도와주는 것을 저항할 때가 있습니까?			
□예 □아니오	심한정도:	1 2 3	고통정도:	1 2 3 4 5
4. 우울/낙담	슬퍼보이거나 기분이 쳐져 있습니까? 울 때가 있습니까?			
□예 □아니오	심한정도:	1 2 3	고통정도:	1 2 3 4 5
5. 불안	보호자와 떨어져 있으면 불안해하거나 화를 냅니까? 다음과 같이 신경이 예민해보이는 증상이 있습니까? 즉, 숨이 차다고 호소하거나 한숨을 쉬거나 느긋해 할줄 모르고 매우 긴장되어 보이는 것 등을 말합니다.			
□예 □아니오	심한정도:	1 2 3	고통정도:	1 2 3 4 5
6. 다행감/들뜬기분	특별한 이유 없이 너무 행복해 보이거나 기분이 좋아 보입니까?			
□예 □아니오	심한정도:	1 2 3	고통정도:	1 2 3 4 5
7. 무감동/들뜬기분	일상생활에 대한 관심이 줄거나 다른 사람의 활동이나 계획에 대해서 흥미가 줄었습니까?			
□예 □아니오	심한정도:	1 2 3	고통정도:	1 2 3 4 5
8. 탈억제	충동적으로 행동합니까? 예를 들어— 모르는 사람에게 마치 잘 아는 것처럼 말을 잘 건냅니까?			
□예 □아니오	심한정도:	1 2 3	고통정도:	1 2 3 4 5
9. 과민/불안정	조바심을 내거나 쉽게 화를 냅니까? 예정된 일을 기다릴 때 또는 예정된 일이 늦어졌을 때 잘 참지 못합니까?			
□예 □아니오	심한정도:	1 2 3	고통정도:	1 2 3 4 5
10. 이상 운동증상	반복적인 행동을 보입니까? 예를 들어 특별한 목적 없이 집 안에서 왔다 갔다 하거나 단추나 그 밖의 물건을 만지작거리거나 장롱이나 서랍을 뒤지는 등 반복해 하는 행동이 있습니까?			
□예 □아니오	심한정도:	1 2 3	고통정도:	1 2 3 4 5
11. 수면/야간행동	밤에 자다가 주위 사람을 깨우거나 아침에 너무 일찍 일어나거나 또는 낮에 지나치게 낮잠을 많이 자는 행동을 보입니까?			
□예 □아니오	심한정도:	1 2 3	고통정도:	1 2 3 4 5
12. 식욕/식습관 변화	체중이 줄거나 늘었습니까? 또는 좋아하는 음식의 종류가 바뀌었습니까?			
□예 □아니오	심한정도:	1 2 3	고통정도:	1 2 3 4 5
총 점	심한정도:		고통정도:	

제5장

(3) NPI-Nursing Home version (NPI-NH)

NPI-NH는 요양기관에 입원한 환자들의 이상행동을 평가하기 위하여 개발되었다. NPI와 유사한 면담 형식이다. 차이점은 첫째, 환자에 대하여 정보를 제공하는 사람은 간호사나 간호 보조인이다. 둘째, 평가 항목은 NPI의 12항목 중에서 야간의 행동을 제외한 11개 항목으로 구성되어 있다. 셋째, 각 항목에 대하여 선별질문으로만 구성되어 있고 세부질문은 없다. 넷째, 관찰 기간 동안의 이상행동의 심한 정도와 빈도에 대하여 평가하고 보호자 고통 정도는 평가하지 않는다.

환자의 이상행동을 관찰한 연구자의 평가와 간호사나 간호보조인이 평가한 NPI-NH와의 비교 연구에서, 불안과 식욕/식습관의 변화 항목을 제외한 모든 항목에서 유의한 상관관계가 관찰되었다. 연구자의 평가와 간호사가 평가한 NPI-NH의 상관관계가 간호 보조인이 평가한 NPI-NH와의 상관관계보다 우수하였다. NPI-NH는 요양기관에서 환자들의 이상행동을 추적하는데 유용하게 사용될 수 있으나 훈련되지 않은 응답자의 경우에는 주의가 필요하다(Selbaek et al., 2008).

(4) Behavior Pathology in Alzheimer's Disease Rating Scale (BEHAVE-AD)

BEHAVE-AD는 Reisberg 등에 의하여, 알쯔하이머병 환자들에서 보호자들에게 고통이 되며 약물 치료나 기타 치료법으로 치료 가능한 행동장애를 중심으로 평가 항목을 구성하여 개발되었다. BEHAVE-AD는 환자의 상태를 잘 알고 있는 보호자에게 질문하여 지난 2주 동안의 환자의 이상행동을 평가한다. BEHAVE-AD는 2부로 나뉘어져 있다. 1부의 증상군에서는 편집증적 및 망상적 관념(delusions), 환각(hallucinations), 이상행동(activity disturbances), 공격성(aggressiveness), 일중 주기 장애(diurnal rhythm disturbances), 정서적 장애(affective disturbances), 불안과 공포(anxieties and phobias)의 7개 증상군 25항목을 평가한다. '편집증적 및 망상적 관념' 증상군에는 누가 물건을 훔쳐갔다는 망상, 지금 살고 있는 곳이 내 집이 아니다는 망상, 배우자 또는 보호자가 가짜인 것 같다는 망상, 유기 망상, 부정 망상, 의심/편집증, 언급되지 않은 다른 망상의 7가지 항목이 있다. '환각' 증상군에는 5가지 항목, '이상행동'증상군에는 3가지 항목, '공격성'증상군에는 3가지 항목, '일 중 주기 장애'증상군에는 1가지 항목, '정서적 장애'증상군에는 2가지 항목, '불안과 공포' 증상군에는 4가지 항목이 있다. 각 항목에 대하여 심한 정도를 0-3점 척도로 평가한다. 예를 들면, '부정 망상'항목에서 0점은 '없다', 1점은 '배우자/자식/보호자가 부정한 일을 저질렀다고 확신한다', 2점은'부정하다면서 배우자/자식/다른 보호자에게 화를 낸다', 3점은 '부정하다면서 배우자/자식/다른 보호자에게 난폭한 행동을 한다'의 0-3점 척도로 평가한다.

BEHAVE-AD는 이상행동의 빈도는 평가하지 않는다. 제2부의 전반적인 평가에서는 앞에서 말한 증상(항목 1-25)으로 인한 보호자의 부담 정도와 환자의 위험 정도를 0-3점 척도로 평가한다. 0점은 '보호자에게 전혀 부담을 주지 않거나 환자 자신에게도 전혀 위험하지 않다', 1점은 '보호자의 부담이나 환자 자신의 위험이 경한 정도이다', 2점은 '보호자의 부담이나 환자 자신의 위험이 중등도이다', 3점은 '보호자의 부담이 견디기 힘든 정도이거나 환자 자신이 대단히 위험하다'이다(Reisberg, Auer, & Monteiro, 1997).

(5) 한국판 치매 행동평가척도(Korean version of Behavioral Rating Scale for Dementia; BRSD-K)

BRSD는 미국 국립노화 연구소(National Institute of Aging: NIA)의 지원을 받는 임상과제 협의체 CERAD(1992)에 의하여 치매의 행동 병리를 평가하기 위해 개발한 척도이다. 당시에는 48문항이었으나, 그 후 매우 낮은 빈도를 보이는 두 개 문항을 삭제하고, 1996년판 46문항 BRSD가 완성되었다. BEHAVE-AD, CUSPAD, Cornell Scale for Depression in Dementia 등의 도구에 포함되어 있는 문항들을 토대로 제작되었으며 약 550명의 알츠하이머병 환자를 대상으로 신뢰도와 타당도가 확립되었다. BRSD는 환자에 대해 잘 알고 있는 보호자와 면담을 하여 지난 한 달간의 이상행동을 평가한다. 대부분의 문항들은 치매 발병 시점이나 진행 상태와는 관계없이 특정한 행동의 유무에만 초점을 맞추고 있기 때문에, 어떤 문제 행동이 실제로는 치매와 무관한 이유로 일어났거나 혹은 일생을 통해 계속된 것이라 하더라도 그런 문제 행동이 있는 것으로 평가된다. BRSD는 각 문항에서 이상행동의 중증도는 평가하지 않고 빈도를 '0-4점, 8점, 9점'척도로 평가한다. 0점은 '발병 이래로 그런 증상은 없었음', 1점은 '지난 한달 동안 1-2일', 2점은 '지난 한달 동안 3-8일(한 주에 2번까지)', 3점은 '지난 한달 동안 9-15일(한달 중 보름 이하)', 4점은 '지난 한달 동안 16일 이상', 8점은 '발병 이후 그런 증상을 보인 적이 있었지만 지난 한달 동안에는 없었음', 9점은 '평가할 수 없음'이다. BRSD의 총점은 46항목의 점수를 모두 합한다. 이때 8점이나 9점인 항목의 점수는 합하지 않고 점수가 '0-4점'인 항목의 점수만 합한다. 면담 중에 빈도 점수가 정리되어 있는 카드를 정보제공자 앞에 놓고 점수를 결정하도록 한다. 요인 분석에 의하면 BRSD는 우울 증상(depressive features), 정신병적 증상(psychotic features), 자기 조절 결손(defective self-regulation), 과민/초조(irritability/agitation), 식물상태(vegetative features), 무감동(apathy), 공격성(aggression), 정동 불안정성(affective lability)의 8가지 행동장애를 평가한다. 국내에서는 Youn 등(2008)에 의해 한국판 개발이 완료되었다.

(6) 한국형 기억 및 행동문제 개정점검표(Revised-Memory and Behavior Problem Checklist; K-RMBPC)

치매 환자 보호자를 대상으로 치매 환자 정신행동증상의 빈도와 정신행동증상에 대한 보호자의 반응정도를 자기기입식으로 평가한다. Teri 등(1992)에 의해 개발된 R-MBPC는 우울(0-36), 파괴적 행동(0-32), 기억(0-28)의 하위영역으로 구성되고, 총 24문항으로 각 문항에 대한 반응을 합하여 총점으로 계산하며, 점수가 높을수록(48점 이상 높음, 65점 이상 매우 높음) 정신행동증상의 빈도가 높다(Lee, 2007).

(7) 한국판 노인우울척도(Geriatric Depression Screening Scale-K; GDS-K)

노인층의 우울증상을 선별하기 위한 검사로 응답방식이 간단하고, 노인들에게는 흔히 동반될 수 있는 신체증상에 관한 문항을 포함하여 30문항으로 개발되었다. 자기보고식 혹은 구두 질문을 통해 시행할 수 있으며, 각 문항에 대해 '예' 또는 '아니오' 형태의 반응에 응답한다. 총점의 범위는 30점으로 14~18점은 경도, 19~21점은 중도, 22점 이상은 심도의 우울증을 나타낸다. 단축형 노인우울척도는 15문항으로 8점 이상일 경우 전문의 상담이 요구된다(표 5-28, 5-29) (Bae, 2004).

(8) 한국판 우울증 선별 도구(Patient Health Questionnaire-9; PHQ-9)

Patient Health Questionnaire(PHQ)는 Spitzer 등(1999)이 정신질환들을 감지하고 진단하기 위해 개발된 자기 보고식 설문지이다. Patient Health Questionnaire9(PHQ-9)는 주요우울장애의 진단을 위해 DSM-Ⅳ의 진단기준을 고려하여 9가지 문항으로 이루어져있다. 점수는 각 항목당 증상정도에 따라 0점에서 3점까지이며, 그 합을 구하여 총 27점 중 10점을 우울증상에 대한 절단점(cut-off point)으로 설정한다. 민감도(88%)와 특이도(88%)는 우수하며, 기존의 우울증 선별척도보다 문항 수가 적고 검사의 소요시간이 적게 드는 장점이 있다. 전 세계 10개국이상 나라에서 자국어로 번안하여 사용하고 있는데 국내에서는 최홍석이 번안하였다(표 5-30) (Choi, 2007).

표 5-28 한국판 노인우울척도(Geriatric Depression Screening Scale-K)

다음 각 문항을 잘 읽고 자신의 상태를 잘 나타내면 '○', 잘 나타내지 않으면 '×'표를 해주십시오

번호	질 문 내 용	반 응
1	쓸데없는 생각들이 자꾸 떠올라 괴롭다.	
2	아무것도 할 수 없을 것처럼 무기력하게 느껴진다.	
3	안절부절 못하고 초조할 때가 자주 있다.	
4	밖에 나가기보다는 주로 집에 있으려 한다.	
5	앞날에 대해 걱정할 때가 많다.	
6	지금 내가 살아있다는 것이 참 기쁘다.	
7	인생은 즐거운 것이다.	
8	아침에 기분 좋게 일어난다.	
9	예전처럼 정신이 맑다.	
10	건강에 대해서 걱정하는 일이 별로 없다.	
11	내 판단력은 여전히 좋다.	
12	내 나이의 다른 사람들 못지않게 건강하다.	
13	사람들과 잘 어울린다.	
14	정말 자신이 없다.	
15	즐겁고 행복하다.	
16	내 기억력은 괜찮은 것 같다.	
17	지쳐버리지나 않을까 걱정된다.	
18	별일 없이 얼굴이 화끈거리고 진땀이 날 때가 있다.	
19	농담을 들어도 재미가 없다.	
20	예전에 좋아하던 일들을 여전히 즐긴다.	
21	기분이 좋은 편이다.	
22	앞날에 대해 희망적으로 느낀다.	
23	사람들이 나를 싫어한다고 느낀다.	
24	나의 잘못에 대하여 항상 나 자신을 탓한다.	
25	전부다 화가 나고 짜증이 날 때가 많다.	
26	전보다 내 모습(용모)이 추해졌다고 생각한다.	
27	어떤 일을 시작하려면 예전보다 힘이 많이 든다.	

28	무슨 일을 하던지 곧 피곤해진다.	
29	요즈음 몸무게가 많이 줄었다.	
30	이성에 대해 여전히 관심이 있다.	

표 5-29 단축형 노인우울척도(Korean version of the short form of Geriatric Depression Scale; GDS-K)

단축형 노인우울척도

(Korean version of the short form of Geriatric Depression: SGDS-K)

이름: ____________ 연령: ____________ 성별: 남 / 여 작성일: ____ 년 ____ 월 ____ 일

지난 1주일 동안의 느낌을 생각하시면서 대답해주시기 바랍니다.		
1. 현재의 생활에 대체적으로 만족하십니까?	예	아니오*
2. 요즈음 들어 활동량이나 의욕이 많이 떨어지셨습니까?	예*	아니오
3. 자신이 헛되이 살고 있다고 느끼십니까?	예*	아니오
4. 생활이 지루하게 느껴질 때가 많습니까?	예*	아니오
5. 평소에 기분은 상쾌한 편입니까?	예	아니오*
6. 자신에게 불길한 일이 닥칠 것 같아 불안하십니까?	예*	아니오
7. 대체로 마음이 즐거운 편이십니까?	예	아니오*
8. 절망적이라는 느낌이 자주 드십니까?	예*	아니오
9. 바깥에 나가기가 싫고 집에만 있고 싶습니까?	예*	아니오
10. 비슷한 나이의 다른 노인들보다 기억력이 더 나쁘다고 느끼십니까?	예*	아니오
11. 현재 살아있다는 것이 즐겁게 생각되십니까?	예	아니오*
12. 지금의 내 자신이 아무 쓸모없는 사람이라고 사람이라고 느끼십니까?	예*	아니오
13. 기력이 좋은 편이십니까?	예	아니오*
14. 지금 자신의 처지가 아무런 희망도 없다고 느끼십니까?	예*	아니오
15. 자신이 다른 사람들의 처지보다 더 못하다고 생각하십니까?	예*	아니오
	총점 = (	).

※ *표 항목은 1점, 나머지는 0점으로 계산

※ 8점 이상: 우울 증상을 경험하고 있을 가능성이 있으므로 전문의 상담을 권유

표 5-30 한국판 우울증 선별 도구(Patient Health Questionnaire-9)

지난 2주간, 얼마나 자주 다음과 같은 문제들로 곤란을 겪으셨습니까?
지난 2주 동안에 아래와 같은 생각을 한 날을 헤아려서 해당하는 숫자에 표시하세요.

지난 2주 동안에	없음	2,3일 이상	7일 이상	거의 매일
1. 기분이 가라앉거나, 우울하거나, 희망이 없다고 느꼈다.	0	1	2	3
2. 평소 하던 일에 대한 흥미가 없어지거나 즐거움을 느끼지 못했다.	0	1	2	3
3. 잠들기가 어렵거나 자주 깼다/혹은 너무 많이 잤다.	0	1	2	3
4. 평소보다 식욕이 줄었다/혹은 평소보다 많이 먹었다.	0	1	2	3
5. 다른 사람이 눈치챌 정도로 평소보다 말과 행동이 느려졌다/혹은 너무 안절부절 못해서 가만히 앉아있을 수 없었다.	0	1	2	3
6. 피곤하고 기운이 없었다.	0	1	2	3
7. 내가 잘못했거나, 실패했다는 생각이 들었다/혹은 자신과 가족을 실망시켰다고 생각했다.	0	1	2	3
8. 신문을 읽거나 TV를 보는 것과 같은 일상적인 일에도 집중할 수가 없었다.	0	1	2	3
9. 차라리 죽는 것이 더 낫겠다고 생각했다/혹은 자해할 생각을 했다.	0	1	2	3
각 칸별로 점수를 더해주세요.				
총점				

총점에 따른 결과보기			
1-4	5-9	10-19	20-27
우울증 아님	가벼운 우울증	중간정도 우울증	심한 우울증

4. 신체건강 평가

신체기능 평가는 근력, 유연성, 몸통의 조절능력, 균형능력, 보행능력 등을 검사한다. 대표적인 검사에는 arm curl test, chair stand test, chair sit-and-reach test, back scratch test, 체간조절검사(Trunk Control Test; TCT), 버그 균형척도(berg balance scale), 6분 보행검사(6-minute walk test; 6mWT), get up and go test 등이 있다(Bennell, 2011).

1) 근력검사

근력평가는 노인들을 관리할 때 매우 중요한 요소가 된다. 근력의 기초적인 수치는 중재 결과의 양을 측정하기 위해서 훈련 프로그램이전에 필요하다. 또한 근력의 수치는 치료사가 훈련중재에서 가장 높은 효과를 얻을 수 있는 목표를 삼는데 도움을 줄 수 있다. 몇몇 노인들은 통증, 관절 기형이나 지구력과 유연성에 있어서의 제한 때문에 평가를 수행할 때 일반적으로 사용되었던 방법들을 수정할 필요도 있다.

근력검사의 종류

상지 근력	① 아령 들기(Arm curl test)
하지 근력	② 의자에서 앉았다 일어서기 검사(Chair stand test)
	③ 스텝 테스트(Alternate step test)

(1) 아령 들기(Arm curl test)

상완 근력과 지구력을 평가하는 방법으로 의자에 앉아 2kg의 아령을 한손에 잡고 양팔을 자연스럽게 내린 상태에서 30초간 가능한 빨리 굴곡과 신전을 반복한다. 아령을 들어 올리는 동안 손바닥을 위로 향하게 하고 빠르게 최대한 구부린 후 악수하는 방식으로 완전하게 펴 아래 지점으로 돌아오게 하는 것을 1회로 하여 정확하게 반복된 횟수를 기록한다. 이 때 안정성을 위해 팔꿈치는 가능하면 몸에 붙이도록 한다(그림 5-1).

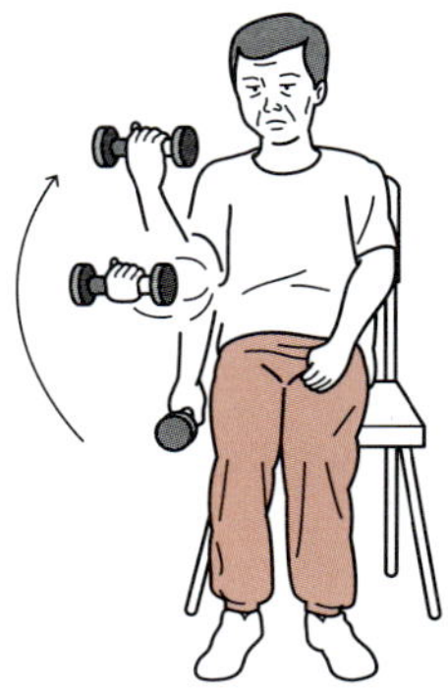

[그림 5-1] 아령 들기(Arm curl test)

(2) 의자에서 앉았다 일어서기 검사(Chair stand test)

의자에서 앉았다 일어서기(chair stand)검사는 하체근력을 평가하기 위한 것으로 하체근력은 계단 오르기, 걷기, 균형 잡기, 의자에서 일어나기 등 일상적인 활동을 하는데 필요한 주요 요인이다. 검사하는 방법은 고령자를 위한 기능체력검사에서는 높이 46cm의 팔걸이가 없는 의자에 손목을 가슴 앞으로 교차시킨 후 앉은 자세에서 제한된 30초 동안 최대한 빠르게 앉았다 일어서는 동작을 1회로 30초 동안 정확하게 반복하는 횟수를 기록한다(그림 5-2).

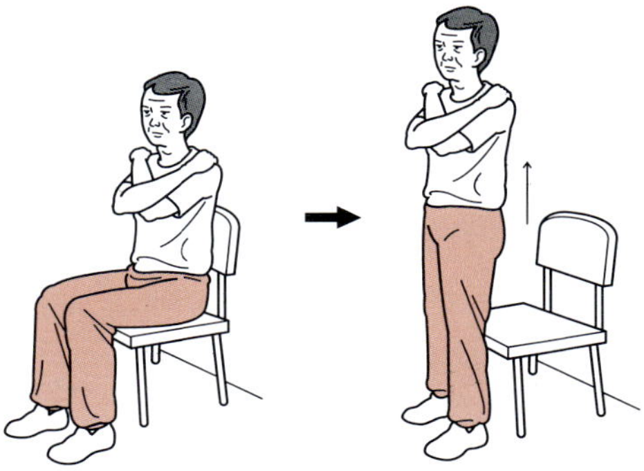

[그림 5-2] 의자에서 앉았다 일어서기 검사(Chair stand test)

(3) 스텝 테스트(Alternate step test)

일상생활 중 계단을 오를 수 있는 하지 근력과 균형감각을 측정하기 위한 검사이다. 수평마루에 19cm 상자를 고정시키고, 제자리걸음 동작으로 보행하며 스텝 상자 높이까지 올리도록 한다. 좌우 스텝이 번갈아 완료된 시행을 1회로 간주하며 8회 실시하고, 반복에 소요된 시간을 측정한다(그림 5-3).

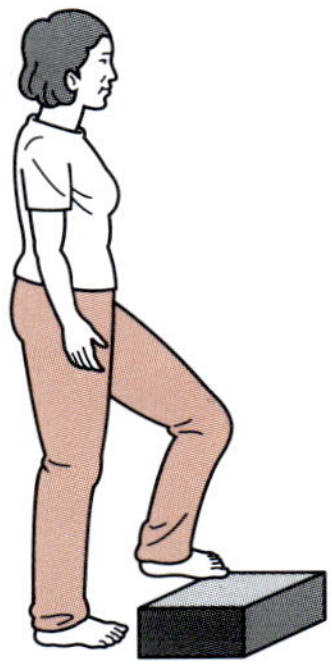

[그림 5-3] 스텝 테스트(Alternate step test)

2) 유연성 검사

개인의 일상생활 평가와 유연성이 어떻게 관련되는지 기록해야 한다. 노인들이 독립적으로 보이고 근육의 유연성을 나타내 보여도 그자체가 긴장상태일 수 있다. 엉덩관절의 회전근의 긴장은 노인의 보행주기나 엉덩관절안정에 영향을 줄 수 있다. 그러므로 이런 문제가 있을 때에는 간단한 관절가동범위 검사가 이루어져야 한다.

유연성 검사의 종류

어깨관절 유연성 평가	① 등 뒤에서 손 엇갈려 마주 잡기 검사(Back scratch test)
	② 벽검사 (Wall test)
등의 하부와 하체의 유연성 평가	③ 앉아 윗몸 앞으로 굽히기 검사(Sit and reach test)
	④ 의자에 앉아 팔 뻗기 검사(Chair sit-and reach test)
	⑤ 기능적 뻗기 검사(Functional reach test)

(1) 등 뒤에서 손 엇갈려 마주 잡기(Back scratch test)

머리를 빗거나 머리 위로 옷을 입거나 좌석 벨트를 매는 등의 과제에서 중요한 상체의 어깨의 유연성을 평가할 수 있다. 어깨관절 유연성 검사는 의자의 끝부분에 걸터앉아 한 손을 같은 쪽 머리 뒤로 넘겨 손바닥이 등에 닿도록 하고, 다른 쪽 손은 팔꿈치를 등 뒤로 굽혀 손바닥이 보이도록 한다. 두 손의 중지는 가능한 서로 가깝게 닿도록 하여 3초간 정지하여 양손의 중지와 중지사이의 거리를 2회 측정하여 좋은 기록을 기입한다(그림 5-4).

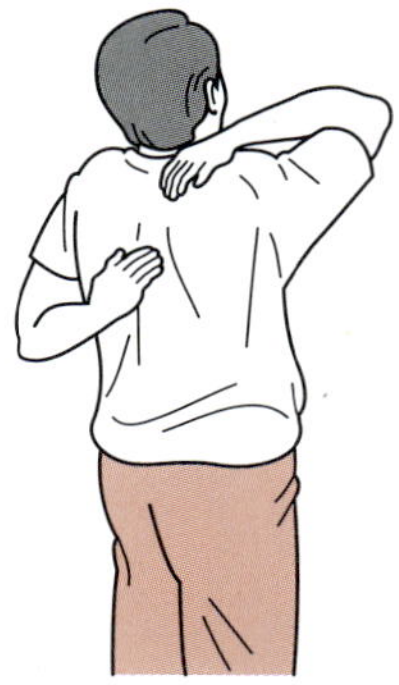

[그림 5-4] 등 뒤에서 손 엇갈려 마주 잡기(Back scratch test)

(2) 벽검사(Wall test)

이 검사는 어깨관절의 유연성을 검사하는 방법으로 빈 벽을 마주보고 서서, 한쪽 팔을 앞으로 뻗쳐 손가락이 벽에 닿도록 한다. 손가락이 벽 위로 미끄러지도록 하면서 작은 걸음으로 앞으로 나아간다. 팔이 머리 위쪽으로 올라가면서, 얼굴이 벽을 마주보게 되면 얼굴을 팔의 반대쪽으로 돌려 얼굴의 볼이 벽을 향하도록 한다. 이 자세로 어깨가 180° 굽힌 상태로 매우 양호함을 나타낸다. 이제 발이 벽에 얼마나 가까이 접해 있는지 발끝과 벽 사이의 길이를 재어 기록하는데 만약 발끝이 벽에 접해 있으면(거리: 0), 얼굴을 돌렸는지의 여부를 '예, 아니오'로 기록한다. 반대쪽 팔도 같은 방법으로 검사한다.

이 검사는 어깨가 180도 굴곡시킬 수 있으므로 관절 가동범위운동의 필요성 유무를 알게 해준다. 어깨의 유연성은 머리위쪽의 선반에 있는 물건을 꺼낼 때와 블라우스, 셔츠, 양복상의, 코트 등을 입을 때의 능력을 예측할 수 있다.

(3) 앉아 윗몸 앞으로 굽히기 검사(Sit and reach test)

윗몸 앞으로 굽히기는 기기 앞에 발을 뻗고 앉아 양손을 모아 손끝으로 측정기의 눈금에 닿으면서 서서히 상체를 굽힌다. 측정은 0.1cm단위로 기록하며 0점의 위치에 도달하지 않은 경우"—"로 기록된다.

등을 구부리고 팔을 뻗어 손을 정강이 쪽으로 내밀어 몸통의 유연성을 측정한다. 이때 무릎에 통증이 생겨 굽혀지지 않도록 해야 한다. 등굽힘의 최대한의 굽힘 정도를 평가하기 때문에 고관절치환술을 받은 환자에게는 시행할 수가 없다. 등의 유연성이 좋으면 바닥에 놓인 물건을 집어 올리거나 신발끈을 맬 때 유용하며 유연성이 좋지 않으면 요통이 발생할 수 있다(그림 5-5).

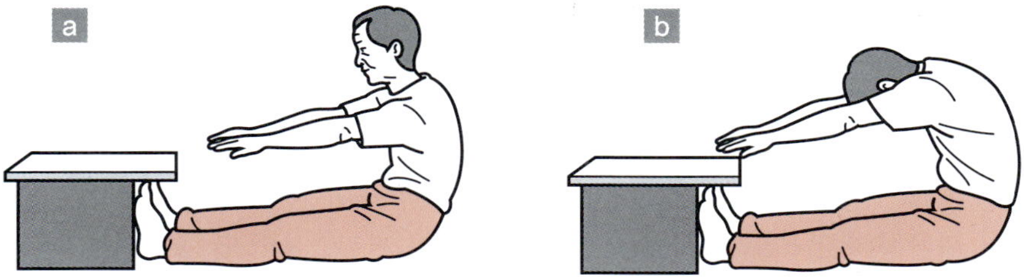

[그림 5-5] 앉아 윗몸 앞으로 굽히기 검사(Sit and reach test)

(4) 의자에 앉아 팔 뻗기 검사(Chair sit-and reach test)

좋은 자세, 정상적인 보행 패턴, 욕조나 차에 들어가고 나가는 등의 다양한 활동 능력 과제에 중요한 하체의 유연성을 평가할 수 있다. 평가방법은 앉아서 한쪽다리를 뻗고 양손을 발끝을 향해 뻗었을 때 뻗은 손의 손가락과 발끝 사이의 간격을 측정하면 된다(그림 5-6).

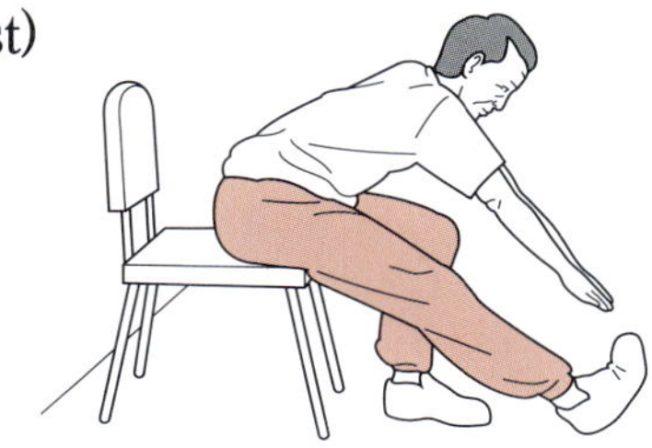

[그림 5-6] 의자에 앉아 팔 뻗기 검사(Chair sit-and reach test)

(5) 기능적 뻗기 검사(Functional reach test)

기능적 뻗기 검사는 Duncan(1990) 등에 의하여 개발된 방법으로, 선 자세에서 발을 떼지 않고 팔을 앞으로 뻗어 최대한 도달할 수 있는 거리를 검사하는 것이다. 주로 정상 노인과 뇌졸중으로 인한 편마비 환자를 대상으로 선 자세 균형능력을 평가하는 방법이다. 기능적 뻗기 검사는 수행하기 쉽고, 시간, 공간 및 비용적 측면에서 임상적으로 사용이 용이하다. 편마비 환자에서 기능적 뻗기 검사의 거리가 증가할수록 보행속도가 증가한다고 하며, 대상자의 보행능력 및 낙상의 위험을 간편하게 평가할 수 있다(그림 5-7).

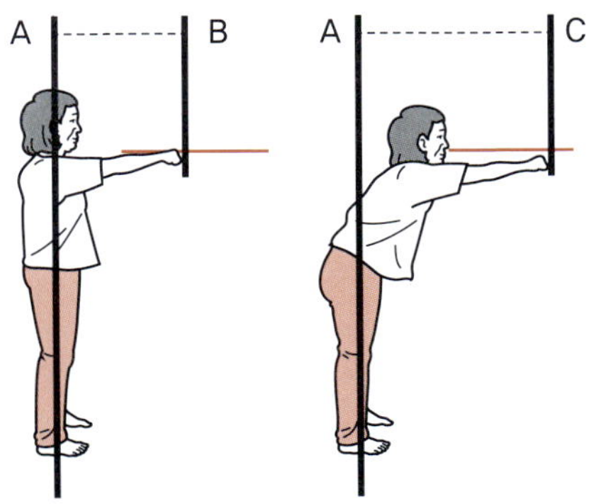

[그림 5-7] 기능적 뻗기 검사(Functional reach test)

가로 150cm 세로 100cm 크기의 검사지에 세로줄을 1cm 간격으로 눈금화하여 표시한다. 검사지를 벽면에 부착하고 피험자에게 자주 사용하는 어깨 부분을 벽면에 붙이고 시선을 정면을 보도록 한다. 양팔을 앞으로 펴서 어깨 높이까지 올리고 양발은 바닥에 착지시킨다. 허리를 굽히지 않고 엉덩이는 빠지지 않는 상태에서 앞으로 양팔을 뻗도록 한다. 시작부분은 0cm부터 시작하여 앞으로 진행되는 방향으로 뻗친 거리를 cm 단위로 측정한다.

3) 균형 및 보행능력 검사

균형 및 보행능력 검사	
균형검사	① 체간조절검사(Trunk Control Test; TCT)
	② 한글화된 버그 균형척도(Berg balance scale)
	③ 한발서기 검사(One leg get stance test)
	④ Timed up and go test
보행검사	⑤ 6분 보행검사(6-minute walk test; 6mWT)
	⑥ Functional Ambulation Catergory (FAC)

(1) 체간조절검사(Trunk Control Test; TCT)

체간조절검사는 뇌졸중 환자에서 몸통의 조절능력을 간단하게 평가할 수 있는 검사로 고안되었다. 이 검사는 총 4가지 기본적 동작을 통하여 운동 능력을 평가하는데, 환자가 침상에 누운 상태에서 마비측과 건측으로 구르는 동작과 앉은 자세의 균형, 그리고 누워있다 앉는 동작(sitting up from lying down)을 평가한다. 각 평가는 0점, 12점, 25점을 부여하여 총점은 100점이다. 체간조절검사는 검사 시간이 짧고 병상에서 바로 시행할 수 있으며 특별한 훈련이 필요 없다는 장점이 있으나, 점수 체계가 단순하기 때문에 작은 변화에 대해서는 민감도가 떨어진다는 단점도 있다(그림 5-8) (표 5-31).

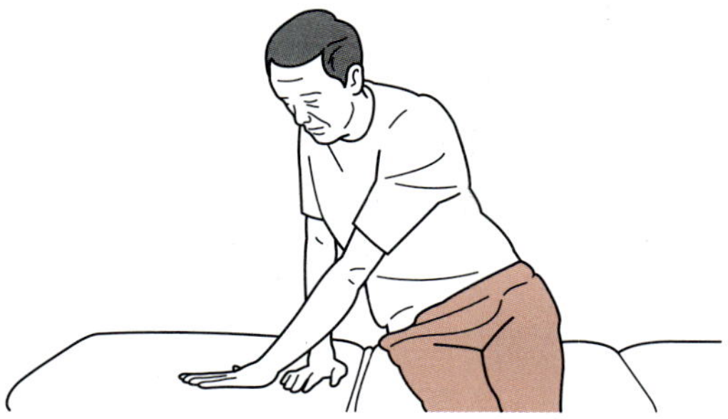

[그림 5-8] **체간조절검사(Trunk Control Test; TCT)**

표 5-31 점수채점

검사방법	점수		
	0 – 불가능	12 – 도움에 의해 가능	25 – 가능
1. 마비측으로 구르기			
2. 건측으로 구르기			
3. 앉은자세에서의 균형			
4. 누운자세에서 앉기			
총점			

(2) 한글화된 버그 균형척도(Berg balance scale)

버그 균형척도는 균형능력을 객관적으로 평가할 수 있는 척도로 1989년 처음 기술되었다. 버그 균형척도는 넓은 공간이 필요치 않고, 특별한 장비나 검사자의 교육도 필요치 않다. 평가와 점수 기록에 약 20분 정도의 시간이 소요되며 평가에 필요한 장비는 의자, 발판, 자, 시계이다. 버그 균형척도의 검사항목은 14개의 균형 동작들로 이루어져 있으며 5점 척도(0–4점)로 최하 0점에서 최고 56점까지이다. Berg 등(1989)은 45점 이상에서 안전한 독립보행이 가능하다고 하였고, 40점 이하의 점수는 낙상 위험의 증가를 나타낸다고 하였다. 버그 균형척도는 균형능력이 좋은 건강한 노인들이나, 균형능력이 너무 떨어져 설 수 없는 환자들에게 적용하기에는 민감도가 떨어지며, 보행에 관련된 항목은 포함하고 있지 않다는 단점이 있다. Jung 등(2006)은 한글판 버그 균형척도를 발표하였으며, 한글화된 검사는 타당도가 검증되었고, 우수한 신뢰도를 보였다(표 5–32).

표 5-32 한글화된 버그 균형척도(Berg balance scale)

내용	점수	내용
1. 앉은 상태에서 서기 "손을 사용하지 말고 일어서세요."	4점	손을 사용하지 않고 스스로 일어나 자세를 안정시킴
	3점	손을 사용하여 스스로 일어남
	2점	여러 번 시도 후 양 손을 사용하여 일어섬
	1점	서거나 자세를 안정시키기 위해서 최소의 도움(25%)이 필요함
	0점	서기 위해서는 중등도의 도움(50%) 또는 최대의 도움(75%)이 필요함
2. 도움 없이 서 있기 "붙잡지 말고 2분간 서 있으세요."	4점	안전하게 2분간 서 있을 수 있음
	3점	감독 하에 2분간 서 있을 수 있음
	2점	의지하지 않고 30초간 서 있을 수 있음

	1점	의지하지 않고 30초간 서 있기 위해 여러 번의 시도가 필요함
	0점	도움 없이는 30초도 서 있을 수 없음
3. 기대지 않고 스스로 앉기 "두 팔로 지지하고 2분간 앉아 있으세요." (*2번 항목 만점시 만점 처리함)	4점	안전하게 2분간 안전하게 2분간 앉아 있을 수 있음
	3점	감독 하에 2분간 앉아 있을 수 있음
	2점	30초간 앉아 있을 수 있음
	1점	10초간 앉아 있을 수 있음
	0점	10초도 지지 없이 앉아 있을 수 없음
4. 선 상태에서 앉기 "자 이제 자리에 앉아 보세요."	4점	양손을 최소한으로 사용하여 안전하게 양손을 최소한으로 사용하여 안전하게 앉을 수 있음
	3점	양손을 이용하여 앉기 조절이 가능함
	2점	양다리를 의자에 기대어 앉기 조절이 가능함
	1점	독립적으로 앉지만 털썩 주저 앉음
	0점	앉기 위해서는 도움이 필요함
5. 이동하기 "이 의자(팔걸이가 없는 의자)에서 이 의자(팔걸이가 있는 의자)로 옮겨 앉아보세요(왕복)."	4점	양손을 최소한 양손을 최소한으로 사용하여 안전하게 옮겨 앉음
	3점	양손을 적절히 사용하여 안전하게 옮겨 앉음
	2점	언어적 지시 또는 감독 하에 옮겨 앉음
	1점	1명의 도움이 필요함
	0점	도움이나 안전을 위해 2명의 도움이 필요함
6. 눈감고 서 있기 "두 눈을 감고 10초간 서 있으세요."	4점	안전하게 10초간 서 있을 수 있음
	3점	감독 하에 10초간 서 있을 수 있음
	2점	3초간 서 있을 수 있음
	1점	눈을 감은 채 3초간 유지하기도 어려우나 잠깐 설 수는 있음
	0점	넘어지지 않으려면 도움이 필요함
7. 양 발을 모으고 서 있기	4점	독립적으로 양발을 모으고 안전하게 1분간 서 있을 수 있음
	3점	감독하에 양발을 모으고 1분간 서 있을 수 있음
	2점	도움 없이 양발을 모으고 30초간 서 있을 수 있음
	1점	도움 하에서 15초간 서 있을 수 있음
	0점	도움 하에서 15초도 서 있을 수 없음
8. 선 자세에서 팔을 펴고 뻗기 "팔을 90°로 올리시고 손가락을 편채 가능한 앞으로 멀리 뻗어보세요."	4점	25cm(10 인치) 이상 안전하게 앞으로 뻗음
	3점	12.5cm(5 인치) 이상 안전하게 앞으로 뻗음
	2점	5cm(2 인치) 이상 안전하게 앞으로 뻗음
	1점	감독 하에 앞으로 뻗을 수 있음
	0점	시도하는 동안 균형을 잃고 외부의 도움이 필요함

항목	점수	내용
9. 선 상태에서 바닥에서 물건 잡아 올리기 "발 앞에 있는 신발(슬리퍼)를 집어보세요."	4점	쉽고 안전하게 신발을 주워 올림
	3점	감독 하에 신발을 주워 올림
	2점	주워 올릴 수는 없지만 신발로 부터 5cm까지 접근할 수 있고 독립적으로 균형을 유지함
	1점	도움 하에 시도해 보지만 신발을 주울 수 없음
	0점	시도조차 할 수 없으며 균형을 잃지 않기 위해 도움이 필요함
10. 서서 양쪽 어깨를 넘어 뒤돌아보기 "왼쪽 어깨를 넘어서 뒤를 돌아보세요. 이번에는 오른쪽 어깨를 넘어서 뒤로 돌아보세요."	4점	적절한 체중 이동을 통해 양쪽 어깨 넘어로 뒤돌아 볼 수 있음
	3점	한쪽은 가능하나 반대쪽은 체중 이동이 잘 되지 않음
	2점	옆으로 돌아보기까지만 균형 유지가 가능함
	1점	돌아보기 위해서는 감독이 필요함
	0점	균형을 잃거나 넘어지는 것을 방지하기 위해 도움이 필요함
11. 360도 돌기 "제 자리에서 한 바퀴를 완전히 돌아보세요. 이번에는 반대쪽으로 한 바퀴를 완전히 돌아보세요."	4점	4초 이내에 안전하게 360°를 돌 수 있음
	3점	4초 이내에 한 쪽으로만 360°를 돌 수 있음
	2점	안전하게 돌 수는 있으나 시간이 오래 걸림
	1점	감독 또는 언어적 지시가 필요함
	0점	신체적 도움이 필요함
12. 서있는 동안 발판에 양 발을 교대로 놓기 "양 발을 발판에 교대로 올려 보세요."	4점	발판에 8번 오르내리기가 20초 이내에 가능함
	3점	발판에 8번 오르내리는데 20초 이상이 소요됨
	2점	감독 하에 4번 오르내릴 수 있음
	1점	최소한의 도움으로 2번 오르내릴 수 있음
	0점	시도 할 수 없거나 넘어지지 않기 위해 도움이 필요함
13. 한 발을 다른 발 앞에 놓고 지지 없이 서 있기 "(피검자에서 시범을 보여주며) 한 발을 다른 발 앞에 놓고 서 보세요."	4점	독립적으로 한발을 다른 발 앞에 붙이고 30초간 서 있을 수 있음
	3점	독립적으로 한 발을 띄어서 다른 발 앞에 놓은 채 30초간 서 있을 수 있음
	2점	30초 동안 독립적인 자세 유지는 가능하나 작은 보폭으로 발 놓기를 할 수 있음
	1점	15초간 유지는 가능하나 발을 놓을 때 도움이 필요함
	0점	발을 놓고 서있는 동안 균형을 유지하지 못함
14. 한 발로 서 있기 "잡지 말고 가능한 오래 한 발로 서 있으세요."	4점	독립적으로 10초 이상 자세를 유지하며 한 발 서기가 가능함
	3점	독립적으로 5~10초간 자세를 유지하며 한발 서기가 가능함
	2점	독립적으로 3초 또는 그 이상 자세를 유지하며 한 발 서기가 가능함
	1점	한 발 서기로는 3초도 유지할 수 없지만 독립적인 서기는 가능함
	0점	낙상을 방지하기 위해 도움이 필요하며 혼자 서 있을 수 없음
합계 점수	/56	

(3) 한발서기 검사(One leg get stance test)

한발서기 검사는 균형능력 손상을 알아보기 위한 간편한 검사로 검사에 걸리는 시간은 1분 이내이다. 한발서기 검사는 좁은 기저면에서 균형을 유지해야 하기 때문에 환자에겐 어려운 검사이다. 한발서기 검사는 상지나 반대 측 다리의 어떠한 지지 없이 한쪽 다리로 서 있는 시간을 측정하는 것이다. 검사방법은 표준화 되어 있지 않으나 2~3회 측정하여 가장 좋은 값을 기록한다. 한발서기 균형능력은 나이가 증가함에 따라 감소하는 경향을 보이기 때문에 결과 해석 시 연령을 고려해야 한다. Bohannon(2006)은 메타분석을 통하여 연령에 따른 기준값을 제시하였는데, 60~99세의 정상인의 한발서기 평균 시간은 15.7±1.5초로 보고하였다. 한발서기를 10초 이상 할 수 없는 피험자는 균형능력 저하가 있는 것으로 판단하고, 5초 미만인 피험자는 정상인보다 낙상으로 인한 부상의 확률이 두 배 정도 높은 것으로 간주한다고 하였다(그림 5-9).

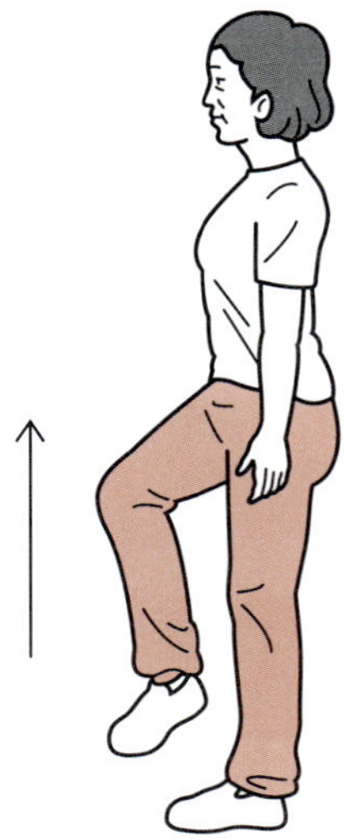

[그림 5-9] 한발서기 검사 (One leg get stance test)

(4) Timed up and go test

Get up and go test는 노인들의 균형능력을 측정하기 위한 검사이다. 검사 시 피험자는 팔걸이가 있는 의자에 편하게 앉아 있다가, 검사자의 지시에 따라 일어서서 잠시 선 후, 3m까지 갔다가 돌아와서 다시 의자에 앉는다. 검사자는 이 과정을 관찰하여 1점에서 5점 사이의 점수를 준다. 1점은 normal, 5점은 severely abnormal로 점수를 표시하며 3점 이상은 낙상 위험이 있다는 것을 의미한다. 이 검사는 수행이 용이하며, 짧은 시간에 평가가 가능하지만, 점수 체계가 주관적이라는 단점이 있다. 이를 보완하기 위해서 점수 척도를 시간(seconds)으로 변형한 것이 timed up and go test이다. 검사 절차는 get up and go test와 같고 '시작'이라는 검사자의 신호부터 피험자가 의자에 돌아와 시작자세를 취할 때까지의 시간을 측정한다. Timed up and go test의 연령에 따른 기준 값을 제시하였는데, 60-99세 정상노인의 검사 평균값은 9.4±0.25초인 것으로 보고하였다. timed up and go test상 대부분의 건강한 성인은 10초 이내로 측정되며, 20초 이내로 수행하는 피험자들 또한 독립적인 보행은 가능하다(그림 5-10) (Bennell, 2011).

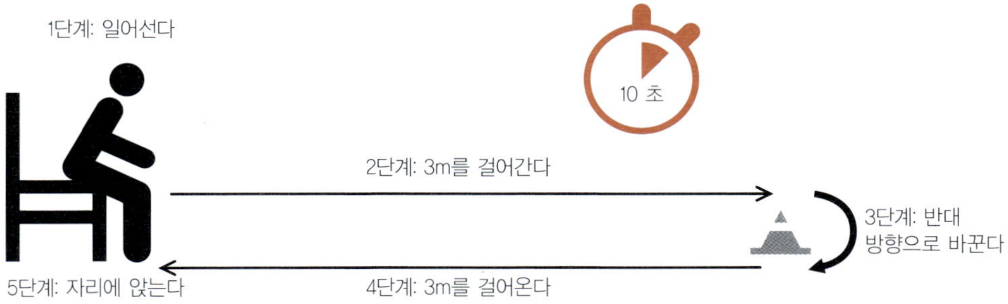

[그림 5-10] Timed up and go test

(5) 6분 보행검사(6-minute walk test; 6mWT)

심폐질환을 가진 환자들에게서 현재 환자의 상태, 치료 전 후의 효과, 예후를 추정하는 방법으로 고안된 6분 보행검사는 여러 영역에서 활용되고 있다. 3m 마다 표시되어 있고 직선으로 되어 있는 평평한 실내를 환자가 6분 동안 걸을 수 있는 거리를 측정한다. 환자의 심폐지구력과 보행능력을 평가할 수 있으며 안전하고 시행하기 간편하다. 또한 환자의 순응도가 높고 환자의 일상생활능력 정도와도 상관관계가 높다(그림 5-11).

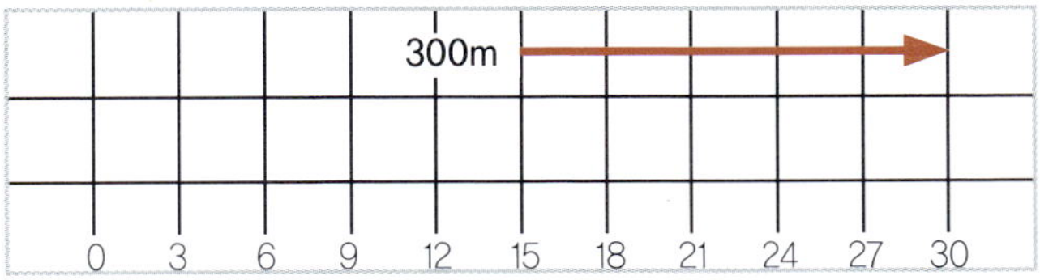

[그림 5-11] 6분 보행검사(6-minute walk test; 6mWT)

(6) 기능적인 보행을 평가하는 척도(Functional Ambulation Catergory; FAC)

FAC는 환자의 보행 능력을 기능적 단계에 따라 평가할 수 있는 도구이다. FAC는 보행시 물리적 도움이 얼마나 필요한지에 따라 총 6단계로 구분되는데 각 단계는 다음과 같다(표 5-33). FAC는 특별한 측정 장치 없이 육안으로 평가하기 때문에 임상에서 쉽고 빠르게 적용이 가능하다. 또한 측정자내 신뢰도는 0.95, 측정자간 신뢰도는 0.91로 매우 신뢰도가 높은 평가도구이다.

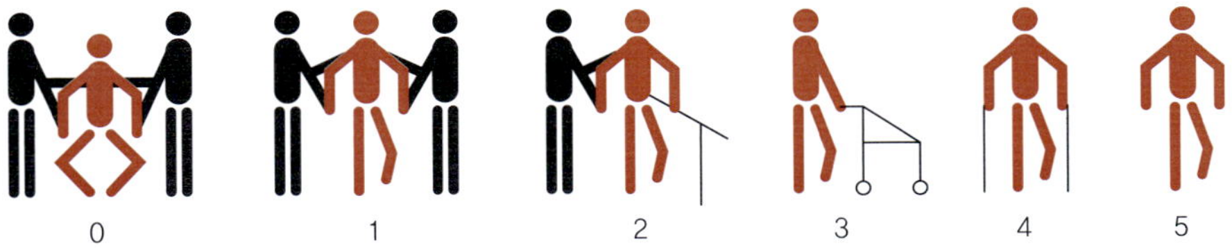

표 5-33 기능적인 보행을 평가하는 척도(Functional Ambulation Catergory; FAC)

점수	분류	가이드	비고
0	비기능적 보행	걷지 못함 또는 2명 이상 도움 필요 P-bar 보행	
1	의존적 보행 레벨 2	지지대나 무게이동과 균형에 도움을 줄 1명으로부터 계속적인 지지 필요 walker 보행 -지지 없이	지속적인 도수접촉 의존적 보행
2	의존적 보행 레벨 1	균형과 조화에 도움 줄 1명으로부터 지속적, 간헐적 지지 필요 치료사가 최대 보조하여 장비 없이 보행	
3	감독하 독립적 보행	구두의 감독 필요 또는 신체적 접촉 없이 1명이 도와주기 위해 대기	
4	평평한 면에서 독립적 보행	편평한 바닥 가능하나 계단, 경사대, 울퉁불퉁한 바닥면에서 도움 필요	독립적 보행
5	독립적인 보행	어디서나 독립적 보행 가능(지켜보는 사람 없이 가능)	

4) 낙상 위험도 검사

과거 3개월간의 낙상 경험에 대한 조사는 앞으로 추락에 대한 예후를 알 수 있기 때문에 매우 중요한 자료이며, 노인들은 낙상한 것에 대해 말을 잘 하지 않으므로 함께 사는 가족들에게 질문하는 것도 좋은 방법이다.

노인에게 낙상이 완전히 바닥에 넘어진 낙상인지 아니면 거의 넘어질 정도였는지를 확인하고, 낙상을 경험한 사람은 낙상에 대한 과거력을 아는 것이 중요하다. 낙상 당시의 상황을 정확하게 기록하는 것이 원인규명에 도움이 된다. 낙상에 대한 공포 등 심리적인 요소를 고려하고 낙상으로 인해 일상생활에 제한이 있는지를 조사한다(표 5-34).

표 5-34 낙상력

낙상력	1) 지난 3개월 간 낙상 횟수	________회	
	2) 낙상 후유증	□없음 □타박상 등 가벼운 외상	□걷기 두려워하는 등 정신적 충격 □골절 등 중증 외상
	3) 비고(참고사항)		

(1) 낙상행동요인 척도(Falls Behvioural scale for the older person; FaB)

노인 낙상행동요인 척도는 2003년 Lindy Clemson이 개발한 노인의 낙상을 유발하는 위험행동요인 평가 척도이다(Clemson et al, 2003). 노인 낙상행동요인 척도는 일상생활 속 행동특성, 실내 습관유형, 조명 및 시력관련요소, 낙상유발 신발유형, 외출 시 행동유형, 약물복용 습관에 관한 위험요인을 평가하며 총 30문항으로 구성되어 있다. 4점 척도로 평가하며 점수가 높을수록 낙상 발생 위험성이 낮고 점수가 낮을수록 낙상 발생 위험이 높음을 의미한다(표 5-35).

표 5-35 낙상행동요인 척도(Falls Behvioural scale for the Older Person; FaB)

번호	항목	전혀	때때로	종종	항상	해당 없음
	본인의 일상생활 속 행동특성에 관해 설명하고 있습니까?					
1	나는 앉았다고 일어날 때 균형을 잡으려고 잠시 멈춘다.					
2	나는 더 느린 속도로 움직인다.					
3	나는 내가 알고 있는 낙상 예방에 대한 정보를 다른 사람과 공유한다.					
4	나는 벽이나 가구와 같이 지지할 것이 있는 경우에만 몸을 굽혀 떨어진 물건을 줍는다.					
5	나는 필요한 경우 지팡이 또는 워커와 같은 보행 보조도구를 사용한다.					
6	나는 컨디션이 안 좋다 느끼면 일상생활활동에 특별한 주의를 기울이려고 한다.					
7	나는 무언가를 할 때 서두르는 경향이 있다.					
8	나는 방향을 바꿀 때 급하게 몸을 돌린다.					
9	나는 높은 곳에 위치한 물건을 꺼낼 때 가까이 있는 의자 혹은 손쉽게 쓸 수 있는 아무 가구나 사용하는 편이다.					
	실내에서의 습관 유형					
10	나는 전화를 받으러 갈 때 서두른다.					
11	형광등 교체 시 다른 사람의 도움을 받는다.					
12	나는 높이 있는 물건을 꺼낼 때 다른 사람의 도움을 받는다.					
13	나는 컨디션이 안 좋다 느끼면 의자에서 일어서거나 걸어 다닐 때 특별한 주의를 기울이려고 한다.					
14	사다리나 계단을 내려갈 때 발을 내딛는 사다리 가로대나 계단 면에 주의를 기울인다.					
	조명과 시력 유형					
15	나는 바닥에 물이 쏟아진 것을 알아챈다.					

16	나는 밤에 일어날 때 보조조명을 켠다.					
17	나는 잘 보이도록 집에 전등의 밝기를 조절한다.					
18	나는 나의 안경/돋보기를 자주 닦는다.					
19	나는 다초점 안경을 사용할 때 계단의 깊이를 잘못 판단하거나 바닥 높이의 변화를 눈치 채지 못하곤 한다.					
신발 유형						
20	나는 신발을 구입할 때 밑창이 미끄러운지 살펴본다.					
외출 시 행동 유형						
21	나는 외출 시 앞에 장애물이 있는지 주의를 기울이며 걷는다.					
22	나는 외출 시 가능하면 경사와 언덕을 피해 다른 길로 가려고 한다.					
전반적인 일상생활 유형						
23	나는 강한 바람이 부는 날에도 외출을 한다.					
24	나는 외출 시 안전하게 이동하기 위해 어떻게 해야 하는지 생각한다.					
25	나는 가능하면 횡단보도로 길을 건넌다.					
26	나는 계단을 올라갈 때 난간을 잡는다.					
27	나는 사람들이 붐비는 장소를 걷는 것을 피한다.					
28	나는 우리 집에서 나가는 길목에 있는 잡초나 나무들을 관리해주고 있다.					
29	나는 물건을 들고 계단을 오를 때 적은 양의 물건만 들고 이동한다.					
약물 복용						
30	나는 약사나 주치의에게 내가 복용하는 약의 부작용에 대해서 물어본다.					

(2) 낙상위험도 평가도구(Huhn 척도)

낙상위험도 평가(Huhn 척도)는 총 7개의 항목으로 구성되며, 6개 항목(정신상태, 배변, 낙상경험, 활동, 걸음걸이 및 균형, 지난 7일간 약 복용이나 계획된 약물)은 4점 척도이고, 1개 항목(연령)은 3점 척도이다. 총점이 3점 이하는 낙상의 위험성이 낮음, 4점은 낙상예방조치교육, 5~10점은 낙상위험성 높음, 11점 이상은 낙상위험도 아주 높음으로 평가하며 점수가 높을수록 낙상 위험도가 높음을 의미한다(표 5-36).

표 5-36 낙상위험도 평가도구(Huhn 척도)

구분	4점	3점	2점	1점	점수
연령		> 80	70-79	60-69	
정신상태	혼란스러움/방향감각장애		때때로 혼란스러움/방향감각장애		
배변	소변, 대변 실금	조절능력 있지만 도움필요		유치도뇨관/인공항루	
낙상경험	이미 세 번 이상 넘어짐		이미 한 번 또는 두 번 넘어짐		
활동	전적으로 도움을 받음	자리에서 일어나 앉기 도움		자립/세면대, 화장실이용	
걸음걸이 및 균형	불규칙/불안정, 서 있을 때와 걸을 때 균형을 거의 유지하지 못함	일어서기/걸을 때 기립성 빈혈/혈액순환문제	보행장애/보조도구나 도움으로 걷기		
지난 7일간 약복용이나 계획된 약물	3개 또는 그 이상의 약 복용	두 가지 약 복용	한 가지 약 복용		
합계					

※ 척도(합계점수 해석)
- 4점 미만: 낙상 위험 낮음
- 4점: 낙상예방 조치교육
- 5-10점: 낙상위험 높음
- 11점 이상: 낙상위험 아주 높음

5) 통증검사

통증 검사

① 시각상사척도(Visual Analogue Scale; VAS)
② 수치통증척도(Numeric Rating Scale; NRS)
③ 구두통증척도(Verbal Rating Scale; VRS)

(1) 시각상사척도(Visual Analogue Scale; VAS)

시각상사척도(VAS)는 1920년도에 처음 발표된 이래로 현재까지 통증을 측정하기 위한 도구로 널리 사용되어 왔다. 100mm 길이의 수평 혹은 수직선의 시작부위에는 통증 없음(no pain)이라는 문구가 있고 끝 부위에는 피검자가 생각하기에 가장 극심한 통증(worst possible pain)이라는 문구가 있는 검사지를 환자에게 보여주고, 현재 자신이 느끼는 통증의 정도를 이 선상에 표시하도록 하여 통증을 평가한다. 이 검사에서 측정한 수치는 비율척도(ratio scale)로서, 평가의 민감도가 높아 임상에서 널리 쓰이는 척도이다. 시각상사척도는 피검자가 이 검사를 이해할 수 없을 경우 자신의 통증 정도를 정확하게 표현하는 것이 어렵다는 단점이 있다(그림 5-12).

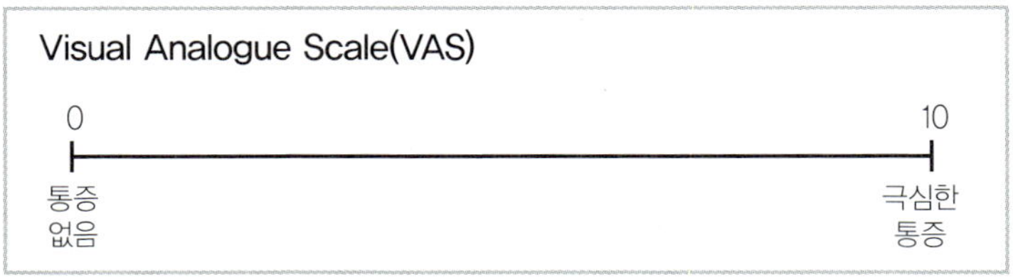

[그림 5-12] 시각상사척도(VAS)

(2) 수치통증척도(Numeric rating scale; NRS)

수치통증척도(NRS)는 구두로 표현된 숫자로 통증의 강도를 표현한다. 환자는 현재 자신의 통증 정도를 0부터 10까지의 숫자로 표현하는데, 0은 통증 없음(no pain)을 의미하고 10은 피검자가 생각하기에 가장 극심한 통증(worst possible pain)을 의미한다. 이 검사에서 산출된 수치는 등간척도(interval scale)이다. 이 검사는 시력저하를 보이는 환자나, 손에 장애가 있는 환자에게도 적용할 수 있고, 평가지와 필기도구가 없어도 쉽게 평가가 가능하여 임상에서 널리 쓰이고 있다. 또, 평가 결과가 숫자로 표현되고, 피검자가 병원을 직접 방문하지 않고 전화나 온라인 방식으로도 자료를 수집할 수 있어 통증에 관한 연구에도 많이 이용되고 있다. Virginia 의과대학의 설문조사에 의하면 218명의 임상의를 대상으로 3가지 통증척도(VAS, NRS, Verbal rating scale)에 대한 선호도를 조사한 결과 56%가 통증의 평가방법으로 NRS를 선호하는 것으로 나타났고 뒤를 이어 19.5%가 Verbal rating scale, 7%가 VAS를 선호하는 것으로 나타났다(그림 5-13).

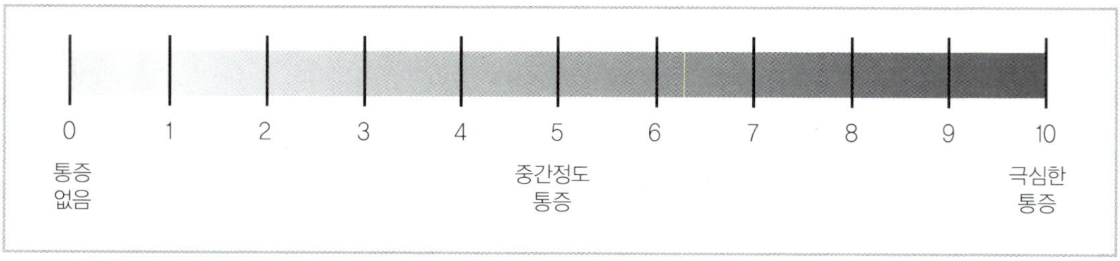

[그림 5-13] 수치통증척도(Numeric rating scale; NRS)

(3) 구두통증척도(Verbal rating scale; VRS)

구두통증척도(VRS)는 통증의 강도를 표현하는 형용사로 이루어져 있다. 주로 쓰이는 단어로는 통증 없음(no pain), 약한 통증(mild pain), 보통 통증(moderate pain), 심한 통증

(severe pain)과 같은 단어들이 쓰이며, 이러한 단어들을 숫자로 표현하기도 한다. 이 검사에서 산출된 수치는 서열척도(ordinal Scale)로서 통계 분석 시 비모수통계를 사용하여야 한다. 검사를 이해하는데 지적 능력을 요구하지 않고 통증을 표현하는데 흔히 쓰이는 형용사를 이용하기 때문에 노인이나 아이들에게도 쉽게 적용할 수 있다(그림 5-14).

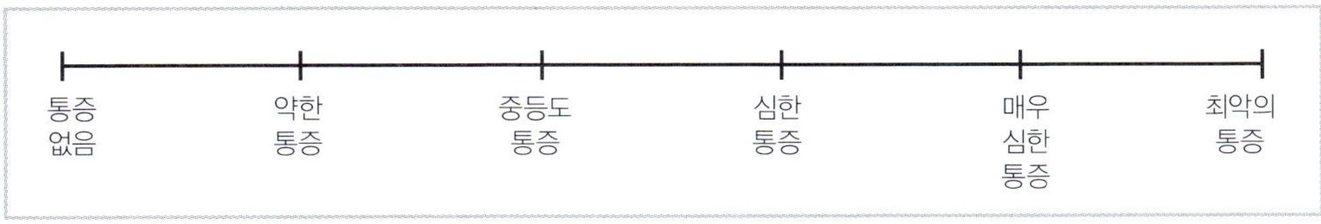

[그림 5-14] **구두통증척도(Verbal rating scale; VRS)**

6) 식사기능 평가

노화가 되면 삼킴과 관련된 기능도 저하를 보여 예전과 동일한 방식으로 식사가 불가능하게 될 수 있다. 저영양이나 흡인성 폐렴을 일으키거나 환자의 삶의 질에 크게 영향을 주거나 사망에도 이르기 때문에 중요하게 관리해야 한다.

(1) 삼킴장애의 조기선별검사

삼킴기능에 장애가 발생할 경우 조기 발견과 대응이 중요하므로 삼킴장애가 의심되는 증상을 파악하기 위해서 간단히 관찰할 수 있는 평가를 시행해야 한다. 필요한 경우 보다 전문 적인 검사와 평가를 시행하는 것이 추천된다. 조기선별검사지는 여러가지가 개발되고 있다. [표 5-37]은 일본섭식연하장애학회에서 작성한 설문지로 A가 하나라도 있으면 장애를 의심하고, 보다 상세한 평가를 시행한다. B항목만 있다면 상태를 관찰한다(소종섭 & 고석민, 2018).

표 5-37 섭식 · 연하 기능이 저하된 환자를 조기선별검사

이름		연령	세		남 · 여	
		20	년	월	일	현재
신장	cm	체중	kg			

1. 폐렴으로 진단 받은 적이 있습니까?	A. 반복	B. 한 번만	C. 없음
2. 살이 빠지고 있습니까?	A. 확실하게	B. 약간	C. 없음
3. 음식물을 삼키기 어렵다고 느낀 적이 있습니까?	A. 자주	B. 가끔	C. 없음
4. 식사 중에 숨이 막힌 적이 있습니까?	A. 자주	B. 가끔	C. 없음
5. 차를 마실 때에 숨이 막힌 적이 있습니까?	A. 자주	B. 가끔	C. 없음

6. 식사 중이나 식 후, 그 외에도 목에서 그렁그렁(가래가 걸린 느낌)한 적이 있습니까?	A. 자주	B. 가끔	C. 없음
7. 목에 음식이 남은 느낌이 있는 적이 있습니까?	A. 자주	B. 가끔	C. 없음
8. 식사 속도가 느려졌습니까?	A. 심함	B. 약간	C. 없음
9. 딱딱한 것을 먹기 힘들어졌습니까?	A. 심함	B. 약간	C. 없음
10. 입에서 음식물이 품어져 나온 적이 있습니까?	A. 자주	B. 가끔	C. 없음
11. 입 안에 음식물이 남는 적이 있습니까?	A. 자주	B. 가끔	C. 없음
12. 음식물이나 시큼한 액체가 위에서 목으로 역류한 적이 있습니까?	A. 자주	B. 가끔	C. 없음
13. 가슴에 음식물이 남거나 꽉 찬 느낌으로 답답한 적이 있습니까?	A. 자주	B. 가끔	C. 없음
14. 밤에 기침으로 잠을 못 자거나 깬 적이 있습니까?	A. 자주	B. 가끔	C. 없음
15. 목소리가 쉬어 있습니까(컬컬한 소리, 쉿소리 등)	A. 심함	B. 약간	C. 없음

* 일본섭식연하장애학회 참고

(2) 삼킴장애 임상평가

① 경부청진법

후두의 측방에 청진기를 대고 삼킬때 나는 소리나 호흡음을 청취하여 음식물로 인한 공기 흐름의 변화와 삼킬때의 속도 등을 평가한다.

② 반복 타액 연하 테스트(Repetitive saliva swallowing test)

검지와 중지로 목뿔뼈, 방패연골을 촉지하고 30초 동안 몇 번 삼킬 수 있는지 평가한다. 30초 동안 3회 이하를 양성으로 판정한다(Oguchi, 2000).

③ 수정된 물삼킴 테스트(Modified water swallowing test) (Osawa, 2013).

삼킴장애에 대한 스크리닝 검사로 유용하게 사용될 수 있고 환자나 가족에게 설명하기 쉬운 검사이다.

▶ 방법

1. 주사기를 이용하여 냉수 3ml를 구강저에 부음
2. 냉수를 삼키게 하여 삼킴장애를 검사
3. 연하가 시작 안되거나 호흡이상, 목 막힘, 젖은 쉰소리를 평가하고 연하가 양호할 경우 2회 반복하여 가장 나쁜 경우로 평점을 부여

평가점수	내용
Score1	목 막힘이나 호흡이상이 있으며 삼킴 불가함
Score2	호흡이상 있으며 삼킴 가능함
Score3	목 막힘이나 호흡이상 없으며 젖은 쉰 목소리로 삼킴 가능함
Score4	목 막힘이나 젖은 쉰 목소리 없이 삼킴 가능함
Score5	4점 기준과 30초이내에 2번 이상 마른 삼킴도 가능함

④ 타액 분비량

타액은 침샘에서 분비되는 분비물로서 타액분비량은 타액이 분비되는 정도를 계량화하여 양으로 나타낸 것을 말한다. 흡습지(KISO-WeT Tester, KISO Science, Japan)를 핀셋으로 집어 구강 내 설배면에 위치시킨 후 10초 간 움직임 없이 둔 후 제거하여 타액에 의해 젖은 정도를 mm단위로 측정한 것을 의미하며 측정치가 클수록 타액 분비량이 많음을 의미한다.

	mm

(흡습지)

▶ 검사방법

정확한 측정을 위해, 2시간 이내에 음식물을 섭취하거나 양치질 등의 구강위생 활동을 하지 않은 상태에서 측정 직전 구강 내의 타액을 모두 삼키도록 한다.

0mm이면 심한 구강건조, 0.1~0.9mm이면 구강건조, 1.0~2.9mm이면 타액분비 부족, 3.0~4.9mm이면 타액분비 정상, 5mm 이상이면 타액분비 풍부로 평가한다(Miyoshi et al., 2012)

(3) 노인요양시설 노인의 삼킴장애 검사도구

노인 요양시설 노인의 삼킴장애 정도를 파악하기 위한 검사도구로 선행기 장애 5항목, 구강 준비기/구강기 장애 6항목, 인두기 장애 6항목, 식도기 장애 3항목 등 4단계 분류의 총 20개 항목으로 구성되어 있으며, 각 문항에서 제시하는 상태의 유무를 사정하도록 되어 있다. 20항목 중 1개 항목 이상 비정상으로 사정되는 경우 삼킴장애가 있는 것으로 판정한다(표 5-38) (Kim et al., 2012).

표 5-38 노인요양시설 노인의 삼킴장애 검사도구

선행기 장애	있음	없음
1. 음식을 보고도 인지하지 못하고 반응을 보이지 않는다. 2. 먹는 방법을 몰라서 음식을 주어도 입을 벌리지 않거나 계속 씹는다. 3. 섬망 증상으로 인해 산만하고 섭식을 거부한다. 4. 스스로 수직으로 앉지 못한다. 5. 스스로 고개를 가누지 못한다.		
구강 준비/구강기 장애		
6. 음식 섭취를 위해 스스로 입을 열거나 다물지 못한다. 7. 음식을 씹지 못하여 음식덩이(bolus)를 형성하지 못한다. 8. 침을 흘려서 입안에 음식덩이가 쌓인다. 9. 혀 움직임이 부족하여 음식덩이를 인두 쪽으로 넘기지 못한다. 10. 안면근육 장애가 있다. 11. 구강에 음식 잔여물이 있다.		

인두기 장애		
12. 음식을 삼킨 후 가래 낀 젖은 목소리(쉰 목소리/가르랑거림)가 난다. 13. 음식 삼킬 때 사레들림 증상이 있다. 14. 비강역류 증상이 있다. 15. 음식을 삼킬 때가 되었는데도 삼키지 못하고 음식을 머금고 있다. 16. 음식을 삼킬 때 안면 청색증/호흡곤란이 있다. 17. 음식 흡인시 자발적 기침을 하지 못한다.		
식도기 장애		
18. 음식을 삼킨 후 가슴 답답함을 호소하고 트림이나 딸꾹질을 자주한다. 19. 호흡 시 역한 냄새가 난다. 20. 구토/역류 증상이 있다.		

(4) 식사행동장애 평가

① Edinburgh Feeding Evaluation in Dementia (EdFED) Scale

Edinburgh Feeding Evaluation in Dementia (EdFED) Scale은 1993년 개발되어 치매 노인의 식사의 어려움을 측정하며 치매 말기 단계의 식사 문제점에 대하여 11개의 문항을 관찰이나 보호자 질문을 통해 검사한다. 점수는 총 0~20점으로 '0점=전혀 아니다', '1점=가끔(observed at least once during a meal)', '2점 =자주'의 3점 척도이다. 점수해석은 점수가 높을수록 식사행동장애가 심하다는 것을 의미한다(Lin, 2008). 개발시 Cronbach's α = .87, 중국어버전 .75, 한글판Cronbach's α = .77 이었다(표 5-39).

표 5-39 Edinburgh Feeding Evaluation in Dementia (EdFED) Scale

항목	전혀 그렇지 않다 (0)	때때로 그렇다 (1)	자주 그렇다 (2)
1. 대상자는 식사 동안 집중적인 감독이 요구됩니까?			
2. 대상자는 식사에 계속 집중할 수 있습니까?			
3. 대상자는 식사 중에 음식물을 흘립니까?			
4. 대상자는 식사를 끝마쳤을 때 음식을 남기는 경향이 있습니까?			
5. 대상자는 식사를 거절합니까?			
6. 대상자는 식사 제공시 머리를 흔듭니까?			

7. 대상자는 입을 벌리는 것을 거부합니까?			
8. 대상자는 음식을 뱉어냅니까?			
9. 대상자는 음식이 떨어지도록 입을 벌린 채로 있습니까?			
10. 대상자는 삼키는 것을 거부합니까?			
총점	/ 20점		
11. 대상자에게 요구되는 보조 수준에 체크해주세요.	교육 지지	부분 의존	완전 의존

② Eating Behaviour Scale (EBS)

Eating Behaviour Scale (EBS)는 알츠하이머형 치매 환자의 식사 시 기능수준을 검사한다. 6개의 체크리스트로 점수는 총 0~18점으로 완전 의존부터 완전 자립까지 3점 척도이다. 점수해석은 점수가 낮을수록 식사기능 수행에 의존적임을 의미한다.

비교적 간단하고 임상에서 간편하게 사용할 수 있는 장점이 있지만, 기능수준에 초점이 되어 있고, 식사 시 나타나는 비정상적인 행동들에 대한 부분은 포함하지 않는 제한점이 있다(표 5-40) (Ruddock, 2017).

표 5-40 Eating Behaviour Scale (EBS)

관찰된 행동	의존	물리적 도움	구두적 촉구	자립
1. 식사를 시작할 수 있습니까?	0	1	2	3
2. 식사에 계속 집중할 수 있습니까?	0	1	2	3
3. 식사에 제공된 모든 음식을 골고루 집을 수 있습니까?	0	1	2	3
4. 식사도구를 적절히 사용할 수 있습니까?	0	1	2	3
5. 사레들리지 않고 음식을 물고 씹고 삼킬 수 있습니까?	0	1	2	3
6. 식사를 끝마칠 수 있습니까?	0	1	2	3
총점		/ 18점		

5. 보호자 평가

1) 기억 및 행동문제 점검-개정판(Revised meomory and behavior problem checklist; R-MBPC)

기억 및 행동문제 점검-개정판 검사는 객관적 스트레스 요인을 측정하는 척도로 치매 환자의 행동상 문제의 빈도와 이에 대한 보호자의 반응을 측정하는 자기보고식 검사이다. 치매 환자의 주보호자가 실시하며 우울 9문항, 파괴적 행동 8문항, 기억관련문제 7문항으로 총 24문항으로 이루어져 있다. 각 문항은 5점 리커트 척도이며 문제행동의 빈도와 보호자가 화내거나 귀찮아하는 정도의 반응을 표기한다. 소요시간은 10분 이내이다(표 5-41) (Johnson, 2001).

2) 부담조사(Burden Interview; BI)

부담조사(Burden Interview; BI)는 부양과 관련된 주관적인 스트레스에 초점을 맞춘 검사이다. 치매 환자 보호자를 대상으로 건강, 재정, 사회생활 및 대인관등의 주요영역을 반영하는 경험적 문항으로 구성되어 있다. 치매 환자의 주보호자에게 실시하며 개인적 부담 12문항, 역할 부담 6문항과 그 외 4문항인 22문항으로 이루어져 있다. 각 문항은 5점 리커트 척도이며 얼마나 자주 느끼는지에 대해 표기한다. 소요시간은 10분 이내이다(표 5-42) (Yoon, 2005).

3) 한국판 세계보건기구 삶의 질 척도 단축형(Korean version of World Health Organization Quality of Life assessment instrument-bref; K-WHOQOL-BREF)

KWHOQOL-BREF는 세계보건기구에서 개발한 삶의 질 척도(World Health Organization Quality of Life assessment instrument; WHOQOL)의 간편형을 한국판으로 개정한 것으로 지난 2주 동안 환자가 느낀 삶의 질을 주관 평가하는 자가 보고 형식의 검사도구이다. 이 검사는 WHOQOL에서 세부영역 24개에서 각각 하나의 항목을 선정하여 4개의 영역인 신체적 건강 영역, 심리적 영역, 사회적 관계 영역, 환경 영역으로 나뉘어져 있으며 26개 문항으로 구성되었다. 각 문항은 '전혀 아니다'는 1점, '약간 그렇다'는 2점, '그렇다'는 3점, '많이 그렇다'는 4점, '매우 많이 그렇다'는 5점으로 이루어졌으며 총점이 높을수록 삶의 질이 높은 것을 의미한다. 이 척도의 신뢰도 계수 Cronbach's α 는 0.898이며 각 영역별 내적 일관성은 0.583~0.777이다(표 5-43) (Min et al., 2000).

표 5-41 기억 및 행동문제 점검-개정판(Revised meomory and behavior problem checklis; R-MBPC)

다음은 환자가 보일 수 있는 기억 및 행동과 관련된 어려움들에 대한 목록입니다. 지난 일주일 동안, 환자가 다음의 어려움들을 보인 일이 있는지 생각해 보십시오. 만약에 그랬다면, 환자가 보이는 어려움 때문에 보호자가 얼마나 귀찮거나 화가 났습니까? 다음의 목록을 보고, 지난 일주일 동안 어려움이 나타난 횟수와 그에 대한 보호자의 반응을 표시해 주십시오. 우선, 점수에 해당하는 설명을 잘 읽어주십시오.

횟수
- 0 = 지금까지 한 번도 없었다.
- 1 = 지난 일주일 동안에는 없었다.
- 2 = 지난 일주일 동안 1~2회 있었다.
- 3 = 지난 일주일 동안 3~6회 있었다.
- 4 = 매일 그런 행동을 보였다.

반응
- 0 = 전혀 귀찮거나 화가 나지 않았다.
- 1 = 아주 조금 귀찮거나 화가 났다.
- 2 = 조금 귀찮거나 화가 났다.
- 3 = 많이 귀찮거나 화가 났다.
- 4 = 아주 많이 귀찮거나 화가 났다.

아래의 질문에 빠짐없이 답해 주시기 바랍니다. 횟수와 반응 모두에 대해서 표시해 주십시오.

	횟 수	반 응
1. 같은 질문을 반복해서 물어봄	⓪ ① ② ③ ④	⓪ ① ② ③ ④
2. 최근의 일(예를 들어, 신문이나 텔레비전에서 본 내용)을 기억하기 힘듦	⓪ ① ② ③ ④	⓪ ① ② ③ ④
3. 과거에 있었던 중요한 일들을 기억하기 힘듦	⓪ ① ② ③ ④	⓪ ① ② ③ ④
4. 물건을 잃어버리거나 엉뚱한 곳에 둠	⓪ ① ② ③ ④	⓪ ① ② ③ ④
5. 날짜나 요일을 잊어버림	⓪ ① ② ③ ④	⓪ ① ② ③ ④
6. 어떤 일을 시작은 하지만, 끝맺지 못함	⓪ ① ② ③ ④	⓪ ① ② ③ ④
7. 한 가지 일에 집중하는 것이 어려움	⓪ ① ② ③ ④	⓪ ① ② ③ ④
8. 물건을 던지거나, 발로 차거나, 때려부숨	⓪ ① ② ③ ④	⓪ ① ② ③ ④
9. 보호자를 당황시키는 일을 함	⓪ ① ② ③ ④	⓪ ① ② ③ ④
10. 저녁에 자고 있는 가족들을 깨움	⓪ ① ② ③ ④	⓪ ① ② ③ ④
11. 큰소리로 말하며, 빠르게 말함	⓪ ① ② ③ ④	⓪ ① ② ③ ④
12. 불안해 보이거나, 걱정스러운 듯 보임	⓪ ① ② ③ ④	⓪ ① ② ③ ④
13. 환자 자신이나 다른 사람들에게 위험한 일이나 행동을 함	⓪ ① ② ③ ④	⓪ ① ② ③ ④
14. 자해하거나 자살하겠다며 위험함	⓪ ① ② ③ ④	⓪ ① ② ③ ④
15. 다른 사람에게 해를 입히겠다고 위협함	⓪ ① ② ③ ④	⓪ ① ② ③ ④
16. 다른 사람에게 욕이나 과격한 말을 함	⓪ ① ② ③ ④	⓪ ① ② ③ ④
17. 슬퍼 보이거나 우울해 보임	⓪ ① ② ③ ④	⓪ ① ② ③ ④
18. 미래에 대한 희망이 없다는 느낌이나 슬픈 기분을 표현함(예를 들어, "의미있는 일이 없다", "차라리 죽는 게 낫겠다고 말함)	⓪ ① ② ③ ④	⓪ ① ② ③ ④
19. 소리내어 울거나, 눈물을 글썽임	⓪ ① ② ③ ④	⓪ ① ② ③ ④
20. 자신이나 다른 사람의 죽음에 대해 이야기함(예를 들어, "인생이 살 가치가 없다", 차라리 죽는 게 낫겠다고"고 말함)	⓪ ① ② ③ ④	⓪ ① ② ③ ④

21. 외롭다고 말함	⓪ ① ② ③ ④	⓪ ① ② ③ ④
22. 자신이 가치가 없다거나 다른 사람에게 짐이 된다고 이야기함	⓪ ① ② ③ ④	⓪ ① ② ③ ④
23. 인생에서 이룬 것이 없다거나 실패한 것 같다는 느낌에 대해 이야기 함	⓪ ① ② ③ ④	⓪ ① ② ③ ④
24. 쉽게 흥분하거나 화를 내며, 투정을 부림	⓪ ① ② ③ ④	⓪ ① ② ③ ④

표 5-42 부담조사(Burden Interview, BI)

다음은 보호자들이 환자를 돌보면서 경험할 수 있는 느낌에 대한 질문입니다. 각 질문을 읽고, 질문의 내용과 같은 느낌이 얼마나 자주 있는가(전혀 그렇지 않다, 아주 가끔 그렇다, 가끔 그렇다, 자주 그렇다, 거의 항상 그렇다)를 표시해 주십시오. 질문에 대한 답에는 옳고 그름이 없습니다.

	전혀 그렇지 않다	아주 가끔 그렇다	가끔 그렇다	자주 그렇다	거의 항상 그렇다
1. 환자가 필요 이상의 도움을 요구하신다고 느끼십니까?	⓪	①	②	③	④
2. 환자와 함께 보내는 시간 때문에 자신을 위한 시간은 충분하지 않다고 느끼십니까?	⓪	①	②	③	④
3. 환자를 돌보는 일과 직장이나 가정에서의 책임 사이에서 스트레스를 받습니까?	⓪	①	②	③	④
4. 환자의 행동 때문에 당황스럽습니까?	⓪	①	②	③	④
5. 환자와 함께 있으면 화가납니까?	⓪	①	②	③	④
6. 가족이나 친구들과의 관계에 환자가 부정적인 영향을 미친다고 생각하십니까?	⓪	①	②	③	④
7. 환자의 미래가 어떻게 될지 걱정됩니까?	⓪	①	②	③	④
8. 환자가 자신에게 의존적이라고 느끼십니까?	⓪	①	②	③	④
9. 환자와 함께 있으면 긴장됩니까?	⓪	①	②	③	④
10. 환자를 돌보는 일 때문에 자신의 건강에 문제가 생겼다고 느끼십니까?	⓪	①	②	③	④
11. 환자 때문에 자신이 원하는 만큼 사생활을 갖지 못한다고 느끼십니까?	⓪	①	②	③	④
12. 환자를 돌보는 일 때문에 자신의 사회 생활에 어려움이 있다고 느끼십니까?	⓪	①	②	③	④
13. 환자 때문에 자신의 친구들을 집으로 부르는 것이 불편하다고 느끼십니까?	⓪	①	②	③	④
14. 환자가 자신에게만 의존하려는 것처럼 보이며, 다른 사람보다 자신이 돌봐주기를 원하는 것같이 느끼십니까?	⓪	①	②	③	④
15. 자신을 위해 쓰는 돈 이외에, 환자를 돌보는데 필요한 돈이 충분하지 않다고 느끼십니까?	⓪	①	②	③	④
16. 더 오랫동안 환자를 돌볼 수 없을 것 같다고 느끼십니까?	⓪	①	②	③	④
17. 환자가 병든 이후, 자신의 생활을 통제할 수 없다고 느끼십니까?	⓪	①	②	③	④
18. 환자를 돌보는 일을 다른 사람에게 맡기기를 바라십니까?	⓪	①	②	③	④
19. 환자에게 무엇을 해줘야 좋을지 모르겠다고 느끼십니까?	⓪	①	②	③	④

20. 환자에게 더 많은 것을 해줘야 한다고 느끼십니까?	⓪	①	②	③	④
21. 환자를 돌보는 일을 더 잘할 수도 있었다고 느끼십니까?	⓪	①	②	③	④

	아주 조금	조금	보통	많이	아주 많이
22. 전반적으로, 환자를 돌보는 일을 얼마나 부담스럽게 느끼십니까?	⓪	①	②	③	④

표 5-43 한국판 세계보건기구 삶의 질 척도 단축형(Korean version of World Health Organization Quality of Life assessment instrument-bref; K-WHOQOL-BREF)

보호자 삶의 질

각 질문을 읽고 최근 2주 동안(오늘을 포함해서) 당신의 느낌을 평가하고,
귀하에게 가장 적절한 내용에 V 표시해주십시오.

문항	매우 나쁨	나쁨	나쁘지도 좋지도 않음	좋음	매우 좋음
1. 본인의 삶의 질을 어떻게 평가하겠습니까?					
2. 본인의 건강상태에 대해 얼마나 만족하고 있습니까?					

*다음은 귀하가 지난 2주간(오늘을 포함해서) 어떤 것들을 얼마나 많이 경험하였는지를 묻는 내용입니다.

문항	전혀 아니다	약간 그렇다	그렇다	많이 그렇다	매우 많이 그렇다
3. (신체적) 통증으로 인해 해야 할 일들에 어느 정도 방해 받는다고 느낍니까?					
4. 일상생활을 잘 하기 위해 얼마나 치료가 필요합니까?					
5. 인생을 얼마나 즐기십니까?					
6. 본인의 삶이 어느 정도 의미있다고 느낍니까?					
7. 얼마나 잘 정신을 집중할 수 있습니까?					
8. 일상생활에서 얼마나 안전하다고 느낍니까?					
9. 얼마나 건강한 주거 환경에 살고 있습니까?					

*다음 문제들은 귀하가 지난 2주간(오늘을 포함해서) 어떤 것들을 "얼마나 전적으로" 경험하였으며 혹은 할 수 있었는지에 대해 묻는 내용입니다.

문항	전혀 아니다	약간 그렇다	그렇다	많이 그렇다	매우 많이 그렇다
10. 일상생활을 위한 에너지를 충분히 가지고 있습니까?					
11. 신체적 외모에 만족합니까?					
12. 필요를 만족시킬 수 있는 충분한 돈을 가지고 있다고 생각하십니까?					
13. 매일 삶에서 본인이 필요로 하는 정보를 얼마나 쉽게 구할 수 있습니까?					

14. 여가활동을 위한 기회를 어느 정도 가지고 있습니까?					
15. 얼마나 잘 돌아다닐 수 있습니까?					

* 다음은 지난 2주간(오늘을 포함해서) 귀하의 삶의 다양한 영역에 대해 당신이 얼마나 만족했고, 행복했고, 좋았는지를 묻는 질문입니다(해당하는 내용에 V 표시해 주십시오).

문항	전혀 아니다	약간 그렇다	그렇다	많이 그렇다	매우 많이 그렇다
16. 본인의 수면(잘 자는 것)에 대해 얼마나 만족하고 있습니까?					
17. 일상생활의 활동을 수행하는 본인의 능력에 대해 얼마나 만족하고 있습니까?					
18. 본인이 일할 수 있는 능력에 대해 얼마나 만족하고 있습니까?					
19. 스스로에게 얼마나 만족하고 있습니까?					
20. 본인의 개인적 대인관계에 대해 얼마나 만족하고 있습니까?					
21. 본인의 성생활에 대해 얼마나 만족하고 있습니까?					
22. 본인의 친구로부터 받고 있는 도움에 대해 얼마나 만족하고 있습니까?					
23. 본인이 살고 있는 장소의 상태에 대해 얼마나 만족하고 있습니까?					
24. 본인은 의료서비스를 쉽게 받을 수 있다는 점에 얼마나 만족하고 있습니까?					
25. 본인이 사용하는 교통수단에 대해 얼마나 만족하고 있습니까?					

활동하기

1. 5장에서 제시된 인지기능, 중증도 평가, 행동심리증상검사, 신체건강 검사, 보호자 평가를 짝을 이루어 가상의 상황에서 평가해 보세요.

참고문헌

Allen, C. K., Austin, S. L., David, S. K., MHE, O., McCraith, D. B., & Riska-Williams, L. (2007). Manual for the Allen cognitive level screen-5 (ACLS-5) and Large Allen cognitive level screen-5 (LACLS-5). J. Occup. Therapy, 56, 609-639.

Bae, J. N., & Cho, M. J. (2004). Development of the Korean version of the Geriatric Depression Scale and its short form among elderly psychiatric patients. *Journal of psychosomatic research, 57*(3), 297-305.

Bennell, K., Dobson, F., & Hinman, R. (2011). Measures of physical performance assessments: Self-Paced Walk Test (SPWT), Stair Climb Test (SCT), Six-Minute Walk Test (6MWT), Chair Stand Test (CST), Timed Up & Go (TUG), Sock Test, Lift and Carry Test (LCT), and Car Task. *Arthritis care & research, 63*(S11), S350-S370.

Berg, K., Wood-Dauphine, S., Williams, J. I., & Gayton, D. (1989). Measuring balance in the elderly: preliminary development of an instrument. *Physiotherapy Canada, 41*(6), 304-311.

Bohannon, R. W. (2006). Single limb stance times: a descriptive meta-analysis of data from individuals at least 60 years of age. *Topics in Geriatric Rehabilitation, 22*(1), 70-77.

Chey, J., Na, D. R., Park, S., Park, E., & Lee, S. (1999). Effects of education in dementia assessment: Evidence from standardizing the Korean-Dementia Rating Scale. *The Clinical Neuropsychologist, 13*(3), 293-302.

Choi, H. S., Choi, J. H., Park, K. H., Joo, K. J., Ga, H., Ko, H. J., & Kim, S. R. (2007). Standardization of the Korean Version of Patient Health Questionnaire-9 as a Screening Instrument for Major Depressive Disorder. *Journal of the Korean Academy of Family Medicine, 28*(2), 114-119.

Choi, S. H., Na, D. L., Kwon, H. M., Yoon, S. J., Jeong, J. H., & Ha, C. K. (2000). The Korean version of the neuropsychiatric inventory: a scoring tool for neuropsychiatric disturbance in dementia patients. *Journal of Korean medical science, 15*(6), 609-615.

Choi, S. H., Na, D. L., Lee, B. H., Hahm, D. S., Jeong, J. H., Yoon, S. J. & Dementia Research Group. (2001). Estimating the validity of the Korean version of expanded clinical dementia rating (CDR) scale. *Journal of the Korean Neurological Association, 19*(6), 585-591.

Choi, S. H., Na, D. L., Lee, B. H., Hahm, D. S., Jeong, J. H., Jeong, Y., ... & Korean Dementia Research Group. (2002). The validity of the Korean version of Global Deterioration Scale. *Journal of the Korean Neurological Association, 20*(6), 612-617.

Choi, S. H. (2004). Assessment scale for behavioral and psychological symptoms of dementia (BPSD). *Dementia and Neurocognitive Disorders,* 3,9–13.

Choi, S. H., Shim, Y. S., Ryu, S. H., Ryu, H. J., Lee, D. W., Lee, J. Y., ... & Han, S. H. (2011). Validation of the literacy independent cognitive assessment. *International Psychogeriatrics, 23*(4), 593–601.

Clemson, L., Cumming, R. G., & Heard, R. (2003). The development of an assessment to evaluate behavioral factors associated with falling. *The American journal of occupational therapy, 57*(4), 380–388.

Clemson, L., Cumming, R. G., & Heard, R. (2003). The Falls Behavioural (FaB) Scale for the Older Person. Instruction manual. Lidcombe, NSW: The University of Sydney.

Duncan, P. W., Weiner, D. K., Chandler, J., & Studenski, S. (1990). Functional reach: a new clinical measure of balance. *Journal of gerontology, 45*(6), M192–M197.

Hasegawa, K. (1974). An investigation of dementia rating scale for the elderly. *Seishinigaku,* 16, 965–969.

Jon, D. I., Namkoong, K., & Yoo, K. J. (1993). The validity of the Korean version of neurobehavioral cognitive status examination on the assessment of dementia in the elderly. *Journal of Korean Neuropsychiatric Association, 32*(4), 484–491.

Johnson, M. M., Wackerbarth, S. B., & Schmitt, F. A. (2001). Revised memory and behavior problems checklist. *Clinical gerontologist, 22*(3–4), 87–108.

Jung, H. Y., Park, J. H., Shim, J. J., Kim, M. J., Hwang, M. R., & Kim, S. H. (2006). Reliability Test of Korean Version of Berg Balance Scale. *Journal of the Korean Academy of Rehabilitation Medicine, 30*(6), 611–618.

Kaufer, D. I., Cummings, J. L., Ketchel, P., Smith, V., MacMillan, A., Shelley, T., ... & DeKosky, S. T. (2000). Validation of the NPI–Q, a brief clinical form of the Neuropsychiatric *Inventory. The Journal of neuropsychiatry and clinical neurosciences, 12*(2), 233–239.

Kang, Y., Na, D. L., & Hahn, S. (1997). A validity study on the Korean Mini–Mental State Examination (K–MMSE) in dementia patients. *Journal of the Korean neurological association, 15*(2), 300–308.

Kang, Y., Na, D. L., & Hahn, S. (2003). Seoul neuropsychological screening battery. Incheon: Human brain research & consulting co.

Kang, Y. W., Park, J. S., Yu, K. H., & Lee, B. C. (2009). A reliability validity, and normative study of the Korean–Montreal Cognitive Assessment (K–MoCA) as an instrument for screening of Vascular Cognitive Impairment (VCI). *Korean Journal of Clinical Psychological, 28*(28), 549–562.

Kiernan, R. J., Mueller, J., Langston, J. W., & Van Dyke, C. R. A. I. G. (1987). The Neurobehavioral Cognitive Status Examination: A brief but differentiated approach to cognitive assessment. Annals of internal medicine, 107(4), 481–485.

Kim, C. Y., Lee, Y. M., & Ha, E. H. (2012). Development and evaluation of a dysphagia assessment tool and an intervention program for the elderly in the long–term care facilities. *Journal of the Korea Academia–Industrial cooperation Society, 13*(2), 685–693.

Kim, H. K. (2001). Assessment of memory disorders using Rey–Kim Memory test. *Korean Journal of Rehabilitation Psychology, 8*, 29–48.

Kim, H. J., & Im, H. (2015). Assessment of dementia. Brain & Neurorehabilitation, 8(1), 11–18.

Kim, K. W., Lee, D. Y., Ahn, S. Y., Jhoo, J. H., & Kil, Y. N. (2002). Reliability and validity of the Korean version of Hasegawa Dementia Scale (HDS–K) as a dementia screening instrument. *Journal of Korean Neuropsychiatric Association, 41*(3), 526–537.

Kwon, Y. C., & Park, J. H. (1989). Development of the test for the elderly= Korean Version of Mini–Mental State Examination (MMSE–K). *Journal of the Korean neuropsychiatric association, 28*(1), 125–135.

Lee, J. H., Lee, K. U., Lee, D. Y., Jhoo, J. H., Kim, K. W., & Woo, J. I. (2000). Korean version of the consortium to establish a registry for Alzheimer's disease assessment packet (CERAD–K): Clinical and neuropsychological assessment batteries. Neurobiology of Aging, (21), 32.

Lee, D. Y., Lee, K. U., Lee, J. H., Kim, K. W., Jhoo, J. H., Youn, J. C., ... & Woo, J. I. (2002). A normative study of the mini–mental state examination in the Korean elderly. *Journal of Korean Neuropsychiatric Association, 41*(3), 508–525.

Lee, M. H., & Yoon, E. K. (2007). A Cross–Validation of the Korean Version of the Revised Memory and Behavioral Problems Checklist (K–RMBPC): Exploratory and Confirmatory Analyses. Korean Jounal of Social Welfare, 59.

Lin, L. C., Watson, R., Lee, Y. C., Chou, Y. C., & Wu, S. C. (2008). Edinburgh Feeding Evaluation in Dementia (EdFED) scale: cross-cultural validation of the Chinese version. *Journal of advanced nursing, 62*(1), 116–123.

Min, S. K., Lee, C. I., Kim, K. I., Suh, S. Y., & Kim, D. K. (2000). Development of Korean version of WHO quality of life scale abbreviated version (WHOQOL–BREF). *Journal of Korean Neuropsychiatric Association, 39*(3), 571–579.

Miyoshi,K., Yoko,T., Takahiro,O., Ikuko,H., Yuji,Y. (2012). Evaluation of geriatric Patients with dry mouth by community pharmacists and use of moisturizing agents. *Japanese Journal of Pharmaceutical Health Careand Sciences, 38*(11). 673–678.

Na, H. R., Kim, S. Y., Chang, Y. H., Park, M. H., Cho, S. T., Han, I. W., ... & Hwang, S.

A. (2010). Functional assessment staging (FAST) in Korean patients with Alzheimer's disease. *Journal of Alzheimer's Disease, 22*(1), 151–158.

Oguchi, K., Saitoh, E., Mizuno, M., Baba, M., Okui, M., & Suzuki, M. (2000). The Repetitive Saliva Swallowing Test (RSST) as a Screening Test of Functional Dysphagia. *The Japanese Journal of Rehabilitation Medicine, 37*(6), 375–382.

Osawa, A., Maeshima, S., & Tanahashi, N. (2013). Water–swallowing test: screening for aspiration in stroke patients. Cerebrovascular Diseases, 35(3), 276–281.

Park, M. S., Yang, D. W., & Kim, S. Y. (2002). A Validation Study of a Korean Version of the 7–minute Screen Test. *Journal of the Korean Academy of Family Medicine, 23*(6), 728–739.

Reisberg, B., Auer, S. R., & Monteiro, I. M. (1997). Behavioral pathology in Alzheimer's disease (BEHAVE–AD) rating scale. *International Psychogeriatrics, 8*(S3), 301–308.

Reisberg, B. (1988). Functional assessment staging (FAST). *Psychopharmacol Bulletin*, 24, 653–659

Ruddock, H. K., Christiansen, P., Halford, J. C., & Hardman, C. A. (2017). The development and validation of the Addiction–like Eating Behaviour Scale. *International Journal of Obesity, 41*(11), 1710.

Selbaek, G., Kirkevold, O., Sommer, O. H., & Engedal, K. (2008). The reliability and validity of the Norwegian version of the Neuropsychiatric Inventory, nursing home version (NPI–NH). *International Psychogeriatrics, 20*(2), 375–382.

So, J. S., Ko, S. M. (2018). Understanding and practice of eating–swallowing disorder. The Korean Academy of Geriatric Dentistry, 56(5), 287–295.

Solomon, P. R., & Pendlebury, W. W. (1998). Recognition of Alzheimer's disease: the 7 Minute Screen. *Fam Med, 30*(4), 265–271.

Yang, D. W., Chey, J. Y., Kim, S. Y., & Kim, B. S. (2002). The development and validation of Korean dementia Screening questionnaire (KDSQ). *Journal of the Korean Neurological Association, 20*(2), 135–141.

Yoon, E., & Robinson, M. (2005). Psychometric properties of the Korean version of the Zarit Burden Interview (K–ZBI): Preliminary analyses. *Journal of Social Work Research and Evaluation, 6*(1), 75.

Youn, J. C., Lee, D. Y., Kim, K. W., Lee, J. H., Jhoo, J. H., Lee, K. U. & Woo, J. I. (2002). Development of the Korean version of Alzheimer's Disease Assessment Scale (ADAS-K). *International journal of geriatric psychiatry, 17*(9), 797–803.

Youn, J. C., Lee, D. Y., Lee, J. H., Kim, K. W., Jhoo, J. H., Choo, I. H. & Woo, J. I. (2008). Development of a Korean version of the behavior rating scale for dementia (BRSD-K). *International Journal of Geriatric Psychiatry: A journal of the psychiatry of late life and allied sciences, 23*(7), 677–684.

Youn, J. C., Choi, J. B., Moon, S. W., & Lee, N. J. (2009). Comparison of psychometric properties between the Behavior Rating Scale for Dementia (BRSD) and the Neuropsychiatric Inventory (NPI). *Alzheimer's & Dementia: The Journal of the Alzheimer's Association, 5*(4), P241.

Youn, J. C., Kim, K. W., Lee, D. Y., Jhoo, J. H., Lee, S. B., Park, J. H. & Woo, J. I. (2009). Development of the subjective memory complaints questionnaire. *Dementia and geriatric cognitive disorders, 27*(4), 310–317.

Yum, T. H., Park, Y. S., Oh, K. J., Kim, J. G., & Lee, Y. H. (1992). The manual of Korean–Wechsler adult intelligence scale. Seoul: Guidance.

제 6 장

중재계획과 실행

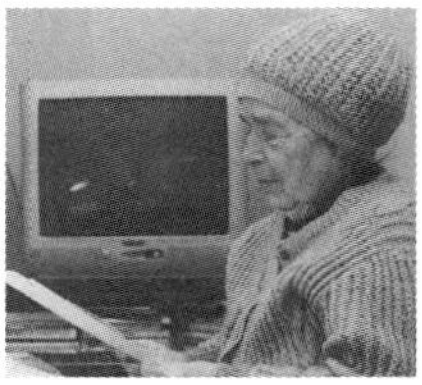

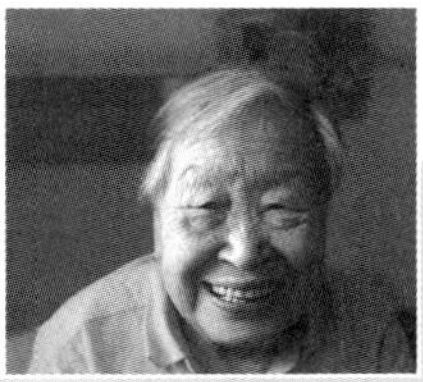

1. 중재계획

2. 중재실행

제6장 중재계획과 실행

학습 목표

- 작업치료 중재계획 과정을 이해한다.
- 중재계획을 세우기 위해 필요한 주요 요소를 이해한다.
- 그룹 활동 중재 적용한다.

노화로 인하여 생물학적, 심리적, 사회적 기능이 쇠퇴하면 독립적인 생활능력과 환경에 대한 적응능력이 약화된다. 이전의 생활 습관과 관련된 문제와는 다른 형태의 문제들이 발생하게 되며 특히 치매 환자는 주변 환경에 적응하는 능력이 떨어진다. 그러므로 노인과 치매를 대상으로 한 중재는 특히 물리적 환경을 포함한 배경들이 작업수행에 미치는 영향을 이해하는 것이 필요하다. 그러므로 중재는 현재의 기능 상태를 유지 증진 시키는 것 뿐만 아니라 집과 지역사회 환경을 주의 깊게 확인하고 대상자에게 적합한 환경을 제공하는것이 필요하다.

노인과 치매를 중재하기 위해서는 노인의 특성에 대한 이해를 바탕으로 평가를 해야 하며 평가 완료후 중재계획과 중재실행의 과정이 진행되며 중재를 하는 동안에도 평가 과정은 계속된다.

1. 중재계획

노인에게 발생될 수 있는 신체적, 정신적 문제들을 예방하기 위한 다양한 활동들은 노인들의 자아통합(ego integrity)과 삶의 균형을 유지하기 위해 중요하다. 중재계획은 평가 결과를 토대로 대상자 혹은 보호자와 함께 시행하는 과정으로 대상자의 회복이나 일상생활의 독립성에 대한 예후를 고려하여 수립한다. 모델과 이론적 틀을 통해 계획을 조직적으로 세울 수 있다. 중재계획과 중재실행 시에는 다음과 같은 사항들을 고려하여야 한다(그림 6-1).

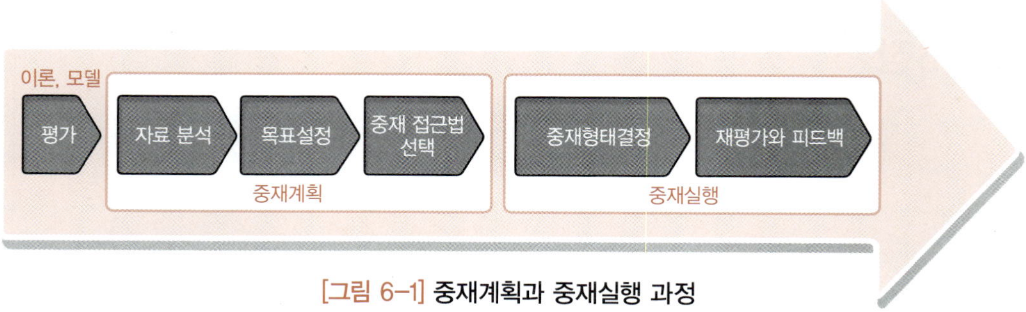

[그림 6-1] 중재계획과 중재실행 과정

1) 자료 분석(Data analysis)

자료 수집은 치료 이론과 모델에 따라 수집 내용이 달라지는데, 작업프로파일 등 평가 수집된 자료를 바탕으로 하여 주로 다음의 세 영역으로 자료를 분석한다.

(1) 환경과 작업

대상자의 환경과 환경 내에서 대상자의 역할에 맞추어진 작업이 균형있게 이루어져야 한다. 치료사는 대상자가 기대하는 것과 대상자에게 필요한 대처기술에 대해 분명하게 알고 있는 것이 필요하다.

(2) 기능 장애 영역

대상자가 가진 기능 장애 영역을 파악하여 대상자가 원하는 활동과 현재 할 수 있는 활동의 차이를 분명히 해야 한다.

(3) 대상자가 유용하게 사용하는 기술

대상자가 독립적으로 달성할 수 있는 활동수준을 평가하여 대상자가 흥미로워 하며 잘 참여할 수 있는 활동에서 부터 중재를 시작하는 것이 좋다. 특히 치매 대상자의 잔존 기술이 무엇인지 파악하여 최대한 그 능력을 유지할 수 있도록 하는 것은 치매를 대상으로 하는 중재의 중요한 목표가 된다.

2) 목표 설정

목표는 대상자가 활동에 참여함으로써 도달하고자 하는 것으로, 명백한 용어로 표현되어야 한다. 치료사와 대상자 나아가 관련된 다른 관심 있는 사람들이 중재의 목적을 이해하고 중재목표 성취와 관련된 시간을 판단 예측하여 중재가 종료되는 시점을 알 수 있도록 해야 한다. 목표와 함께 수행을 하고 있는 상황에 대해 알 수 있도록 객관적인 지표가 필요하고 목표가 명확할수록 결과 측정이 쉬워진다(표 6-1).

(1) 목표 수준

① 장기목표(Long-term goals)

작업 수행 목표라고도 하며 대상자의 전반적인 목표를 의미한다. 장기목표 설정 시에는 다음과 같은 상황을 고려해야 한다.

㉠ 대상자가 생활하는 장소
㉡ 대상자가 성취하고자 기대하는 독립 수준
㉢ 필요한 도움의 정도
㉣ 장기목표를 지지하는데 필요한 기술과 작업에서의 필수적인 변화

② 단기목표(Short-term goals)

보통 쉬운 기술을 학습하거나 성공적인 작업 수행을 위해 필요한 적응 기술의 요소들을 말한다. 최초로 다루어져야 할 가장 기초적인 목표와 함께 점차적으로 등급화(grading) 되어야 한다. 단기목표가 성립되면 목표에 도달하도록 하는 활동 프로그램을 계획할 수 있다.

표 6-1 과제에 대한 장기목표와 단기목표의 예시

과제	장기목표의 예시	단기목표의 예시
약먹기: 기억력 저하로 당뇨병 약을 제때 먹지 못하고 있다	처방 받은대로 약을 제때에 정해진 양을 먹도록 관리하여 합병증이 생기지 않는다.	• 약을 제때 먹을 수 있다. • 환경수정을 통하여 건강관리를 한다. • 라벨이나 환경수정을 통하여 병원 예약일정을 관리한다.
이동: 균형능력과 주의력 저하로 인하여 거실에서 넘어졌다.	집안에서 안전하게 거동이 가능하다.	• 규칙적인 운동으로 다리 근력을 강화한다. • 집안에 물건을 정리한다. • 이동을 보조하는 환경수정을 한다.

(2) 치매 대상자에 대한 목표

초기 치매 환자를 제외한 나머지 치매노인들에서 정도의 차이는 있을 수는 있지만 대부분 의사표현에 제한을 갖는다. 특히 본인이 어떠한 치료적인 서비스를 바라는지 표현하는데에

제6장

는 많은 어려움을 겪기도 하고 대화를 할 수 있다 하더라도 예후를 예상하여 목표를 스스로 가 결정하는데는 어려움이 있다.

심리적 안정감과 사람다운 생활을 하면서 본인의 능력과 개성을 발휘할 수 있도록 한다는 목표는 치매가 악화 되더라도 영향을 받지 않는 지표이다. 삶의질 증대는 초기부터 말기의 치매에 까지 인지저하 정도에 상관없이 공통적으로 적용할 수 있는 목표이다.

3) 중재 접근법

대상자가 원하는 결과를 얻기 위해 평가, 중재계획과 선택, 실행을 하기 위한 과정으로 중재접근법을 선택한다. 작업치료 중재시 접근법으로는 건강증진(health promotion), 회복(restore), 유지(maintain), 적응(adaptation), 예방(pervention)에 대한 다섯 가지 방법이 제시되고 있다(Schultz-Krohn, & Pendleton, 2017).

(1) 건강증진(창조, 촉진)

장애가 있지 않거나 수행을 방해할만한 것이 없을 때 사용하는 중재 접근법이다. 보건소나 문화센터에서 노인 그룹에게 낙상 방지를 위한 교육과 운동 프로그램을 제공하는 것과 같이 일반적인 모든 사람들을 대상으로 한다. 노인들의 수행 능력을 향상시킬 수 있도록 풍부한 활동 경험을 제공하도록 한다. 건강한 노인에게 일과표를 정리하고 스트레스 관리법 교육에 참여하도록 한다.

(2) 회복(확립, 치료)

대상자의 아직 개발되지 않은 기술이나 능력을 향상시키거나 장애로 인한 능력 저하를 향상시키기 위해서 사용한다. 손상되지 않은 대뇌피질 영역을 사용하면 손상된 대뇌피질이 재조직화될 가능성이 있다고 주장하는 신경가소성이론을 기초로 한다. 인지 훈련시 주의집중력, 시각 처리능력, 기억력과 같은 특수 인지능력 자체를 교정하고 회복하고 향상시키는 것이다. 사회적 상호작용 훈련을 통해 센터내에서 대처하는 능력을 향상시킬 수 있다.

(3) 유지

회복된 능력을 유지할 수 있도록 하는 접근이다. 회복 후 혹은 현재 상태를 지속적으로 유지 관리하기 힘들다면 능력이 감소하고 작업적 욕구가 충족되지 않게 되어 건강, 복지 및 삶의 질이 저하된다. 근력의 회복 이후에 지속적인 지구력 훈련으로 현재의 움직임 상태를 지속할 수 있도록 한다. 타이머 제공하여 시간 마다 약 복용을 하게 하거나 밝은 조명으로 저시력 환자의 안전하고 독립적인 출입이 유지되도록 한다.

(4) 적응(변형, 보상)

수행을 돕기 위해서 환경이나 활동의 요구도를 변경하는 접근이다. 손상을 인식하고 그들에게 특정 전략을 가르친다. 일상생활활동에서 영향을 줄 수 있는 방해요인을 최소화하기 위해 환경을 수정하여 클라이언트가 작업수행과 과제 처리를 수행할 수 있도록 지지한다. 인지 장애가 있는 노인이 아침에 일어나 화장실 가서 씻고 옷을 갈아 입는 활동을 규칙적으로 할 수 있도록 하면 보호자의 도움의 정도가 줄어 들 수 있게 된다. 혹은 대상자의 집중력을 높이기 위해 공간을 정돈하고 수정하여 수행을 도울 수 있다.

(5) 예방

작업 수행에 문제가 예상되는 대상자의 요구를 해결하기 위해 고안된 접근법이다. 이 접근법은 수행을 방해하는 것이 예상되는 대상자나 문맥 혹은 활동에 적응하도록 한다. 퇴직 후 흥미가 있는 그룹 활동에 참여함으로써 사회적 고립을 방지하도록 한다. 낙상 이후에 집안 가구의 구조를 변경하여 낙상의 재발을 방지하도록 한다.

2. 중재실행

중재계획에서 틀을 잡은 활동과 방법에 대한 실제적인 수행을 하는 단계이다. 노인과 치매 작업치료의 목적은 대상자의 심리적 안정을 유지하고 생활에 적응시키는 것이다. 그러므로 가능한 대상자의 기능적 능력을 유지하고 신체와 정신 건강에 효과적인 각종 활동에 참여를 유도한다. 대상자의 사회적응과 편의 뿐만 아니라 보호자에게 만족감을 제공할 수 있다.

1) 중재실행의 중요한 요소

(1) 대상자

중재 프로그램을 적용할 때에는 대상자 마다 상태나 역량이 다르고 활동을 하는 모습이 다르게 나타나기 때문에 무엇보다 프로그램에 참여하는 대상자에 대한 파악이 중요하다. 대상자 개인의 상황에 대한 이해가 기초가 되어야 적절한 중재 개입이 가능하다. 삶을 살아온 방식이 개인마다 차이가 있고 성과 정체성, 나이, 감각손실, 지각, 신체적 결함, 특별한 재능, 특정 인지 문제, 교육수준, 감정적 욕구, 심리사회적 발달단계, 인격적 사회적 정체성, 개인의 가치, 사회적 기술, 의사소통 기술 및 언어적 기술 등에 따라 중재를 위한 접근이 달라질 수 있다. 중재의 성과는 클라이언트가 작업에 적극적으로 참여하는 것이므로 여러 특정한 상황을 고려하여 의사결정이 이뤄질 수 있도록 해야 한다.

대상자 개인의 상태나 수준에 따라 알맞은 프로그램을 적용할 수 있도록 계획하고, 준비사항, 단계별 수행과정 및 제공해야 하는 도움수준, 난이도 조절 등을 고려하여 활동을 사전에 분석하여 적용할 수 있도록 한다(표 6-2).

표 6-2 치매 대상자의 경우, 대상자의 단계별 적용가능 활동 수준 및 보조수준

치매 단계	경도인지장애		초기치매	중등도치매	중증치매	
CDR 기준	0.5		1	2	3	
피아제(Piaget)의 발달 단계	형식적 조작기		구체적 조작기	전조작기	감각운동기	
알렌(Allen) 인지단계	계획적 행동	탐색적 행동	목표-지향적 행동	조작적 행동	자세적 행동	자동적 행동
	Level 6	Level 5	Level 4	Level 3	Level 2	Level 1
활동 수준	목표지향적 활동 규칙이 있는 활동 새로운 활동 학습, 계획 협력활동		부적절한 행동의 증가 목적있는 활동 평행그룹 활동	자발적 움직임	모방적 활동, 혼자서 하는 활동, 반사적, 반복적 활동 1: 1 활동	
활동 적용	재료를 이용하여 만들기 다음 순서 예측 가능, 변화를 시도		단순하고 명료한 과제를 순서에 맞게 완성할 수 있음	손을 사용하여 물건을 조작	중력에 대항한 자세 움직임 자극을 받았을 때 반사수준의 행동 반응	
활동 보조	상징적 힌트	관련된 힌트	시각적 힌트	촉각 힌트	고유수용성 힌트	무의식적 힌트
활동 예시	창조적 활동 인지증진훈련		창조적 활동 회상활동	미술활동 음악활동	감각활동 스노젤렌	

(2) 치료적 동기(Motivation in therapy)

동기는 활동을 수행하기 위해 무엇보다 중요한 요소로서, 대상자가 적극적으로 참여하고 관심을 갖도록 유도하는데 필요하다. 새로운 것에 대한 동기로 행동이 일어나고 긍정적인 결과로 유능감이 생기면 더 많은 학습의 기회와 기술 습득이 동반된다. 흥미나 욕구가 없어 보인다면 무엇을 원할지 가장 잘 추정할 수 있도록 정보를 모아야 한다.

대상자에 따라 대상자가 가치있게 여기는 활동과 재능을 발휘할 수 있는 재료, 장비, 방법을 제공하여 참여를 높일 수 있도록 한다. 대상자의 기술이 강화면 동기가 높아지고 높아진 동기에 의해 기술이 더욱강화된다(그림 6-2) (Maslow et al., 1998).

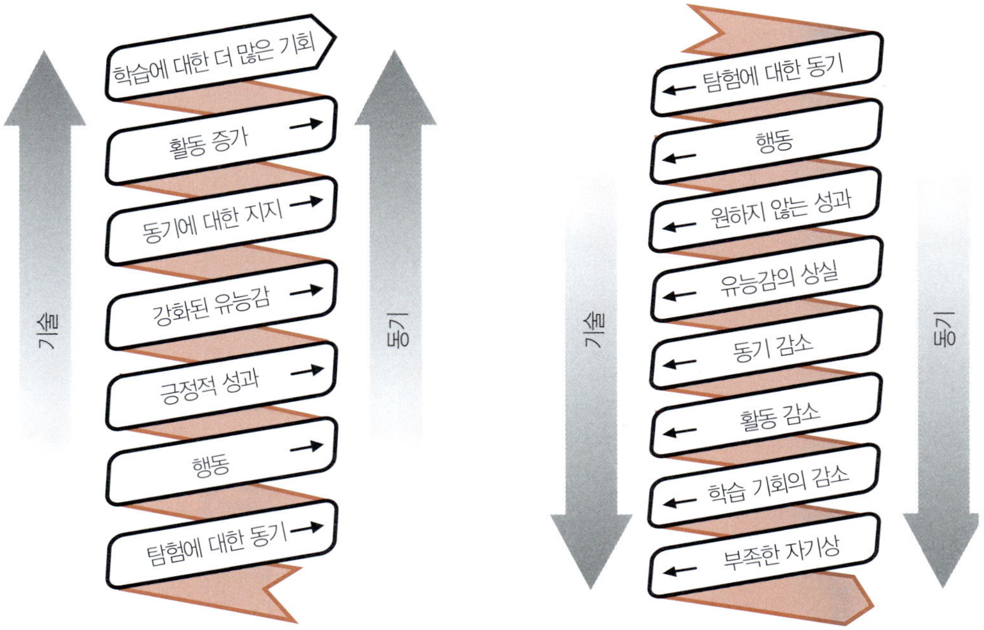

a 양성적 구조　　b 음성적 구조

[그림 6-2] 동기의 나선형 구조

매슬로우는 인간은 신체적, 심리적 욕구를 만족시키는 추동(drive)으로 인해 동기화 된다고 제의하고, 인간을 내적 만족을 얻기 위해 행동하는 존재로 보았다(Rollnick, 2008). 인간의 욕구는 수직 계층적으로 존재한다고 여겼다(그림 6-3).

① 내적 동기(Intrinsic motivation)

내적 동기는 대상자가 어떤 것을 하려고 하는 내적인 욕구로, 삶의 주기 동안 내내 새로운 기술을 찾고 성취하는 것을 돕는다. 인간은 환경을 적극적으로 탐색하고 싶은 본질적인 충동을 가지며, 독립적 수행에 대한 본질적 만족이 있다. 활동에 따르는 고통도 이겨낼 만큼 충분히 강한 만족감을 가지며, 삶의 주기를 통해 새로운 기술을 찾고 구한다. 내적 동기는 달성하는데 힘들고 많은 노력을 요하는 활동을 성공시키기 위해서 필수적인 요소로, 결과에 상관없이 과정만으로도 만족감을 느낄 수 있다는 장점이 있다.

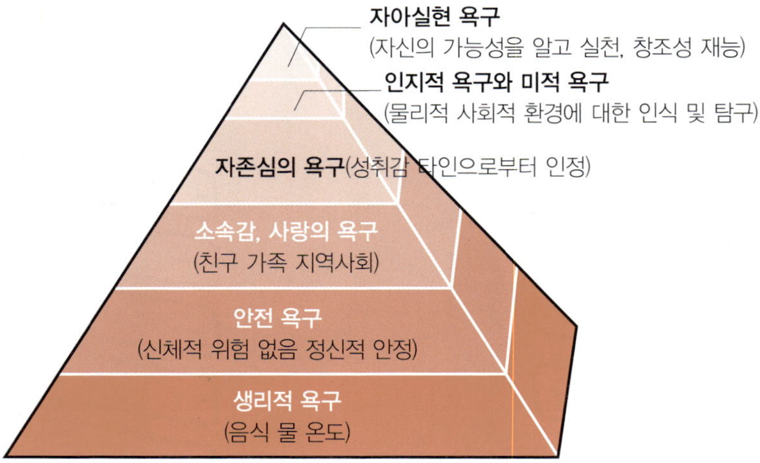

[그림 6-3] **매슬로우의 욕구에 대한 수직계층 도식도**

활동하기
1. 나의 욕구 상태 알아보기
☞234쪽

② 외적 동기(Extrinsic motivation)

외적 동기는 대상자 자신의 의지가 아니라 외부에서 오는 동기로, 사회적인 욕구나 물질적인 보상을 통해 동기를 부여하여 성취하는 것을 돕는다. 단순행동의 반복이나 단기적인 목표를 달성해야 하는 경우 효율적일 수 있다.

③ 동기 강화접근

Miller와 Rollnick(2009)은 동기를 강화시키는 접근에 대한 규칙(RULE)을 설명하였다. 동기강화접근은 기존의 치료에 비해 치료에 대한 저항을 줄이고 환자의 자율성을 보존하며, 환자 스스로의 책임 하에 동기유발된 치료를 유발한다. 동기에 대한 면담은 대상자가 자신의 변하고자 하는 동기와 결단을 견고히 할 수 있는 협동적인 대화 방법이다.

- R: 변하지 않으려는 것에 저항해라(Resist the rignting reflex)
- U: 대상자의 동기를 이해하라(Understand your client's motivations)
- L: 대상자를 경청하라(Listen to your clients)
- E: 대상자의 역량을 강화하라(Empower your client)

중재를 적용하기 위해서는 대상자를 동기화 하여 자발적으로 행동하도록 하는 것이 필수 조건이므로 대상자의 참여 동기를 증가시키기 위해 노력해야 한다(표 6-3).

표 6-3 대상자의 참여 동기를 증가시키는 방법

- 치료과정의 모든 단계에서 대상자를 전적으로 포함시킨다.
- 대상자가 행동하는 대상과 상호작용하는 사람에게 자극적인 환경을 제공한다.
- 두려움을 야기시키지 않는 범위에서 대상자의 호기심을 각성시키는 환경을 제공한다.
- 환경을 탐험하고 행동을 반복할 기회를 제공한다.
- 치료사, 그룹내 다른 대상자 등을 통해 유능한 역할 모델을 제공한다.
- 높은 수준의 욕구 해결 이전에 낮은 수준의 욕구를 해결하도록 한다.
- 대상자가 관심 있어 하는 활동을 제공한다.
- 도전되나 너무 어렵지 않은 과제를 선택한다.
- 피드백을 제공하여 자신이 성공했을 때를 알게 한다.
- 나이, 성, 문화적 배경, 교육수준에 적합한 과제를 선택한다.
- 개인적 사회적으로 가치 있는 활동을 제공한다.
- 대상자에 대한 존중과 잠재성에 대한 믿음, 경청이 필요하다.

활동하기
2. 동기 향상 시키기
☞234쪽

(3) 치료사

중재를 계획하는 치료사에 따라서 치료의 결과가 달라질 수 있다. 치료사의 지식과 경험에 따른 임상적 추론, 특정 도구의 적용, 상황에 맞는 적절한 반응에 차이가 있다. 치료사의 일하는 스타일과 선호하는 방식은 중재에 많은 영향을 미친다. 또한 치료사 인성과 대상자와의 치료적 관계 등도 중요한 부분이므로 대상자가 의사결정할 때 충분한 가이드를 할 수 있는 파트너가 되어야 한다.

(4) 환경

중재를 실행하는 환경도 치료적으로 고려해야 하는 주요 요소 중 하나로 중재를 계획하는 치료사 이외에도 다른 치료 스텝(간호사, 사회복지사, 임상심리사 등), 친척, 친구, 이웃, 동료 등의 인간적 환경과 치료세팅(병원, 지역사회), 작업치료 세팅(재활치료실, 환자 집), 물리적 공간, 가정, 직장 등의 외부환경을 고려하여 치료를 계획해야 한다. 다양한 환경의 요소를 고려하여 중재에 포함시킴으로써 대상자의 참여가 증진될 수 있도록 해야 한다.

① 환경적 변화에 필요한 요소

: 자극의 촉진을 위한 공간, 사회적 상호작용을 위한 사람, 기술 발달을 위한 과제

② 환경을 조절하는 방법

: 물리적으로 사물을 이동, 방의 기능을 변화, 집이나 일터의 외관을 변화, 다른 공간을 사용, 의사소통 및 주장하는 방법을 학습, 새로운 사회적 기술을 학습

2) 중재형태결정

대상자의 적극적인 참여를 촉진하기 위해서는 대상자에게 그룹이나 개별적인 활동의 목적을 설명한다. 대상자가 목적에 대해 생각해보도록 권유한 후 중재를 실행하도록 한다. 중재 적용 후 사용한 중재기술에 대해 토론한다. 지역사회 노인과 치매 대상으로 하는 인지프로그램은 그룹으로 진행되는 경우가 많다. 중재의 형태가 그룹으로 진행될 때에도 치료의 대상자는 개별적인 존재로서 인식되고 접근되어야 하는 것을 염두해야 한다.

작업치료는 개별치료와 그룹치료 모두로 적용될 수 있지만, 개별치료는 치료사나 집단내 다른 구성원과 관계를 맺지 못하여 대인관계기술을 훈련하기 부족한 대상자에게 권유한다.

(1) 그룹치료

지역사회에서의 치료적 중재는 그룹 활동으로 구성되기도 하는데, 그룹으로 활동하는 것은 구성원들이 함께 상호작용하고 협력하여 공공의 목적을 공유하기 위한 것으로 공동의 목표를 가진 구성원간의 역동적인 상호관계를 형성하며, 개개인의 의지와 합의된 일치로 인해 그룹 활동이 지속될 수 있다.

그룹은 그 형태에 따라 개방형과 폐쇄형으로 나눌 수 있는데 개방형은 한 회기에서 다른 회기로 진행될 때 구성원이 바뀔 수 있는 형태를 말하며, 회기가 끝날 때까지 구성원이 변하지 않는 것을 폐쇄형이라 한다(표 6-4).

표 6-4 그룹치료의 특징

- 그룹자체가 치료적 도구로 이용
- 그룹 구성원간의 결합과 역동성에 초점
- 인간관계의 장애를 치료하는데 효과적
- 행동을 변화시킬 수 있음
- 올바른 정서적 경험을 촉진
- 현실 평가를 중시하므로 상호 합의
- 위험에 도전할 수 있는 경험을 증진
- 감정 경험을 서로 나누고 지지
- 서로 치료적인 촉진자로서 행동
- 구성원이 서로 정보를 교환
- 자신의 행동이 어떻게 타인에게 영향을 미치는지 배움
- 감정 표현으로 문제해결을 배우고 행동을 변화시킬 수 있음
- 두려운 감정(자신 노출에 대한)이 있을 수 있음
- 그룹 안에서 깊이 파묻혀 있는 심층적인 문제를 효율적으로 다루기 어려울 수 있음

작업치료 그룹은 대부분 소규모(10명 내외)로 구성되며, 과제 기술, 의사소통과 사회기술, 신체적 능력과 같은 치료적 목표에 초점을 두고 있다(Duncombe & Howe, 1995).

그룹치료를 하기 위해서는 여러 가지 변수들이 있다. 그룹치료의 특징을 고려하여 치료 환경의 세팅, 치료적 요소, 장단기 목표, 그룹의 기간, 시간 구성과 형식, 그룹의 크기, 이론의 틀, 개방적, 폐쇄적 그룹 형태, 구성원 선택과 준비, 금기사항 등을 확인한 후 그룹 활동을 진행하도록 한다.

① 그룹치료의 단계

㉠ 1단계: 개별 구성원들에 대한 평가

첫 번째 회기 전에 그룹 구성원들에 대한 평가를 시행한다. 평가를 통해 상호작용적 추론을 통해서 기능장애와 그 영향을 이해하게 되고 치료사도 그룹 내에서 목표를 공감할 수 있게 된다. 상호작용적 추론은 치료사와 대상자 사이뿐만 아니라 그룹과 다른 그룹구성원 사이에서도 일어난다.

㉡ 2단계: 설계

가능하다면 그룹 내에서도 개별 구성원의 장,단기 목표를 설정한다. 그룹의 크기와 구성, 그룹 방법과 기술, 활동양식과 그룹 리더 등을 설계한다.

㉢ 3단계: 계획과 평가

평가는 그룹치료를 시행하는 동안 지속된다. 각 회기 평가 후에 일반화된 계획으로 회기 계획을 만든다. 대상자 수에 변동이 있을 때 계획이 변동된다. 치료사는 목표를 달성하기 위해 치료적 분위기를 만들고 수행을 증진하는데 매우 능동적이어야 한다.

㉣ 4단계: 분석과 반응

개별적, 연속적으로 그룹의 상태를 분석한다. 특히나 개방형 그룹은 대상자가 회기마다 달라지므로 분석을 위해서는 치료사들의 경험이 필요하고, 폐쇄형 그룹에서는 일관성있게 활동을 지속하도록 하여 그룹의 상태를 분석한다. 분석과 반응을 위해 이전의 경험을 사용할 수 있다.

② 그룹치료의 치료사 역할

그룹 활동 시에는 치료사의 역할이 중요한데, 여러 구성원들의 상호작용 과정에서 발생할 수 있는 여러 가지 문제들을 예측하고 이에 대처할 수 있어야 한다.

㉠ 지시적 역할

각 구성원간의 대인관계를 관찰하고 서로 간의 관계를 어떻게 처리하는가에 중점적으로 관찰한다. 구성원간의 대인관계의 장애를 일으키는 원인을 밝혀서 도움을 제공한다.

㉡ 자극적 역할

그룹 활동이 비생산적일 때, 과거에 토의되었던 문제들을 끄집어내어 토의하도록 자극하거나 질문을 던져 문제를 제기하는 역할을 한다.

㉢ 확장적 역할

특정한 문제에 빠져 헤어나지 못해서 더 이상 진전되지 못할 때 치료사는 그 문제에 대해서 설명해 주고 교정하거나 추가해 줌으로써 대화의 문을 열어주는 역할을 한다.

㉣ 해설적 역할

특정 대상자가 어떤 상황을 받아들일 준비가 되어 있을 때 환자의 부적응적 행동을 교정할 수 있도록 적절한 해석을 해주는 것이 치료사의 역할이다.

그룹 활동 내에서는 다음의 표와 같은 문제들이 나타나고 치료사는 바로 개입을 하는 것보다는 대상자가 스스로 해결하도록 적당한 시간을 기다리는 것이 필요하다. 이후 조절이 되지 않으면 적절한 중재를 시행한다. 다음과 같은 문제 행동이 나타나면 다른 구성원들에 반응에 관심을 갖도록 노력한다. 지나치게 강박적이거나 피해를 주는 대상자가 있다면 치료사가 적절히 중단시킬 수 있도록 한다(표 6-5).

활동하기
3. 그룹치료시 나타나는 문제 유형 파악하기
☞234쪽

표 6-5 그룹치료시 발생하는 문제 유형 (Duncombe & Howe, 1995)

유형	의미
침묵	그룹전체가 상당한 시간의 침묵을 하고 있다면 다른 그룹원이나 치료사에 대한 불만을 표시하는 것일 수도 있다.
독점	혼자서 그룹을 독점하며 떠들어대며 다른 대상자들이 말할 기회를 얻지 못하고 가만히 앉아 있는 경우이다. 자기 위치가 흔들리거나 타인으로부터 공격이 두려울 때 혹은 행동심리증상이 있을 때 나타난다.
방해	남의 말을 가로막는 일로 꼭 할말이 있지 않아도 다른 구성원이 말할 기회를 막는다.

의존	그룹 활동내에 문제가 있을 경우 그룹원이 의논하지는 않고 치료사에게만 의지한다. 심하면 치료자 중심의 그룹이 되며 문제해결보다 퇴행현상이 일어난다.
소그룹화	몇 대상자들이 그룹과는 별개로 다른 화제를 계속 주고받는 현상이다.
공격	치료자에 대해 소리를 치거나 공격 혹은 그룹을 떠나버리는 행위이다.
지성화	별로 의미 없는 말을 늘어놓는 현상으로 수준높은 토론이 아니기 때문에 치료적으로는 아무런 의미가 없다.
역사가	새 구성원이 들어오면 그룹내에서 이전에 있었던 이야기를 계속 끄집어 내거나 떠난 구성원에 대한 이야기를 늘어 놓는다.
치료사 동일시	치료사가 된 것처럼 다른 구성원에게 질문도 하고 해답이나 충고를 하기도 한다.

3) 재평가와 피드백

중재에 대한 결과를 정확히 평가할 수 있는 측정 방법을 선택하여 성취된 결과와 관련된 중재 방법을 재평가하고 필요시에 치료계획을 수정한다. 치료를 계속할 것인지, 중단하는지, 타기관에 의뢰가 필요한지를 계속적인 관찰과 재평가를 통해 시행하며 치료의 효율성을 고려하여 이를 피드백 한다.

대상자가 치료 프로그램에 대해 참여가 저하되거나 흥미를 갖지 못한다면 치료 접근법과 방법에서의 변화를 제공하여 동기부여가 될 수 있도록 한다. 초기에 세운 대상자에 대한 계획은 반응과 필요도에 따라 계속적으로 수정을 하도록 한다.

활동하기

1. 자신이 가장 관심 갖는 활동이나 욕구가 무엇인지 생각해 보고 매슬로우의 욕구 도식도를 이용하여 짝과 서로 이야기 나눠본다.

나의 관심사

해당되는 매슬로우의 욕구단계

2. 나의 학습을 방해하는 요소(혹은 다른 문제)를 생각해보고 동기를 올리는 방법을 생각해 본다.

방해요소

향상방법

3. 표 6-5의 그룹치료시 나타나는 문제 유형에 대한 역할극을 진행해보고 문제 유형에 대응하는 방법을 토의한다.

선택한 문제 유형

느낀점 및 대응하는 방법

참고문헌

Duncombe, L. W., & Howe, M. C. (1995). Group treatment: goals, tasks, and economic implications. *American Journal of Occupational Therapy, 49*(3), 199–205.

Maslow, A. H., Stephens, D. C., Heil, G., & Bennis, W. (1998). *Maslow on management.* New York: John Wiley.

Miller, W. R., & Rollnick, S. (2009). Ten things that motivational interviewing is not. *Behavioural and Cognitive Psychotherapy, 37*(2), 129–140.

Rollnick, S., Miller, W. R., Butler, C. C., & Aloia, M. S. (2008). *Motivational interviewing in health care:* helping patients change behavior.

Schultz–Krohn, W., & Pendleton, H. M. (2017). Application of the occupational therapy practice framework to physical dysfunction. Pedretti's Occupational Therapy–E–Book: Practice Skills for Physical Dysfunction, 24.

제 7 장

활동분석

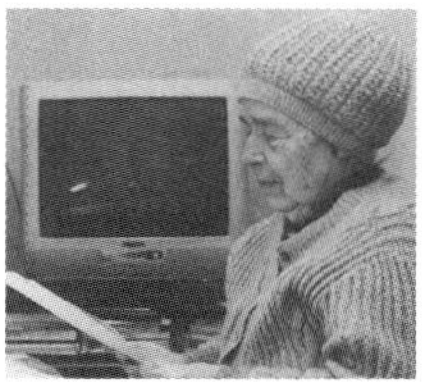

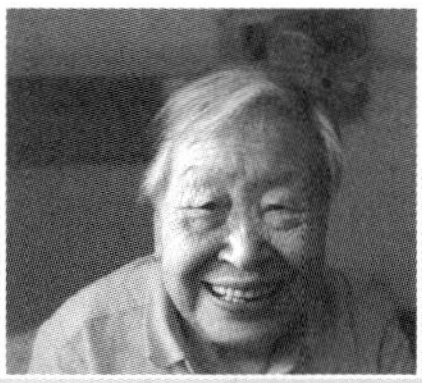

1. 과제분석

2. 활동분석

3. 활동분석을 위한 용어체계

4. 활동분석 양식

제7장 활동분석

학습 목표

- 활동분석의 개념과 구성요소에 대해 이해한다.
- 활동분석을 위한 용어체계에 대해 학습하고, 평가 및 중재를 위한 활동분석을 적용한다.

활동은 작업치료사가 일상생활과 환경에서 요구되는 개인의 기능적 문제를 해결하기 위하여 사용하는 주요한 도구이다. 실제적인 환경에서 숙련된 관찰에 따라 활동을 분석하는 것은 작업치료의 실행에 있어 중요하다. 활동분석은 과제수행을 더 효과적이고 만족하게 하기 위해서 과제에 대한 특징을 확인하는 것이다. 어떠한 상황이 성공적인 참여를 돕는 지 확실히 하기 위해서 활동에 대한 분석을 한다. 활동분석을 위해서는 과제 수행에 대한 특성을 이해해야 할뿐만 아니라 성공적인 수행을 위한 개인의 역량, 목적이나 사물의 특성, 실질적인 과제 수행에 관한 특성에 대한 정보등을 가지고 있어야 한다. 특히 그룹으로 활동을 시행하는 경우 대상자에 따라 몇 가지 특성을 변화시켜 더 어렵거나 쉽게 변경해야 한다(Creek, 2003; Hersch, Lamport & Coffey, 2005; Mary, 2009).

활동분석으로 과제 수행에 필요한 기술의 범위를 정하고, 수행을 위한 요구 조건을 확인하며, 대상자의 능력에 과제가 적절한지 확인한다. 이후 대상자의 기능적 변화 및 중재 목표를 달성하기 위해서 분석된 활동을 적용하도록 한다(Hersch, Lamport, & Coffey, 2005; AOTA, 2014).

1. 과제분석(Task analysis)

과제분석은 활동을 이루는 과제를 분석하는 것이다. 대상자의 기능과 참여를 높일 수 있는 활동을 선택한 후 활동을 적절하게 가르치는 방법을 선택한다. 치료의 목적에 맞는 적절한 활동이 선택되어 지면 한 단계를 변화시키거나 제거하여 전체적인 활동이 대상자의 요구에 맞게 적응될 수 있게 변경해야 한다. 이때 대상자가 수행하기 어려운 활동의 정확한 부분을 확인하기 위해 과제분석의 과정이 필요하다.

대상자에게 적절한 과제를 선택하고 환자의 요구에 맞게 과제를 변형하거나 어려운 단계를 확인하여 대상자가 쉽게 활동할 수 있도록 해야 한다(표 7-1).

표 7-1 점토로 꽃병 만드는 활동의 과제

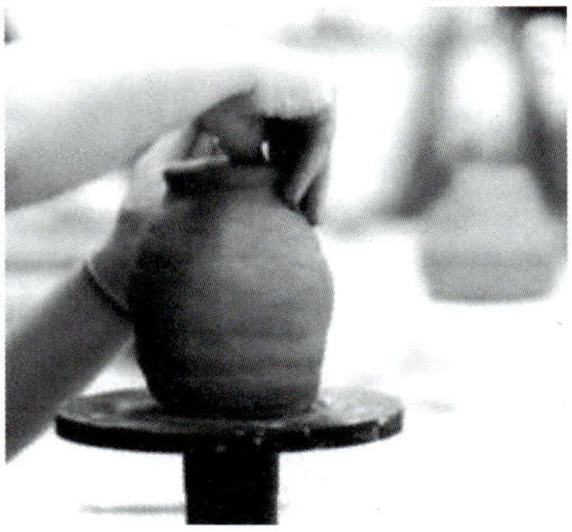

a. 점토를 알맞게 자른다
b. 밑면을 고정한다.
c. 점토를 손바닥으로 길게 굴려 후, 원 모양으로 쌓아 올린다.
d. 엄지손가락으로 점토를 누른다.
e. 원하는 두께로 전반적인 윤곽을 잡는다.
f. 안과 바깥의 표면을 부드럽게 만든다.

2. 활동분석(Activity analysis)

활동분석은 활동의 다양한 요소와 요구를 분석하는 것으로, 하나의 활동은 작업치료 영역에 의해 모든 요소로 분석이 가능하며, 치료모델이나 이론의 틀에 근거하여 활동을 분석하는 경우가 많다. 예를 들어 정신분석적 모델은 활동 수행 시 포함되는 심리학적 기능과 정신사회 상호작용에 초점을 둔다.

대상자에게 의미 있는 활동을 분석하는 것은 필수적이다. 활동에 대한 평가와 분석은 평가, 중재, 결과과정의 모든 과정에서 일어나며 특히 평가와 중재 과정에서 필요하다(Thomas, 2016). 치료 계획 및 실행 과정에서 일단 중재 목표가 설정이 되면, 치료사와 대상자는 목표를 이루기 위한 행동의 계획을 세워야 한다. 즉, 기능적 문제를 해결하기 위한 가장 적절한 활동을 선택하기 위해서 대상자에게 요구되는 기술, 활동 수행에 필요한 기술, 대상자의 욕구에 알맞은 활동인지를 명확하게 파악해야 한다. 이는 활동선택, 활동분석, 활동적용의 3단계로 설명할 수 있다.

1) 활동선택

활동선택의 중요한 요인은 대상자에게 적합한 활동을 고려하는 것이다. 작업치료 중재과정에서 활동이 치료목적에 잘 맞아야 한다. 적용한 활동이 평가 및 재평가에 어떠한 영향도 미치지 않았거나 중재 목표를 이루는데 어떠한 도움을 주지 않는다면 그것이 대상자에게 적합한 활동인지 검토해야 한다. 또한 활동에 대한 대상자의 흥미와 사회문화적 역할, 성별 또는 나이 등과 같은 배경에 일치하는지를 통해 작업 역할의 발달과 유지, 기능적 변화에 영향을 줄 수 있을 것인지 고려하는 것이 중요하다.

2) 활동분석

활동의 고유한 특성 및 수행에 필요한 기술을 확인하기 위하여 활동과 과제 순서를 구성요소로 분해하는 과정으로, 치료사가 활동의 치료적 가능성을 평가할 수 있도록 하는 과정이다(Creek 2003). 또한 활동분석은 활동의 모든 단계들, 사용되는 재료와 도구들 그리고 사회적 상호작용 등을 포함하여 분석하는 포괄적 접근이다(Mosey, 1986).

(1) 활동분석과 작업분석

작업을 간단히 말하면 생활에 의미가 있는 활동으로 볼 수 있다. 그러므로 활동분석과 작업분석으로 구분지어 분석을 할 수 있다(표 7-2).

표 7-2 활동분석과 작업분석의 차이

활동분석	작업분석
활동의 전형적 요구, 그 수행과 관련된 기술의 범위 및 그것에 기인하는 다양한 문화적 의미에 대한 분석을 한다.	특정한 사람의 삶의 경험, 가치, 관심사, 목표를 중점으로 두어 사람을 우선적으로 고려한다.
목적적, 작업적, 기능적 목표 지향적 전형적으로 작은 행동 단위 행동(action) 및 도구의 사용을 포함 생산에 영향을 미칠 수도 있고 그렇지 않을 수도 있음	개인적인 경험과 목표 지향적 의미를 제공 문화적으로 인정됨 건강과 복지에 기여

(2) 활동분석의 구성요소

활동을 구성하는 기술들은 신체적 기술, 정신사회적 기술, 인지적 기술, 의사소통 및 상호작용 기술이 있다. 활동이 대상자에게 미칠 영향을 이해하기 위해 치료사는 세부 기술로 나누어 각각을 자세하게 살펴볼 필요가 있다. 활동분석의 구성요소는 다음과 같은 세부 내용을 포함한다(표 7-3).

표 7-3 활동분석의 구성요소

구성요소	세부내용	예시
신체적 기술	감각, 감각통합, 지각, 공간인식, 운동계획, 대동작, 소동작, 움직임, 균형, 반복, 협응, 근력, 지구력, 관절가동범위 등	말로 지시하는 것을 들을 수 있음 30분 동안 앉아 있을 수 있음
정신사회적 기술	감정표현, 감정조절, 스트레스 조절, 욕구표현, 신뢰, 상호작용 등	그룹 토의 시간에 느낌을 표현함 한시간 동안 감정 조절이 가능함 스스로 이완할 수 있음
인지적 기술	집중, 일반화, 선택, 읽기와 쓰기, 지남력, 시간인식, 기억력, 지식, 계획, 창의성, 논리성, 문제해결력 등	치료사의 목소리에 집중할 수 있음 한 시간 동안 과제에 집중할 수 있음 복잡한 언어적 지시에 따를 수 있음 가상과 실제를 구별할 수 있음 기억할 수 있음
의사소통 및 상호작용 기술	개인이나 그룹, 그룹의 크기, 의사소통, 리더쉽, 규칙, 상호작용, 경쟁력 등	1:1 혹은 그룹 활동이 가능함 경쟁적이지 않음 토의가 가능함

작업치료사는 이와 같은 활동의 구성 요소를 분석함으로써 활동이 대상자의 기능적 변화를 가져온다는 것을 이해할 수 있다(표 7-4). 어떤 활동들은 간단할 수 있고, 다른 활동들은 복잡한 과정으로 이루어질 수 있다. 활동의 각 단계는 각각 다른 수행의 요구조건을 가진다. 그러므로 작업치료사는 주의 깊게 활동을 선택하고, 과제를 상세히 분석하며, 대상자의 흥미와 욕구에 따라 적용함으로써 내적 동기를 강화시키고 치료적으로 의미 있는 과제 환경을 만들 수 있다. 대상자에게 적용하기 위한 중재 프로그램을 선택하고 활동을 분석할 때는 환자의 능력 범위 내에서 작업 수행이 가능한 활동을 선택해야 한다. 환자의 삶에 영향을 주는 여러 측면의 요소를 고려하여 대상자에게 의미 있는 활동을 선택하고 분석하여 적용할 수 있다(Creek, 2003; Hersch, Lamport & Coffey, 2005).

활동하기

1. 부록을 참고하여 활동 분석하기

☞ 272p

표 7-4 윷놀이 하기의 활동분석

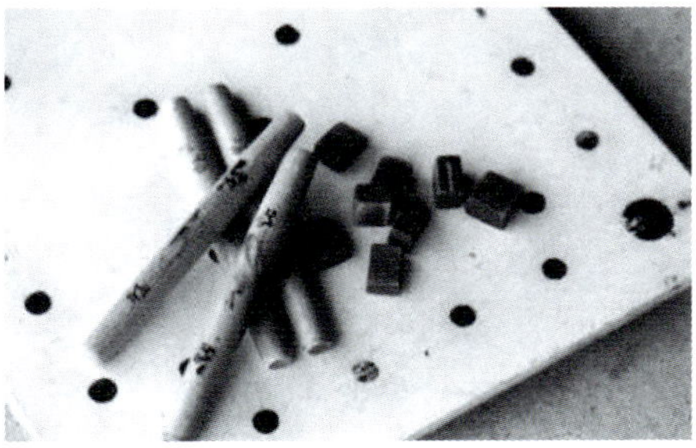

a. 신체적 요구
: 윷을 모으고 던지기 위해 손의 소근육 운동능력 필요
b. 인지적 요구
: 윷놀이의 규칙을 이해하기 위한 복잡한 문제해결능력 필요
말을 이동시키기 위한 공간구성능력 필요
c. 심리적 요구
: 게임에 이기거나 졌을 경우 낙담하거나 좌절하지 않는 능력 필요
d. 인간관계 요구
: 경쟁적, 협동적, 신체적 상호작용 필요
친밀한 접촉을 요구하지는 않음

(3) 활동분석을 위한 정보

활동분석을 위해서는 대상자의 요구에 합당한 중재 영역을 확인하고 수행에 배경이 어떠한 영향을 주는지 확인해야 한다. 필요한 장비, 재료, 공간, 시간을 확인해야 하며 각각의 단계와 어떻게 수행하는지에 대한 윤곽을 세워 다른 사람에게 활동에 대한 기초 지식을 제공할 수 있어야 한다. 활동을 어떻게 하는지 누구에게 하는지의 정보가 제공되어야 하며 등급화 혹은 적응에 대한 기술을 통해 작업이 성공적으로 수행될 수 있도록 해야 한다.

이와 같은 정보는 명확한 문서화를 통해 제공이 되어야 적합한 활동선택을 할 수 있도록 돕고 자신에게 맞는 적당한 도전이 되는 활동을 선택할 수 있게 된다(Hersch, Lamport, & Coffey, 2005).

3) 활동적용

작업치료사가 활동을 통해 대상자의 치료 목표를 성취할 수 있도록 수행을 촉진하는 것을 포함한다. 또한 대상자가 수행하기 어려운 활동 부분을 정확히 확인하여 어떤 단계를 제거하거나 대상자의 요구에 맞도록 활동을 적응시킴으로써 점차 수행이 통합되고 자연스러워질 수 있도록 도울 수 있다. 대상자의 요구에 적합하도록 조정되거나 수정될 수 있는 활동적응(activity adaptation)은 대상자의 기술이 향상됨에 따라 단계별로 적응될 수 있다. 예를 들어, 지팡이를 사용하여 걷기 활동을 하는 대상자의 신체 기능이 좋아졌다면, 지팡이를 사용하지 않고 걷기 또는 등산할 수 있도록 한다. 혹은 활동의 난이도를 조절할 수 있다. 이것은 활동 등급화(activity grading)로, 작업치료사는 활동 등급화를 통해 대상자가 가능한 수준부터 활동을 시작하게 하고 치료가 빠르게 진행될 수 있도록 한다. 등급화는 하나 또는 두 개의 구성 요소를 변경하거나 활동을 완전히 변경함으로써 활동의 성격을 점진적으로 변경하는 것을 포함한다. 따라서 등급화를 통해 기술 습득을 넘어 목표 달성에까지 이를 수 있다. 치료가 거듭될수록 작업치료사는 한 단계 더 도전적인 과제를 제시함으로써 대상자의 능력을 향상시킬 수 있다(AOTA, 2014).

(1) 활동 등급화

적절한 활동을 설계하는 과정 또는 원하는 요소들을 함께 동원하여 현재 있는 활동을 변경하는 과정으로 등급화를 주로 사용하여, 대상자의 요구, 능력, 흥미에 맞게 활동을 변화시키는 과정을 말한다. 활동분석에 관한 최신 견해는 적응과 등급화를 가능하게 하는 변화의 가능성을 보유한 다음의 세 가지 요소를 제시한다(표 7–5) (Creek & Lougher, 2011).

표 7–5 활동 등급화의 세가지 요소

a. **환경적 요소**: 관련된 타인, 물리적 환경 등
: 실내나 실외, 그룹이나 개인, 병원이나 지역사회, 배경음악, 조명, 온도변화, 감각자극 제공 유무
b. **사용하는 재료와 장비**
: 위치, 크기, 모양, 질감, 무게 등
c. **치료적 방법**
: 직접개입, 자유방임, 지지적 또는 요구적, 참여 또는 방관

이러한 요소들은 치료 목표를 달성하기 위해 수정될 수 있다. 예를 들어 가죽공예는 가죽의 얇은 두께(재료), 치료사의 보조(환경) 또는 큰 구멍에 가죽 끼우기(방법)에 의하여 수행이 용이해질 수 있고, 반면 두꺼운 가죽(재료), 자발적인 장비의 사용(환경) 또는 작은 구멍에 가죽 끼우기(방법)에 의하여 수행이 어려워질 수 있다. 등급화는 다소 성취하기에 어려운 목표에 대해서 대상자가 이미 달성한 것 위에 더 새로운 도전을 추가하여 그것을 쌓음으로써 계단과 같이 성취해 나가는 것이다. 등급화는 과제에 따라 간단한 단계부터 수많은 단계까지 구조화할 수 있어 활동 요소를 변화시켜 대상자에게 필요한 요구들을 점차적으로 증가시키거나 감소시킬 수 있다.

다음은 신체 및 인지 영역에 대한 치료 목표를 성취하는 데 있어 활동의 등급화 방법을 설명한다.

① 근력

근력이 약한 대상자는 다룰 수 있는 정도의 재료를 사용하는 것과 치료사의 보조를 통해

활동을 성취할 수 있다. 예를 들어, 두께가 얇거나, 무게가 가볍거나, 또는 크기가 큰 재료 등을 사용하여 다루기 쉽도록 하는 것이다. 재료의 변형이 어려운 경우에는 치료사의 보조를 통해 수행하며, 점차 보조의 양을 줄여가는 방법으로 등급화 할 수 있다.

② 협응 기능

협응 기능의 저하로 과제 수행이 어려운 대상자는 마찬가지로 재료와 보조를 통해 활동을 성취할 수 있다. 예를 들어, 좀 더 두꺼운 실을 사용하거나, 구멍의 크기를 좀 더 크게 만드는 등 재료의 변형을 줄 수 있고, 무거운 손잡이의 도구를 적용하는 것 또한 협응 기능이 저하된 대상자에게 도움이 될 수 있다. 재료의 변형이 어려운 경우에는 미세한 동작이 필요한 단계에서 치료사의 보조를 통해 수행할 수 있다.

③ 지구력

신체적인 문제, 통증 등으로 인해 과제 수행을 위한 지구력이 약한 대상자는 과제 중간에 휴식을 취하도록 한다. 따라서 지구력의 문제로 과제 수행이 어려운 대상자에게는 수행 도중에 중단하기 어려운 과제보다는 언제든지 중단했다가 다시 수행할 수 있는 활동을 제시하는 것이 적절하다.

④ 의사결정 능력

의사결정에 어려움이 있는 경우는 병원에 장기입원한 대상자, 또는 가족이나 보호자가 대상자의 환경과 의사결정을 보조해 주어야 할 정도로 인지가 저하되었을 때 혹은 의사결정을 할 수 있어도 보호자의 과잉보호에 의해 의사결정의 기회가 없을 때이다. 대상자에게 실제 의사결정에 직면할 수 있는 기회를 제공해야 하고, 여러 선택사항 중 스스로 결정할 수 있도록 해야 한다. 선택의 종류와 수를 구조화하기 쉬운 활동은 수공예 활동이다. 재료와 도구의 색상, 크기, 질감, 무게 등에 관한 선택을 제한하거나 확대할 수 있고, 또는 같은 활동이어도 매우 복잡하게 구조화 할 수 있고 많은 선택과 결정의 기회를 제공할 수 있다. 예를 들어, 모자이크 활동의 경우 간단하게 색깔만 선택하게 할 수 있고, 복잡하게는 색깔, 크기, 종류뿐만 아니라 디자인까지 직접 구성하도록 등급화 할 수 있다.

이러한 수공예 활동은 대상자의 의사결정 능력에 도움을 주지만 대상자의 실제 삶에서 의사결정이 이루어지도록 가상적 연습과 실제 연습을 통한 전이가 이루어져야 한다 (Creek & Lougher, 2011).

⑤ 문제해결 능력

문제해결은 상대적으로 명확한 해결법이 있고 실패의 가능성이 적은 활동부터 시작할 수 있다. 예를 들면 가죽에 도장 찍기, 점토 공예와 같은 수공예 활동으로 시작하여 점차 문제해결과 판단력이 요구되는 활동을 제시할 수 있다. 의사결정 능력과 마찬가지로 실제 대상자의 삶의 문제로 전이하는 것이 중요하기 때문에 문제 상황에 대해 판단하고 분석하는 것에 대해 실제 삶에서 연습하는 기회가 함께 주어져야 한다(Creek & Lougher, 2011).

⑥ 주의력

주의력은 활동에 오랜 시간 동안 수행하는 것으로, 예를 들어 대상자가 산만해지지 않고 10분 동안 지속적으로 과제에 집중하였다면 프로그램을 10분으로 구성해야 한다. 이후 점차 20분, 30분, 40분 등 대상자가 주의 집중을 유지하는 시간을 늘려나가야 한다. 그러나 약물, 스트레스, 대상자의 능력, 요구사항 등 다른 요인들의 영향과 동기 정도에 따라 다양한 프로그램이 적응될 수 있도록 설계되어야 한다.

주의력의 증진을 위해 주어지는 활동은 대상자에게 의미가 있어야 하고, 수행이 가능한 것이어야 대상자의 동기가 높아져 과제를 수행하는 동안 많은 주의력을 기대할 수 있다. 또한 중간에 중단하고 다시 시작할 수 있는 과제보다 실제로 지속적인 주의력이 요구되는 과제가 적합하다(Creek & Lougher, 2011).

활동하기
2. 부록의 활동을 참고하여 활동의 난이도를 조절하세요.
☞272p

3. 활동분석을 위한 용어체계

활동분석은 작업치료사가 다루는 중요한 과정 중 하나로 대상자에게 필요한 특정 활동을 이해할 수 있게 한다. 즉, 작업치료사는 활동 또는 작업을 분석하여 대상자의 특정 신체구조, 신체기능, 수행기술, 수행양상과 같은 일반적 요건이 무엇인지를 알 수 있다(박지혁, 2017). 본 교재에서는 우리나라 작업치료 분야에서 현재 주로 사용되고 있는 작업치료 실행체계(Occupational Therapy Practice Framework: Domain and Process) 3판(AOTA, 2014)을 기준으로 활동분석 시 사용되는 용어체계를 서술했다. OTPF 3판의 용어체계는 다음과 같다.

1) 작업

작업 영역은 개인, 단체, 인구집단이 개입하는 여러 가지 삶의 활동으로 일상생활활동, 복합적 일상생활활동, 휴식 및 수면, 교육, 일, 놀이, 여가, 사회 참여를 포함한다. 활동분석 시 어떠한 작업에 영향을 주는 활동인지에 대해 고려한다.

(1) 일상생활활동(ADL)

일상생활활동은 목욕하기, 화장실 사용 및 화장실 위생, 옷 입기, 삼키기/먹기, 식사, 기능적 이동, 개인도구 관리, 개인위생 및 몸 단장 그리고 성(性) 활동을 포함한다.

(2) 수단적 일상생활활동(IADL)

수단적 일상생활활동은 타인 돌보기, 애완동물 돌보기, 아이 양육, 의사소통 관리, 운전 및 지역사회 이동, 재정관리, 건강 및 유지, 집안 관리 및 유지, 식사준비 및 치우기, 종교적 · 영적 활동과 표현, 안전 및 응급상황 관리 그리고 물건 구매를 포함한다.

(3) 휴식 및 수면(Rest and sleep)

휴식은 신체적 · 정신적 활동을 중단하는 평온하면서 노력이 들지 않는 활동에 개입하는 것, 휴식이 필요한 것을 알고 과도한 활동 참여 줄이기, 휴식을 하여 마음을 안정시키거나 참여에 대한 관심을 새롭게 하는 것을 말한다. 수면은 수면 준비, 수면상태 유지, 자고 있는 동안 다른 사람의 수면상태를 살피는 것 등의 활동이 포함된다.

(4) 교육(Education)

교육은 정규교육에 참여하는 것과 정규교육 이외의 사교육 탐색과 참여가 포함된다.

(5) 일(Work)

일은 직무 흥미를 기초로 구직 탐색과 취업을 하는 것 그리고 직무 수행하는 것을 포함하며, 퇴직 준비와 적응이 포함된다.

(6) 놀이(Play)

놀이는 적절한 놀이 활동을 정하기 위한 놀이 탐색과 놀이 도구와 장비 등을 적절하게 사용하여 놀이에 참여하는 것이 포함된다.

(7) 여가(Leisure)

관심, 기술, 기회 등 적절한 여가 활동을 탐색하고, 여가 활동을 계획하고 참여하는 것이 포함된다.

(8) 사회 참여(Social participation)

사회 참여는 이웃, 단체 등 지역사회 수준에서 상호작용하는 활동에 참여하는 것, 가족 간의 상호작용, 그리고 동료 및 친구와의 상호작용을 가져오는 활동에 참여하는 것을 포함한다.

2) 대상자 특성(Client factors)

대상자 특성은 대상자에게 내재되어 있으며, 작업에서 있어 대상자의 수행에 영향을 주는 가치, 신념, 영성, 신체기능, 그리고 신체구조를 포함한다.

(1) 가치, 신념, 영성(Values, Beliefs, Spirituality)

① 가치(Values)

개인 또는 문화에 있어서 무엇이 좋고, 옳고, 중요한 것인지에 대한 신념이나 약속을 말한다.

② 신념(Beliefs)

대상자가 진실이라고 받아들이는 인지적 내용이다. (예: 긍정적인 생각은 좋은 결과를 가져온다. 힘든 일에는 보상이 따른다.)

③ 영성(Spirituality)

관계형성과 종교의식의 발달로부터 발생하거나 이끌릴 수 있는 종교적 관계 형성, 개인에게 의미 있는 것과 연결성을 느끼는 방식을 말한다. 예를 들어 자신의 삶에서 목적과 의미를 매일 찾는 것, 종교 의식 등을 말한다.

(2) 신체기능(Body functions)

① 정신기능(정서적, 인지적, 지각적)(Mental functions(affective, cognitive, perceptual)

㉠ 특정 정신기능(specific mental functions)

- 고위인지(higher-level cognitive): 판단, 개념 형성, 메타인지, 집행기능, 행동, 통찰, 인지적 유연성을 포함한다.
- 주의력(attention): 지속적 주의력, 이동적 주의력, 분리된 주의력, 집중, 주의산만에 대한 것을 포함한다.
- 기억력(memory): 단기 기억력, 장기 기억력, 작업 기억력 등을 말한다.
- 지각(perception): 청각, 촉각, 시각, 후각, 미각, 전정, 고유수용성감각 등의 감각을 분별하는 능력을 말한다.
- 사고력(thought): 사고의 내용과 조절, 현실 인식과 망상, 분명하고 논리 정연한 사고를 하는 능력을 말한다.
- 복잡한 움직임을 순서화 하는 정신기능(mental functions of sequencing complex movement): 운동의 속도, 반응, 질, 시간을 조절하는 정신기능으로 내적 긴장으로 인한 안절부절증, 발떨기, 손쥐어짜기 등을 말한다.
- 감정적 정신기능(emotional): 감정 조절과 감정 범위에 대한 것을 말한다. 분노, 사랑, 갈등, 불안을 포함한 감정의 적절함과 감정의 유연성에 대한 능력이다.
- 자신과 시간에 대한 경험(experience of self and time): 현실에 처해진 환경과 시간 내에서의 자기 정체성, 신체, 위치에 대해 의식하는 능력이다.

㉡ 전반적 정신기능(global mental functions)

- 의식(consciousness): 의식과 각성도를 말하며, 각성 상태의 명료성과 지속성을 포함한다.
- 지남력(orientation): 사람, 장소, 시간, 자신, 타인에 대한 지남력을 말한다.
- 기질 및 성격(temperament and personality): 외향, 내향, 쾌활함, 성실성, 감정적 안정성, 경험에 대한 열린 마음, 자기조절, 자기표현, 자신감, 동기, 충동조절 취향 등을 포함한다.
- 에너지 및 욕망(energy and drive): 에너지 수준, 동기, 식욕, 갈망, 충동조절의 능력을 말한다.

- 수면(sleep): 수면의 생리학적 과정과 수면의 질을 말한다.

㉢ 감각기능(sensory functions)

- 시각기능(visual functions): 시각의 질, 시력, 시각의 안정성, 시야 등과 관련된 기능으로, 다양한 거리에서 환경에 대한 시각적 인식을 향상시키는 기능이다.
- 청각기능(hearing functions): 소리 탐지 및 분별과 소리의 위치 및 거리를 의식하는 기능이다.
- 전정기능(vestibular functions): 중력에 대항한 자세, 균형, 안정된 동작과 관련된 감각이다.
- 미각기능(taste functions): 쓴만, 단맛, 신맛, 짠맛 등의 기능이다.
- 후각기능(smell functions): 악취와 냄새를 감지하는 기능이다.
- 촉각기능(touch functions): 다른 사람이 자신을 만지는 것이나 음식의 다양한 질감 같은 여러 질감을 느끼는 능력이다. 촉각기능의 이상으로 저림, 감각이상증, 감각과민증 등이 나타날 수 있다.
- 고유수용성기능(proprioceptive functions): 신체 자세와 공간을 인식하는 기능이다.
- 통증(pain): 신체구조에 잠재적이거나 실질적 손상에 따른 불쾌한 느낌을 말한다. 전반적이거나 국소적 통증의 감각이다.
- 온도와 압력의 민감도(sensitivity to temperature and pressure): 온각과 냉각의 열에 대한 인지, 피부에 가해지는 힘을 감지하는 기능이다.

㉣ 신경근골격 및 동작 관련 기능(neuromusculoskeletal and movement-related functions)

- 신경근골격 및 동작 관련 기(neuromusculoskeletal and movement-related functions)능: 관절과 뼈의 기능으로 관절 움직임과 관절 안정성을 말한다.
- 근육기능(muscle functions): 근력, 근 긴장도, 근 지구력을 말한다.
- 움직임 기능(movement functions): 운동반사, 불수의적 움직임 반응, 수의적 움직임의 조절(눈-손 협응, 눈-발 협응, 양측 통합, 정중선 교차, 미세 및 대근육 운동조절, 눈돌림 기능), 보행 양상을 포함한다.

㉤ 그 외

- 심혈관계, 혈액계, 면역계, 호흡기계 기능

- 발성 및 언어능력 기능
- 소화, 대사, 내분비계 기능
- 비뇨 생식계 및 생식기계의 기능
- 신체 구조
- 작업치료사들은 이러한 신체 구조 및 기능들에 대해 지식을 알고 있으며, 기능들의 상호작용을 전반적으로 이해함으로써 작업 개입을 통해 건강, 안녕, 삶의 참여를 지원한다.

3) 수행기술(Performance skills)

수행기술은 관찰 가능한 행동적 요소로 기능적 목적을 내재하고 있다. 기술은 행동의 분류로 간주되며 여러 가지 능력(신체기능과 신체구조)을 포함하고 여러 수행기술이 결합하여 원하는 작업과 활동에 참여하는 기초능력이 된다. 본 목록은, 작업치료중재 중에 중요하게 생각되는 기술을 모두 포함하고 있지는 않다.

(1) 운동기술(Motor skills)

- 정렬하기(aligns): 지속적으로 지지하거나 기대지 않고 물체와 상호작용하는 것을 말한다.
- 안정하기(stabilizes): 순간적으로 기대거나 균형을 잃지 않고 과제 환경에서 움직이고 과제 물체와 상호작용하는 것을 말한다.
- 자세취하기(positions): 과제 물체와 효율적인 거리에 자신을 위치시키고 자세가 어색하지 않은 것을 말한다.
- 뻗기(reaches): 팔을 효율적으로 뻗고, 닿지 않는 거리에 있는 과제 물체를 효율적으로 잡거나 놓을 때 적절한 시점에서 몸통을 구부리는 것을 말한다.
- 굽히기(bends): 몸통을 적절하게 굽히거나 회전하기로 먼 곳에 있는 과제 물체를 잡거나 놓을 때 적절한 시점에서 몸통을 구부리는 것을 말한다.
- 잡기(grips): 효율적으로 과제 물체를 집거나 잡기로 물체가 미끄러지지 않게 하는 것을 말한다.
- 조작하기(manipulates): 손가락 움직임을 사용하여 과제 물체를 능숙하게 다루는 것을 말한다.
- 협응하기(coordinates): 신체의 두 개 이상의 부위를 사용하여 과제 물체를 조작하기,

잡고 있기, 안정시키기는 것으로, 어눌하거나 물체를 잡았을 때 미끄러짐이 없는 것을 말한다.

- 옮기기(moves): 지지면에서 과제 물체를 효율적으로 밀거나 당김을 말하며, 예를 들어 문이나 서랍을 당겨서 열거나 밀어서 닫는 것, 휠체어에 앉아서 앞으로 가기 위해 바퀴를 미는 것을 말한다.
- 들기(lifts): 추가적인 노력 없이 과제 물체를 효율적으로 올리거나 들어 올리는 것을 말한다.
- 걷기(walks): 과제를 수행하는 동안, 기대거나 보조도구 없이 평평한 면을 걸어서 이동하는 것을 말하며 발을 끌거나 불안정성을 보이지 않아야 한다.
- 이동하기(transports): 물체를 한 곳에서 다른 곳으로 옮기는 것으로 걷거나 휠체어에서 움직이면서 수행하는 것을 말한다.
- 조절하기(calibrates): 적절한 힘, 속도, 범위 안에서 움직임을 사용하는 것으로 과제 물체와 상호작용 하는 것이다. 예를 들어 물체를 부스러트리지 않는 것, 문이 닫힐 정도의 힘으로 미는 것을 말한다.
- 흐름(flows): 자연스럽고 부드러운 팔과 손목의 동작으로 과제 물체와 상호작용을 할 때 사용된다.
- 지구력(endures): 과제를 지속하고 완성하는 것으로 신체적 피로, 휴식을 위해 잠시 쉬거나, 숨이 차서 멈추지 않아야 한다.

(2) 처리기술(Process skills)

- 속도(paces): 과제 전체에서 일정하고 효율적인 수행의 속도나 박자를 유지하는 것을 말한다.
- 주의하기(attends): 무언가를 하고 있을 때 다른 곳으로 시선을 돌리지 않는 것을 말한다.
- 유념하기(heeds): 과제를 진행하거나 완성할 때 원래 있었던 타인과의 합의나 요구를 따라 수행하는 것을 말한다.
- 선택하기(chooses): 과제를 위해 필요하고 적절한 종류나 개수의 도구와 재료를 선택하는 것으로, 사용하라고 지시를 받았거나, 본인이 사용할 것이라고 구체적으로 지정했던 도구와 재료를 포함한다.
- 사용하기(uses): 위생적인 방법과 의도한 대로 도구와 재료를 적용하는 것을 말한다. 예를 들어 연필깎이를 연필을 깎는 용도로 사용하고 크레파스를 깎기 위해 사용하지

않는 것을 말한다.

- **다루기**(handles): 적절한 방법으로 도구와 재료로 지지하거나 안정시키는 것으로, 도구의 손상, 미끄러짐, 흔들림, 떨어뜨림을 예방하는 것이다.
- **정보 찾기**(inquires): 질문, 지시, 상표를 읽거나 질문을 해서 필요한 문자적 · 언어적 정보를 알아내는 것, 그리고 과제와 환경에 대해서 충분히 잘 알고 있거나 의문에 대한 답을 사전에 인식하고 있을 대는 질문을 하지 않는 것을 말한다.
- **시작하기**(initiates): 머뭇거림 없이 다음 행동 또는 단계를 시작하는 것을 말한다.
- **지속하기**(continues): 행동이나 과제가 시작되면, 행동 또는 단계가 완료되기 전까지 일시적으로 멈추거나 지연을 하지 않고 단일 행동이나 단계를 방해 없이 수행하는 것을 말한다.
- **순서화**(sequences): 효율적 또는 논리적 순서로 단계를 수행하는 것으로, ① 순서의 무작위 또는 논리의 부재가 없어야 하고, ③ 단계의 부적절한 반복이 없어야 한다.
- **종료**(terminates): 단일 행동 또는 단일 단계를 완료시키는 것으로 부적절한 지속성 또는 조기 중지가 없어야 한다.
- **찾기/위치알기**(searches/locates): 도구와 재료를 논리적인 방법으로 찾아보고 위치를 알아내는 것으로 도구나 재료는 직접적인 환경 밖에 있을 수도 있다.
- **모으기**(gathers): 관련된 도구와 재료를 같은 작업공간으로 모으고, 쏟아졌거나, 떨어졌거나, 잘못 놓여진 도구와 재료를 다시 모으는 것을 말한다.
- **구조화**(organizes): 도구와 재료를 논리적으로 위치시키거나 공간적으로 단일 작업공간이나 적절한 여러 작업공간에서 정리정돈을 하여, 그 작업공간이 한산하게 펼쳐져 있거나 너무 북적거리지 않게 하는 것을 말한다.
- **복구하기**(restores): 도구와 재료를 적절한 장소에 치워 바로 앞에 있는 작업공간을 원래 상태로 복구시키는 것을 말한다.
- **돌아다니기**(navigates): 장애물에 팔, 몸, 또는 휠체어를 부딪치지 않고 움직이는 것으로 과제 환경에서나 물체와 상호작용 시 나타난다.
- **인식/반응하기**(notices/responds): 다음 사항에 적절히 반응하는 것으로 ① 비언어적 과제 관련 단서 (예: 뜨거움, 움직임), ② 과제 물체의 다른 물체와의 공간적 배열이나 정렬, ③ 과제수행 중 계속 열려있는 찬장 문과 서랍에 적절하게 반응하는 것을 말한다.
- **조정하기**(adjusts): ① 새로운 작업공간이 효율적으로 이동, ② 현재 작업공간에서 도구와 재료를 효율적으로 치움, ③ 손잡이, 다이얼 또는 수도꼭지를 효율적으로 수정하여 진행되는 과제 수행의 문제를 극복하는 것을 말한다.

- 적합화(accommodates): 비효율적인 과제수행을 회피하는 것을 말한다.
- 유익화(benefits): 과제수행의 문제가 재발하거나 지속되는 것을 회피하는 것을 말한다.

(3) 사회적 상호작용기술(Social interaction skills)

- 접근/시작하기(approaches/starts): 사회적 상대와 상호작용을 적절한 사회적 방법으로 접근 또는 시작하는 것을 말한다.
- 끝내기/중지하기(concludes/disengages): 대화 또는 사회적 상호작용을 효율적으로 종료, 논의 중인 주제를 종료, 헤어지거나 작별인사를 하는 것을 말한다.
- 말하기(produces speech): 소리로 명확하게 표현된 말, 수화 또는 보완대체 의사소통 도구(예: 컴퓨터로 생성된)를 통해서 메시지를 생성하는 것을 말한다.
- 몸짓으로 표현하기(gesticulates): 사회적으로 적절한 몸짓 사용하여 의사소통을 하거나 메시지를 전달하는 것을 말한다.
- 유창하게 말하기(speaks fluently): 일정한 속도로(너무 빠르거나 느리지 않음) 메시지를 전달하고, 일시적으로 멈추거나 지연 없이 유창하고 연속되는 방법으로 말하는 것이다.
- 마주하기(turns toward): 사회적 상대 또는 말하고 있는 사람을 향하여 능동적으로 몸과 얼굴을 돌리는 것을 말한다.
- 눈맞춤하기(looks): 사회적 상대와 눈을 마주치는 것을 말한다.
- 자리잡기(places self): 사회적 상대와 상호작용 시 적절한 거리를 두고 위치하는 것을 말한다.
- 접촉하기(touches): 사회적 상대를 사회적으로 적절한 방법으로 만지거나 상대의 신체적 접촉에 사회적으로 적절하게 반응하는 것을 말한다.
- 조절하기(regulates): 사회적 작용과 무관하며, 부적절하고 반복적이며 충동적인 행동을 자제하는 것을 말한다.
- 질문하기(questions): 사회적 상호작용의 의도된 목적에 대한 적절한 사실과 정보를 요청하고 질문하는 것을 말한다.
- 응답하기(replies): 질문이나 의견에 대해 적절하게 대답하여 대화를 유지하는 것을 말한다.
- 드러내기(discloses): 자신이나 타인에 대한 의견, 느낌, 개인적 정보를 사회적으로 적절한 방법으로 드러내는 것을 말한다.
- 감정표출하기(expresses emotion): 사회적으로 적절한 방법으로 애정과 감정을 표출

하는 것을 말한다.

- 이의제기(disagrees): 사회적으로 적절한 방법으로 의견 차이를 표현하는 것을 말한다.
- 감사하기(thanks): 받은 서비스, 선물, 칭찬을 적절한 단어나 몸짓을 사용하여 답례하는 것을 말한다.
- 전환하기(transitions): 대화에서 전환을 부드럽게 받아들이거나 진행되는 대화를 방해하지 않고 주제를 바꾸는 것을 말한다.
- 반응시기 조율하기(times response): 지연 또는 머뭇거림 없이 그리고 사회적 상대를 방해하지 않으면서 사회적 메시지에 답변하는 것을 말한다.
- 반응시간 조율하기(times duration): 전달하는 메시지의 복잡성을 고려하여 합리적인 시간 동안 말하는 것이다.
- 차례 갖기(takes turns): 자신의 차례를 갖고 사회적 상대에게 차례에 대한 자율성을 주는 것을 말한다.
- 조화로운 언어 사용하기(matches language): 사회적으로 적절한 어조, 방언, 언어수준을 사회적 상대의 능력과 이해수준에 맞춰서 사용하는 것을 말한다.
- 명료화(clarifies): 상대가 메시지를 제대로 받아들이거나 이해하지 못했다는 신체적 · 언어적 메시지를 보낼 때 이에 반응함으로써 상대가 대화에 원활하게 참여할 수 있도록 하는 것을 말한다.
- 통지와 격려하기(acknowledges and encourages): 상대방에게 메시지를 전달하고, 상호작용을 지속하는 것을 격려하며, 모든 사회적 대상이 사회적 상호작용에 참여할 수 있게 격려하는 것을 말한다.
- 공감하기(empathizes): 상대방의 기분이나 경험에 동의하거나 함께 공감, 이해를 보임으로써 사회적 대상에 대한 지지적 태도를 표현하는 것을 말한다.
- 유념하기(heeds): 목표 지향적인 사회적 상호작용을 사용하면서 사회적 상호작용의 의도된 목적을 시행하거나 완료하는 것에 초점을 두는 것이다.
- 적합화(accommodates): 비효율적이거나 사회적으로 부적절한 사회적 상호작용을 회피하는 것을 말한다.
- 유익화(benefits): 비효율적이거나 사회적으로 부적절한 사회적 상호작용이 재발하거나 지속되는 것을 회피하는 것을 말한다.

(4) 수행양상(Performance patterns)

수행양상은 작업이나 활동에 개입할 때 사용하는 습관, 일과, 관습, 역할이다. 이 양상들은 작업수행을 지지하거나 방해할 수 있다.

① 습관(Habits)

익숙한 환경이나 상황에서 계속 같은 방식으로 반응하거나 수행하려는 학습된 경향, 구체적, 자동적으로 수행되는 반복적인 행동으로 비교적 자동적이며 변동 가능성이 적다.(Boyt Schell, Gellen, & Scaffa, 2014) 예를 들면, 집 열쇠를 무의식적으로 같은 장소에 놓는 것, 집을 나가기 전에 가스레인지를 확인하는 것 등을 말한다.

② 일과(Routines)

관찰가능하고 규칙적이며 반복적인 행동의 양상으로, 일상생활의 뼈대를 이룬다. 일과는 만족스럽거나, 증진적일 수 있으며, 손상을 가져올 수도 있다. 일과는 시간적 요소를 가지며, 문화적이거나 생태학적 배경에 바탕을 둔다(Fieses, 2007; Segal, 2004). 예를 들면, 아침에 일어나서 화장실 가기, 목욕하기, 옷 입기의 순서를 따르는 것, 음식 준비를 할 때 단계의 순서를 따르는 것, 아이들을 학교에 데려다 주고, 출근한 다음, 아이들을 학교에 데리고 와서 숙제를 하고 저녁을 준비하는 일과를 순서대로 수행하는 것을 말한다.

③ 관습(Rituals)

대상자의 정체성에 기여하는 영적, 문화적, 사회적 의미의 상징적 행동들로 사치와 신념을 강화한다, 관습은 강한 감정적 요소가 있으며 여러 사건의 집합이다(Fieses, 2007; Fiese 외, 2002; Segal, 2004). 예를 들면, 가장 좋아하거나 전통적인 도구와 지정된 식기를 사용하여 명절 음식을 준비하는 것, 식사 하기 전에 기도를 하는 것, 특정 요일에 기도 모임에 참석하는 것 등을 말한다.

④ 역할(Roles)

사회에서 기대하는 행동의 집합으로 문화와 배경에서 형태가 만들어지며 대상자가 개념화하고 정의할 수 있다. 예를 들면, 부모로서의 역할, 할아버지 또는 할머니로서의 역할 등을 말한다.

(5) 배경 및 환경(Context and environment)

배경은 대상자 안이나 주변에 있는 밀접한 관계의 다양한 상황을 말한다. 배경은 문화적, 개인적, 시간적, 가상적 배경을 포함한다. 환경은 대상자의 일상생활 작업이 이루어지고 대상자 주변을 둘러싼 외부 물리적, 사회적 상황이다.

① 배경(Contexts)

㉠ 문화적(cultural): 대상자가 소속된 사회에서 허용되는 풍습, 신념, 활동 양상, 행동 기준, 기대치, 문화적 배경은 대상자의 정체성과 활동 선택에 영향을 준다. 예를 들면, 김장철마다 김치를 담궈 배달하는 단체, 복지관에서 셋째 주 마다 열리는 바자회에 참석하는 것 등을 말한다.

㉡ 개인적(personal): 인적 배경은 나이, 성별, 사회경제적 상태, 교육 상태를 말하며, 소속 단체 (예: 봉사활동, 직원) 등을 말한다. 예를 들면, 독거 노인 지원센터에서 일하는 봉사자들, 65세 이상 도시에 거주하는 고령 운전자 등을 말한다.

㉢ 시간적(temporal): 일상적 작업의 양상에 기여하는 작업의 시간적 측면을 말하는 것으로(Larson & Zemke, 2003; Zemke), 시간적 배경은 일생, 하루, 한 해, 활동의 지속성을 의미한다. 예를 들어 치매를 진단 받은 지 15년 된 노인, 우울증 약을 복용한 지 3개월 된 노인 등을 말한다.

㉣ 가상적(virtual): 방송 전파 또는 컴퓨터를 이용하거나 물리적 접촉이 없는 상태에서 이루어진 의사소통 환경, 가상적 배경은 채팅방, 이메일, 화상회의, 라디오 전송과 같은 모의, 실시간, 최소지연시간 환경을 포함한다. 예를 들어 가족과 문자 메시지를 주고 받는 것, 손주와 영상통화 하는 것을 말한다.

② 환경(Physical)

㉠ 물리적(physical): 자연적이거나 인공적인 주변 환경과 인간을 제외한 그에 속한 사물, 자연적 환경은 지리적 지형, 식물, 동물 그리고 주변 환경에서 주는 다양한 감각도 포함된다. 인공적 환경은 건물, 가구, 도구, 장치를 포함한다.

㉡ 사회적(social): 대상자가 접촉하는 개인, 단체, 또는 인구집단의 존재, 관계, 기대를 말한다. 사회적 환경은 배우자, 친구, 보호자와 같은 중요한 사람들에게 얼마나 연락가능한지와 그 사람들에 대한 기대치를 포함한다. 또한 개인, 단체, 또는 인구집단과의 관계 그리고 규범, 역할에 대한 기대, 사회적 일과에 영향을 주는 제도(예: 정치적, 법적, 경제적, 제도적)와의 관계를 포함한다.

OTPF 3판에서 활동 및 작업 요건은 "작업치료사들이 임상적 추론을 할 때 고려하는 활동과 작업의 요소"로 정의한다. 활동 및 작업 요건에 대한 구체적인 지식은 치료사가 치료적 목적으로 활동을 선택할 때 도움이 되며, 대상자의 배경과 환경에 따라 이러한 요건들은 활동 수행에 도움이 될 수 있고 또는 방해가 될 수 있다(박지혁, 2017). OTPF 3판의 활동 및 작업 요건을 요약하면 다음과 같다(표 7-6).

표 7-6 활동 및 작업 요건

활동 및 작업 요건	설명
대상자 타당성 및 중요성	대상자의 목표, 가치, 신념, 요구와 인식하고 있는 유용성과의 관계성
사용된 도구 및 도구의 특성	활동 수행 과정에서 요구되는 도구, 재료, 장치
공간적 요건	활동에서 요구되는 물리적 환경(예: 크기, 정렬, 표면, 조명, 온도, 소음, 습도, 환기)
사회적 요건	활동에서 요구되는 사회적 환경과 가상적 및 문화적 배경 요소
순서화 및 타이밍	활동을 수행하기 위한 과정(예: 구체적인 단계, 단계의 순서, 요구되는 타이밍)
필요한 행동 및 수행기술	활동의 내재적인 부분으로 대상자에게 요구되는 행동(수행기술 – 운동, 처리, 사회적 상호작용)
필요한 신체기능	활동을 수행하기 위해 요구되는 신체계통의 생리학적 기능
필요한 신체구조	활동을 수행하기 위해 요구되는 해부학적 부분들

4. 활동분석 양식

다음은 대상자의 치료 목표를 성취하기 위한 활동을 설계하고 분석하기 위한 틀을 제시한다. 활동분석의 보편적인 양식은 없으며, 이 장에서 제시하는 양식은 기초로써 사용되어 필요에 따라 혹은 특정 중재 모델을 적용함에 따라 수정 및 보완하여 사용할 수 있다. 활동분석 양식은 다양하며 전반적인 양식에서 다음의 과정을 따른다(표 7-7).

[표 7-8]은 작업치료에서 정의되는 통일된 용어를 기반으로 한 활동분석 양식으로, 종이공예 시 활동분석 작성 예이다(Tubbs & Drake, 2007). 치료사는 모든 항목에 정보를 기입하는 것이 권장된다. 만약 해당 항목에 적용할 수 없다면 “N/A(not application)”을 기입하도록 한다. 활동분석에서 활동의 절차와 창의성에 대한 지식이 활용된다면 거의 모든 기능적 단계의 대상자에게 만족을 줄 수 있다. 또한 활동을 수정함으로써 치료사는 광범위한 범위의 대상자의 치료 요구와 더불어 활동 및 작업 수행을 성취할 수 있도록 하는 것이 가능하다.

[표 7-9]는 치료적 중재로 활동을 분석하고자 할 때 사용할 수 있는 양식이며 그 외에도 [표 7-10]과 [표 7-11]을 예시로 소개하였다. [표 7-12]는 인간작업모델(MOHO)을 기반으로 활동분석하는 양식으로, 대상자와 활동에 따라 다른 중재 모델을 기반으로 한 활동분석이 이루어질 수 있다(Creek & Lougher, 2011; Mary, 2017; Tubbs & Drake, 2007).

활동하기
3. 치매 대상자를 위한 활동 분석 연습해보기
☞273p

표 7-7 활동분석 양식의 구성

과정	정의
활동의 확인(Activity Identification)	활동을 정의하고 정확하게 활동을 분석할 수 있도록 활동의 단계를 결정
순서화와 타이밍(Sequence and timing)	활동의 성공적 수행을 위한 단계 나누기
도구, 공간과 사회적 요구 (Objects, space and social demands)	활동 수행에 필요한 도구나 재료, 필요 공간, 사회적 요구사항 확인
필요한 신체기능(Required body function)	활동을 하는 동안 필요한 정신적, 신체적, 신경학적인 신체 기능 확인
필요한 신체구조(Required body structure)	활동 수행에 필요한 신체 구조적 상황 확인
필요한 행동/수행기술 (Required actions/performance skills)	활동 수행에 필요한 운동, 처리, 의사소통 및 사회적 상호작용 기술 확인
치료를 위한 분석(Analysis for intervention)	대상자에게 치료적 적용을 하기 위한 활동분석 시행

표 7-8 활동분석(Activity Analysis)

활동분석-기본 양식
(AOTA, 2002;. Drake, 2007; Hersch et al., 2005)

I. 활동/작업의 이름 – 인테리어 볼 만들기
  A. 간단한 설명 – 도일리 페이퍼로 인테리어 볼을 만듬
  B. 주요 단계
    1. 도일리 페이퍼를 반으로 자르기. 총 30개 (10분)
    2. 접은선을 따라 자른 후 돌돌 말기. 총 30개 (10분)
    3. 돌돌 말린 도일리 페이퍼를 테이프로 고정. 총 30개 (5분)
    4. 실과 바늘을 이용해서 도일리 페이퍼를 연결 (10분)
    5. 실로 연결된 도일리 페이퍼를 모아준 후 당김 (1분)
    6. 고정했던 시침핀을 빼고 병아리 모양에 따라 오림 (10분)
  C. 주의 사항
    바늘 사용 시 안전하게 사용해야 함

VIII. 요구되는 수행기술

A. 자세
1. **대상자의 자세** – 앉은 자세
2. **자세조절** – 작업 테이블 위의 재료와 도구를 사용할 때 자세 조절이 필요

B. 운동성
1. **정적 혹은 동적인 몸통** – 정적
2. **자세변화, 보행** – 정적인 자세변화
3. **몸통과 사지의 가동범위** – 어깨굽힘 30~40도, 어깨벌림 10~20도, 팔꿈치 굽힘 60~100도, 손목굽힘과 폄 20~30도

C. 협응
1. **편측, 양측 조절** – 대부분의 과정에서 양손 협응이 필요
2. **정중선 교차** – 대부분이 과정에서 요구되지 않음
3. **미세 운동 조작** – 종이접기, 자르기, 바늘 사용 등에서 소근육 운동 조작이 필요

D. 힘과 노력
1. **표면을 따라 물체 움직이기** – 도일리 페이퍼 자르기 시 요구
2. **한 곳에서 다른 곳으로 물건을 들고 나르기** – N/A
3. **잡기, 집기** – 종이 접기, 바늘 잡기 등에서 손끝 잡기
4. **근 긴장도, 반사 운동** – 활동 시 적절한 소근육 근력 필요

E. 에너지(운동)
1. **지구력** – 약한 지구력 요구됨
2. **적절한 페이스 조절** – 활동에 따라 무리가 되지 않도록 적절한 페이스 조절 필요

F. 에너지(과정) – 최소 2~3분 간 집중(한 단계 정도의 마무리)

G. 지식
1. **도구를 선택하고 적절히 사용, 안전을 위한 주의사항을 지킴** – 바늘 사용 시 안전에 대한 주의가 필요함
2. **목표 지향적/환경적 단서 행동** – 목표 지향적 활동
3. **정보나 보조의 적절한 탐색** – 활동순서, 보조에 대한 인식 필요

H. 시간적 조직
1. **활동 시작, 지속, 종료** – 치료사의 지시에 따라 활동 시작, 지속, 종료가 이루어져야함
2. **순서 교정** – 활동은 순차적으로 이루어 짐

I. 공간과 물체의 조직화
1. **도구와 재료를 찾고, 모으고, 재배치** – 필요한 도구를 적절하게 선택하고, 사용하기 편안 위치로 재배치 요구됨
2. **재료를 조직화하고 환경 내에서 안전하게 움직임** – 필요한 재료 및 도구를 용도에 맞게 조직화함

J. **적응** – 도일리 페이퍼 반으로 자르기, 실 끼우는 과정에서 예상과 수정이 가능해야 함. 안전과 완벽한 수행을 위해 적응반응이 필요함

K. 신체적인 의사소통/상호작용
1. **신체 언어와 자세** – 치료사와의 상호작용 시 필요할 수 있음

L. 정보교환
1. **말하기** – 치료사와의 상호작용 시 필요함
2. **관계 형성하기** – 치료사와의 상호작용 시 필요함
3. **표현하기, 질문하기** – 활동 단계에 대해서 치료사의 도움이 필요한 경우 요구됨

M. 적절한 관계 유지하기
1. **협력하기** – N/A
2. **확인, 존중하기** – 적절한 활동 수행을 치료사와의 상호작용 필요

IX. 대상자 요소
A. 전반적인 정신기능
1. 대상자의 지남력은 있는가? – 예
2. 대상자는 개인성향과 행동이 안정된 상태인가? – 예
3. 대상자에게 동기부여가 있는가? 조절은 해 주어야 하는가? – 충분한 동기부여가 있다.
B. 특별한 정신기능
1. 집중력, 기억력을 얼마나 필요한가? – 집중력 2~3분
2. 대상자는 모든 감각 자극을 해석할 수 있는가? – 예
3. 사고 장애가 방해될 것인가? – 바늘 사용과 순서인식에 대해 사고 장애가 방해될 수 있음
4. 어떤 언어능력이 요구되는가? – 치료사에게 질문하고 치료사와 상호작용 시 언어능력이 요구됨
5. 실행기능이 요구되는가? – 한 단계의 수행을 마치고 다음 단계로의 수행을 위해 필요함
6. 계산능력이 요구되는가? – 아니오
7. 어떤 운동계획이 요구되는가? (과제는 익숙하거나 새로운가?) – 활동에 대한 눈–손 협응이 요구되고, 손의 소근육 운동과 민첩성이 요구됨
8. 대상자는 정상적인 신체상(Body Image), 신체개념(Body Conception)을 가지고 있는가? – 예

표 7–9 치료적 중재를 위한 활동분석(Activity analysis for therapeutic intervention)

치료적 중재를 위한 활동분석(Activity analysis for therapeutic intervention)

이름(Student): ______________________ 날짜(Date): ______________________

활동(Activity): ______________________

과정(Course): ______________________

Section 1: 활동 설명(Activity Description)

A. 활동에 대한 간단한 설명(Provide a Brief Description of Activity)

B. 주요한 활동 단계 확인(Identify Major Steps)

Section 2: 치료의 질(Therapeutic Qualities)

A. 에너지 패턴(Energy Patterns)–가벼운(light), 중등도(moderate), 힘든(heavy) 일 유형에 의해 요구되는 에너지 수준을 설명하고, 그 수준에 대해서 자세히 설명하시오.

B. 활동 유형(Activity Patterns)–활동의 성공적인 완성을 위해 기대되는 그 활동의 유형에 대해 설명하시오.
1. 구조적(Structural)/방법적(Methodical)/순서적(Orderly)

2. 반복적(Repetitive)

3. 표현적(Expressive)/창조적(Creative)/투사적(Projective)

4. 촉각(Tactile)
 a. 다른 사람과의 접촉(Contact With Others) 예: 직접 하는, 보조를 위해 옆에 서 있는

 b. 재료(Materials) 예: 연한, 강한

 c. 장비(Equiplent) 예: 크기, 다루기 쉬움, 모양

C. 수행 패턴(Performance Patterns)

1. 습관(Habits)

2. 일과(Routines)

3. 역할(Roles)

Section 3: 치료 적용(Therapeutic Application)

A. 인구(Population)–이 활동을 누구와 어떻게 사용하면 작업수행의 증진을 유도할 수 있을지 토의하시오. 운동(motor), 처리(process), 그리고 의사소통/상호작용(communication/interaction) 기술을 고려하고, 어떤 금기사항이 있는지 확인하시오.

B. 등급화(Gradation)–다음에 의해 이 활동을 등급화 하는 방법을 기술하시오.

1. 활동 순서(Activity Sequence), 지속 시간(Duration), 그리고/또는 활동 과정(Activity Process)

2. 작업 자세(Working Position of the Individual)

3. 도구(Tools)
 a. 위치(Position)

 b. 크기(Size)

 c. 모양(Shape)

 d. 무게(Weight)

 e. 질감(Texture)

4. 재료(Materials)
 a. 위치(Position)

b. 크기(Size)

c. 모양(Shape)

d. 무게(Weight)

e. 질감(Texture)

5. 상호작용의 본질/정도(Nature/Degree of Interpersonal Contact)

6. 활동을 하는 동안 치료사가 사용하는 촉각적(tactile), 언어적(Verbal) 또는 시각적(visual) 단서의 정도

7. 교육–학습 환경(The Teaching–Learning Environment)

C. **치료적 수정(Therapeutic Modifications)**–작업 수행을 증진시키기 위해 활동을 변화시킬 수 있는 방법과 그에 대한 근거를 명시하시오. 만약 적용되지 않는다면 'N/A'로 표시하시오.

1. 치료적 적응(Therapeutic Adaptations)

a. 보조기(Orthotic Devices)

b. 인공 의지(Prosthetic Devices)

c. 재활보조기술과 적응장치(Assistive Technology and Adaptive Devices)

(1) 가옥 개조(Architectural Modification)

(2) 환경 개조(Environmental Modification)

(3) 도구와 장비 개조(Tool and Equipment Modification) [로우 테크의 예: 리처, 하이 테크의 예: 컴퓨터 통제장치]

(4) 휠체어 개조(Wheelchair Modification)

2. 예방(Prevention)

a. 에너지 보존(Energy Conservation)

(1) 에너지 절약 과정(Energy–Saving Procedures)

(2) 활동 제한(Activity Restriction)

(3) 작업 단순화(Work Simplification)

(4) 시간 관리(Time Management)

(5) 환경적 조직(Environmental Organization)

b. 관절 보호/인체 공학(Joint Protection/Body Mechanics)
  (1) 적절한 인체 공학의 사용(Using proper Bdoy Mechanism)

  (2) 고정된/변형된 자세 피하기(Avoiding Static/Deformity Postures)

  (3) 과도한 체중지지 피하기(Avoiding Excessive Weight-Bearing)

c. 자세(Positioning)

d. 건강과 웰빙을 촉진하기 위한 수행 영역의 균형(Balance of Performance Areas to Facilitate Health and Well-Being)
  (1) 작업 수행 영역의 강화(Enhancement of Occupational Performance Areas)

  (2) 클라이언트 그리고/또는 보호자의 만족(Satisfaction of Clinet and/or Caregiver)

  (3) 삶의 질(Quality of Life)

표 7-10 활동분석 양식

I. 전반적인 정보
  A. 활동 이름

  B. 활동이 발생하는 환경(특별한 환경)
    1. 특별한 환경적 양상(예: 장비, 안정성 요구)

    2. 이러한 활동을 수행하는 인간에 대한 공간

  C. 활동분석
    1. 재료와 물자 목록

    2. 도구와 장비 목록

    3. 하나의 과제에 대한 재료와 물자의 비용

    4. 각 단계에 대한 설명과 주요점

II. 대상자의 활동과 치료목표 사이의 적합성이나 일치성
  A. 치료목표와 활동과의 관계

B. 대상자의 흥미, 가치, 문화적 배경, 연령, 성, 활동사, 작업 역할, 최근 기술과 기능적 수준, 이전 학습, 현재와 미래 환경 그리고 활동과의 관계

C. 이 활동에 참여하는 이유

III. 시간과 공간 요인

A. 전체 활동 수행에 필요한 시간(일반인과 대상자의 평균치 측정)
– 만약 한 회 이상의 섹션이 필요하면 활동 완성을 위한 섹션 수 조사

B. 활동의 단계 수와 각 단계에 필요한 시간

1. 각 단계를 수행하는 데 필요한 최소한의 집중 시간

2. 단계를 반복하는 데 필요한 기회나 요구

3. 단계의 순서를 건너뛰거나 요약하거나 재배열 할 가능성

C. 필요한 지연(대기 시간)

D. 수행 비율에 대한 요구

E. 대상자의 활동 수행을 촉진하기 위한 환경수정

1. 상호작용을 증가시키거나 감소시키는 가구 배치

2. 과제와 전반적인 조명에 대한 준비

3. 산만하게 만드는 요소를 조정(예: 포스터, 과제 표본, 소음)

4. 환경 내 잠재된 위험을 조절

5. 활동과 관련된 환자의 자세
   a. 활동, 도구 그리고 재료 배치

   b. 대상자가 의자에서 일어나고 주위를 움직이는 등의 활동 기회와 요구

IV. 재료와 도구

A. 잠재한 위험과 주의사항

B. 유용한 감각 자극(시각, 청각, 촉각, 후각, 미각, 운동성 감각)

C. 물리적 특성(대상자의 능력과 선호에 관련하여 사정)

1. 저항력(근력 요구)

2. 재료의 유연성과 조작 가능성

3. 조정 가능성(재료 조정의 용이함)

4. 산만성

5. 시끄러움

6. 환경에서 존재하는 다른 영향(먼지, 냄새, 소음)

V. 관련된 과정

A. **각 단계나 과정에서의 난이도**

B. **필요한 기술적 지식**

C. **이해하는 데 필요한 인지적 능력에 문제가 있어서 어려움이 있을 수 있는 변형이나 다른 현상들이 존재하는 지 여부**(예: 발화하는 동안 유리 색의 변화)

D. **필요한 감각 구별**(예: 색상, 재질)

E. **지각적 요구사항**(예: 매칭하기, 공간적 관계)

F. **신체적 요소와 요구사항들**

1. 대근육과 미세근육에서의 협응
   a. 근 조절

   b. 민첩성과 조작 기술

2. 근력

3. 지구력

4. 자세 균형과 조절

5. 관절 가동범위

G. **인지적 요소와 요구사항**

1. 집중 시간과 주의 집중력

2. 시간, 장소, 사람 그리고 활동에 대한 지남력

3. 기억력(하나의 상황에서 다른 상황으로 학습을 유지하거나 전이가 필요)

4. 새로운 것을 학습

5. 선행 인지기술(예: 읽기, 쓰기, 계산)

6. 현실성 검사와 합의적 타당성에 대한 기회 제공

H. 사회적 요소와 요구사항

1. 개별적이거나 집단적인 활동

2. 관련된 사람의 수(직원, 대상자, 가족, 기타 다른 사람)

3. 상호작용(가능성과 필수성)

a. 필요한 집단 상호작용 기술 수준(유사, 투사, 자기중심-협동적, 협동적, 성숙 집단)

b. 필요하거나 가능한 인간 상호작용적 처치 유형들(예: 도움 주고 받기, 다른 사람에게 의존하기, 도구나 재료를 공유하기, 협동하기, 경쟁하기, 리더십 제공하기)

4. 필요한 의사소통(빈도, 언어 또는 비언어)

I. 표현의 기회와 요구

1. 언어적 또는 상징적으로 감정을 표현

2. 감정에 대한 탐구와 토의

IV. 교수법 설계

A. **지시의 유형**(시범, 언어적 지시, 문자적 지시, 또는 도식)

B. **학습의 단위**(한 번에 몇 단계를 가르칠 것인가)

C. **특별한 학습 경험에 대한 준비**(예: 모델링, 피드백, 시행착오 경험, 연습과 반복, 현실감 검사)

D. **제공되는 외부적 교수 도구**(예: 자극, 시청각적 도구, 활동 표본)

E. **재료 미리 준비하기**

표 7-11 활동분석 양식

활동명
소요 시간/세션 횟수
환경의 특성(장소와 배경)
활동의 간단한 요약
연령과 성별에 대한 타당성
사회적/문화적 타당성
활동 준비(도구, 장비, 재료, 환경, 참여자, 치료사)

수행에 필요한 요소

1. 신체적		2. 심리적	
감각	리듬	감정 표현	창의성
감각 통합	협응	감정 통제	감정과 동기의 탐색
지각	힘	욕구 불만 내성	책임감
공간 인지	지구력	압박감 대처	개입
운동 계획	유연성	승화	공유
대근육 운동	운동범위(ROM)	놀이/탐색	자아상
기동성	자세	위험 감수	신체상
균형	운동 유형	신뢰	동일시
소근육 운동	속도	독립심	성적 정체성
반복		수동적/활동적	최종 산물(end product)
		영적 차원	고안된/실제 경험
3. 인지적		**4. 대인관계적**	
주의 집중	공간 능력(spatial orientation)	개인적 혹은 집단/집단의 크기	타협
구별	시간 인지	성별 혼합/분리	리더십
일반화	기억	의사소통	구조
상징 사용	지식의 범위	협동	규칙
인지의 원인과 효과	목표 설정	경쟁	상호작용
추상적 사고	계획	협상	고립
현실 검증력(reality testing)	조직	공유	관계의 다양성
선택	과정의 개수		관여
언어	상상력		역할 기회
단서/지시 따르기	창의력		
읽기	논리		
쓰기	문제 해결		
숫자			

등급화

재료와 장비 – 유형, 크기 또는 무게 등
환경(사람, 물리적 환경 등) – 경사도, 길의 유형, 개인/집단 활동 여부 등
방법 – 단서의 빈도, 속도, 거리, 휴식 횟수 등
관련된 활동들 – 유사한 활동을 통한 점수화

표 7-12 인간 작업 모델(Model of Human Occupation)에 따른 활동분석

환경
환경이 어떻게 인간 활동 수행에 영향을 미치는가? 활동의 사회적, 문화적 의미는 무엇인가? 사용하는 대상은 무엇인가? 관련된 과제는 무엇이고 그것들의 의미는 무엇인가?
의지 하위 시스템
개인인과 – 활동과 개인인과 사이의 관계는 무엇인가? – 활동은 자기효능감을 증가시키는가 아니면 지지하는가? **가치** – 활동 수행에서 함축된 가치는 무엇인가? – 이러한 가치는 활동을 하는 인간의 가치를 어떻게 반영하는가? **흥미** – 활동이 개인의 흥미를 반영하거나 확장하는 방법은 무엇인가?
패턴화 하위 시스템
역할 – 어떤 중요한 삶의 역할이 활동과 연합되어 있는가? – 이러한 역할과 활동 수행 사이의 관계는 무엇인가? – 인간은 어떤 역할 각본을 따르는가? **습관** – 습관을 만드는 어떤 방법이 이러한 활동 수행을 조직화하는가? – 어떤 습관 지도가 수행을 발생시키고 유지하게 하는가?
수행역량 하위 시스템
근골격계 – 어떤 뼈와 관절, 근육이 활동에서 전형적으로 사용되는가? 대안적 움직임을 위해서 어떤 가능성이 존재하는가? 신경계 – 어떤 감각기술과 지각기술이 필요한가? 심혈관계 – 활동에 대해 필요한 에너지는 무엇인가? 각 단계는? 의사소통과 상호작용기술 – 필요한 의사소통 기술은? 기술의 종류는? 그리고 대상은?

활동하기

1. (이 책의 가장 뒷장에 있는) 부록에서 활동을 하나 선택을 한 다음 그 활동에서 요구되는 사항을 정리해 보세요.

선택한 활동:

a. 신체적 요구

b. 인지적 요구

c. 심리적 요구

d. 인간관계 요구

2. 부록에서 활동을 하나 선택을 한 다음 다음의 각 요소 중 해당되는 요소에 대하여 난이도를 조절하는 방법을 생각해 보세요.

선택한 활동 :

1) 근력

난이도를 높이는 방법

난이도를 낮추는 방법

2) 협응 기능

난이도를 높이는 방법

난이도를 낮추는 방법

3) 지구력

난이도를 높이는 방법

난이도를 낮추는 방법

4) 의사결정 능력

난이도를 높이는 방법

난이도를 낮추는 방법

5) 문제해결 능력

난이도를 높이는 방법

난이도를 낮추는 방법

6) 주의력

난이도를 높이는 방법

난이도를 낮추는 방법

3. [표 7-8]에서 기록된 활동분석을 참고하여 아래의 대상자에게 부록에서 활동을 하나 선택한 다음 활동분석을 시행해 보세요.

*사례에서 알 수 없는 정보는 활동분석에 기록하지 않아도 됩니다.
*사례에 적용할 활동은 부록에서 선택하지 않아도 됩니다.

사례

대상자 기본 정보

Name: 김정* Age: 66 Sex.: F

Ⅰ. 평가

1. 작업프로파일 (Occupaational profile)

아파트에 홀로 살던 김씨는 올해 초 치매 진단을 받고 현재는 딸의 집에서 거주중이다.
과거에는 사람들과 어울리기 좋아했으나 밖에 다니기를 좋아하지 않고 집안에 있으려고만 한다.
김씨의 딸은 어머니가 좀 더 예전처럼 활동적인 모습을 갖길 원한다.

2. 과거력 (History)

6개월전 치매 진단을 받았다.
골다공증이 있으며 1년전 낙상에 의해 고관절치환수술을 시행받았으며 현재에도 낙상에 대한 두려움을 가지고 있다.

3. 작업수행분석 (Analysis of occupational performance)

초기 치매 상태(CDR 1)로 기본적인 일상생활은 독립적으로 가능하지만 복잡한 문제해결에 어려움을 느끼고 있다. 캐나다작업수행측정(COPM; Canadian Occupational Performance Measure)에서 친구들과 모임을 갖길 원하나 어려움을 겪고 있으며 간단한 집안일 정도는 하고 싶어하는 것으로 나타났다. 이후 수행된 운동처리기술평가(AMPS; Assessment of Motor and Process Skills)에서 요리활동을 분석하였으며 활동에 주의 집중하거나 활동의 순서를 잊어버려 머뭇머뭇 거리는 모습을 관찰할 수 있었다. 노인우울척도(GDS; Geriatric Depression Scale) 또한 낮은 점수로 '우울증상'을 갖고 있음을 확인하였다.

활동분석-기본 양식(Activity Analysis-Basic Form)

(adapted from AOTA, 2002;Drake, 1999;Hersch et al., 2005)

I. 활동/작업의 이름(Name of Activity/Occupation)

A. 간단한 설명(Brief description)

B. 주요 단계-각 단계별 소요 시간 포함(Major steps-Include time required for each)

C. 주의 사항(Precautions)

II. 수행배경(Performance Contexts)

A. 개인적(Personal)

1. 연령/성별(Age/Gender)

2. 거주형태(Residental status)

3. 사회경제적 상태(Socioeconomic status)

4. 교육정도(Educational status)

B. 사회적(Social)

1. 지지체계(Support system)

2. 사회 그룹 구성원(Social group membership)

C. 문화-민족적, 문화적 규범(Cultural-Ethnicity, Cultural norms)

D. 종교(Spiritual orientation)

E. 물리적/치료 환경(Physical/Treatment setting)

1. 이용할 수 있는 공간, 가구 배치(Space available, Furniture arrangement)

2. 조명, 환기, 온도(Lighting, Ventilation, Temperature)

3. 기구, 장비(Appliances, equipment)

F. 시간적(Temporal)

1. 시간(Time of day)

2. 총 소요 시간, 필요한 회기는?(Amount of time needed, multiple sessions?)

G. 가상적(Virtual) – 컴퓨터 사용 등(Computer use, ect.)

III. 수행패턴(Performance Patterns)

A. 습관(habits) – 활동은 유용한 습관을 이용하거나 강화시키는가?

B. 일과(routine) – 활동의 순서는 명확한가?

C. 역할(role) – 활동이 대상자의 관습적 역할과 일치하는가?

IV. 치료적 적용(Therapeutic Application)

A. 작업수행과 관련된 치료 목표(Treatment goal, relation to occupational performance)

B. 요구된 적합한 기술(Appropriate population/general skills needed or addressed)

1. 연령 범위, 진단 그룹(Age range, diagnostic group)

2. 운동기술(motor skills) [general]

3. 처리기술(process skills) [general]

4. 의사소통기술(communication skills) [general]

C. 활동요건(Activity demands)

1. 비소모품과 장비(Nonexpendable tools and equipment; source and cost)

2. 소모성 재료와 도구(Expendable materials and supplies; source and cost)

3. 소요 공간(Space requirements)

4. 완성을 위해 만족할 만한 기준(Acceptable criteria for completion)

D. 준비(Preparation)

1. 준비하는 사람(By whom)

2. 단계 및 소요 시간(Steps and time required)

3. 도구와 재료 배치(Placement of tools and materials)

E. 예상되는 감각 혹은 심리적 자극(Sensory or psychological stimulation anticipated)

V. 치료적 수정/지도 방법(Therapeutic Modification/Method of Instruction)

A. 등급화를 위한 방법(Opportunities for grading)

1. 순서(sequence), 기간(duration), 절차(process)

2. 작업 자세(Working position)

3. 도구(위치, 크기, 모양, 질감, 무게)

4. 재료(위치, 크기, 모양, 질감, 무게)

B. 적용방법(Opportunities for adapting)

1. 보조기, 의지(Orthotics, Prosthetics)

2. 보조 도구, 기술(Assistive devices, technology)

3. 예방법(Preventative)
a. 에너지보존/관절 보호(Energy conservation/joint protection)

b. 자세/신체 역학(Positioning/body mechanics)

c. 활동 균형/건강(Activity balance/wellness)

C. 훈련방법(Method instruction)
1. 촉각, 구두, 시각적 단서–유형 및 빈도(Tactile, Verbal, Visual cues–Type and frequency)

2. 교수–학습 환경(Teaching–learning environment)

3. 그룹 대 개별, 보조 그룹 구성원(Group versus individual, group member–assisted)

VI. 치료의 질(Therapeutic Qualities)
A. 에너지 형태–작업 간격, 과제 주의집중(Energy patterns–Pacing, attention to task)

B. 활동형태(Activity patterns)
1. 구조적 대 비구조적(Structured versus Unstructured)

2. 반복성(Repetitive)

3. 표현적/창조적(Expressive/Creative)

4. 촉각(장비[equipment[, 재료[material], 개인[persons])

VII. 작업수행 영역(Performance Areas of Occupation)
A. 수단적 일상생활 동작(IADL)

B. 일(Work)

C. 놀이(Play)

D. 여가(Leisure)

E. 사회 참여(Social participation)

F. 기타(Other)

VIII. 요구되는 수행기술(Performance Skills Required)

A. 자세(Posture)

1. 대상자의 자세(Client position)

2. 자세조절(Postural control)

B. 운동성(Mobility)

1. 정적 혹은 동적인 몸통(Stiatic or Dynamic turnk)

2. 자세변화, 보행(Position changes, Ambulation)

3. 몸통과 사지의 가동범위(Trunk and limb range of motion)

C. 협응(Coordination)

1. 편측, 양측 조절(Unilateral, Bilateral control)

2. 정중선 교차(Crossing midline)

3. 미세 운동 조작(Fine motor manipulation)

D. 힘과 노력

1. 표면을 따라 물체 움직이기(Move objects across surfaces)

2. 한 장소에서 다른 장소로 물건을 들고 나르기(Lift objects, carry objects from place to place)

3. 잡기, 집기(Grasp, Pinch)

4. 근 긴장도, 반사 운동(Effect of muscle tone, Reflexes)

E. 에너지-운동(Energy-Motor)

1. 지구력(Endurance level)

2. 적절한 페이스 조절(Appropriate pacing)

F. 에너지-처리(Energy-Process)

G. 지식(Knowledge)

1. 안전 사항을 포함하여 적절한 도구 사용 및 선택(Choose and appropriately use tools, including safety considerations)

2. 목표 지향적/환경적 단서 행동(Goal-directed versus Environmentally cued behavior)

3. 정보나 보조의 적절한 탐색(Appropriate seeking of information or assistance)

H. 시간적 조직(Temporal organization)

1. 활동 시작, 지속, 종료(Initiation, continuance, and termination of activity)

2. 순서 교정(Correct sequencing)

I. 공간과 물체의 조직화(Organizing space and objects)

1. 도구 및 재료 찾기, 모으기, 재배치(Finds, gathers, and replaces tools and materials)

2. 재료를 조직화하고 환경 내에서 안전하게 움직임(Organizes materials and navigates environment safely)

J. 적응(Adaptation) – 기대, 실수의 교정, 학습을 포함한 적응 반응을 할 수 있음(able to make adaptive response; may include anticipation, correction of mistakes, learning)

K. 신체적인 의사소통/상호작용(Physical communication/interaction)
1. 신체 언어와 자세(Body language and position)
2. 개인적 공간, 적절한 접촉(Personal space, Appropriate contact)

L. 정보교환(Information exchange)
1. 말하기(Speak)

2. 관계 형성하기(Engages)

3. 표현하기, 질문하기(Expresses, asks)

M. 적절한 관계 유지하기(Maintaining appropriate relationships)
1. 협력하기(Collaborates)

2. 확인, 존중하기(Conforms, Respects)

IX. **대상자 요소 – 특별한 정신기능. 참고:** 이것은 OTPF의 모든 항목을 포괄하지는 않지만 고려해야 할 요소이다.
1. 대상자의 지남력이 정상이어야 하는가?

2. 대상자는 안정된 정서와 행동을 가져야 하는가?

3. 대상자에게 동기부여 또는 충동 조절이 필요한가?

B. 특별한 정신기능(Specific mental functions)
1. 집중력, 기억력을 얼마나 필요한가?

2. 대상자는 모든 감각 자극을 해석할 수 있어야 하는가?

3. 장애가 방해될 것으로 생각되어지는지?

4. 어떤 언어능력이 요구되는가?

5. 실행기능이 요구되는가?

6. 계산능력이 요구되는가?

7. 어떤 운동계획이 요구되는가?; 과제는 익숙하거나 새로운가?

8. 대상자는 정상적인 신체상, 신체개념을 가져야만 하는가?

*이하 내용 본문 중 예시 없음

C. 감각 기능과 통증(Sensory functions and pain)

1. 어느 정도의 시력과 시각적 인지가 필요한가?

2. 어느 정도의 청력이 필요한가?

3. 어느 정도의 균형이 필요한가?

4. 대상자는 통증을 인지하고 그에 반응 할 수 있는가?

5. 대상자는 다른 감각자극(예: 미각, 후각, 촉각, 신체 움직임, 온도)을 구별할 수 있어야 하는가?

D. 계통 기능(Systems function)

1. 대상자의 진단이 무엇인가?

2. 활동이 호흡, 혈압, 또는 기타 심장기능에 영향을 주는가?

3. 활동이 소화기, 신진대사, 내분비 또는 배설 기능에 영향을 주는가?

4. 활동이 피부, 머리카락, 또는 손톱에 영향을 주는가?

E. 신경근 기능/운동 기능 –

1. 관절 이동성 및 안정성(Joint mobility and stability)

2. 근력, 지구력, 긴장도(Muscle strength, endurance, and tone)

3. 운동 반사, 반응(Motor reflexes, reactions)

4. 비자발적 움직임(예: 틱과 진전)[Involuntary movements(e.g., tics and tremors)]

5. 눈–손, 눈–발, 그리고 양측 협응(Eye–hand, eye–foot, and bilateral coordination)

6. 자세 조절을 포함한 이동성, 변환 움직임, 그리고 보행(Mobility, including postural control, transitional movements, and gait)

X. 기타 심리 사회적 고려 사항(Miscellaneous Psychosocial Considerations)

A. 공예품을 사용하여 대상자에게 가치 있는 것을 발견할 수 있는 기회를 제공하는가?

B. 공예품이 자긍심을 높이는데 기여할 수 있는가? 그 방법은?

C. 공예품이 정서적 표현의 기회를 제공하는가?

1. 적대감/공격성 (예: 망치질, 찢기, 구멍 뚫기와 같은 동작)

2. 슬픔(예: 느린 동작)

3. 행복(예: 자존감, 희망, 웃음)

4. 사랑(예: 쓰다듬기, 붙잡기)

D. 공예품은 대상자 자신의 인식/신념(예: 자신의 행동/지각/믿음이 정상인가?)의 현재 상태를 검증할 수 있는 기회를 제공하는가?

E. 공예를 하면서 리더십 기술을 개발할 수 있는 기회가 있는가?

참고문헌

박지혁. (2017). 작업치료 실행체계 구성범주와 과정 3판. 서울, 한국: 정담.

American Occupational Therapy Association. (2014). Occupational therapy practice framework :Domain and process (3rd ed.). American Journal of Occupational Therapy, 68(Suppl. 1), S1-S48. doi:10.5014/ajot.2014.682006

Creek, J., & Lougher, L. (2011). *Occupational therapy and mental health*. Elsevier Health Sciences.

Creek. J. (2003). *Occupational therapy defined as a complex intervention*. College of Occupational Therapists, London

Hersch, G. I., Lamport, N. K., & Coffey, M. S. (2005). *Activity analysis: Application to occupation*. SLACK Incorporated.

Mary, B. E. (2009). *Mental Health Concepts and Techniques for the Occupational Therapy Assistant*. Wolters Kluwer Health/Lippincott Williams & Wilkins.

Mary, B. E. (2017). *Mental Health Concepts and Techniques for the Occupational Therapy Assistant*. Wolters Kluwer Health/Lippincott Williams & Wilkins.

Mosey, A. C. (1986). *Psychosocial components of occupational therapy*. Raven. Press, New York.

Thomas, H. (2016). 작업-기반 중심의 활동분석. 서울, 한국: 영문출판사.

Tubbs, C., & Drake, M. (2007). *Crafts and creative media in therapy*. SLACK Incorporated.

제 8 장

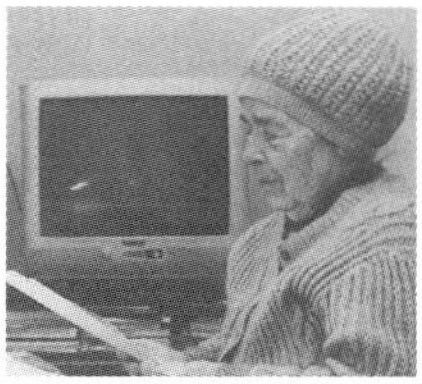

지역사회 노인 중재

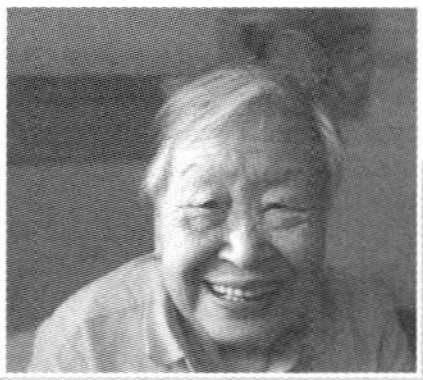

1. 대상자에 따른 중재
2. 감각 저하에 대한 중재
3. 신체활동 관련 중재
4. 삼킴 관련한 중재
5. 일상생활과 여가활동 중재
6. 활동과 안전에 관한 중재

제8장 지역사회 노인 중재

학습 목표

- 지역사회기반의 노인을 위한 프로그램을 이해한다.
- 노인의 특성을 반영하여, 노인 프로그램의 계획을 적용한다.
- 노인의 감각저하에 대한 중재를 이해한다.
- 노인의 신체활동에 대한 중재를 이해한다.
- 노인의 일상생활과 여가에 대한 중재를 이해한다
- 노인프로그램 시 안전과 관련된 주의사항을 이해한다.

지역사회 기반 서비스는 지역사회라는 환경에 성공적으로 적응하기 위한 활동을 하는 것을 의미한다. 정책적으로 지역사회 관리는 지방 공공기관, 자치단체, 보건단체 사이의 협력으로 이루어진 대단위 공공기관에서 폭넓은 서비스와 시설에 의해 대부분 관리되고 있다.

최근 건강증진사업 및 연구에서 지역사회 기반 참여연구(Community Based Participatory Research; CBPR)가 시행되고 있다. 해당 지역사회 구성원들은 보건전문가, 연구자들과 동등한 협력자로서 지역사회에 당면한 보건문제를 파악하고 해결한다. 구성원들은 보건 문제를 해결하기 위하여 전략을 세우고 실행에 옮기는 과정에 주도적으로 참여할 수 있다. 지역사회의 요구와 그에 대한 해결책을 찾는 과정에서 구성원들이 능동적으로 개입한다. 그들이 가진 잠재된 자원을 공유하고 구성원들의 다양한 관심사를 조율하게 되며, 이와 같은 과정을 통해 조직화된 힘을 기를 수 있다. 그러므로 지역사회 기반 서비스는 다른 개입 보다 효율적이고 성공적인 결과를 얻을 수 있으며, 건강증진 프로그램 참여자와 관련 조직 및 지역사회의 역량을 강화 할 수 있다. 지역사회 기반의 프로그램은 지역사회 구성원의 역량을 증진시켜 대상자 스스로 자신의 건강을 돌보고 지역사회의 응집성을 높일 수 있도록 이끌고, 지역사회와 해당 지역사회에 속한 주민들의 안녕을 증진시키는 것을 목표로 한다(Branch & Jette, 1984).

노년기 건강문제의 약 80%는 주로 노인의 건강행위 및 생활양식의 변화를 통하여 예방될 수 있다. 질병예방과 건강상태의 개선을 통해 노인이 건강하게 생활할 수 있는 기간을 연장시키고 기능장애 기간을 줄인다. 질병의 예방은 노인은 독립적이고 의미 있는 일에 참여할 수 있게 하고, 의료비 지출을 감소시키는데 크게 기여한다. 노인 건강관련 사업은 일차적으로 노인의 건강 행위를 증진시키는데 초점을 맞추는 것이 필요하다.

1. 대상자에 따른 중재

지역사회에 기반을 둔 활동 프로그램은 크게 정상 노인을 위한 프로그램, 고위험군(홀몸노인, 만성질환을 가진 대상자 또는 질병의 발생이 높은 75세 이상 고령의 대상자)을 위한 프로그램, 신경인지장애 또는 신체적인 손상이 있는 노인을 위한 프로그램으로 나눌 수 있다.

1) 정상 노인 대상

전체 노인의 80%는 건강한 노인으로(그림 8-1), 노년기에 접어든 노인들은 비교적 시간적인 여유가 많이 생기기 때문에 정상 노인들은 주로 주민센터, 노인복지관, 공공문화센터, 경로당, 종교기관, 노인대학, 노인회 등에서 평생교육 프로그램이나 여가를 위한 프로그램에 참여한다. 노년기의 시간을 어떻게 보내느냐가 노인의 삶의 질에 영향을 미치므로, 규칙적으로 의미 있는 활동에 참여하는 것이 중요한 과제이다.

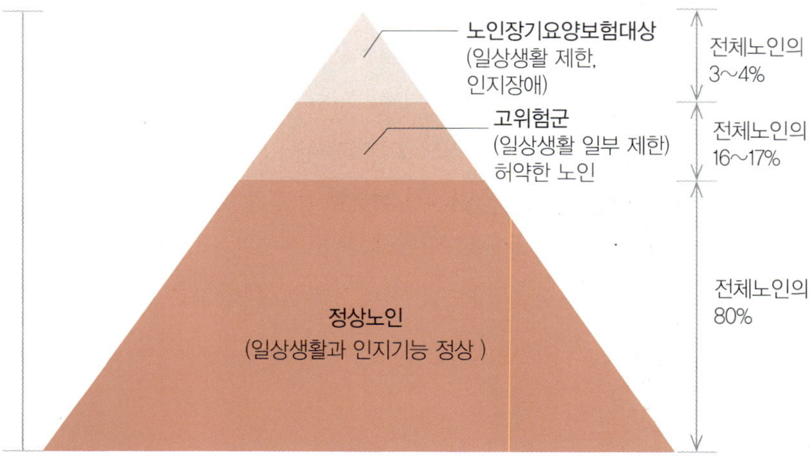

[그림 8-1] 기능수준을 기준으로 한 노인의 유형구분

지역사회에서는 다양한 정상 노인들을 위한 프로그램을 시행하고 있으며, 노인들을 위한 취미 오락 활동(등산, 바둑, 장기 등), 스포츠 프로그램(노인축구단, 탁구, 게이트볼, 당구 등) 문화 예술 활동 프로그램(악기연주, 노래교실, 미술활동, 댄스활동 등)을 다양하게 운영하고 있다.

(1) 노인 건강증진 프로그램

건강증진 프로그램은 노인의 건강증진을 목적으로 시행되며 건강에 유익한 생활양식 및 환경의 변화와 예방 서비스를 제공한다. 건강에 대한 잠재력을 높이고, 건강 위험요인을 조기 발견 · 관리함으로써 적극적으로 건강을 향상시킬 수 있다. 건강에 영향을 끼치는 위험요인을 감소시켜 최적의 건강상태를 유지 · 증진하는 것이 목표이다. 노인이 알고 실천해야 할 건강관련 교육이나 노인이 보다 젊고 활기차게 사는데 도움을 줄 수 있는 활동을 포함한다.

노인 건강증진 프로그램은 보건소(건강증진 프로그램)를 중심으로 하여 주로 운영되고 있으며, 노인학교(건강증진 부분 포함되나 비전문적이고 비체계적이며 오락 위주), 종합사회복지관 및 노인 종합 복지관 프로그램(복지관에 따라 프로그램 차이가 있음), 노인간호센터(대학 부설로 설립되어 다양한 프로그램 운영), 주민자치센터 등에서 운영하는 프로그램이 있다.

(2) 노인 운전재활 프로그램

노인 운전자의 경우 운동기능, 시각, 인지의 감소와 같은 노화와 관련된 기능 저하로 인해 운전역량의 저하가 초래된다. 연령의 증가로 인한 운전역량의 감소는 노인 운전자의 독립성 감소와 사회적 고립 그리고 우울 등 다양한 영역에 부정적인 영향을 미치는 것으로 보고된다. 뿐만 아니라 노인 운전자의 의학적 상태나 복용하고 있는 약물 역시 안전운전에 영향을 주고 있다. 운전재활 프로그램을 통한 운전행동과 운전기술의 향상은 독립성과 자존감의 증가시켜 심리적 만족감을 향상시키며 일상생활에서 일반화를 통해 삶의 질을 향상시키는 기회도 제공하게 된다.

노인에 대한 운전재활 프로그램 후 운전 안정성이 향상되고 운전 어려움의 감소 등 운전행동에 대한 긍정적인 효과가 보고되었으나 통계적으로 유의미하지 않은 결과가 나타나기도 하는데, 이는 노인 운전자의 조심성 증가가 오히려 운전행동을 억제하기도 하기 때문으로 여겨진다(표 8-1).

표 8-1 노인 운전재활 프로그램

a. 인지 프로그램
: 인지 프로그램은 노화로 인해 감퇴되는 중요한 인지기능인 추론, 판단, 공간능력, 정보처리와 기억 등에 대한 중재로 구성된다.

b. 교육 프로그램
: 교육 프로그램은 노인 운전자의 능력과 사회역할과 연관된 자기조절(self-regulation)의 향상을 목적으로 하며, 차량 개조에 대한 인식과 조언을 제공하는 차량 조절 프로그램(CarFit)도 교육프로그램 중의 하나이다

c. 신체 프로그램
: 노인 운전자를 위한 신체 프로그램은 선행연구에서 운전과 연관 있는 요소에 근거하여 신체 축, 상지의 협응 및 기민성 그리고 손의 힘, 보행과 발의 변형에 대한 중재로 구성된다

(3) 노인을 위한 치매 조기 검진 및 치매예방프로그램

치매는 다양한 원인에 의해 발생되며 약 10~15%는 조기에 발견하여 적절히 치료할 경우 완치에 가까운 치료 효과를 기대할 수도 있다. 치매 고위험 상태에 있는 노인들을 찾아내 지속적인 예방 관리 노력을 기울일 경우 치매 유병률을 감소시킬 수 있고, 치매 발병을 2년 정도 지연시키면 20년 후 치매 유병률을 약 30% 줄이는 효과가 기대된다.

노인을 위한 치매 조기 검진 사업은 전국의 보건소를 중심으로 치매안심센터에서 운영되고 있으며, 60세 이상의 대상자의 경우 무료로 이용할 수 있다. 조기 검진을 통해 치매를 사전에 예방하고, 조기에 발견할 수 있도록 하며, 정상 대상자의 경우 노인 운동 프로그램이나 만성질환 관리 프로그램, 인지 증진을 위한 치매예방 프로그램을 이용할 수도 있다(그림 8-2).

2) 고위험 노인

한국보건사회연구원의 노인생활실태조사에 의하면 재가노인의 91%가 한 가지 이상의 크고 작은 만성질환을 앓고 있으며, 전체 노인의 16%~17%가 허약하거나 일상생활활동에 제한이 있는 고위험 노인으로, 수단적 일상생활활동에 도움을 필요로 하는 것으로 나타나고 있다. 만성질환을 갖고 있거나 고령의 노인들은 신경인지장애나 신체적 장애의 발생 위험이 높기 때문에 이러한 고위험군 대상자를 위한 지역사회 기반 프로그램은 타인의 도움 없이 독립적으로 생활할 수 있는 데에 목표를 두고, 만성질환으로 인해 발생할 수 있는 여러 가지 질병을 예방할 수 있는 활동을 시행하도록 한다.

고위험군 노인을 위한 프로그램은 신체적 활동과 정신적(인지적) 활동 프로그램으로 나눌 수 있는데, 신체적 활동으로는 근력, 유연성, 평형성 강화운동을 통한 기초체력 생성 및 강

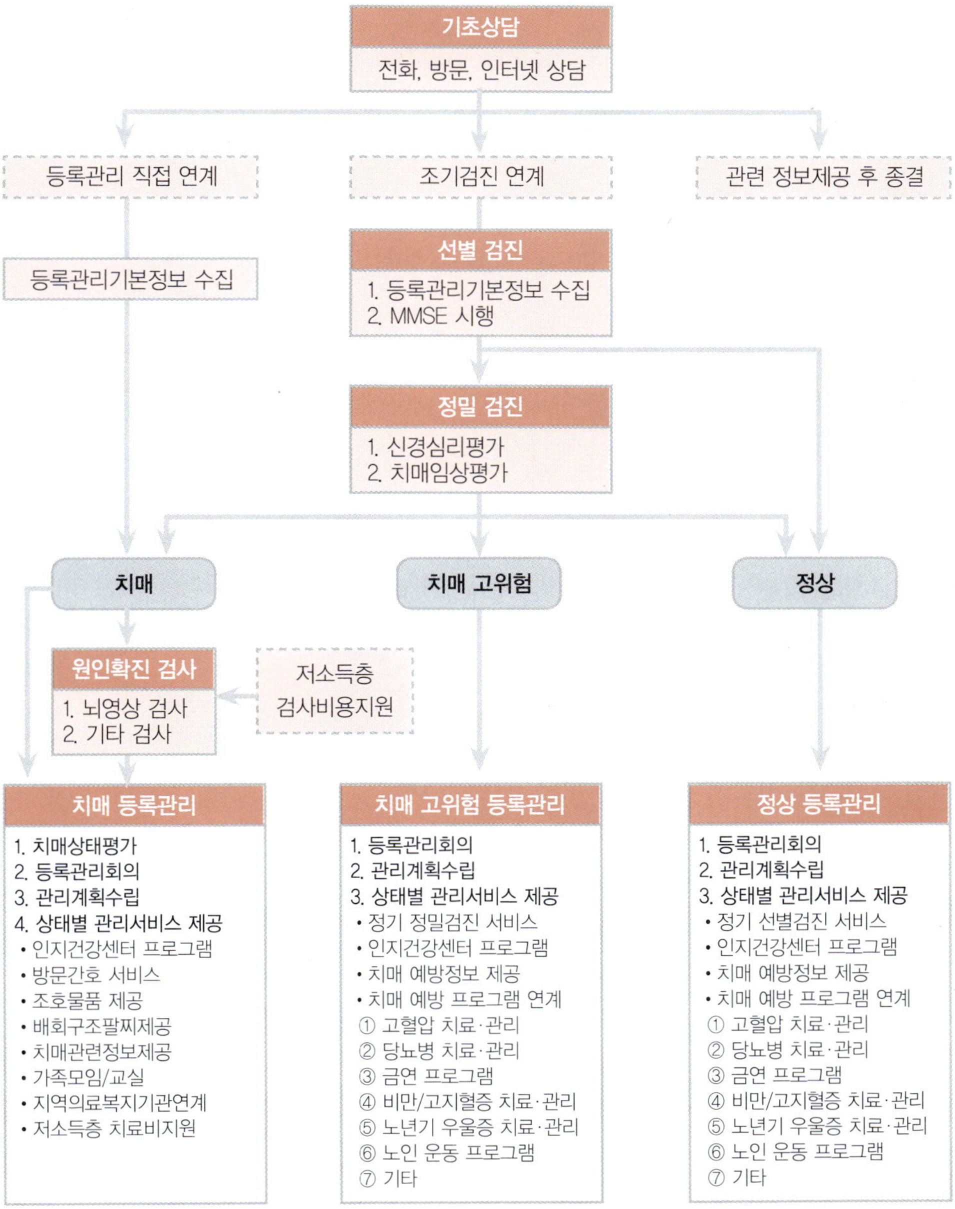

[그림 8-2] **치매 조기검진 및 등록사업 흐름도(출처: 서울광역치매센터)**

화 활동, 유산소 운동을 통한 심폐기능 향상활동, 고강도 스포츠 운동을 통한 전신기능 향상 활동 등이 있다. 정신적 활동으로는 자살이나 우울 예방을 위한 프로그램, 치매 예방을 위한 인지증진훈련 프로그램 등이 있다.

(1) 낙상 예방 프로그램

노인 낙상은 노인의 신체적, 정신적, 사회적 안녕상태를 저하시키며 이환율, 병원 입원율, 사망률 및 의료비 증가의 주요 원인이 되고 있다. 낙상에 의한 신체적 손상은 타박상이나 혈종 및 골절 등으로 심한 경우 뇌 손상과 2차적인 합병증으로 사망할 수 있고, 근 위축을 비롯한 신체기능의 감소를 야기하여 또 다른 낙상을 유발하게 된다. 그뿐만 아니라 낙상을 경험한 노인들은 심한 신체적 손상이 없더라도 재 낙상의 두려움으로 스스로 활동을 제한함으로써 독립적인 삶을 영위하지 못하고 사회적으로 고립되어 정신적 사회적 안녕 상태에 심각한 지장을 초래하여 노년기 삶의 질에 큰 영향을 받는다.

노인 낙상은 복합적인 요인에 의하여 발생하기 때문에 최근에는 운동 중재뿐 아니라 사회심리적 요인을 포함한 통합적 접근이 보다 효과적임이 대두되고 있고, 가정 기반의 운동프로그램이 권장되고 있다. 신체 균형의 변화는 노인 낙상에 가장 중요한 요인 중의 하나로서 균형 결손과 낙상 발생은 높은 상관관계가 있으며, 또한 신체 균형과 보행의 증진을 위해 저항운동은 근력 강화 운동을 병행하는 것이 효과적이다(배정이 & 조성일, 2014).

(2) 치매 예방 통합 프로그램

고위험 노인을 위해서는 치매와 관련된 정밀검진을 규칙적으로 받을 수 있도록 하는 정기 정밀검진 프로그램이나 치매 위험인자 조절 프로그램, 인지증진을 위한 다양한 활동 프로그램을 수행할 수 있도록 한다. 치매 고위험 노인의 치매 예방을 위해 도움이 될 수 있는 프로그램 종류로는 만성질환으로 인해 발생할 수 있는 치매 요인을 감소시키기 위해 고혈압과 당뇨병 환자 대상 예방교실 프로그램, 비만과 고지혈증 환자 대상 예방교실 프로그램, 우울증 예방교실 프로그램, 노인 운동(또는 체조) 프로그램 등이 있으며, 인지강화를 위한 기타 비약물치료 프로그램을 시행하기도 한다(박수경 등, 2017).

2. 감각 저하에 대한 중재

1) 시각 손상

두 눈의 상실보다는 한쪽의 시각 손상이 더 많으며 일상생활에 어려움을 겪게 된다. 눈을 맞추거나 표정을 읽기 힘들어지고 사회성에 어려움을 겪는다. 일상생활에 영향을 주는 것을 확인했을 때는 안과의사에 정확한 의뢰를 한다. 시각 손상이 뇌졸중에 의한 신경증적인 원인이 동반되어 있다면 신경과적 검사를 의뢰한다.

(1) 시력 저하

시력 저하가 양측성으로 나타나면 정상 이하의 시력과 비정상적인 시야로 시각적 정보를 정확하게 받아들이는데 어려움이 생긴다. 시력의 저하는 정상적인 일상생활을 수행하는데 방해를 줄 수 있으며, 손상이 심하지 않다면 충분한 조명을 제공하거나 안경의 사용으로 정상적인 수행을 할 수 있다.

① 보상(환경)적 접근

근본적으로는 보상적 전략을 사용하도록 한다.

- 투약설명서, 전화 다이얼을 읽도록 보조도구를 이용한다(표 8-3).
- 이전의 취미를 수정하거나 새로운 흥미를 개발하도록 한다.
- 지팡이로 계단의 깊이를 측정하도록 한다.
- 시력 저하를 가진 다른 사람들과의 그룹에 참여하여 어떻게 대처하는지 정보를 나눈다.
- 가족 내에서 역할을 분류하고 대상자도 능동적인 역할을 하도록 한다.
- 지역사회 자원을 찾아 필요한 만큼 자원을 사용할 수 있도록 격려한다.
- 지팡이, 전동이동 보조도구가 필요한지를 확인하기 위해 지남력과 가동성을 고려한다.
- 운전 가능성에 대한 평가를 받도록 한다.
- 밝지만 번쩍이는 전등은 피한다. 백열등보다는 형광등을 사용한다.
- 빛과 어두운 면 사이에 보색 대비를 제공한다.
- 깔개, 전선, 발판 등은 낙상 예방을 위해 안전한 것으로 바꾼다.
- 갑자기 어두워지거나 밝아지는 것을 피한다.
- 방을 잘 정돈한다.
- 안전을 위협하는 것이 있는지 확인하고 특히 촉감 상실을 주의한다.

표 8-3 시력 저하 보조도구

- 확대경
- 조명을 위한 거위목 램프
- 큰 글자와 숫자로 된 시계
- 전경배경을 증가시킬 수 있도록 함
- 큰 글씨책, 도구

려움을 느끼게 된다.

(1) 교정적 접근

① 식품의 화학적 감각 즉 맛을 강하게 하여 식욕을 증진한다.

② 영양사와 같은 전문가와 함께 식단 작성과 식생활 지침을 마련하여 훈련한다.

(2) 보상(환경)적 접근

① 먹기 전에 가볍게 양치를 하여 좋은 맛을 느끼게 한다.

② 소금을 대체한 나트륨 염을 사용한다.

③ 맛을 인지하도록 음식의 색을 선명하게 한다.

④ 음식 냄새로 식전에 후각을 자극한다.

⑤ 음식의 향, 온도, 촉감을 다양하게 한다.

⑥ 보기 좋은 모양으로 음식을 요리한다.

⑦ 따뜻한 빛의 테이블 조명을 이용한다.

⑧ 좋아하는 사람이나 둥근 식탁을 사용하여 식사 시간을 즐겁게 만든다.

3) 후각 손상

후각은 코와 입으로 자극이 들어가 다른 감각보다 복잡하다. 노화로 인해 신경섬유가 줄어들기 때문에 식욕이 감소하기도 하고 음식물이 상했는지 구별하거나 즐기는 데 어려움을 겪게 된다.

(1) 교정적 접근

① 삶의 질을 위해 유쾌한 향을 종종 제공한다.

② 감각 경험을 향상하기 위해 거실에 꽃병을 둔다 .

(2) 보상(환경)적 접근

① 가스 감지가 어려우므로 큰 소리로 울리는 연기 감지기를 사용한다.

② 스토브에 안전 스프링 장치를 추천한다.

4) 전정감각 손상

감각이 저하되면 자세를 유지하는 것이 불안정하게 되고, 균형을 잡는 데 어려움이 있어 일상생활을 하거나 장소를 이동할 때 낙상의 위험이 있다.

(1) 교정적 접근

① 다양한 감각 경험을 한다.

② 충분한 시간을 주고 자세 변화와 감각을 느끼게 한다.

(2) 보상(환경)적 접근

① 신체 위치에 대해서 거울을 보고 확인한다.

② 시각 등 다른 감각을 이용한다.

③ 안전바, 목욕 의자, 미끄럼방지 매트, 미끄럼방지 양말을 사용한다.

④ 무거운 물건은 카트을 이용하고 걸을 때 보행차나 적절한 복지 용구를 이용한다.

⑤ 바닥재는 빛을 반사하지 않는 평편한 면을 가진 것을 사용한다.

> 활동하기
> 1. 감각손상의 중재 방법을 생각해 보기
> ☞ 311쪽

3. 신체활동 관련 중재

운동은 최상의 독립성을 유지할 수 있도록 도와주며 긍정적인 방향으로 활동 시간을 갖도록 하며 즐겁게 신체와 정신의 건강을 제공한다. 적절한 활동과 운동이 건강에 전반적인 효과를 주지만 실제로 규칙적인 운동을 하는 노인은 드물다. 힘든 활동을 할 때 젊은 성인에 비해 더 많은 시간이 소요되고 심박동이 2–3배 증가하게 되므로 노인이 운동을 하는데 심리적 제한을 갖지 않도록 더 세심하게 운동을 준비해야 한다(표 8–4) (Pastorino & Dickey, 1990).

노인은 근력, 지구력, 유연성이 저하되므로, 특히 낙상을 예방할 수 있는 신체 균형 운동을 하는 것이 중요하다. 걷기나 저강도의 유산소 운동이나 스트레칭과 같은 관절운동이 도움이 된다. 운동은 건강에 긍정적인 영향을 미치나 지나친 운동은 오히려 위험하다(선우택, 2018).

표 8-4 운동 프로그램의 단계

① **활동준비**
치료사는 활동의 내용을 충분히 알고 있어야 하며 예상되는 문제를 파악하고 있어야 한다. 운동에 필요한 기구와 장소를 미리 준비한다.

② **설명과 시범**
지시 사항은 간단하고 명료하게 하여 알아듣기 편하도록 전달한다. 활동은 한 번에 한 가지씩 보여주는 시범 보여주기를 먼저 한다. 각 동작별로 노인이 질문을 할 수 있는 시간과 기회를 준다. 운동을 직접 해보면 더 습득이 쉬우므로 참여를 가능한 빠른 시점에 하도록 한다. 치료사는 지시와 조정 보다는 함께 하면서 상호작용을 하도록 한다.

③ **연습**
노인 스스로가 직접 연습하도록 하고 필요한 부분을 교정해 준다. 동작을 해보면서 단계와 순서를 이해하고 기억하게 되므로 적절한 격려와 보상을 하도록 한다.

④ **평가**
활동 후에 장단점을 평가하고 관찰을 통해서 얻은 중요한 사항은 기록을 해둔다. 운동을 마치고 주로 난이도와 참여도를 평가하게 되므로 노인들에게 즐거웠는지, 어려웠는지, 시간이 길었는지, 더 하고 싶어 하는지, 준비물이 적절한지를 질문 또는 관찰한 바를 추가로 기록한다.

1) 운동 프로그램의 종류

(1) 근력 훈련

근력약화는 노인의 신체적 수행 능력을 감소시킨다. 느려진 걸음 속도, 좁아진 걸음폭 등은 근력약화에 따른 기능 감소로 나타나게 된다. 엉덩관절 벌림근의 약화는 한다리로 중심 잡는 능력을 약화시켜 자세가 불안정하게 된다. 움직임, 계단 오르기, 걷기의 약화는 낙상과 관련이 된다.

근력을 강화시키기 위해서는 최대 저항의 70~75%의 힘을 사용하며 1회에 세번씩 하루에 5회 실시하기를 권고한다. 관절통이 있는 노인은 관절을 움직이지 않는 등척성 운동과 같은 방법을 사용하도록 한다. 특별한 도구를 사용하지 않고 맨몸이나 작은 모래주머니, 탄력 밴드 등을 이용하여 등장성 근육 수축을 반복할 수 있다. 이 운동은 근력과 지구력을 향상시키며 특히 허리, 등, 배, 어깨, 대퇴 등의 큰 근육을 강화시킨다. 한 운동의 적절한 횟수는 약 10-20회 반복했을 때 약간의 근 피로를 느낄 수 있을 정도가 좋다(표 8-5) (Moreland et al., 2004; Zion et al., 2013).

표 8-5 근력 운동 시 주의 사항

- 단순한 방향, 동작을 사용
- 서서히 근력 운동을 실시
- 스트레스에 적응하면 더 심한 손상이 되므로 적응성을 허용하지 않음
- 등척성, 등장성, 등속성 등의 다양한 근수축을 이용
- 유연성, 균형과 같은 다양한 요소에 초점을 맞추어 프로그램 구성
- 운동 시 피부 호흡 맥박수를 지속적으로 모니터
- 중량(weight)은 관절 가까이 두어 손상을 최소화함
- 다음날 근육통이 생기지 않을 정도의 저항 제공

(2) 관절가동범위 훈련

유연성은 장기간 단축된 상태에 있는 모든 근육에서 일어난다. 단축된 상태를 줄이기 위해서 최소한 하루에 적어도 3회 전신을 스트레칭시키는 것이 필요하다. 노인은 공통적으로 어떤 자세든 관절가동범위 운동을 시행할 때, 천천히 쉬운 움직임을 이용하여 움직임을 하도록 한다. 이러한 운동들은 3/4 박자나 4/4 박자의 음악에 맞춰서 하면 흥미를 유도할 수 있고 부담이 적기 때문에 추천한다.

가정 내에서 운동을 할 경우 일상생활과 사물을 이용하여 운동할 수 있다. 어깨 관절이 제한된 경우 위로 팔을 들어 올리게 하면 생활 속에서도 관절가동범위 운동을 훈련할 수 있다.

유연성과 관련된 레저 중 수영, 요가, 태극권운동은 관절가동범위에 도움이 될 뿐만 아니라 신체에 대한 자각과 균형 능력을 증가시키며 스트레스를 줄여준다(Jung, 2006).

[신체 자세에 따른 운동방법]

① 서서 하는 관절가동범위 훈련

서 있는 자세는 대체로 하지와 등 근육을 사용한다. 전체 몸무게를 지지하고 움직여야 하기 때문에 가장 많이 힘든 운동이다(표 8-6).

표 8-6 서서 하는 관절가동범위 운동

운동 목적	운동 방법
다리 내밀기	• 손으로 허리를 잡고 바로 서서 시작 • 앞가슴을 내밀면서 왼쪽 다리는 뒤로 쭉 펴고 팔은 앞으로 수평으로 뻗음 • 왼쪽 다리는 앞으로 직각으로 구부리고 상체를 곧바로 서 있도록 함 • 처음자세에서 반대편 다리로 반복

무릎을 가슴을 향해 올리기	• 잘 설 수 없으면 옆 사람과 손을 잡고 시작. 오른쪽 무릎을 가슴 쪽으로 올리고 다시 내려 처음 자세로 돌아감 • 반대편 다리로 반복
무릎을 반쯤 구부리기	• 발뒤꿈치를 서로 대고 똑바로 서서 시작 • 무릎을 반쯤 구부려 웅크리고, 이때 등은 똑바로 폄. 이 운동은 참가자들이 손을 잡고 단체로 할 수 있음
팔 흔들기	• 다리를 30~35cm 정도 벌리고 똑바로 서서 시작 • 천천히 팔을 앞으로 뻗은 채 무릎을 굽히지 말고 허리를 앞쪽으로 굽히면서 팔을 힘없이 내려뜨림 • 팔을 힘들이지 않고 느슨하게 흔들고 다시 처음 자세로 돌아가며 반복
옆구리 운동	• 팔을 옆에 놓고 곧바로 서서 시작 • 오른발을 밖으로 벌리는 동시에 오른팔을 귀 가까이 위로 뻗어 올리고 허리를 왼쪽으로 기울이며, 가능한 한 힘이 들어가지 않게 팔을 위로 뻗음 • 반대편 방향으로 반복
허리 돌리기	• 허리에 손을 얹고 발을 조금 벌리고 서서 오른쪽으로 먼저 원을 그리면서 허리를 돌림
	• 다시 왼쪽으로 원을 그리면서 먼저 허리를 돌림

② 앉아서 하는 관절가동범위 훈련

앉아서 하는 운동은 넘어지는 데 영향이 적으므로 서 있는 것보다는 안정감이 있고 주로 상체를 사용한다(표 8-7).

표 8-7 앉아서 하는 운동

운동 목적	운동 방법
머리를 앞 뒤로 움직이기	• 의자에 바로 앉아 천천히 머리를 뒤로 젖힘 • 다시 천천히 머리를 앞으로 굽혀서 턱을 가슴쪽으로 떨어뜨림
머리를 좌 우로 기울이기	• 의자 뒤로 깊숙이 앉아서 머리를 오른쪽 어깨 쪽으로 기울였다가 왼쪽으로 기울여 움직임
어깨 으쓱하기	• 대퇴 위에 손을 얹고 의자 깊숙이 앉아서 어깨를 귀방향으로 으쓱하기
어깨 원그리기	• 똑바로 앉아서 어깨를 으쓱하고 천천히 앞뒤로 돌려봄
손목 돌리기	• 왼쪽으로 오른손목을 잡고 천천히 오른손을 돌려 완전한 큰 원을 만들고 반대방향으로 돌리기
손가락 구부리기와 펴기	• 어깨 높이로 팔을 쭉 펴고 주먹을 꽉 쥠 • 그러고나서 손가락을 펴고, 주먹을 쥐고 손가락을 펴는 것을 반복
손가락을 모으고 펴기	• 손가락을 모으고, 손가락 펴기와 모으기를 5회 반복
발목 회전	• 의자에 앉아서 왼쪽 무릎 위에 오른쪽 다리를 교차시키고 천천히 오른발을 돌려 완전한 큰 원을 그려봄

(3) 지구력 훈련

지구력이라는 것은 운동을 하는데 있어서 지속적으로 운동을 수행할 수 있는 능력을 말하는 것으로, 심폐지구력과 근지구력으로 나눌 수 있다. 심폐지구력은 운동을 하는 데 있어서 심혈관 계통에 관련된 능력을 말하는 것이고, 근지구력의 경우 운동을 오랜 시간 지속할 수 있는 전반적인 근육의 능력을 말하는 것이다. 다양한 형태의 운동을 시행하되, 피로를 유발하지 않는 범위 내에서 오랫동안 동작을 반복하면서 유지할 수 있는 능력을 기르도록 한다(Jeoung, 2008).

2) 운동프로그램 시 주의 사항

평가에 따라 노인의 상태를 정확히 파악한 후 운동의 강도는 점진적으로 높여가며 실시하고 노인이 자신의 적절한 생활 리듬 속에서 무리 없이 할 수 있도록 하는 것이 좋다. 특별한 질환이 없는 경우 심폐지구력을 키우기 위한 운동의 강도는 최대 심박수의 70% 수준으로 시행하는 것을 권고 한다(그림 8-3). 지나친 운동은 골 소실과 건강에 악화를 초래할 수 있으므로 운동의 종류와 수준 및 시간은 대상자의 조건에 근거하여 결정한다(Heyn, Abreu & Ottenbacher, 2004).

빠른 움직임은 수 분 내에 심박수, 혈압, 심박출량, 호흡수를 증가시키고 5분 내에 피부가 빨개지면서 땀이 나고 호흡이 가빠지게 된다. 전반적으로 너무 빠른 움직임은 근육에 산소 공급을 힘들게 하므로 피하는 것이 좋다.

운동은 강도, 기간, 횟수 등에 따라서 조절할 수 있는데 최소 매주 3회씩 20분 동안 하는 것이 도움이 된다. 무리한 움직임으로 심장에 문제가 되어 발한, 홍조, 빠른 호흡 등이 나타나면 운동을 중단하고 책임자나 의사에게 알린다. 만약 대상자가 어지러움, 오심, 구토를 느끼면 소파나 침대에 눕혀 의사를 부르고 혈압계를 측정한다. 또한 운동 중에 낙상이 발생하지 않도록 운동을 앉아서 하거나 서서 할 때 고정된 손잡이를 붙잡고 하도록 한다.

활동하기
2. 운동 후 심박수 계산해 보기
☞311쪽

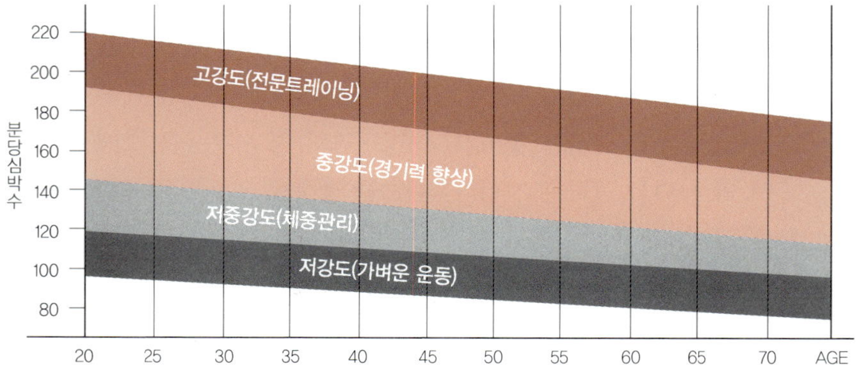

운동목적	운동강도
전문트레이닝	고강도 85–100%
심폐지구력 향상	중강도 70–85%
체중감량	저 중강도 60–70%
운동초보자	저강도 50–60%

[그림 8–3] 운동 목적에 따른 운동강도

4. 삼킴 관련한 중재

고령 사회로 진입하면서 질병이 없이도 삼킴과 관련된 목, 머리, 인 후두 기능의 저하가 발생되는 '노화연하장애(presbyphagia)'가 늘어나고 있다. 퇴행성 약화로 인해 전반적인 감각과 근력이 저하되고 삼키는데 관여하는 근육에도 영향을 준다. 침샘의 기능저하로 인해 구강 건조증이 나타나고 치아 손실도 동반되어 입안에 음식물을 형성하는데도 제한이 생긴다. 특히나 노인에서는 삼킴 반사의 저하가 두드러지며 그로 인해 음식물의 조기 유출(premature spillage)이 발생할 수 있다.

우리나라 노인의 상당수에서도 저작 및 삼킴장애를 경험하고 있으며 삼킴장애는 탈수, 식사의 질 감소, 흡인성 폐렴을 동반할 수도 있다(그림 8–4). 삼킴의 문제가 발생하지 않는다 하더라도 먹고자 하는 기본적인 욕구의 유지와 삶의질을 향상시키기 위해서는 노력이 필요하다. 다양한 운동과 메뉴버 적용 등을 통해서 삼킴장애의 가능성을 차단하고, 폐렴, 영양실조 등의 이차적인 문제가 생기지 않도록 삼킴장애 발생 이전부터 체계적인 교육과 관리법을 구축해야 할 것이다.

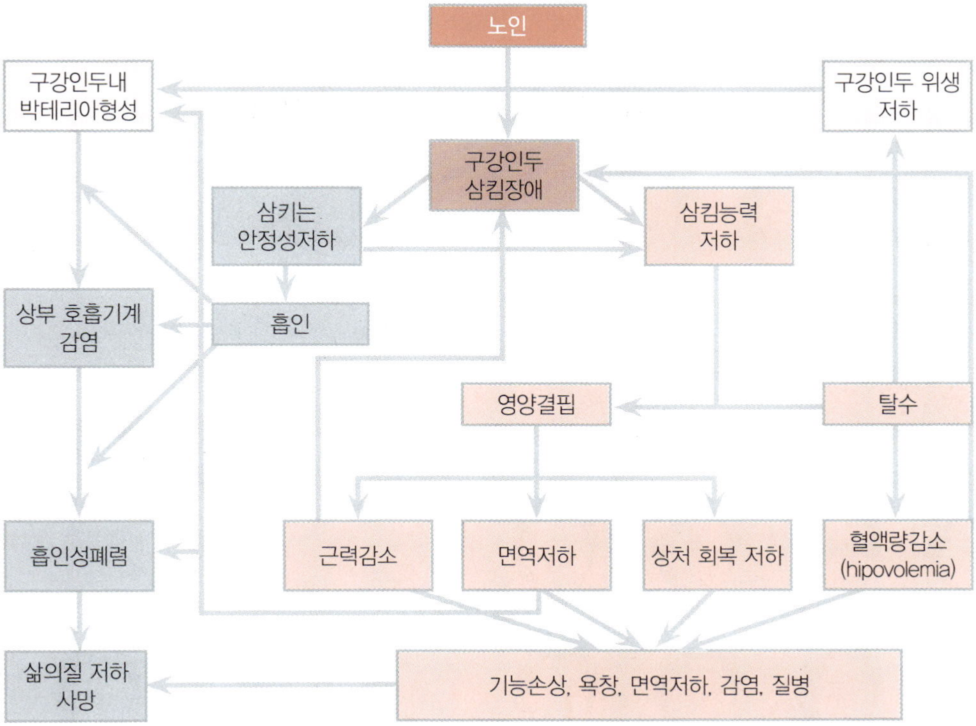

[그림 8-4] **노인의 삼킴장애**

1) 치료적 운동

구강기의 문제는 주로 근력약화로 인해 발생하므로 구강의 근력 강화를 위한 운동을 시행한다. 목 근육의 긴장 이완, 구강 안면 근육의 근력 및 운동 범위 훈련, 발성 훈련 등을 시행한다. 삼킴장애 고위험군에게는 구강 안면 운동, 혀 운동, 침샘 마사지, 발성 운동, 노래 부르기를 적용한 결과 저작하는 힘과 구강 운동 횟수가 증가하였고 타액 분비량에서는 증가하거나 유의한 변화가 없었다는 연구도 있다(Hakuta et al., 2009; Ibayashi et al., 2008).

(1) 구강운동

구강기에 작용하는 혀, 턱, 볼, 물렁입천장 근육의 근력 강화 운동, 관절 범위 운동, 협응 운동을 시행한다. 이러한 운동은 환자의 상태에 따라 횟수를 조절하도록 하며, 한 번에 5~10회 정도 하루에 2~3회 시행하도록 한다. 구강 운동 입술 강화 운동은 물이나 음식물이 구강으로부터 흘러내리는 것을 방지하는 데 효과적이며 '크'나 '커' 소리를 내거나 하품하기, 가글하기 등 뒷부분을 강화시키는 운동은 혀 뒤당김(retraction)과 음식 덩어리의 이동을 향상시킨다(그림 8-5). 생체 되먹임(biofeedback)법을 이용하면 좀 더 능동적이고 효율적으로 적용할 수 있다(황선아, 2014).

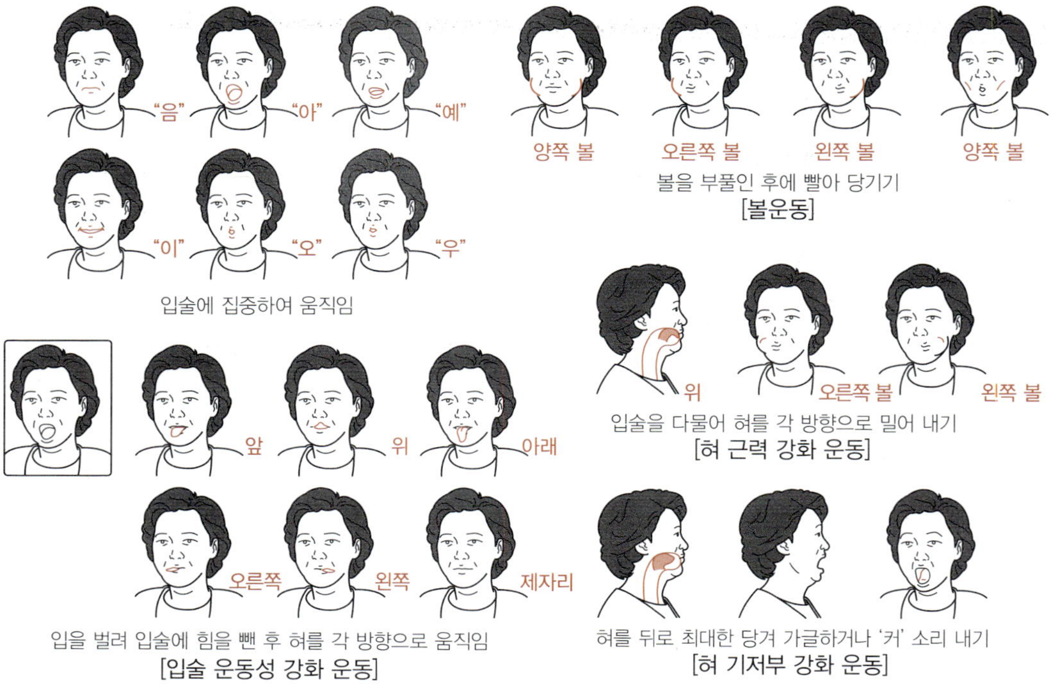

[그림 8-5] 구강운동의 예시

(1) 구강온도촉각자극(Thermal Tactile Oral Stimulation; TTOS)

구강 거울을 이용하여 차가운 자극을 앞쪽 구개 활 부위에 적용한다. 좌우 각 부위에 4~5회 적용 후 침을 삼키게 하여 삼킴 반사를 촉진하거나 식사 전에 시행하여 식사 속도를 향상시킬 수 있다.

(2) 침샘 자극 운동

침샘 분비가 원활하지 않아 음식물을 형성하거나 이동시키기 어렵다. 음식을 먹지 않아도 평소에 입 마름이 지속이 되므로 불편감을 호소하거나 구강위생에 어려움을 겪는다. 침샘을 자극하는 운동이나 수시로 물을 마시게 하여 불편감을 완화하도록 한다(그림 8-6).

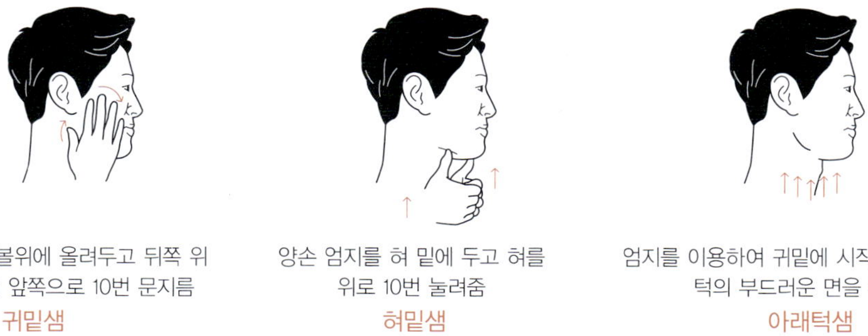

[그림 8-6] 침샘 자극 운동

(4) 기도 보호 운동; 머리 들기 운동(Head - lifting exercise; Shaker exercise)

바로 누운 자세에서 1분간 머리를 들어 유지하고 1분간 휴식하는 과정을 세차례 반복하는 것은 등척성 방법이며, 등속성 방법은 1초에 한번씩 같은 속도로 30회 머리 들기를 시행하는 것이다(그림 8-7). 목뿔뼈 위 근육이 강화되어 기도 보호 뿐 만 아니라 상부 식도조임근을 포함한 식도 주위 근육들이 이완되고 열리게 되는 효과를 가진다.

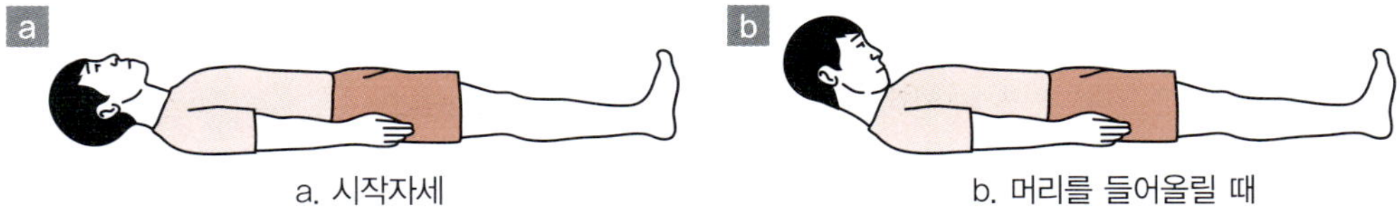

기도 보호 운동 방법

1. 평평한 바닥이나 침대에 눕는다(등척성 운동). 바닥에서 고개를 들어 1분 동안 자신의 발가락을 바라본다. 머리를 들어 올릴 때 어깨를 같이 들어 올리지 않도록 주의한다. 1분 동안 이완하였다가 2번 더 시행한다.
2. 평평한 바닥이나 침대에 눕는다(등속성 운동). 바닥에서 고개를 들어 자신의 발가락 바라보기를 30회 시행한다. 일정한 속도를 유지하며 고개를 들고 어깨가 들어 올려지지 않도록 주의한다.

[그림 8-7] 머리 들기 운동의 시행방법

(5) 발성 훈련

음식물을 삼킬 때 물렁입천장이 약하면 코로 음식물이 역류할 수 있다. '카' 등의 발성 훈련은 물렁입천장의 상승효과를 가져와 코로 음식물이 나오거나 콧소리를 내는 것을 감소시킬 수 있다. 또한 발성 훈련은 후두의 근육 활동을 증가시키며, 특히 가성 발성 훈련은 후두 폐쇄를 강화한다. 노래 부르기는 발성 훈련으로 사용할 수 있어 근육의 운동성을 향상하며, 호흡 조절력과 성대 폐쇄 능력을 향상해 준다. 동시에 다양한 가사를 사용하게 되면 구강 안면 근육을 강화할 수 있다.

2) 삼킴 메뉴버의 사용

자발적인 움직임을 유도하는 삼킴 기법들은 음식물을 삼키는 동안 흡인의 위험을 감소시키기도 하지만 지속해서 사용하면 삼킨 구조물들을 강화하는 효과를 가진다(표 8-8)(Dinget al., 2013).

표 8-8 삼킴 메뉴버의 방법과 효과

시행명	시행방법	효과
상부 성문 삼킴법	호흡을 멈추고, 삼키고, 기침하기	흡인 예방
강조 상부 성문 삼킴법	호흡을 멈추고, 아래로 힘을 주고, 삼키고, 기침하기	흡인 예방
노력 삼킴	강하게 삼킴	혀 힘이 증가됨 인두 압력 증가로 잔여물감소
멘델슨 기법	삼키고 호흡을 참음	삼키는 협응을 증가 흡인 예방

(1) 성문 위 삼킴 법(Supraglottic swallow)

상부 성문 삼킴법은 기도 입구를 삼킴 전과 삼킴 중에 인위적으로 막음으로써 흡인을 방지하는 방법으로 후두폐쇄가 완전하지 못한 환자에게 적용할 수 있다

(2) 강조 성문 위 삼킴 법(Super supraglottic swallow)

성문 위 삼킴을 하는 동안 발살바기법을 이용하여 힘을 주면 모뿔연골(arytenoid cartilage)이 전방 후두개의 기저부에 접근함으로써 성대의 닫힘을 더 강하게 한다.

(3) 노력 삼킴(Effortful swallow)

강하게 쥐어짜듯이 음식물을 삼키는 방법이다. 음식물이 이동하는 구강, 인두의 모든 통로 구간에 작용하여 음식을 삼킨 후 잔류량이 줄어 들 수 있게 된다.

(4) 멘델슨 기법(Mendelson maneuver)

음식을 삼키는 순간 방패 연골이 상승한다. 이때 호흡을 참고 있으면 기도 폐쇄 기간과 위·식도 조임근의 이완 시간을 늘릴 수 있다. 호흡으로 조절하기 어려우면 집게손가락을 이용하여 방패연골이 하강하는 시간을 지연시킬 수 있으나 거부감 등으로 적용하기 어려울 수 있다(그림 8-8) (송영진 등., 2018).

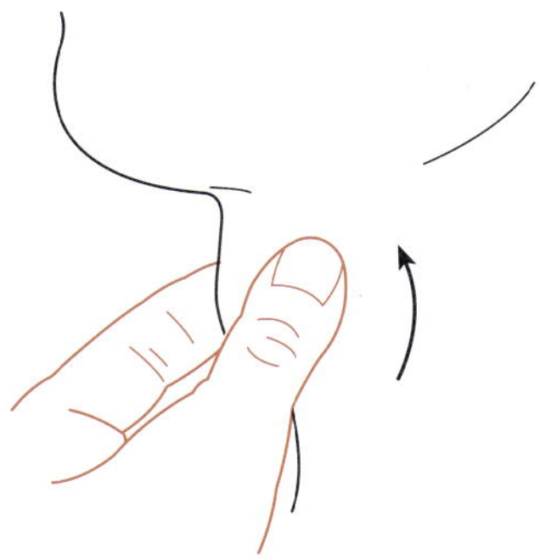

[그림 8-8] 멘델슨 기법

3) 식사 조절과 식단 변형

씹거나 삼키는 것이 어려운 노인은 특히 채소와 육류의 섭취가 감소하고, 씹기 쉽고 삼키기 쉬운 탄수화물 위주의 식단으로 먹게 되어 영양 불균형을 초래할 수 있다. 그러므로 노인의 영양 불균형에 대한 예방 및 관리를 위해서는 씹고 삼키기에 도움을 줄 수 있는 식품을 선택하고 식단의 조리법을 변경하는 것이 필요하다(배미애, 김민지, & 장경자, 2017).

현재 개발된 삼킴 관련한 식단은 푸딩, 오트밀 등 노인이 이해하기에는 어려운 음식이 많으므로 일상적인 한식을 바탕으로 한 식단의 개발이 필요하고 이에 관한 연구가 지속되고 있다(표 8-9) (최정윤 등, 2016).

표 8-9 노인을 위한 식단변형의 예

음식명	변형방법
잡곡밥	잡곡 보다는 쌀밥 위주로 섭취하며 약간 질게 해서 섭취한다. 밥을 국에 말아 먹지 않도록 한다.
고기	부드러운 부위를 사용하며 잘게 잘라서 푹 익혀 섭취한다.
생선	말린 생선 보다는 물에 조리하여 부드럽게 만들거나 갈아서 섭취한다.
채소	다져서 익히며 뿌리채소는 더 주의한다.
과일	단단한 과일은 갈아서 먹는다.
유제품	떠먹을 수 있는 형태의 요거트를 추천하며 우유는 한 모금씩 천천히 마신다.

5. 일상생활과 여가활동 중재

건강상태의 저하로 일상생활과 여가에서 독립성을 갖기 어려울 수도 있다. 독립성은 삶의 질과 관련이 되는데 나이가 많아질수록 도움의 정도가 높아진다.

1) 일상생활활동 영역별 중재 방법

(1) 목욕과 옷 입기

변기 시트를 높이거나 세면대를 낮게 할 수 있다. 안전손잡이를 설치하여 샤워 시 낙상을 예방하고 유리 샤워 문은 커튼으로 교체하여 시력과 균형 손상을 보상한다. 모든 공간은 밝은 조명과 미끄럽지 않은 바닥으로 만들어주며 전동 침대를 사용하여 목욕 준비를 위한 환자의 이동성을 편리하게 할 수 있다.

(2) 식사준비

낮은 싱크대 설치로 식자재 준비가 쉽도록 하고 주방용 가전 기기도 동선을 고려하여 적절한 공간에 배치하도록 한다. 식탁의 조명과 색은 눈이 부시지 않도록 한다.

(3) 이동

지역사회에서 이동 시 경사로 도로 표지판을 잘 확인할 수 있도록 연습하고 운동에 결함을 가진 사람은 휠체어를 쉽게 탈 수 있도록 경사로의 출입구를 넓게 할 필요가 있다. 가정 내에서의 이동은 바닥에 카펫이 있는 경우 넘어질 수 있으므로, 타일이나 목제로 교체를 하거나 치워둔다. 침대나 의자의 높이가 높다면 낮추도록 하고 가구의 위치를 잘 결정하여 이동 시 부딪치지 않도록 한다.

2) 여가활동 중재

적절한 여가를 수행하도록 과제를 조절하고 환경을 변경하여 준다. 필요하면 단순화된 과제를 제공하고 주간 보호시설과 같은 지역사회 세팅에서 여가를 할 수 있도록 제시하고 활동이 만족스러운지 안전한지 등을 주기적으로 평가한다.

6. 활동과 안전에 관한 중재

노인의 경우 시력 저하, 청력 저하, 근육의 크기 감소, 기억력과 집중력 감소 등 여러 가지 원인에 의해 상해가 발생할 수 있는 위험성이 높아지는데, 만약 상해가 일어나게 되면 사망으로 이어질 가능성이 있다.

상해와 관련하여 치료사의 첫 번째 역할은 상해가 일어나기 전에 예방하는 것으로, 대상자가 가진 위험 요인을 발견하는 것이 중요하다. 노인 대상자의 주거 환경을 방문하거나 설문을 통해 위험 요인을 발견하여 이를 교정해 주어야 한다. 그리고 상해가 발생한 대상자가 있다면 빨리 응급조치를 하여 상해가 커지거나 합병증이 발생하지 않도록 처치하는 것도 필요하다. 상해 후에는 재활적인 측면과 재발의 방지를 위한 노력이 필요하다.

상해 중에는 낙상이 가장 흔하게 발생하고 이는 노인의 건강을 위협하는 가장 심각한 문제 중 하나이다. 낙상으로 골절이나 뇌 손상이 발생할 수 있고 입원을 하게 되거나 심하면 사망에 이르기도 한다. 낙상을 예방하기 위해서는 근력 향상과 균형 증진을 위한 치료적 운동 프로그램, 낙상 예방을 위한 보조도구의 사용, 적절한 영양공급과 약 복용에 대한 교육, 환경조절과 안전 교육을 시행할 수 있다.

표 8-10 안전을 위한 환경수정

① 바닥
- 미끄럽거나 젖지 않도록 함
- 미끄럼 방지 물품을 설치
- 카펫이나 깔개를 사용할 경우 모서리를 테이프로 고정

② 계단
- 30cm 정도의 계단을 사용
- 모서리는 밝은 색의 테이프로 표시
- 미끄럼 방지용 바닥을 설치

③ 조명
- 화장실이나 계단에 밝은 조명 사용(2–3배)
- 차양과 색이 있는 특수 창 사용
- 반짝이는 빛은 혼란되므로 피함
- 개별 전등은 표준 조도로 조절하고 칸막이나 커튼으로 강한 빛 조절
- 전기 스위치는 찾기 쉬운 곳으로 설치

④ 벽
- 산뜻하고 밝은 색상으로 변경
- 안전손잡이 설치

⑤ 테이블
- 불안정한 테이블 피함
- 유리 덮개를 사용하지 않음

⑥ 선반
- 자주 사용하는 물건은 가까운 곳에 두기
- 물건 집을 때 집게 사용

⑦ 욕실
- 안전바 설치
- 미끄럼 방지 매트 설치
- 목욕 의자 사용

⑧ 침대
- 높낮이 조절 침대 사용
- 고정된 받침대 사용

참고문헌

박수경, 이가영, 김연주, 이민영, 변도화, 김경희, ... 김남희. (2017). 지역 사회 기반 참여모형(CBPR)을 중심으로 한 고혈압·당뇨병환자의 전문가 치주질환관리프로그램 평가. 대한구강보건학회지, 41(1), 56-64.

배미애, 김민지, & 장경자. (2017). 요양병원 치매노인의 급식 만족도와 식품의 종류 및 조리법에 따른 선호도 조사. 한국식생활문화연구회, 32(6), 534-548.

배정이, 조성일. (2014). 지역사회 기반의 통합적 낙상예방 프로그램이 노인의 근력, 균형능력 및 낙상효능감에 미치는 영향. 대한간호학회지, 44(6), 697-707.

서울광역치매센터. (2018). 치매관리사업.

선우택. (2008). 노인신체활동증진대책의 정책방안. 보건복지포럼.

송영진, 박은정, 우희순, 오종치, 윤인진, 민경철. (2018). 삼킴장애. 서울, 한국: 계축문화사.

최정윤, 김옥선, 권수연, 김희영, 박혜련, 임영숙, & 이영미. (2016). 저작 및 연하 곤란 재가노인의 식이섭취 개선을 위한 프로그램 요구도 분석. 동아시아식생활학회 학술발표대회논문집, 144-144.

황선아. (2014). 노인의 연하기능 증진 간호중재 개발 및 효과. 박사학위논문. 이화여자대학교

Branch, L. G., & Jette, A. M. (1984). Personal health practices among the elderly. *American Journal of Public Health, 74*(10), 1126-1129

Ding, R., Logemann, J. A., & Larson, C. R. (2003). The effects of taste and consistency on swallow physiology in younger and older healthy individuals:A surface electromyographic study. *Journal of Speech, Language, and Hearing Research, 46*, 977-989.

Hakuta, C., Mori, C., Ueno, M., Shinada, K., & Kawaguchi, Y. (2009). Evaluation of an oral function promotionprogramme for the independent elderly in Japan. *Gerodontology, 26*(4), 250-258.

Heyn, P., Abreu, B. C., & Ottenbacher, K. J. (2004). The effects of exercise training on elderly persons with cognitive impairment and dementia: A meta-analysis1. *Archives of Physical Medicine and Rehabilitation, 85*(10), 1694-1704.

Ibayashi, H., Fujino, Y., Pham, T. M., Matsuda, S. (2008). Intervention study of exercise program for oral function in healthy elderly people. *The Tohoku Journal of Experimenta lMedicine, 215*(3), 237-24.

Jeoung, B. J. (2008). A review of exercise program for fall prevention in the elderly. *The Journal of Korean Society of Aerobic Exercise. 12*(1), 1-9.

Jung, Y. M., Lee, S. E., & Chung, K. S. (2006). Prevalence and associated factors of falls according to health status in elderly living in the community. *Journal of the Korean Gerontological Society, 26*(2), 291-303.

Moreland, J. D., Richardson, J. A., Goldsmith, C. H., & Clase, C. M. (2004). Muscle weakness and falls in older adults: A systematic review and meta-analysis. *Journal of the American Geriatrics Society, 52*(7), 1121–1129.

Pastorino, C. A., & Dickey, T. (1990). Health promotion for the elderly: Issues and Programming Planning. *Orthopaedic Nursing, 9*(6), 36–42.

Shin, K. R., Shin, S. J., Kim, J. S., & Kim, J. Y. (2005). The effects of fall prevention program on knowledge, self-efficacy, and preventive activity related to fall, and depression of low-income elderly women. *Journal of Korean Academy of Nursing, 35*(1), 104–112.

Zion, A. S., De Meersman, R., Diamond, B. E., & Bloomfield, D. M. (2003). A homebased resistance-training program using elastic bands for elderly patients with orthostatic hypotension. *Clinical Autonomic Research, 13*(4), 286–292.

Zoltan, B., & Siev, E. (1996). Vision, perception, and cognition: a manual for the evaluation and treatment of the neurologically impaired adult. Slack Incorporated.

제 9 장

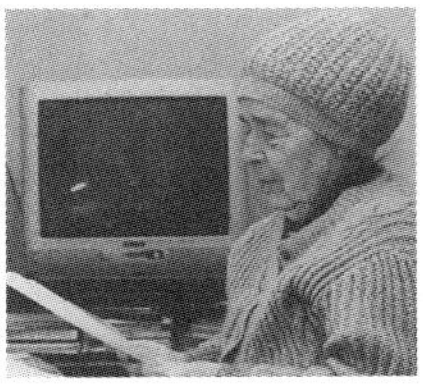

치매노인을 위한 중재

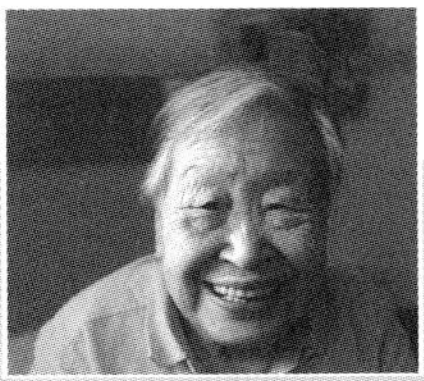

1. 치매노인의 중증도에 따른 중재
2. 행동심리증상에 따른 중재
3. 치매를 위한 인지적 중재
4. 인지자극을 위한 비약물 중재
5. 삼킴치료

제9장 치매노인을 위한 중재

학습 목표

- 치매노인을 위한 작업치료를 이해한다.
- 치매노인에게 적용하는 인지적 개입을 이해한다.
- 인지자극을 위한 중재활동을 적용한다.
- 치매노인을 위한 프로그램을 적용한다.

치매 대상자에게 나타나는 여러 가지 행동심리증상(Behavioral & Psychological Symptoms of Dementia; BPSD)을 치료하기 위해서 가장 기본적으로 약물치료가 시행되어야 하지만, 임상 실제에서는 부작용으로 인해 약물을 투여할 수 없는 상황이 발생하기도 하고, 때로는 약물에 잘 반응하지 않는 행동심리증상(BPSD)이 존재하기도 한다. 비약물학적 접근은 약물학적 치료와 상호협조적인 관계에 있으면서 효능 면에서 비슷한 효과를 나타내기도 한다는 보고가 있으며 치매 약물만 복용한 것보다 비약물 치료를 병행하였을 때 인지기능 저하 속도가 확연히 지연된다고 밝혀지는 등 최근 다양한 비약물 치료 접근이 대상자의 인지기능 향상에 이바지했다는 연구들이 늘어나고 있다.

대상자의 능력과 요구를 반영하는 개별화된 프로그램을 통해 자신감과 동기를 불러일으켜 행동심리증상을 조절할 목적으로 활동을 제공할 수 있다. 치매의 경우 기억장애, 정신운동 속도 저하, 학습능력 저하 등으로 나타나는 인지장애로 인해 자신감이 저하되고 이로 인해 더 노력하기보다는 피하게 되는 등 동기나 기분이 저하되는 악순환이 발생한다. 그러므로, 비약물 치료를 통해 인지장애를 극복할 수 있다는 기대와 자신감을 증진하고 보상과 격려 등을 통한 동기부여와 기분조절을 통해 인지기능의 유지 및 향상을 기대할 수 있다(Cotelli, Calabria, & Zanetti, 2006).

비약물 치료 프로그램을 적용하기 위해서는 대상자 자신이 원하는 생활에 가깝도록 지원하고 독립적인 생활을 도울 수 있는 방향으로 접근하여야 한다. 대상자가 어떤 생활을 바라고 있고, 기분이 어떤지, 독립적인 생활을 위해서는 어떤 지원이 필요한지를 생각하고, 욕구를 파악하여 프로그램을 선정하고, 되도록 보호자의 부담을 줄이는 측면으로 접근해야 한다. 치매 대상자를 위한 비약물 치료적 접근은 다양한 형태의 접근을 포함하는 개념이며, 대상자뿐만 아니라 대상자의 가족을 위한 개입까지 포함될 수 있기 때문이다. 모든 비약물 치료가 치료에 도움이 되는 것이 검증된 것은 아니므로 주의사항을 고려하여 대상자와 보호자에게 도움이 되는 방향으로 효과가 검증되어 있는 치료 프로그램을 구성할 수 있도록 해야 한다(표 9-1) (Parnetti et al., 2001).

표 9-1 치매 대상자의 비약물 치료 시행 시 주의점

1) 심리적인 안정감을 느끼게 해주어야 한다.
2) 활동을 가능한 독립적으로 할 수 있도록 이끈다.
3) 사회적 기능의 향상을 도울 수 있는 방향으로 접근한다.
4) 삶의 질을 높일 수 있는 방향으로 프로그램을 선정한다.

1. 치매노인의 중증도에 따른 중재

치매 대상자를 위한 프로그램의 경우 재활의 개념을 포함하여 접근하는데, 치료적인 프로그램을 포함하는 재활 치료는 두 가지의 의미를 지닌다. 넓은 의미에서는 인간의 권리나 존엄성이 어떤 이유로 인하여 신분이나 명예를 잃었다가 이를 되찾는 전인간적 회복을 뜻하고, 좁은 의미로는 병에 걸리거나 사고를 당해서 생긴 신체적 정신적 장애를 이전의 건강했던 상태로 회복하는 치료나 훈련을 가리킨다. 이러한 개념은 국제기능장애 및 건강에 대한 분류(International Classification of Functioning, Disability and Health; ICF)가 정의하는 건강과 장애의 개념과 일치한다.

치매가 있는 노인의 경우 인지적, 행동적 기능의 결함으로 정상적인 사회활동이나 경제활동에 참여가 어려워지기도 한다. 치매 대상자의 현재 남아있는 기능을 보존하고 강화하여 손상이 심한 기억을 보완하고 일상생활에 필요한 기억을 유지할 수 있도록 하는 프로그램을 적용하는데, 치매 대상자의 중증도와 필요에 맞는 개별화된 치료와 대상자의 자존감 향상, 인지기능을 유지할 수 있는 인지 증진훈련 및 다양한 인지자극 활동 프로그램을 수행할 수 있도록 한다(표 9-2) (Hooper, 2010).

표 9-2 치매의 중증도에 따른 프로그램 시행 목표

중증도	프로그램 시행 목표
경도~초기	가능한 독립적인 활동을 유지할 수 있도록 하는 것을 목표로 함
중등도	물리적인 운동, 사회화 촉진활동, 지역사회생활 환경의 적응을 장려하는 것을 목표로 함
중증	삶의 질을 최대화 하고 자신과 타인에 대한 인식을 장려하는 것을 목표로 함

1) 경도인지장애(CDR 0.5)

새로운 과제를 학습하거나 문제를 해결하기 위해 다양한 방법을 사용할 수 있다. 학습을 할 때 반복적인 시행착오를 겪지만 학습이 이루어지는 것이 특징이다. 친숙하고 일상적인 활동은 도움 없이 수행하지만 복잡한 활동은 어려울 수 있고, 수단적인 일상생활활동(음식 준비, 청소, 쇼핑, 돈 계산)이 가능하지만 도움이 필요할 수 있다. 추상적인 힌트(도표, 지시문 등)를 이해하기도 하며 행동하기 전에 미리 생각하여 수행할 수 있다. 치매 예방을 위하여 뇌 기능을 자극하는 다양한 활동을 규칙적이고 습관적으로 시행할 수 있도록 활동을 계획해야 한다.

2) 초기 치매(CDR 1)

가족이나 동료가 환자의 문제를 알아차리기 시작하는 단계이다. 친숙한 활동을 시작하고 완성할 수 있다. 시각적으로 관찰하여 인과관계를 이해하지만, 문제해결이 항상 가능한 것은 아니다. 속도가 느리지만 기본적인 일상생활 활동(세수하기, 옷 입기 등)이 가능하다. 가능한 일상생활능력을 독려하고 남아있는 인지기능을 자극하여 치매 진행을 억제하는 것을 목표로 프로그램을 계획해야 한다. 게임, 운동, 수공예 같은 활동 등을 적용한다.

3) 중등도 치매(CDR 2)

눈에 보이는 친숙한 물건을 두드리거나 비비거나 하는 시각적, 촉각적 힌트에 반응한다. 집중 시간이 짧지만, 반복적이고 수동적인 활동은 가능(수건 개기, 바닥 닦기 등)하다. 안전을 중요하게 생각해야 하며, 단순하고 익숙한 활동을 반복적으로 수행할 수 있도록 해야 한다. 단순한 일상생활 활동도 단계적으로 수행할 수 있도록 제시하고, 남아있는 일상생활능력과 인지기능을 보호하고 자극할 수 있는 활동으로 프로그램을 계획한다. ROM 댄스, 음악, 색칠하기, 회상, 말하기 활동 등을 적용한다.

4) 중증 치매(CDR 3)

중력에 대해 몸을 움직이는 자세 동작 정도만을 인지하는 정도이다. 걷거나 서거나 앉을 수는 있고 단순 지시에 주의를 집중하는 정도로, 주로 침대에서 시간을 보내거나 간병인의 도움을 통해 앉는 자세를 취할 수 있다. 해로운 자극에 대해서 반응을 보이거나 움직이는 물체를 보고 따라가는 등 자극을 향해 고개를 돌린다. 음식을 삼키거나 편안함을 위해 몸을 돌리는 등의 습관적 행동은 가능하다. 삶의 질을 위한 기본적인 활동과 의사소통 유지를 목표로 하여 프로그램을 계획한다. 마사지, 스노젤렌, 풍선, 볼, 비눗방울 등의 감각자극 활동 등을 적용한다.

2. 행동심리증상에 따른 중재

행동심리증상이란 '치매 환자에서 흔히 발생하는 것으로 지각, 사고내용, 정서 또는 행동장애에 의해 발현되는 증상들'로 정의되는데, 치매 환자는 증상이 진행됨에 따라 비현실적인 생각, 조절되지 않는 감정, 현실에서는 존재하지 않는 사물에 대한 지각이나 오인, 부절한 행동 등이 나타나게 된다. 행동심리증상은 망각, 환각, 초조/공격성, 우울, 불안, 들뜬 기분, 무감동/무관심, 탈 억제, 과민/불안정, 이상 운동, 수면, 식욕/식습관 변화와 같은 내용을 포함한다. 행동심리증상으로 인해 환자 당사자의 삶의 질이 떨어지는 것은 물론, 가족들을 포함하여 주변 사람들에게도 신체적, 정신적 부담감을 증가시키고 환자의 인지기능을 더욱 악화시키며, 돌봄을 위해 필요한 비용을 증가시키는 등 조호자에게도 심각한 영향을 주기 때문에 임상적으로 중요한 의미를 지닌다.

1) 행동심리증상의 분류

행동심리증상은 나타나는 드러나지 않는 심리적 증상인지, 겉으로 드러나는 증상인지에 따라 심리증상과 행동증상으로 분류할 수 있다.

[행동심리증상의 분류]

▶ 행동증상

환자의 외적행동으로 나타나는 증상
환자의 행동관찰을 통해 확인
공격성(aggression), 배회((wandering), 수면장애(sleep disturbance),
부적절한 식사행동(inappropriate eating behavior), 부적절한 성행동(inappropriate sexual behavior) 등

▶ 심리증상

환자의 정신 안에서 나타나는 내적증상
환자의 행동과 면담을 통해 확인 가능함
유추망상(delusion), 환각(hallucination), 편집증(paranoia), 우울증(depression), 불안(anxiety),
반복(reduplication), 착오(misidentification) 등

2) 행동심리증상의 중재

행동심리증상의 치료 원칙은 첫째, 비약물적 치료가 약물치료보다 우선적으로 시도되어야 한다는 것, 둘째, 약물치료는 중등도 혹은 고도의 행동심리 문제가 환자 또는 보호자의 삶의 질이나 기능에 영향을 미칠 경우 올바르게 사용해야 한다는 것이다(Teri et al., 2000).

[행동심리증상 관리의 목표]

1. 증상조절
   치매환자가 보이는 행동심리증상의 빈도나 강도를 줄이는 것에 목표를 두고 증상을 조절한다.
2. 안전확보
   사고가 발생할 가능성을 감소시켜 환자뿐만 아니라 환자를 돌보는 사람들의 안정성을 확보하는 것에 목표를 둔다.
3. 삶의 질 증가
   행동심리증상 감소를 통해 환자나 돌봄 제공자의 삶의 질을 향상시키는 것에 목표를 둔다.

(1) 심리증상의 중재

① 어떤 활동에의 참여를 강요하기보다 조용하고 따뜻하고 수용적인 태도로 대상자와 의사소통이 가능함을 보여준다.

② 치매환자는 표현력이 떨어져도 감정을 느끼고 있다는 것을 인식하며, 자존심이 상하지 않도록 일상생활을 세심하게 도와준다.

③ 대상자가 편안하고, 좋아하는 상황으로 환경을 변화시키거나 조절한다.
④ 환자가 무표정하고 반응이 없다고 하더라도 지속적으로 자극을 제공하고 활동에 참여시킨다.
⑤ 재촉하지 않고, 편안한 마음이 들도록 손을 잡아 주는 등의 스킨쉽으로 불안한 마음을 안정시키며, 인내를 가지고 반복적으로 안심시켜준다.
⑥ 환자 앞에서 환자의 이야기를 하지 말고, 다른 사람들에게 귓속말을 하지 않는다.

(2) 행동증상의 중재

① 환자가 느끼는 문제를 빨리 발견하고 대처한다.
② 지나친 환경 자극을 주지 않도록 조정하고, 주의를 전환시키는 활동을 한다.
③ 환자에게 해가 되지 않는다면 배회를 허락하고 안전한 환경에서 배회할 수 있도록 한다.
④ 규칙적인 운동이나 산책을 하도록 하여 신체적 에너지를 소모함으로써 야간배회를 줄이고 수면에 도움이 되도록 한다.
⑤ 공격적인 행동의 시간, 대상, 발생 상황에 대해 자세히 파악한다.
⑥ 환자의 마음을 이해한다는 표현을 하고, 왜 그런 행동을 했는지 상기시키거나, 논쟁하지 않는다.
⑦ 부드럽고 낮은 어조로 환자를 안심시키고, 안전거리를 유지하며 단순히 조용하게 지켜 본다.
⑧ 같은 이야기를 반복할 때는 이전에 들었다고 잘라 말하지 말고, 대화의 방향을 바꾸거나 마음을 다른 곳으로 돌린다.
⑨ 규칙적인 일상생활을 만든다.

3. 치매를 위한 인지적 중재

초기치매 대상자는 새로운 정보를 학습하는 능력이 현저히 저하되나 다른 능력을 완전히 상실하는 것은 아니다. 그 때문에 남아있는 기억 기능을 강화하고, 손상이 심한 기억 기능을 보완하는 중재를 시행한다. 치매 대상자들의 치료 목표는 인지 장애뿐 아니라 대상자 자신의 능력에 대한 인지 오류를 수정하고 보상과 격려, 우울과 불안의 조절을 통한 자신감 회복, 동기를 불러일으키는 활동을 포함하여 접근해야 한다. 이러한 접근은 현실인식 훈련과 인지자극 활동, 인지증진 훈련, 인지재활 등의 용어로 사용되는데 다소 상호 교환적으로 사용되기도 한다. 현실인식과 인지자극 활동은 그룹으로 진행되는 일반적인 활동을 포함하며 인지기능 및 사회기능의 전반적인 향상을 목표로 한다. 인지훈련은 일반적으로 특정 인지영역을 목표로 하는 표준화된 테스트의 반복적인 연습을 통해 회복할 수 있는 능력이 있다는 것을 반영하는 활동이다. 일상생활에 필요한 기억을 향상 또는 유지하고자 하는 다양한 기억 훈련 기법들을 적용한다. 인지재활은 손상된 영역에서 잔여 인지능력을 최적화하고 손상되지 않은 인지능력을 최대한 활용하는 전략을 사용하는 것과 같이 보상적으로 접근하는 방식을 주로 사용한다(일본인지증케어학회, 2010).

1) 현실인식 훈련

현실인식 훈련(그림 9-1)은 체계적인 정보를 제공하여 현재 자신과 주변 환경에 대한 기본적인 사실을 다시 인식하게 하는 훈련이다. 대상자가 현재 처해 있는 상황에 대해 인식시키기 위해 현재의 시간, 장소, 사람에 대해 지남력을 자꾸 일깨워 주는 활동으로, 현실 지남력 치료를 통한 치료 접근은 환자의 인지기능과 행동에 도움이 된다고 알려져 있다. 대상자가 현재 상황에 대해서 인지를 잘 못 한다 하더라도 지금의 상황에 대해 알 수 있는 여러 가지 정보를 제공하는 것이 도움이 되며, 치료적 활동을 선택할 때에도 현재 상황(시간, 계절, 장소 등)을 고려하여 선택할 수 있도록 해야 한다(표 9-3). 치료 그룹원의 이름, 자녀의 이름, 유명인의 얼굴 등을 훈련에 이용하는 것도 가능하다.

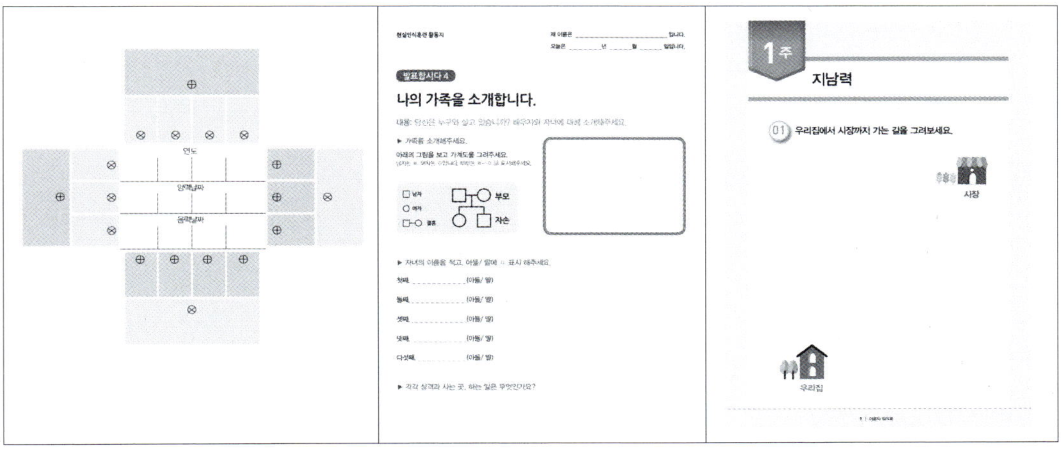

두근두근뇌운동 반짝활짝뇌운동 참나무숲 인지활동 프로그램 워크북

[그림 9-1] 현실인식 훈련의 예(출처: 보건복지부, 중앙치매센터)

표 9-3 현실인식 훈련의 다양한 질문들 예시

- 오늘의 날짜, 요일, 시간은?
- 지금은 무슨 계절 인가요?
- 지금 계절에 주변 환경이 어떻게 변하고 있나요?(계절 과일, 꽃 등)
- 현재 있는 장소는 어디인가요?
- 집에서 이곳(치료실)으로 오는 방법(과정)을 알려주세요.
- 지금 누구와 함께 있습니까? 주변사람에 대해 알려주세요.
- 가족(이름 관계) 소개를 해 주세요.

2) 인지증진 훈련

치매 대상자를 위한 치료 활동을 생각할 때 인지 증진을 위한 활동을 떠올리게 되는데, 인지가 무엇을 의미하는지 인지기능은 어떠한 영역을 포함하는지를 알아야 할 필요가 있다. 인지는 우리가 살아가는 환경 속에서 일어나는 일을 이해하고, 상황을 판단하고 결정하는 능력, 그리고 자신이 처한 환경에 적응하는 능력을 말하며, 그에 따라 어떻게 행동을 해야 하는지를 판단하는 일련의 복잡한 사고 과정을 말한다. 인지기능은 지남력, 집중력, 기억력, 실행능력, 문제해결능력, 시공간능력, 언어능력 등을 포함하고 있다. 인지증진 훈련은 특정한 인지기능(기억력, 집중력, 판단력, 시공간능력, 실행능력, 언어능력, 계산능력, 문제해결능력 등)을 향상하기 위해 고안된 표준화된 과제를 훈련하는 방법으로, 인지 영역의 향상을 위한 다양한 과제를 제시하거나 컴퓨터를 이용한 전산화 활동, 보조 자료 등을 이용하여 훈련하는 것을 말한다. 인지증진을 위한 훈련방법으로는 시간차 회상훈련, 기억력훈련을 위한 점진적 소실기법, 오류배제학습훈련, 보조자료 기반 또는 전산화, 로봇 기반의 인지학습 훈련 등이 있다.

(1) 시간차 회상훈련(Spaced Retrieval Training; SRT)

시간차 회상훈련은 정보를 제시하고 회상하도록 하는데, 회상하는데 소요되는 시간을 점차 늘려가면서 반복적으로 회상시킴으로써 학습과 정보의 저장을 촉진하는 기법이다(그림 9-2). 대상자에게 정해진 정보를 학습시킨 다음 미리 정해진 시간 간격 후에 성공적으로 기억을 하면 회상 간격을 점차 증가시켜 나가거나 회상하고자 하는 정보의 양을 점진적으로 늘린다. 실패하면 다시 정보를 학습시킨 다음 동일 간격으로 회상하는 과정을 반복해서 훈련한다(그림 9-2) (De Vreese et al., 2001).

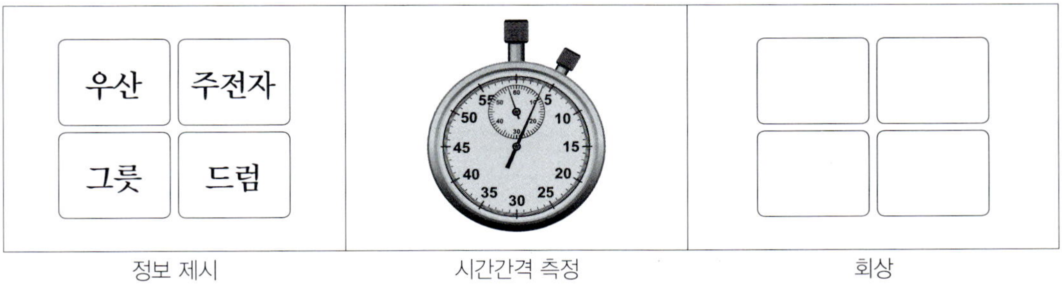

[그림 9-2] 시간차 회상훈련의 예시

(2) 기억력훈련(단서의 점진적 소실기법)

점진적 단어 소실기법은 초기에는 특정한 단어나 정보를 기억하기 위해 충분한 단서를 제공하고, 정보가 학습됨에 따라 단서를 점차 줄여나가는 방법으로 훈련하여 단서 없이도 최종적으로 단어나 정보를 기억할 수 있도록 훈련하는 방법이다(그림 9-3).

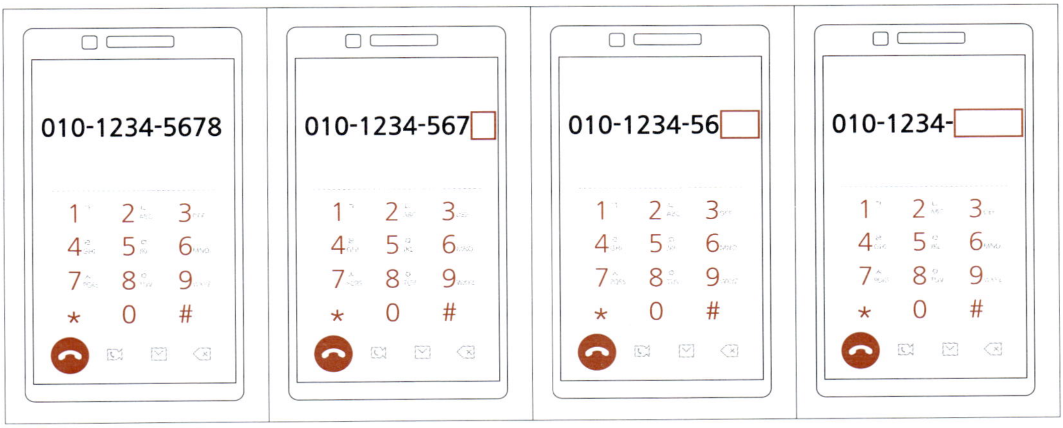

[그림 9-3] 점진적 소실기법의 예시

(3) 오류배제학습

오류배제학습은 잘못된 정보와 정확한 정보를 구분하지 못하여 초기에 입력한 정보가 계속해서 유지되는 경향이 있으므로, 기억훈련 중 학습하는 단계에서 부정확한 정보가 입력되는 것을 최소화하고 학습 단계에서의 착오를 제거하여 기억의 효율을 증가시키는 방법이다(그림 9-4).

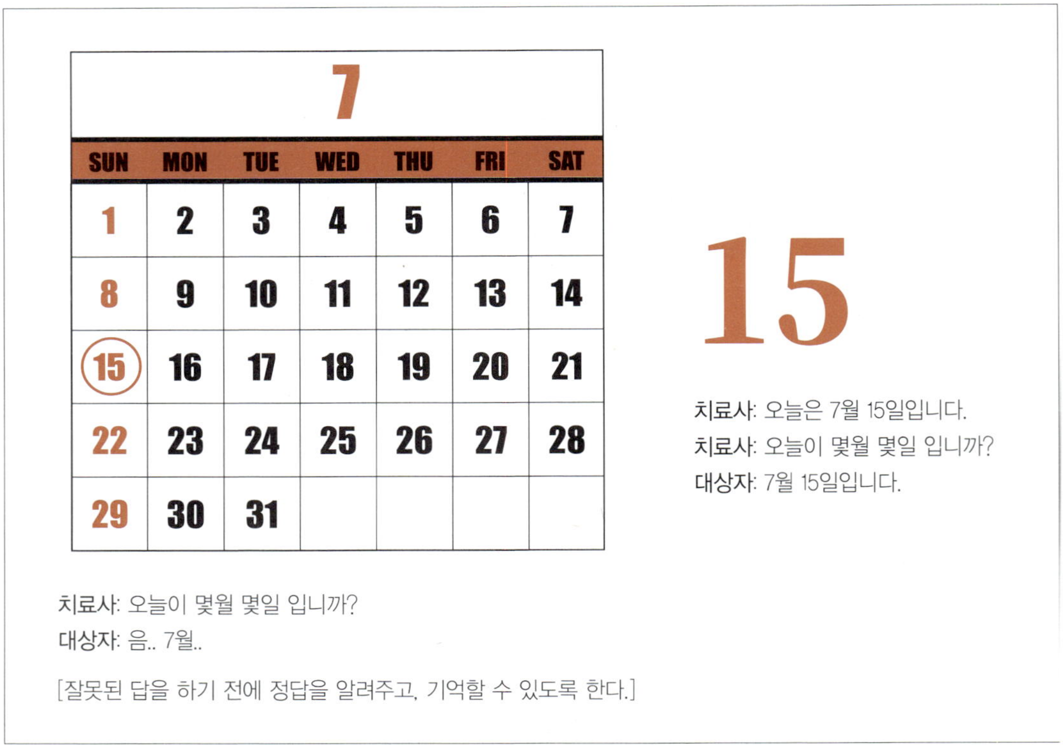

[그림 9-4] 오류배제학습의 예시(오른쪽)

(4) 보조자료 기반 또는 전산화, 로봇 기반 인지학습훈련

보조자료나 컴퓨터 프로그램을 이용하여 특정 인지 영역(기억력, 집중력, 판단력, 시공간 능력, 실행능력, 언어능력, 계산능력, 문제해결능력 등)을 활성화할 수 있도록 개발된 활동을 훈련하는 방법이다(그림 9-5) (김연희 등, 2003; Eriksson, & Dahlin-Ivanoff, 2002; Galante & Fiaccadori, 2007).

국내에서는 2000년대 이후부터 치매 대상자에게 컴퓨터를 이용한 전산화 인지 재활 프로그램을 적용하기 시작했는데, 전산화 인지 훈련 프로그램의 구조화되고 표준화된 훈련과제를 이용하여 치료의 유연성과 조절, 치료 시간의 단축, 수행능력의 객관적인 측정이 가능하다. 특히 대상자에게 과제 수행에 대한 즉각적인 피드백을 줄 수 있으며 환자의 필요와 수준에 따라 프로그램을 선택하고 난이도를 조절할 수 있다. 수행 결과에 대한 자료를 정확하고 지속적으로 기록하고 비교 분석할 수 있으므로 인지 재활에 유용하게 적용되고 있으며, 난이도 조절이 가능한 다양한 프로그램이 개발되어 사용이 점차 증가하고 있다(그림 9-6) (박주영, 박주형, & 양영애, 2009).

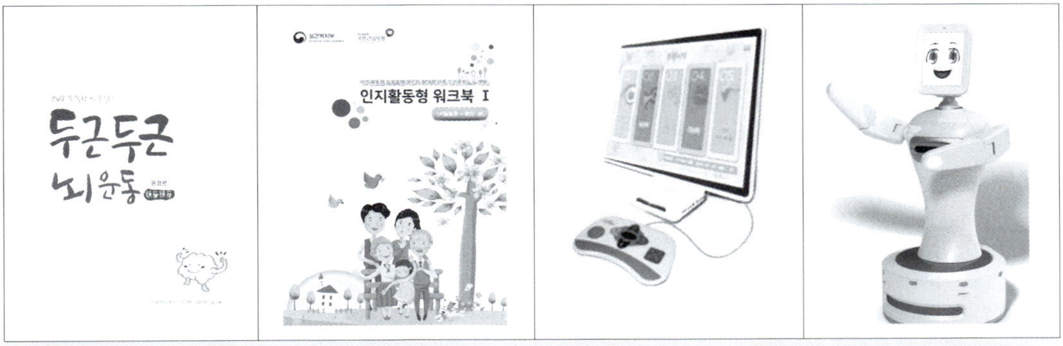

두근두근 뇌운동[1] 인지활동형 워크북[2] 전산화 인지 프로그램[3] 로봇인지프로그램[4]

보조자료기반 전산화 로봇기반

[그림 9-5] 보조자료 기반과 전산화 인지재활의 예시

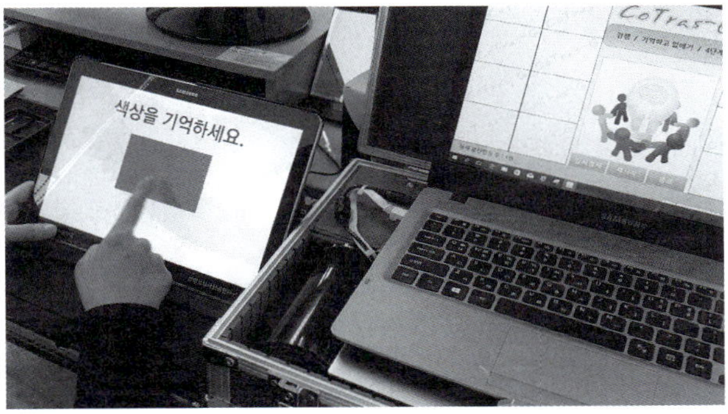

[그림 9-6] 전산화 프로그램의 시행모습

① Rehacom

1996년 독일에서 개발되어 뇌의 기질적 병변 발생 후 생긴 기능상 문제를 해결하기 위해 사용되었으며 주의력 훈련, 기억력 훈련, 실행 능력, 시야 훈련, 시각-운동 협응력, 작업 훈련 총 6개 영역에 대한 활성화 및 자극을 포함한다. 실행능력에서 일상생활과 관련된 현실성 있는 프로그램을 사용하여 훈련한다. 난이도가 서로 다른 여러 모듈이 포함되어 있고 난이도가 자동으로 증가한다. 각 환자에게 맞게 개별적인 프로그램의 사용이 가능하고 훈련 시 제공되는 피드백은 오류 수와 테스트 완료 시간을 저장할 수 있고 대상자

1 두근두근뇌운동. 중앙치매센터.

2 인지활동형 워크북. 보건복지부, 국민건강보험공단.

3 전산화 인지 프로그램(CoTras). NETBLUE.

4 로봇인지프로그램(실벗). 로보케어.

에게 적정한 지침을 마련하여 학습 전략의 발전을 가져온다.

② Comcog

인지장애 환자를 대상으로 인지기능 회복을 촉진하기 위하여 우리나라 언어와 문화에 적합하도록 개발되었으며 주의력 프로그램과 기억력 프로그램으로 구성되어, 각 과제의 훈련 시간과 난이도는 개별적으로 조절될 수 있다. 시지각 주의력, 청지각 주의력, 주의력 변별력, 주의 추적, 주의 유지, 주의 통합, 정서주의 훈련의 주의력 프로그램과 단순 재인 기억, 단순 공간기억, 순차적 회상기억, 순차적 언어회상 기억, 연합회상, 언어 범주화 기억, 언어 통합 기억 훈련으로 된 기억력 프로그램으로 구성되어 있다.

③ CoTras

국내에서 적용되는 전산화 인지 재활프로그램의 장단점을 분석하여 단점을 보완하여 개발된 프로그램으로 시지각 훈련, 주의 훈련, 기억력 훈련, 지남력 훈련 등의 프로그램을 난이도에 따라 선택하여 시행할 수 있도록 구성되어 있다. 기타 운동 프로그램이나 회상 프로그램을 시행할 수도 있으며 그룹으로도 적용이 가능하다(그림 9-7).

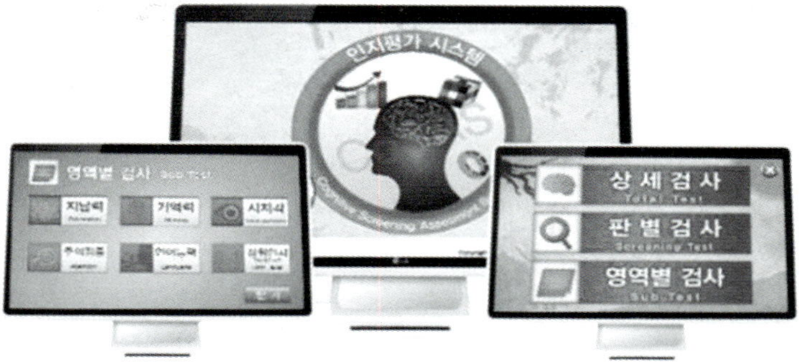

[그림 9-7] CoTras 프로그램

④ 브레인 닥터

주의집중력, 시공간 능력, 기억력, 집행능력(구성능력), 언어능력, 계산능력, 소리 인지력 등으로 7가지 영역을 동시에 자극하는 뇌 기능을 향상시키는 인지 향상프로그램 소프트웨어이다. 프로그램의 목적은 7가지 인지 영역에 속하는 기능을 중심으로 각 인지 영역 중 현저히 낮아지는 능력을 구별하여 그 영역의 뇌 인지능력을 향상하고자 개발되었다. 7가지 인지 영역을 모두 이용한 다각도 인지훈련 프로그램 적용이 가능하다(Bellucci,

Glaberman, & Haslam, 2003; 김희진, 양영순, 최경희, 김태유, 2013).

3) 인지자극 훈련

인지자극 훈련은 뇌의 다감각 영역의 활동을 포함하며 한 가지 특정 인지 영역에 국한되지 않고, 신체 영역, 정신 영역을 포함한 여러 가지 복합적인 활동을 통해 긍정적인 시너지를 일으킬 수 있는 훈련이다. 다양한 재료와 도구를 사용하는 활동으로 구성하여 일반적인 과제를 수행하는 동안 인지 활동에 노출되며, 인지기능뿐 아니라 소근육 활동과 협응 능력을 동시에 향상시킬 수 있는 것이 다감각 인지자극 훈련이다.

<table>
<tr><th>ICF</th><th colspan="2">OTPF 3rd</th></tr>
<tr><td rowspan="2">활동과 참여</td><td>일상생활활동
수단적 일상생활활동
휴식과 수면
교육
일
놀이
여가
사회적 참여</td><td>작업의 영역</td></tr>
<tr><td>운동 기술
처리 기술
사회적 상호작용 기술</td><td>수행 기술</td></tr>
<tr><td>몸의 기능과 구조</td><td>신체 기능
신체 구조</td><td rowspan="2">환자 요소
환자 요소</td></tr>
<tr><td rowspan="2">개인적 요인</td><td>가치, 신념, 정신</td></tr>
<tr><td>습관
일상
의식
역할</td><td>수행 패턴</td></tr>
<tr><td>환경적 요인</td><td>문화적
개인적
신체적
사회적
종교적
가상적</td><td>배경과 환경</td></tr>
</table>

ICF의 개념과 OTPF의 개념비교(출처: 대한작업치료사협회, 2016)

다감각 인지자극 훈련은 작업 중심의 창조적 활동(수예와 공예), 미술 활동, 원예 활동 등을 기반으로 하여 프로그램을 구성할 수 있다. 작업 중심의 활동은 모든 종류의 정신적, 육체적, 사회적 활동을 포함하여 대상자에게 의미 있는 활동으로 훈련하는 것을 말한다. 작업의 의미는 다양하고 역동적이며, 개인의 관심사, 문화, 경험, 그리고 가치와 연관되어 있다. 사람은 작업을 통해 무엇을 행하면서 살아가는 의미를 느끼게 되며, 자신이 하고 싶은 일에 의미를 부여하고 작업을 성취하고자 하는 욕구를 가지게 된다. 작업의 수행은 삶을 살아가는 데 필요한 일련의 모든 과정을 포함한다. 성공적인 작업 수행은 삶의 질을 향상하는 것과도 연관되어 있으므로 삶의 모든 활동영역에서 가능한 작업을 선택하여 활동에 적용할 수 있도록 해야 한다(Spector et al., 2003).

ICF의 활동과 참여 영역으로 볼 수 있는 작업의 영역은 OTPF 3rd 기준으로 분류해 보면 일상생활활동, 수단적 일상생활활동, 휴식과 수면, 교육, 일, 놀이, 사회적 참여로 나눌 수 있는데, 대상자에게 프로그램을 적용할 때에도 대상자의 요소와 수행 패턴(개인적 요인), 배경과 환경(환경적 요인)을 고려하여 인간이 경험할 수 있는 다양한 작업 영역의 활동을 포함하여 활동을 계획하는 것이 좋다(World Health Organization, 2015).

작업 활동을 선정할 때에는 대상자가 실행할 수 있고 의미 있는 작업에 대한 정보수집이 선행되어야 하며, 평가 방법 선정, 목표설정, 활동분석, 중재를 위한 활동 적용, 재평가 등이 포함되어 진행되어야 한다. 선정된 작업 활동을 기반으로 이를 습관화하여 대상자가 독립적으로 일상생활에서 그와 비슷한 활동을 수행할 수 있도록 하는 것에 목표를 두어야 한다.

4) 인지재활 훈련

인지재활은 인지기능의 유지와 개선보다는 일상생활에서 신체적, 심리적, 사회적 기능을 보존시켜 부족한 부분을 보상할 수 있도록 하는 것을 목표로 한다. 이를 위해서 보조 기술과 환경수정을 이용하여 대상자가 스스로 수행하지 못하는 활동을 분석하여 대상자에 따라 개별적으로 적용하여 일상생활활동을 조금 더 독립적으로 수행할 수 있도록 할 수 있다. 물건에 이름을 써 놓거나 그림을 붙여 쉽게 물건의 위치를 인식하도록 시각적 단서를 제공하는 방법, 투약을 위한 약물 달력이나 알람의 적용, 안전을 위한 안전 장비 설치, 배회하는 대상자를 위한 GPS 장치의 적용, 메모지 활용과 라벨링 등을 적용할 수 있다(그림 9-8) (오병훈, 김영기, & 김지혜, 2003).

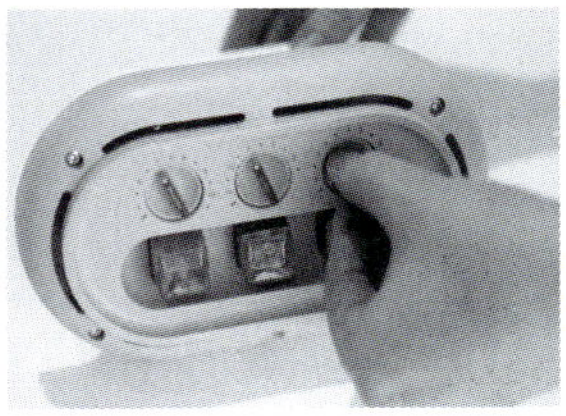

치매환자의 식욕을 자극하기 위해 디자인된 'Ode'[5]

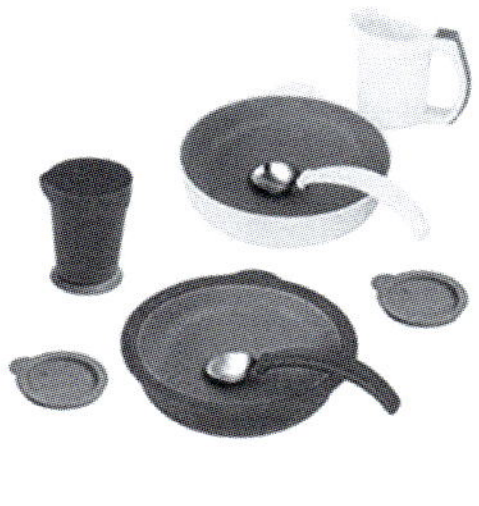

치매환자를 위한 식기 'Eat well'[6]

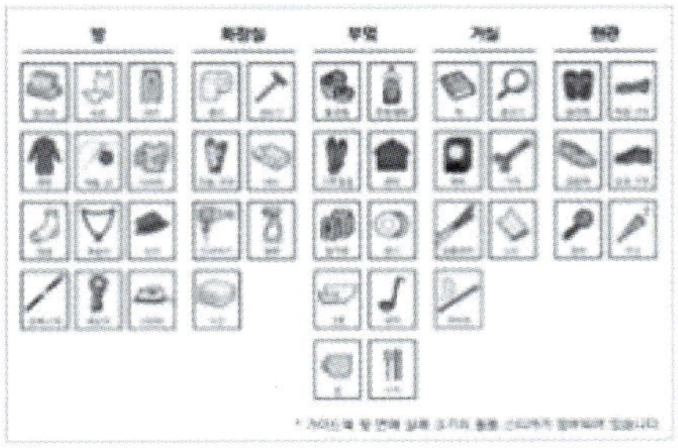

주거환경 인지건강디자인[7] 치매환자를 위한 물건 위치 라벨링

[그림 9–8] **인지재활 훈련의 예시**

4. 인지자극을 위한 비약물 중재

1) 음악치료

음악치료는 음악 활동을 체계적으로 사용하여 사람의 신체와 정신기능을 향상시켜, 보다 나은 행동의 변화를 가져오게 하는 음악의 전문 분야이다. 음악은 혈압, 심장 박동 등 신체에 직접적인 반응을 일으키는 효과가 있으며, 언어로 표현하기 어려운 무의식적 잠재된 내면의 문제들을 표현하도록 돕는다. 음악을 매개로 하여 다른 사람들과 유대감을 갖도록 하며, 음악적 경험을 공유함으로써 역동적으로 행동의 변화를 일으키기도 한다. 창조적 활동인 즉흥연주, 노래 부르기–노래 만들기, 음악감상, 재창조연주(멜로디, 리듬 모방), 동작 활동 등을 활용하여 프로그램을 진행하며, 부작용이 거의 없고 시행하기가 비교적 쉬우며, 외부세계와의 소통을 돕고 대상자가 환경과 현실에 대해 더욱 나은 인식을 하도록 이끈다(Darrow, Gibbons & Heller, 1985).

---

5 'Ode' 디자인 카운슬(Design Council) 공식 홈페이지

6 Eat well 공식 홈페이지

7 인지건강 주거환경 가이드북(서울시 문화본부 디자인정책과, 2016)

(1) 음악치료의 정의

음악치료는 공인된 음악치료 프로그램을 수료한 자격을 갖춘 전문가가 치료 관계 안에서 개별화된 치료 목적을 달성하도록 하는 임상적이고 증거에 기반한 음악적인 중재이다(노인음악치료연구회, 2009). 음악에 참여하는 것은 결국 음악적인 성취감을 가져오는데 중재과정에서 나타나는 모든 음악적인 경험은 성취감과 만족감에 직접 영향을 준다(표 9-4)(Elliott, Carr & Savage, 2004).

표 9-4 음악치료의 원리

- 생리학적인 반응을 포함하여 인간의 반응을 자극하고 진정시킨다.
- 연상하기와 기억을 일깨운다.
- 기분에 영향을 준다.
- 감정과 정신상태에 따라 신체상태가 영향을 받는다
- 예방 차원에서 건강관리를 위하여 음악이 사용 가능하다.
- 심신에 해로운 음악도 있다.
- 모든 사람들에게 긍정적인 변화를 줄 수 있다.
- 대상자의 음악 교육 수준이 아닌 기능 수준에 적합한 음악을 적용한 치료가 성공적이다.

(2) 치료적 음악의 효과

음악치료는 신체적, 심리적, 인지적, 사회적인 기능에 결함이 있는 노인에게 효과적이다. 노인의 경우에는 특히 음악이 있을 때 기능을 더 잘하기도 하는데, 더 이상 이야기를 나눌 수 없는 치매 환자는 타악기를 이용해 리듬을 연주하며 비언어적으로 다른 사람과 상호작용하거나 걷는데 도움을 받을 수 있고, 파트너와 함께 손을 마주 잡고 춤을 추는 활동을 접목하여 활동을 시행하기도 한다. 흥분한 사람에게 구조적이고 예측적인 환경을 제공하여 이완을 촉진시킬 수 있고 주의 집중을 하도록 하는 데도 도움이 된다. 음악은 기분을 전환하고 바람직한 정서를 일으키고 기억을 자극하는 데도 도움이 된다(Gibbons, & Heller, 1985).

① 사회통합

음악 연주를 위해 모인 집단에서 자신이 그 음악 파트를 연주해야 한다는 책임감이 발달하고 다른 사람과 공동의 음악을 연주하는 활동을 통해 참가자가 서로 소통할 수 있다. 음악적 참여를 통해 사회적 상호작용을 하게 되는 토론의 장으로 서로의 관심사를 나누는 데 도움이 된다.

② 자기표현

음악의 기술은 자신의 표현 기회를 만들어준다. 노년의 외로움과 고립감으로부터 비언어적으로 감정을 표현하는데도 음악을 사용할 수 있다.

③ 시간 구조화

음악활동의 참여를 위해 개인의 일과를 조절하고, 혼자 보내는 시간을 구조화하여 시간을 잘 사용하도록 한다.

④ 인지적 자극

음악을 만들거나 새로운 노래에 맞는 기술을 배우기 위해서는 인지적 도전이 필요하다. 곡을 연주할 때뿐만 아니라 음악에 관하여 배우는 것을 통해서도 자극이 된다. 친숙한 노래에 새로운 가사를 넣도록 하는 자극을 사용하기도 한다(Stouffer, Shirk, & Polomano, 2007).

(3) 치매노인을 위한 치료적 음악

음악은 리듬, 형식, 친숙함으로 구조를 가지고 안정성을 갖는 데 도움을 주며 노래하고 음악에 맞춰 춤추고 움직이게 하거나 리듬을 연주하는 등에 활동에 참여할 기회를 준다.

① 초기 치매

치매 초기에는 음악을 통해 두려움과 우울 증상이 감소될 수 있다. 시간을 구조화할 뿐만 아니라 성공적으로 수행할 수 있는 활동에 의미 있게 참여할 수 있는 기회를 제공한다. 운동, 긴장 이완, 얼굴마사지, 긍정적인 상상, 창조적 표현에 음악치료 테크닉을 사용할 수 있다. 친숙한 노래를 악기로 연주하도록 격려하며 정신을 집중할 수 있도록 한다.

② 중기 치매

치매가 진행되면서 인지 저하로 악보의 코드를 잊어버리게 되면 크게 실망하고 연주를 포기할 수도 있고 새로운 곡의 악보를 읽지 못할 수도 있는데 친숙한 곡을 듣고 따라 하도록 하거나 노래 부르기, 춤추기, 드럼과 같은 음악 활동에는 참여할 수 있도록 한다. 발로 리듬을 타거나 손뼉을 치거나 춤을 추는 것으로 음악에 반응하기도 한다. 일반적으로 다른 활동에 참여하는 것보다는 더 오랜 시간 음악 활동에 참여하는데, 심각한 장애가 있더라도 음악은 인지적 정서적 기능에 접근하고 그 기능을 유지하는 방법을 제공할 뿐만 아니라 타인과 상호작용하는 방법을 제공한다. 일반적으로 반응을 잘 일으키는 음악은 친숙하면서도 긍정적인 경험과 기억을 연상시키는 지난 시절(과거 경험에 의해 기억하는)의 음악이다. 음악에는 연상, 감정, 기억 등이 폭넓게 잘 통합되어 있으므로 음악에 대한 기억이 나지 않더라도 학창 시절에 배웠던 민요는 여전히 떠올릴 수 있다(표 9-5).

표 9-5 중기 치매를 위한 음악활동

A. 노래 부르기

심각한 인지 손상의 경우 음역이 너무 높으면 노래를 부르는데 참여하기 어렵고 템포가 너무 빨라서 단어를 명료하게 발음하기 어려울 수 있으므로, 악보상의 노래 보다 옥타브를 낮춰 부르도록 제안한다. 자발적인 참여를 위해서는 라이브 반주가 추천되는데 이는 음의 높낮이, 템포, 음량을 조절할 수 있기 때문이다.

악보 자체가 주의 산만하게 하거나 참여를 저해하기도 하며, 악보를 사용한다고 해도 결국에는 읽는 능력이 저하되기 때문에 가사는 잊어도 친숙한 노래의 멜로디는 부를 수 있으므로 악보를 사용하지 않아도 좋다.

유년시절에 불렀던 노래가 더 오래 기억에 남기도 하지만 "학교종이 땡땡땡" 같은 동요들은 자존감에 해가 될 수 있기 때문에 노인에게 적절하지 않을 수 있으므로 피한다.

치매 환자가 더 이상 말을 할 수 없게 되었을 때에도 노래는 부를 수 있다는 것이 일반적인 의견이지만 중기에서도 노래를 부르지 못하기도 한다. 노래를 부르는 능력이 완전히 상실되기 전에 다른 사람이 부를 때 모음으로 따라 부르는 모습을 보이기도 한다. 이러한 소리는 노래의 멜로디를 따라가려는 시도이므로 활동적인 참여를 위해 격려해야 한다.

B. 춤추기

노래를 부르거나 말하기 능력이 소실되었을 때라도 음악에 맞춰 리드미컬하게 움직일 수 있다. 성인기에 춤을 춰본 경험이 있다면 친숙한 음악에 따라 발을 움직이거나 팔을 흔들게 되는데 만약 자발적으로 이런 움직임이 나타나지 않으면 치료사의 지도에 의해 즉시 참여 가능하게 된다.

C. 리듬의 사용

인지저하가 심한 치매 환자라도 타악기를 사용하여 다른 사람과 함께 음악연주에 참여할 수 있다. 특히나 진동촉각 자극을 느낄 수 있는 드럼과 같은 악기에 오래 참여하는 경향을 보인다. 무릎 사이에 드럼을 넣고서 연주를 하면 강한 진동과 큰소리를 통해 더 집중도가 높아진다. 그러나 어떤 사람은 타악기가 내는 큰 소음에 고통을 호소하거나 초조 반응이 증가하기도 하므로 주의해야 하며, 이러한 경우에는 예상 가능한 패턴을 연주하면 이완 상태가 되기도 한다.

③ 말기 치매

배우자나 다른 가족 구성원을 통해 음악적 선호에 대한 정보를 얻을 수 있다. 대상자의 얼굴 표정이나 반응에 따라 좋아하는 음악을 선택하고, 대상자의 수면 패턴과 반응을 고려한다. 비명과 초조행동을 보이던 환자가 노래가 시작되자 바로 표정이 이완되고 일시적으로 고요하고 조용한 모습을 보일 수도 있다(Nishikawa, 2009; Takahashi, & Matsushita, 2006).

(4) 행동심리증상 대처를 위한 음악

음악을 사용하여 문제가 되는 행동을 감소시킬 수 있다.

① 우울증

우울증은 배우자의 사별로 생길 수도 있고 치매 현상 때문에 생길 수도 있다. 음악은 약물치료와 함께 우울의 증상을 완화시키는데 도움을 줄 수 있으며, 대상자들이 선호하는 음악을 선택하도록 한다. 기분이 어둡고 우울하고 무엇인가 할 동기가 생기지 않는다면 매우 느린 박자의 단조를 가진 음악으로 시작을 한다. 음악의 박자를 그 사람의 심장 박동에 맞추면 도움이 된다. 곡이 연주되면 그 음악과 함께 숨을 들이쉬고 내쉬게 하고 음악이 끝나면 약간 더 빠른 박자를 가지지만 악센트가 없는 단조로 진행되는 음악을 사용한다. 이후 호흡이 음악과 함께 하는 것이 느껴지면 더 빠른 박자의 음악과 함께 신체적 참여가 가능한 대상자에게는 단순한 운동을 함께 하도록 한다. 점진적으로 더 자극적인 음악은 심장박동수와 호흡수를 증가시켜 운동 활동과 신체적 반응을 향상시킨다(표 9-6).

표 9-6 우울증 완화를 위한 음악치료 접근

1. 긍정적인 연상을 할 수 있는 친숙한 음악을 들으며 부드럽게 운동하기
2. 즐거운 음악을 들으며 얼굴 근육 스스로 마사지하기
3. 음악과 함께 깊은 숨쉬며 점진적 근육이완하기
4. 우울이나 불안한 생각을 바꾸기 위한 유도된 심상과 음악을 이용하기
5. 음악적 심상을 마음에 그리기

② 초조 불안

초조한 행동은 왔다 갔다 걸어 다니거나 가구를 옮기거나 사물을 다시 배치하는 등의 행동으로 나타날 수 있다. 초조함으로 인해 배회하는 환자들에게는 이동하면서도 들을 수 있도록 함께 걸으며 노래를 불러주거나 얼굴을 바라보면서 노래를 불러준다. 환자들에게 즐겁고 친숙한 상황을 제공해 줄 수 있으며 이러한 친숙함은 대상자가 안정감을 갖도록 한다. 반응을 이끌기 위해서는 볼륨을 낮추고 박자를 늦추어 천천히 행동하도록 유도한다. 음악이 조용해지고 움직임이 느려질수록 대상자들은 더 편안해질 수 있으며, 대상자가 진정되면 다른 활동으로 전환한다.

(5) 일상생활 증진을 위한 음악

① 식사

긍정적인 기분을 갖게 하고 식사하는데 주의를 흐트러지게 하는 소음이나 방해하는 소리

는 감추면서 활동은 잘 유도될 수 있도록 도움을 준다. 춤을 출 수 있는 정도의 박자로 경쾌하고 따라 부를 수 있을 정도의 멜로디나 잔잔한 클래식 음악이 좋다. 젊은 시절에 유행했던 음악이 반응을 일으키는데 도움을 주며, 친숙하지 않은 음악은 식사를 방해하고 불안하게 만든다. 음악은 배회하는 사람들을 식사공간으로 오도록 이끌어 올릴 수 있으며 앉아서 먹기를 거부할지라도 자신이 좋아하는 곡이 연주되는 환경 속에서는 음식에 더 반응하게 된다. 하지만 평소 식사 패턴과 음식 선호도에 맞추어 지속적인 자극을 주면 더 도움이 된다.

② 목욕, 옷 입기, 화장실 이용

체온의 변화로 인해 불안해하거나 공격성이 있는 대상자의 경우 조용한 음악을 틀어주거나 젊은 시절에 외웠던 노래를 부르게 하는 것은 신체적으로 이완되고 긴장을 완화시킬 수 있다.

(6) 운동을 위해 사용하는 음악

음악은 노인이 운동에 지속해서 참여하도록 하는데 큰 역할을 한다. 운동할 때 음악이 없다면 실제보다 더 운동을 오래 하는 것처럼 느낀다. 음악이 긍정적인 경험을 갖게 하여 운동을 지속시킬 수 있고, 선호하는 음악을 선택하면 참여를 유도하는데 도움이 된다. 그룹으로 활동할 때는 사람들이 피하거나 특별히 싫어하지 않는 음악이 무난하다. 운동을 시작할 때 근육을 풀어주는 단계에서는 속도가 느린 음악이 좋고, 운동 후 마무리 동작에도 사용하면 좋다. 스트레칭이 끝나고 반복적인 움직임을 시작할 때에는 음악의 속도를 더 올리는 것이 좋다.

① 점진적 근육 이완

긴장된 노인에게 안정을 주며 근육을 점차로 풀어준다. 근육을 수축시키고 긴장을 유지한 후 긴장을 풀어주면 몸의 모든 근육이 이완될 때까지 이 과정을 순서대로 계속 진행하게 된다. 각각의 근육을 수축, 유지, 이완시키기를 두 번씩 반복한다. 조용한 방에서 부드러운 조명 아래 행해져야 긴장 이완이 촉진될 수 있다. 지시할 때 지시사항을 읽느라 주의를 흩트리면 안 된다. 대신에 지시 내용을 녹음하여 들려주는 것이 좋다. 일반적인 노인에게서는 운동이 진행되는 동안 익숙해지고 시간이 지나면 언어적 지시를 듣지 않고도 가능하다(표 9-7).

운동 시 리듬에 맞춰 발 박자를 맞추게 하는 등 신체적 반응을 일으키는 음악보다는 안정감과 편안함을 주는 음악을 선택한다. 차분한 음악은 긍정적인 생각을 불러일으켜서 긴장 이완 반응을 향상할 수 있다(Karageorghis & Terry, 1997).

표 9-7 점진적 근육이완기법의 주의 사항

- 고혈압: 많은 근육을 동시에 긴장시키게 되면 혈압이 상승하게 되므로 금지해야 한다.
- 저혈압: 근육 이완 운동 후 저혈압 증상으로 현기증이 날 수 있어 낙상의 위험이 있다.
- 심근경색: 많은 양의 피가 심장으로 갑자기 들어가기 때문에 손상된 심장이 이를 조절하게 어렵게 만든다.
- 환각 망상: 긴장이완이나 심상의 결과로 현실을 혼돈하기도 한다.
- 우울증: 기분이 더 움츠러든다.

㉠ 단계적 근육 이완 기법

조명을 약하게 하고 방 안에 방해요소를 제거한다. 잠깐 조용히 앉거나 누워서 음악을 듣는다. 오른손잡이라면 오른쪽 즉 우세한 쪽부터 근육 이완 기법을 실시한다. 여러 개의 근육을 동시에 사용하며 단계적으로 근육을 이완한다. 발 근육을 제외하고 모든 근육군을 1~7초간 긴장시킨다. 너무 근육을 긴장시키면 부상의 위험이 있으니 너무 팽팽하게 긴장하지 않도록 한다.

활동하기
1. 이완기법을 순서에 따라 시행해 보세요.
☞355p

㉡ 명상적 근육 이완

안정감을 주며 신체적 움직임이나 흥분을 일으키지 않는 음악을 선택한다. 일반적인 호흡 속도에 맞출 수 있도록 음악을 듣는 동안 천천히 깊게 숨을 쉴 수 있어야 한다. 만약 사용한 음악이 호흡 속도를 높이거나 불편할 정도로 느리게 숨을 쉬게 한다면 다른 음악을 선택한다. 음악을 들을 때는 편안함이나 행복함과 관련된 기억이 떠오를 수 있는 음악을 사용한다.

2) 미술치료

미술치료는 미술에 대한 재능이나 전문적 능력과는 상관없이 비언어적, 시각적 표현을 통하여 대상자의 심리적, 신체적, 정서적, 심리사회적 갈등 및 문제를 극복하는 것을 돕는다. 난화, 점토, 콜라주, 만다라 등의 기법을 이용하여 프로그램을 진행하며, 주축을 이루는 내용은 '은유적 의사소통'이나 '상징적 문제해결'을 성공적으로 표현하는 것이다. 비언어적으로 자신을 표현할 수 있다는 것이 장점이며, 미술의 치료적 역할은 창의적 활동을 근간으로 하여 인간에게 잠재된 '건강한 기능'에 중점을 두는 것이다. 다른 사람을 의식할 필요가 없이 언어적 표현이 어려운 사람에게도 자기표현의 기회를 줄 수 있고, 자발적으로 많은 경험을 표현할 수 있다는 점에서 유용하며, 작품을 통해 상호작용을 쉽게 유발할 수 있는 장점이 있다.

지역사회 시설의 노인들은 많은 신체적인 어려움을 겪고 있지만 이러한 신체적 문제들이 낮은 자존감, 불안, 우울, 공포와 같은 정신적 문제를 동반하면서 더욱 악화하는 경우가 있다. 미술은 노화로 인한 부정적인 경험들을 상쇄시키는 긍정적인 효과를 가지고 있다(장혜경 & 최외선, 2005).

(1) 미술치료의 정의

미술치료는 교육과 재활, 정신치료 등 다양한 영역에서 활용되는데, 시각예술이라는 수단을 이용하여 인격의 통합 또는 재통합을 돕기 위해 시도한다. 미술 활동을 통해 감정이나 내면 세계를 표현하고 기분의 이완과 감정적 스트레스를 완화시킨다. 말로써 표현하기 힘든 느낌, 생각들을 미술 활동을 통해 표현하여 안도감과 감정의 정화를 경험하게 하고 내면의 마음을 돌아볼 수 있도록 하며 자아 성장을 촉진시키는 치료법이다.

(2) 미술치료의 효과

노인의 창의적 활동을 할 때 중요한 동기는 '주고 싶은 욕구'에서 부터 나온다. 미술 작품은 '주고 싶은 욕구'를 채울 뿐 만 아니라 감각적 자극을 돕기 때문에 유용할 수 있다. 불안한 사람을 진정시키고 치매 환자에게 손상되지 않은 뇌 부위를 자극하며, 적극적인 활동에 초점을 맞춘 자존감 향상, 창의성 증진, 행동의 변화나 지시를 따르는 능력, 혹은 과제를 이해하는 능력, 사회적 상호작용을 증진한다.

집단치료에 미술을 도입하여 창작적인 작업을 통해 인생을 회고하며 과거를 다루거나 변하는 현재의 질서를 찾기에 유용할 수 있다. 미술의 감각적인 경험은 즐거움을 제공하고 무언가 새로운 것을 만들 수 있다는 자신감을 높여주며, 공감하고 지지함으로써 노인의 의사소통 수준의 향상과 우울 감소에 효과적이다.

(3) 치매노인을 위한 미술치료

치매노인들은 타인들과의 효과적인 상호작용을 통해서 정서적, 사회적 생리적 욕구를 만족시킬 필요가 있지만, 사회적 기술 결핍으로 이런 욕구가 충족되지 못하므로 외로움과 좌절을 느끼며 우울과 고립을 경험한다. 좌절, 분노, 슬픔 등의 모든 범위의 감정을 체험하지만 다른 사람에게 감정을 표현하는 능력을 잃게 되어간다. 이러한 감정의 전달과 다른 사람과 대화하는 방법을 그림으로 표현하기도 하며, 말기의 환자라도 표현력을 유지할 수 있도록 하는데 도움이 된다.

그림이나 사진을 통해 작품을 창조하거나 생산된 작품을 진열하여 회상하게 하는 것은 치매 대상자의 정서적 이완과 기억력 향상, 긍정적인 삶에 효과가 있다. 미술이 갖는 창조성은 노인의 자존감을 향상할 수 있고 심상의 표출과 의사소통을 통해 본인의 욕구와 동기를 표출하고 자신의 경험과 생활을 드러낼 수 있다. 또한, 미술의 공간성은 치매가 보이는 시공간 개념의 상실을 회복하는데도 효과가 있다(최외선, 조용태, & 이근매, 2009).

(4) 미술치료 적용

① 도자기

도자기는 촉각적으로 풍부한 감각 경험을 제공해준다. 시각적인 제한이 있더라도 촉각을 이용해서 충분히 참여할 수 있으며 찰흙을 다루는 일은 운동 능력을 향상해 줄 수 있다. 찰흙의 유연함은 운동 능력이 없는 사람이더라도 실수로 망치는 일이 없이 실수를 수정하게끔 유도한다.

② 라이프 북 만들기

미술치료는 주로 비언어적 과정 때문에 자신을 말로 표현하는데 어려운 사람에게 특히 유용한다. 라이프 북 만들기는 스케치북을 이용하여 자신들의 삶의 이야기를 그림으로 표현하는 것으로, 노인들은 이 활동을 통에서 인생에서 일어났던 사건을 생각하게 되고 과거와 현재를 되새겨 보고 가까운 미래에 하고 싶은 일을 생각하게 된다(표 9-8).

표 9-8 라이프 북 만들기 활동

- 준비물: 스프링 제본의 스케치북, 파스텔, 마커, 그림물감
- 활동과정
  - 콜라주를 이용해 묘사할 과거 경험을 생각한다.
  - 먼저 종이 위에 원을 그리고 안에 그림을 그린 후 그림에 관해 생각하거나 말한 것을 기록한다.
  - 대상자의 생각이나 이야기를 타이핑하고 인쇄하여 그림 앞 페이지에 붙인다.
  - 매 회기마다 시작할 때 전 시간에 그린 그림을 넘겨본다.
  - 오래전 사건을 다시 기억해 내고 이어서 그림을 그리고 생각을 정리하여 기록한다.
  - 일정한 양의 그림을 완성한 후 라이프 북의 제목을 정하고 표지를 디자인한다.

3) 치료적 레크레이션

레크레이션은 다양한 인간 활동에 참여하는 것으로, 육체적으로 건강과 정신적으로 감정을 풍부하게 하고 사회적으로는 안정감을 주며 스트레스를 회복할 기회를 제공한다. 유희나 오락

적인 활동을 위해 참여하더라도 여가 활동의 선택과 참여를 통해 각 개인의 필요성과 흥미 욕구에 대한 만족감을 가질 수 있다. 대상자의 치료나 활동을 유도하고 치료적 효과를 높이는 중요한 수단으로서 성공적인 치료를 위한 환경을 만들고, 잘 적응할 수 있도록 돕는다(표 9-9).

표 9-9 치료적 레크레이션의 효과

① 육체적 건강
근력, 지구력, 민첩성 등이 요구되는 레크레이션 활동을 통해 육체적 건강이 얻어질 수 있다.

② 정신적 건강
레크레이션 활동은 그룹의 형태로 시행되면서 그룹의 소속감을 느끼고 독립적인 인격을 개발하는 기회를 갖게 되며, 감정을 조절할 수 있는 능력을 키울 수 있도록 한다.

③ 사회적 건강
사회생활에 있어서 자신의 행복과 건강을 위해서는 다른 사람과의 사회관계가 중요하다. 레크레이션 참여는 개인이 활동적인 사교술을 배우고 개발하기 좋은 방법을 제공한다.

4) 원예치료

원예치료는 사람들의 몸과 마음 그리고 영적인 상태의 향상을 위하여 식물과 정원 가꾸기 활동을 사용하는 일련의 과정이다. 재배, 장식, 일상생활 응용 등의 활동을 이용하여 인간과 식물과의 상호작용을 유발하여 한 개인의 삶에 의미와 목적을 성취하는 과정을 유도하여 정신 사회적, 신체적 회복을 돕는 치료 작업으로, 대상자와 식물간의 상호작용 증가를 통한 사회성 및 언어표현 능력을 향상할 수 있다(강문희 등, 2003). 흙을 만지고 재료를 자르거나 다듬고 몸을 움직이면서 불안이나 공격성 등의 문제행동 감소에도 효과가 있다. 인지적인 면에서 대상자가 새로운 기술을 배우고, 잃어버린 기술을 회복하도록 도우며, 과제에 대한 동기부여, 기억력, 주의력 등을 요하는 활동이며, 삶의 질, 자아 존중감, 행복감, 만족감이 향상되고, 스트레스, 불안, 우울함이 감소하는 심리적 효과가 있다고 알려져 있다.

텃밭 가꾸기, 실내정원 꾸미기, 꽃꽂이 등을 이용한 원예치료는 살아있는 식물을 이용한 활동이므로, 대상자가 어떻게 하느냐에 따라 직접적인 반응을 받을 수 있는데, 식물을 잘 돌보느냐 아니냐에 따라서 식물의 상태가 즉각적으로 반응하며, 이러한 피드백을 통해 자기 가치관을 증가시킬 수 있다(김부영 & 김정선, 2001; 김미영, 2011).

5) 회상치료

회상치료란 개인 또는 집단으로 과거의 사진이나 비디오, 친숙했던 옛날 물건 등을 이용하여 조용히 혹은 다른 사람들 앞에서 본인의 과거 경험이나 생각, 감정 등을 표현하게 하는 치료 방법이다. 연구자들은 상당히 긍정적인 평가를 하고 있지만, 통계적으로는 유의한 결과는 아직 없다. 하지만, 다양한 회상치료 연구들에서 문제행동 완화와 정성적 안정, 사회적 교류 증진의 역할을 한다고 제시되었고, 이야기나 사진을 활용한 활동보다는 작업 활동을 병행하여 프로그램을 운영하였을 때 회상의 효과가 더 크다는 연구가 있다(Huang et al., 2009).

심리 사회적 접근법 중 회상치료는 잊혀있던 개인의 경험, 감정, 자기개념, 의식적 기억을 불러일으켜 과거에 경험한 감정을 다시 느끼고 통합하는 치료 방법으로 대상자의 교육 정도나 증상의 경중에 크게 구애를 받지 않고 적용 가능하다는 장점이 있다(김영숙 & 도복늠, 2005).

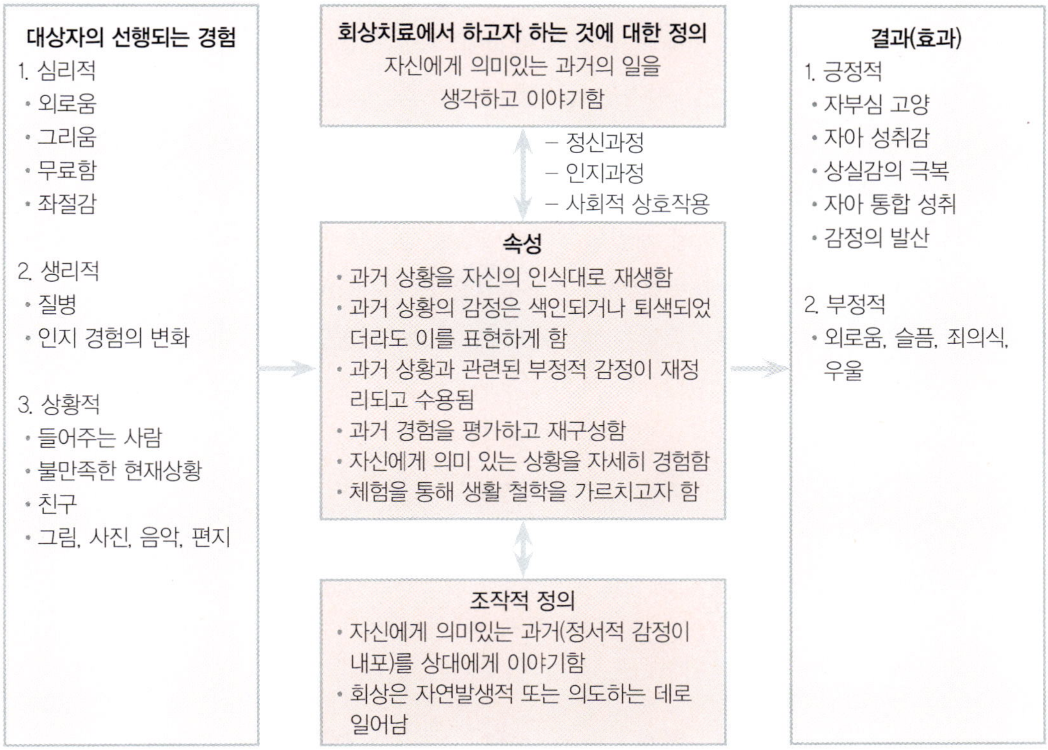

회상의 개념(참고: 전시자, 1992)

활동하기
2. 가상의 노인에 대한 회상 프로그램 주제 정하기
☞ 356쪽

6) 창조적 활동(수예와 공예)

창조적 활동이란 감정표현과 주의 집중에 연관되어 상상력의 표출, 성공에 대한 기술적 분석을 수반하고 동기와 적극성을 부여하는 활동으로, 창조적 활동 수행을 통해 선택할 기회, 완급을 조절하는 방법, 생산적인 역할에 대한 회복으로써의 기회를 얻을 수 있다. 창조적 활동은 독립된 기능을 향상하는 것보다 대상자에게 더 많은 의미를 제공할 수 있는데, 일상생활에 연결되거나 일상생활의 일부분이 될 때 가장 치료 효과가 높다. 목공예, 도자기공예, 펠트공예, 종이공예, 가죽공예, 홈 인테리어, 매듭 장식, 뜨개질, 모자이크 등의 활동을 수행한다.

7) 신체활동

신체의 움직임을 제공하는 것으로 제한되어 있는 범위의 관절과 근육의 움직임을 증가시키는 활동이다. 기본적으로 신체활동은 대상자에게 긍정적인 정서를 느낄 수 있게 해주는 활동이며, 개인의 신체적인 측면 뿐 아니라 정신건강을 향상하며, 특히 긴장, 우울, 불안 등을 감소시킨다. 또한, 혈관성 치매의 원인인 고혈압, 당뇨, 고지혈증, 비만 등의 관리에 도움이 되며, 뇌 혈액순환의 증가, 신경전달물질 분비의 증가, 근육의 유연성과 균형 감각을 높여 낙상 위험을 줄이는데도 효과적이다. 운동의 종류는 탄력밴드를 이용한 운동, 공 운동, 아령 운동, 페달 운동, 계단 오르기 등이 있으며, 상체, 하체를 복합적으로 사용할 수 있는 활동을 시행한다. 노인을 위해 개발된 복합 운동 프로그램으로는 서정적 음악을 들으며 이완 기술을 사용하면서 관절가동범위를 증진시키는 ROM dance(Harlowe, & Yu, 1997), 치매 예방을 위해 보건복지부, 중앙치매센터, 국민건강보험공단에서 개발된 뇌신경 체조, 치매예방체조, 힘뇌체조 등이 있다.

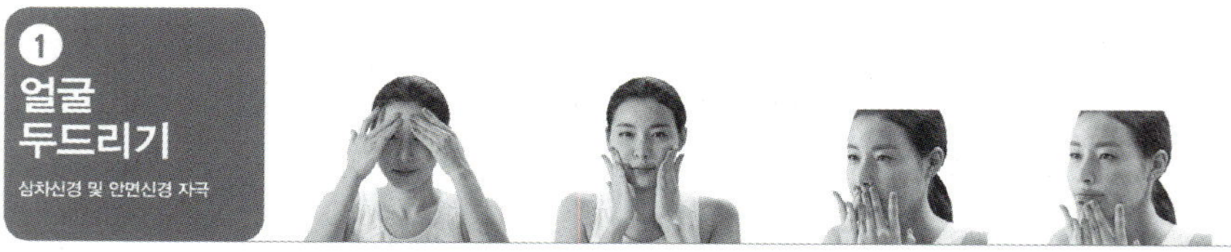

① 양손가락으로 이마(눈썹 포함), 볼(콧날 옆), 입술 상부(인중 포함), 턱을 순서대로 2회씩 부드럽게 마사지합니다.
② 2회 반복합니다.

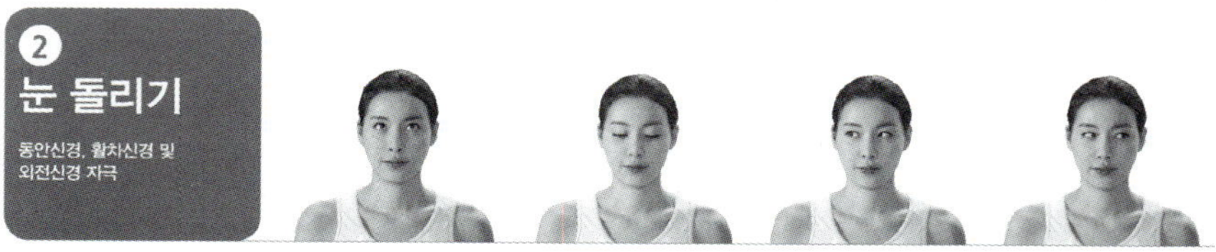

① 얼굴은 정면으로 고정한 상태에서 눈동자만 상 하 좌 우 방향으로 각 2초씩 응시합니다.
② 얼굴을 정면으로 고정한 상태에서 눈동자를 시계방향으로 4초에 걸쳐 회전합니다.
③ 얼굴을 정면으로 고정한 상태에서 눈동자를 반시계방향으로 4초에 걸쳐 회전합니다.

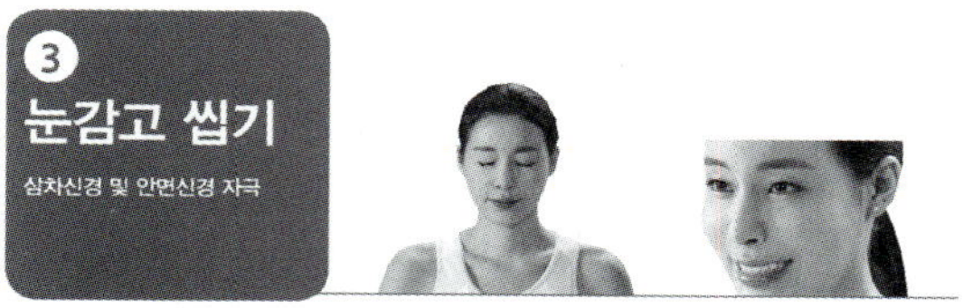

① 4초 간 눈을 꼭 감습니다.
② 4초 간 어금니를 앙 다뭅니다.
③ ①-②번을 번갈아 2회 반복합니다.

4 소리내기

삼차신경, 안면신경, 설인신경 및 설하신경 자극

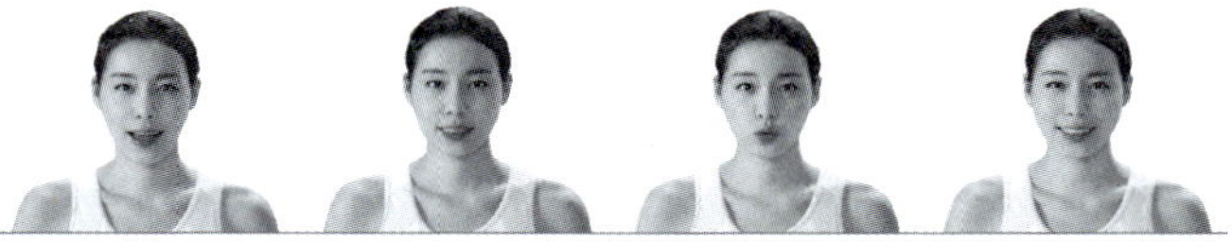

① 아 - 으 - 우 - 이를 4초에 걸쳐 순서대로 소리내어 발음합니다.
② 2회 반복합니다.
③ 크게 소리내어 '라라라, 파파파, 카카카, 라파카'라고 외칩니다.
④ 3회 반복한다. 첫 번째 시행에서는 강세를 첫 번째 글자에 두고, 두 번째 시행에서는 강세를 두 번째 글자에 두고, 세 번째 시행에서는 강세를 세 번째 글자에 두어 외칩니다.

5 볼혀쓰기

안면신경 및 설하신경 자극

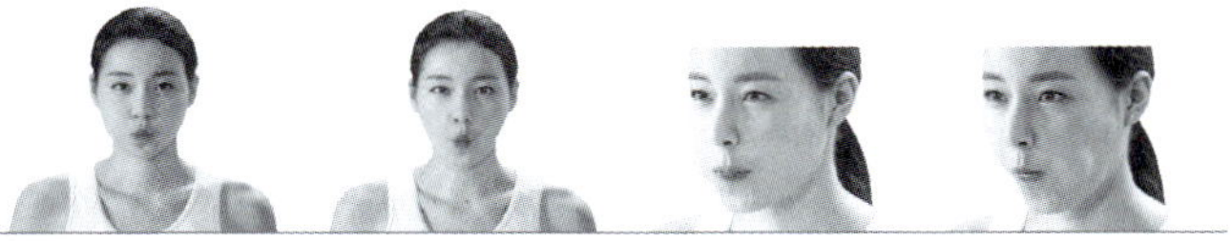

① 입술을 꼭 다물고 양 볼을 최대한 부풀려 4초간 유지합니다.
② 입술을 꼭 다물고 양 볼을 최대한 수축시켜 4초간 유지합니다.
③ 혀로 왼쪽 볼을 최대한 힘껏 민 상태에서 4초간 유지합니다.
④ 혀로 오른쪽 볼을 최대한 힘껏 민 상태에서 4초간 유지합니다.
⑤ ① - ④번을 순서대로 2회 반복합니다.

6 목 돌리기

부신경 자극

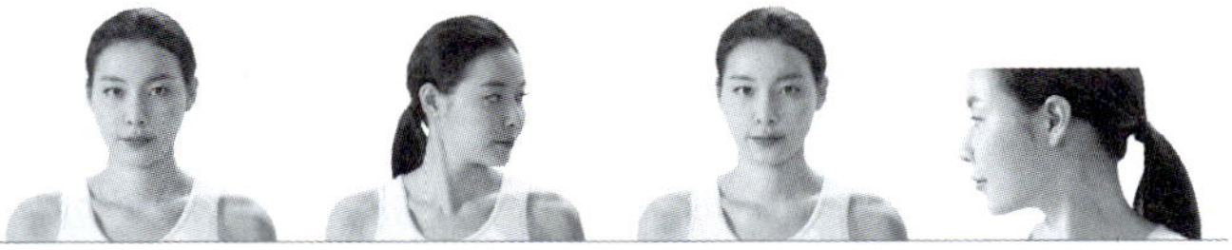

① 정면을 응시한 상태에서 고개를 오른쪽으로 최대한 돌려서 2초간 유지합니다.
② 고개를 다시 원위치로 돌려 정면을 2초간 응시합니다.
③ 고개를 왼쪽으로 최대한 돌려서 2초간 유지합니다.
④ 고개를 다시 원위치로 돌려 정면을 2초간 응시합니다.
⑤ ① - ④번을 순서대로 2회 반복합니다.

뇌신경 체조(출처: 보건복지부, 중앙치매센터, 2014)

7 온몸 자극하기

어깨 회전범위 확대, 상체 혈액순환 촉진 및 뇌자극

※ 전체 동작 2회 실시

❶ 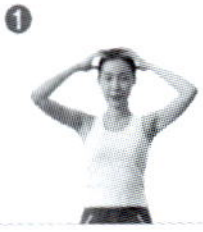

머리박수
손가락 끝을 세워 머리를 경쾌하게 두드려줍니다.

❷ 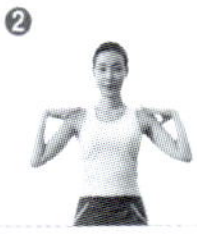

어깨박수
양손으로 어깨를 두드립니다.

❸ 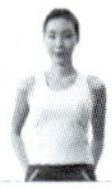

엉덩이박수
양손으로 엉덩이를 두드립니다.

❹ 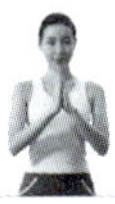

세로박수
양손을 세로로 세워 박수를 칩니다.

8 손 운동(박수)

말초신경 자극, 혈액순환 촉진 및 인지기능 향상

※ 전체 동작 2회 실시

❶ 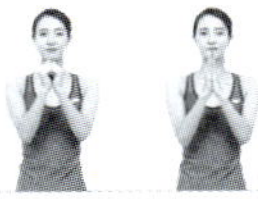

주먹박수 4회 & 세로박수 4회
양손은 주먹을 꼭 쥐어 4번 두드려줍니다.
이어서 양손을 펴고 손바닥으로 4번 박수를 칩니다.

❷ 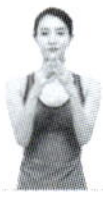

손끝박수 4회 & 세로박수 4회
양손가락 끝을 맞대어 4번 두드려줍니다.
이어서 양손을 펴고 손바닥으로 4번 박수를 칩니다.

❸ 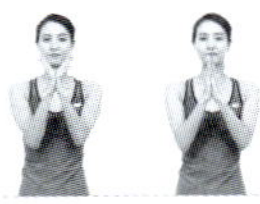

손바닥박수 4회 & 세로박수 4회
양손을 쭉 펴고 손바닥 중간 면으로 4번 두드려줍니다.
그리고 양손을 펴고 손바닥으로 4번 박수를 칩니다.

❹ 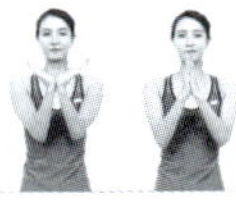

손목박수 4회 & 세로박수 4회
양손의 안쪽 손목을 맞대어 4번 두드려줍니다.
그리고 양손을 펴고 손바닥으로 4번 박수를 칩니다.

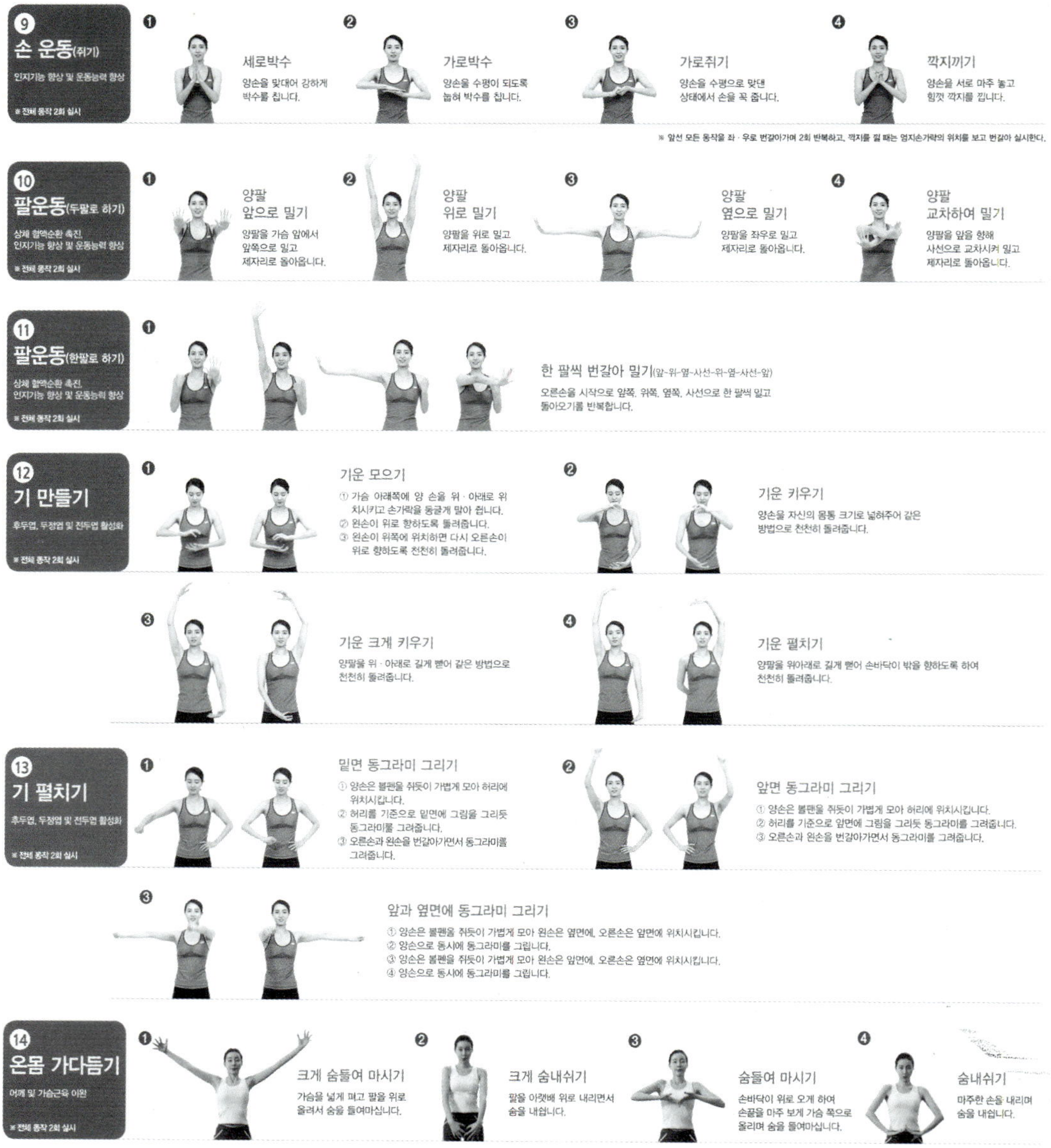

치매예방체조(출처: 보건복지부, 중앙치매센터, 2014)

8) 모래상자 놀이치료

융의 심리학적 관점에서 모래상자 놀이를 노인에서 사용할 수 있다. 모래 놀이 치료는 성인이 흔히 말로 표현하기 어려운 감정과 경험을 언어화하지 않고도 묘사할 기회를 준다. 모래상자의 크기는 72.4cm × 49.5cm의 나무로 만들어진 상자로 깊이는 7.6cm 이며 모래를 절반까지 채운다. 모래상자의 내부는 중간 명도의 푸른색 페인트로 칠하고 가능하면 방수 처리를 한다. 모래상자 안에는 모래, 물, 미니어처로 꾸민다.

대상자는 지시를 받지 않으며 치료사는 단지 대상자의 스스로 마음에 따르도록 하도록 격려한다. 모래상자를 이용하여 자유로운 활동을 한 후 떠오르는 기억을 이야기하도록 한다. 이후 모래상자를 이용한 활동에 변화를 줄 수 있다. 모래라는 특성이 대상자의 마음속에서 어떤 의미를 가지는지 알게 되고 여러 회기 과정과 모래상자를 이용한 활동이 완료될 때 까지는 치료사는 어떠한 생각도 공유하지 않도록 한다. 활동을 통해 표현되는 의미에 주목하여 대상자가 창조적 과정에 깊이 몰두하며 과정을 통해 치유 효과를 경험하게 되는 시점이 되면 치료사는 전문가의 의견을 밝히게 된다.

모래상자에서 물건을 가지고 놀이를 하는 것은 노인에게도 삶의 질적 개선과 활력을 증진해주지만, 자신의 품위가 손상되는 것이나 유치한 일처럼 생각하는 때도 있어 아동기의 놀이가 아니라 성인들도 공감할 수 있는 유익한 체험이 되도록 구성해야 한다(그림 9-9) (백지연, 2011).

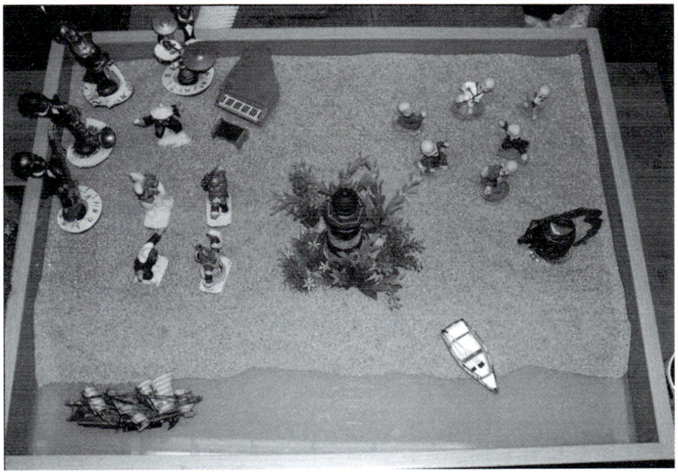

[그림 9-9] 모래상자 놀이치료

9) 다감각환경 치료(Multi-sensory environment)

다감각환경(multi-sensory environment) 치료는 환경치료, 감각자극 치료 등으로 불리는데, 다양한 감각 자극을 제공하는 환경을 조성하여 대상자에게 적용하는 중재 방법 중 하나이며, 스노젤렌(snozelen)이라고 불리기도 한다. 스노젤렌 공간은 시각, 청각, 촉각, 후각을 자극하는 다양한 조명과 음악, 촉각 자극 물체, 아로마 향 등을 설치하여 긍정적인 자극과 스트레스를 감소시킬 수 있는 환경을 제공한다(그림 9-10).

구분	도구	사진
시각 자극	물기둥	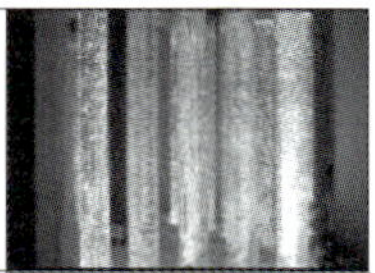
	프로젝터	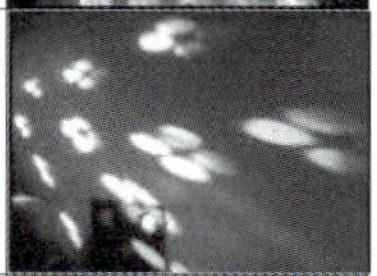
	이펙트휠	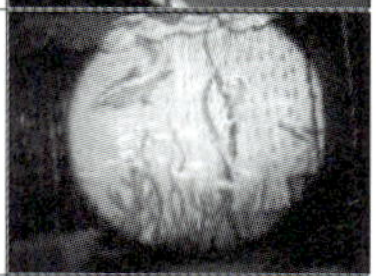
	밀러볼	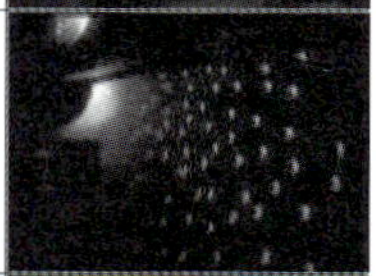
	광섬유	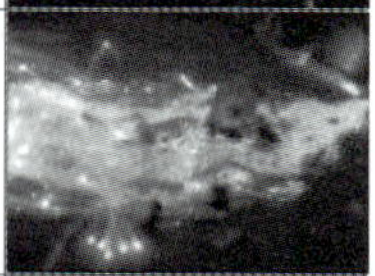
	싸이키 조명	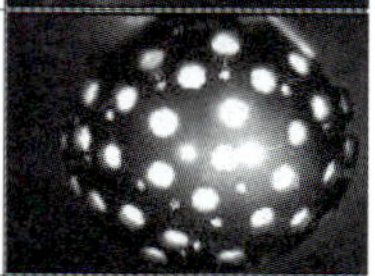
후각 자극	아로마향 (라벤다향)	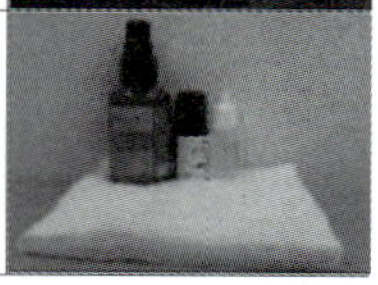

구분	도구	사진
촉각 자극	곡식상자	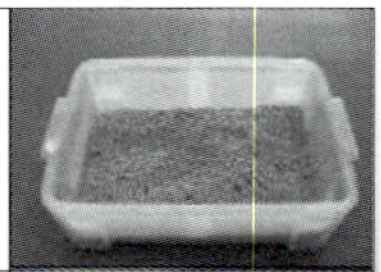
	전통 물침대	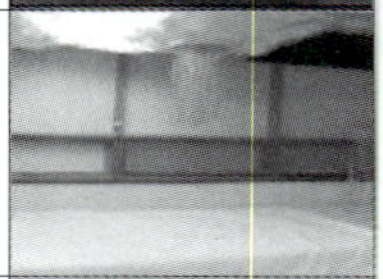
	밍크털	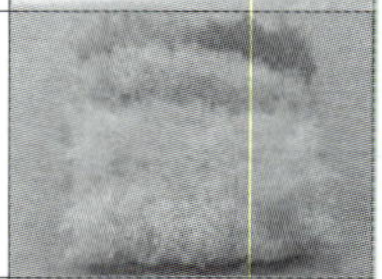
	거친 촉각판	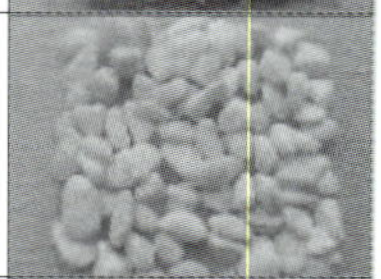
	지점토	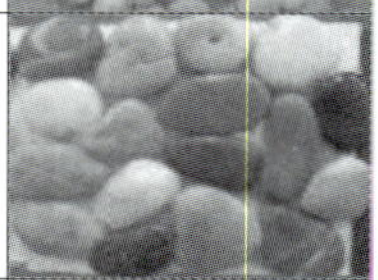
	둥근돌 촉각판	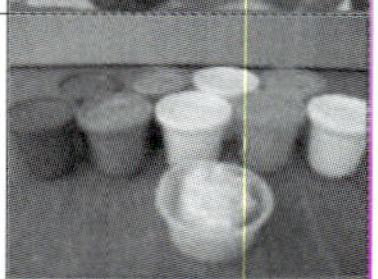
청각 자극	이완음악 (클래식)	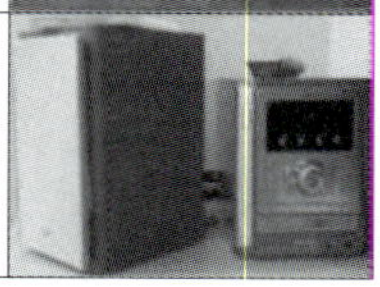

[그림 9-10] 스노젤렌 환경과 도구(출처: 김정란 등, 2011)

이 외에도 무용 요법, 향기 요법, 아로마 요법 등의 비약물 치료 프로그램이 있다.

5. 삼킴치료

치매에서의 삼킴장애는 여러 행동적인 문제까지 포함하게 되기 때문에 구강 인두 문제로만 접근하기는 어렵다. 그러므로 삼킴장애를 치료할 때에는 전신 평가 후 면밀하게 치료 계획을 세우고, 연하 근육 강화와 조화에 적절한 훈련을 시행한다. 삼킴장애 훈련으로 가능한 상황에서 구강 식이 유지와 충분한 영양 흡수를 하도록 하며 동시에 보호자와 환자의 삶의 질 향상을 목표로 한다.

삼킴 훈련은 직접적 훈련과 간접적 훈련이 있다. 직접적 훈련은 흡인이나 질식 등의 위험을 염두에 두면서, 남아있는 삼킴 능력을 최대한 고려하여 식사나 자세를 조절하는 것이다. 간접적 훈련이란 음식을 사용하지 않고 집중적으로 훈련하는 것으로, 흡인이나 질식의 위험이 낮다. 삼킴장애 초기에는 두 가지 방법 모두 사용을 할 수 있으나 인지 저하로 인해 음식물의 인식 자체가 어려운 경우에는 직접적인 방법을 위주로 적용을 한다. 여러 가지 방법으로 변화가 어려운 환자에게는 환경수정의 방법을 주로 사용하여 구강 인두의 접근 이외에 보호자 교육 등을 통한 다각적인 접근이 필요하다(그림 9-11).

삼킴장애 중재의 다른 분류로는 재활 치료적 방법과 보상적 방법이 있다. 반복된 훈련으로 구조물의 변화를 갖게 하는 재활적 방법과 달리 보상적 방법은 음식을 삼키는 동안 삼키는 방법을 바꿔 즉각적인 효과를 지니는 것이 특징이다. 삼키는 기술 중 상당수는 인지 기술이 필요하므로 보상적 훈련은 기억력 장애가 있는 사람들에서 적용하기 어렵다.

1) 직접적 훈련과 간접적 훈련

(1) 직접적 훈련

음식물을 이용하여 실시하는 연하 훈련으로 평가 후 직접 훈련이 가능하다고 판단되면 증상에 맞춰 자세와 음식 형태를 조정하여 신중하게 직접 훈련을 시행한다. 직접적 방법은 음식물을 직접 사용하는 훈련으로 대상자에게 안전하게 먹을 방법을 찾고 대상자의 상태에 맞춰 음식물의 양과 먹는 방법을 서서히 향상해 가는 방법이다.

(2) 간접적 훈련

어떤 이유로 금식하거나 섭취량의 제한이 있다면 음식을 이용한 접근은 폐렴의 위험성이 있으며 음식을 먹지 않는 동안 먹는데 관여하는 근육이나 반사 기능이 저하되기 쉽다. 이를 회복시키기 위해 간접적인 방법을 사용하며 섭식 삼킴 과정 중 어느 부위에 장애가 있는지에 따라 훈련방법이 다르다.

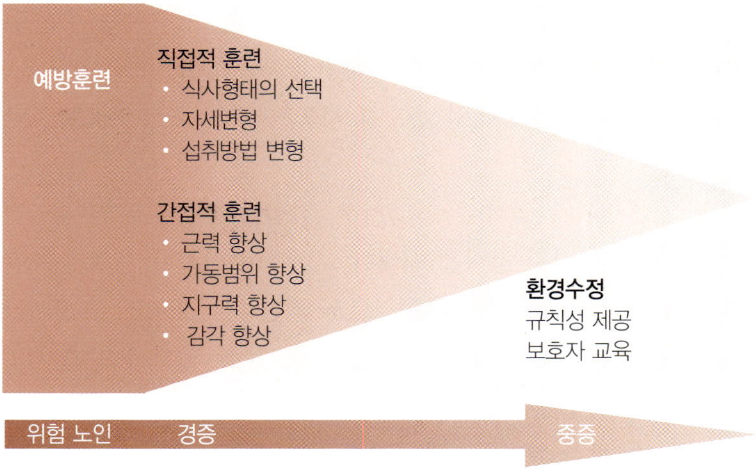

[그림 9-11] 노인과 치매의 삼킴장애 중재

2) 식사 자세

(1) 섭취 자세

진행된 치매 대상자는 휠체어를 탄 채 음식물을 섭취하는 경우가 많은데, 식탁과 휠체어 간의 위치가 중요하다. 식탁이 낮아 휠체어의 팔걸이(arm rest)가 걸려 식탁 아래로 휠체어가 들어가지 못하면 식탁에서 멀어지고 식기에서 입까지 거리가 멀어진다. 식기까지 거리가 멀면, 팔을 뻗은 자세로 식사를 하므로 음식을 뜨는 것이 어렵고, 음식물을 입까지 운반하기까지 어려워 식사 시간에 피로를 느끼게 된다. 휠체어와 식탁의 위치를 가깝게 하거나 테이블을 높여서 식사 시 동작을 원활히 할 수 있도록 배려한다. 기도는 전방에 식도는 후방에 있으므로 침대와 의자의 각도를 조절하면 입에서 기도로 음식물이 침입하는 것을 방지할 수 있으므로, 와상환자의 식사 수발 시에 흡인에 대비한다.

(2) 목의 긴장과 각도

자세가 무너지면 균형을 잡기 위해 머리 자세를 유지하는 목뿔위(suprahyoid)근육 군이 과긴장하게 되어 삼킴 기능을 제대로 수행하지 못하여 섭식 삼킴장애의 원인이 된다. 또한 심하면 흡인의 원인이 되기 때문에 과도한 목의 긴장은 제거되어야 한다. 전신 자세를 개선하면 목의 긴장을 완화할 수 있는데, 머리 받침이 있는 휠체어를 사용하면 머리를 수직으로 유지하기 위한 비정상적인 목 긴장을 해소할 수 있다. 몸통의 자세 유지가 어려운 경우 팔꿈치로 몸통을 지탱하는데, 휠체어의 팔걸이가 환자에게 맞지 않으면 팔꿈치를 기대기 위해 허리가 굽어진다. 이 자세를 목으로 균형을 잡으려고 목이 긴장하는 때도 있으므로 팔걸이 높이를 조절하여 목의 긴장을 완화시킨다. 오랜 긴장으로 머리 받침을 사용해도 목의 긴장이 완화되지 않을 때에는 목 부위의 마사지, 경부 관절가동범위훈련을 꾸준히 하면 서서히 효과가 나타날 수 있다.

3) 삼키는 방법

(1) 교차 삼킴

물과 고체를 번갈아 삼켜서 삼킴 반사를 촉진하고 인두 잔류를 감소시킨다.

(2) 반복 연하

삼키고 난 후에 침을 삼키도록 하여 음식물의 잔류를 없앤다. 침을 삼키기 전에 기침을 시키면 기도에 침입한 음식물 제거도 가능하다.

(3) 그 외 삼키는 방법

음식 덩어리를 거부하는 때도 있으므로 입을 잘 벌리지 않을 때는 숟가락으로 아랫입술을 자극하는 것이 도움이 된다. 입에 음식을 넣었는데도 삼킴 반사 저하로 인해 삼키지 않는 경우에는 삼킴 반사를 활성화하기 위해 목 밑을 쓸어내리는 방법이 도움이 된다.

4) 음식물의 변형

(1) 액체 점도 조절

식이 변형은 가장 중요하고도 많이 쓰이는 치료방법이다. 구강 섭취가 가능하다고 판단되면 환자에게 적합하도록 음식의 점도와 재질을 조절하여 준다. 액체는 점도 증진제를 이용하여 점도를 조절하며 정확한 점도의 측정을 위해서는 점도계를 사용해야 하나 최근에는 국제 삼킴 식이 표준에서(International Dysphagia Diet Standardisation Initiative; IDDSI) 제시한 주사기를 이용한 방법으로 임상에서 간단히 측정할 수 있다.

액체로 인해 사레들림이 발생한다면 대부분은 액체의 이동속도를 늦추어 기도 보호 시간을 확보할 수 있도록 한다. 진한 농도의 액체가 치매 노인의 흡인을 감소시키지만 폐렴을 감소시키지는 않는다고 보고되었다. 오히려 진한 액체가 탈수, 요로 감염 발열의 위험성이 높다는 연구도 있다. 치매 특성상 자세조절을 할 수 없는 경우가 생기므로 필요시에 대상자에게 점도 증진제를 이용하여 적합한 농도의 액체를 제공해야 한다(그림 9-12).

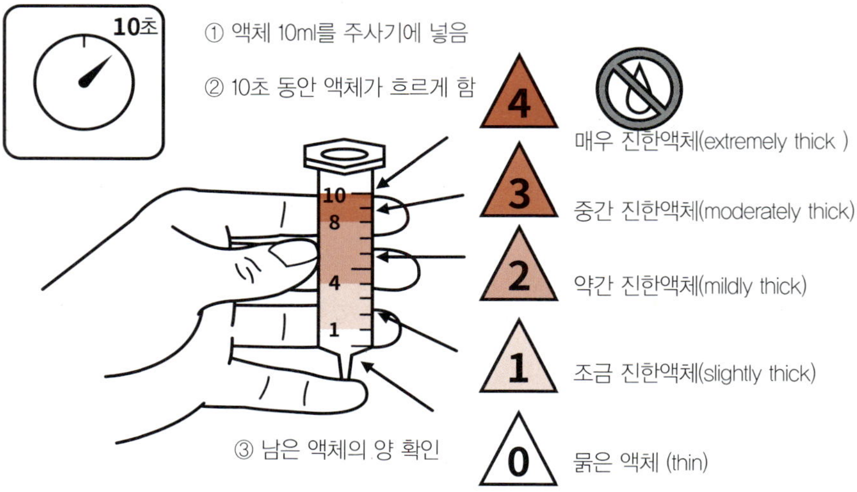

[그림 9-12] IDDSI를 이용한 액체 점도확인

(2) 고형식이

사레의 위험성을 낮추기 위해서 작은 숟가락을 사용하여 한 번에 많은 양을 넣지 않는다. 음식물은 거부하는 경우가 많으므로 섭취하기 편한 상태로 변형하는 것이 좋다. 수면시간의 긴 공복을 깨우는 아침 식사를 특히 더 많이 하는 것을 권장한다. 음식의 인지가 잘 안 되어 고형의 음식을 먹으려고 시도하지 못하면 핑거푸드를 이용한다. 하지만 작고 딱딱한 음식, 특히 땅콩과 옥수수 콘 등은 사레 위험으로 피해야 한다.

(3) 온도

음식물 온도가 체온에 가까우면 감각 입력이 약하기 때문에 삼킴 반사를 유발하기 어려우므로 따뜻한 음식은 따뜻한 채로, 차가운 음식은 차가운 채로 먹는 것이 좋다. 뜨거운 음식은 구강 내 화상의 위험이 있으므로 간식 등은 대상자에 따라 차가운 것으로 제공하면 자극을 주는데 도움이 된다.

(4) 맛

고령이 되면 미각이 둔해져서 적당한 간에도 싱거워하는 경향이 있다. 양념을 진하고 달게 하면 경구 섭취량이 증가하지만, 건강상의 문제가 생길 수 있다. 대상자에 적절한 정도의 맛을 유지할 수 있도록 다른 팀원과 협업하여 양뿐 아니라, 환자의 기호에 맞춘 식사를 제공하는 것을 고려한다.

(5) 영양의 공급

영양부족은 대상자의 면역기능과 객담 배출능력을 저하시켜 폐렴의 위험인자가 될 수 있다. 또한, 영양부족으로 근육 약화 및 의식 저하 등이 초래될 수 있으며 이 또한 폐렴의 위험인자가 된다. 위의 방법으로도 흡인이 계속해서 많이 일어나거나 그 외에 의식장애, 반복되는 폐렴 등으로 구강으로 안전하게 음식물을 섭취할 수 없는 경우에는 장관 식이를 시행한다. 그러나 이러한 장관 식이가 흡인성 폐렴의 빈도를 낮추어 주지는 못하며 식도 역류 등으로 이차적 폐렴이 발생할 수 있으므로 생존 기간, 삶의 질 등 여러 요소를 고려한 후 결정해야 한다.

5) 시간차 회상훈련(spaced retrieval training)을 통한 삼킴 훈련

치매환자에게 상대적으로 손상되지 않는 암묵기억(implicit memory)을 사용하여 정보를 학습 및 유지하는 것을 돕는 데 사용되는 기억 훈련 전략이다. 훈련 동안 주어진 정보를 시간 간격을 두고 지속해서 질문하고 그에 대한 응답을 구두로 연습하는 것을 포함한다. 며칠, 몇 주 혹은 몇 달 동안이나 새로운 정보를 기억하도록 한다. 갑작스러운 입원으로 체계적 회상 훈련을 1주 동안 못한 환자가 회복 후 일상에 복귀했을 때 체계적 회상 훈련의 필요성을 기억했다는 보고도 있다(그림 9-13).

(1) 훈련 도구

- 삼각형 이름표, 노란색 카드
- 글꼴: 한글 "바탕체"
- 글자색: 검정
- 글자크기: 18, 24, 32 폰트 중에서 대상자가 사용하기 편한 정도

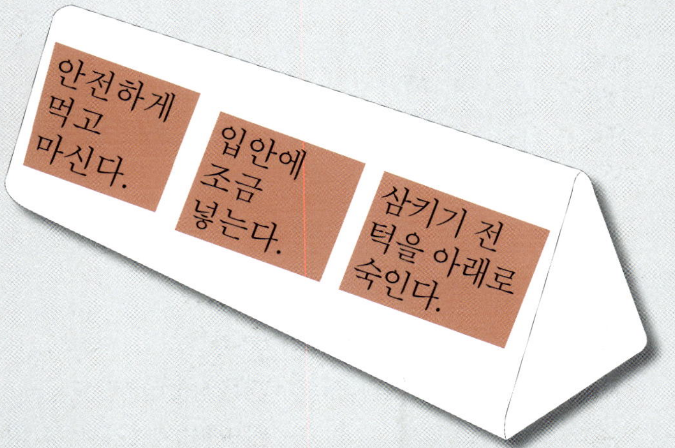

[그림 9-13] 순차적 회상 카드

(2) 시행방법

사전에 대상자의 삼킴과 관련한 문제와 해결 방법을 논의한다. 결정된 문장은 노란색 용지에 검은색으로 인쇄하는데 글꼴과 크기는 바탕체로 18, 24, 32 크기 중에서 편한 크기로 선택한다. 인쇄된 카드를 삼각형의 텐트 모양의 이름표에 올리고 대상자는 내용이 보이지 않게 배치한다. "나는 안전하게 먹고 마신다."라는 문구를 우선 인쇄하고 시행 방법은 한 번에 하나씩 훈련한다. 정해진 시간(5초)뒤 종이에 쓰인 내용을 물어보고 정확히 말하면 시간을 늘려(10초)서 기억하는 시간을 늘리도록 한다. 내용은 꼭 입으로 말하게끔 하고 필요하면 행동을 하도록 한다. 종이에 적힌 내용이 기억나지 않으면 카드를 볼 수 있으며 이때는 시간을 늘리지 않고 같은 시간 동안에 내용을 다시 맞히도록 한다. 일정 기간 이상으로 기억을 하게 되면 문장을 하나씩 늘려서 기억해야 할 문장을 3, 4개 까지 늘린다(그림 9-14).

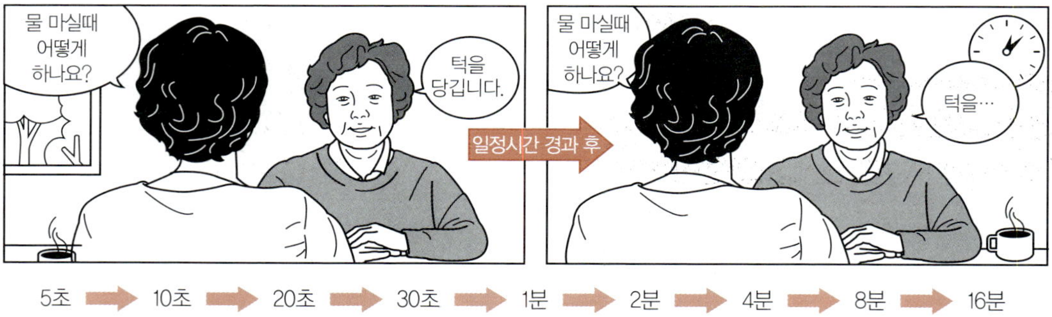

[그림 9-14] 시간차 회상훈련을 통한 삼킴 훈련

6) 환경수정

치매 대상자는 다양한 환경에 영향을 받는다. 물리적 환경인, 빛, 소리, 의자, 휠체어 등이 환경에 영향을 받기도 하지만 주 보호자나 요양보호사에 의해서도 많은 영향을 받는다.

(1) 물리적 환경

분위기, 불빛, 대조, 음악, 오감자극 등의 식사 환경 조절은 식사 시간 동안 긍정적인 환경을 조성하도록 한다. 따뜻하고 편안한 환경에서 식사량이 증가하는데 분당 60-80 비트의 조용한 음악이 흐르는 익숙한 환경이나 다른 사람들과 함께 먹을 수 있는 공간 배치는 대상자에게 안정감이 생기게 할 수 있다.

식사 테이블에는 음식들만 올려두어 식사 시간에 집중할 수 있도록 하고 식사 도구를 사용하기 어려우면 손으로 집어 먹도록 한다. 식기의 색은 파스텔톤 보다 대비가 높은 색(주로 빨간색)을 사용하면 실인증으로 인해 식사를 자주 멈추게 되는 상황을 방지하여 식사량이 늘어나게 된다.

(2) 보호자 식이 보조

삼키는 동안 주의력이 떨어지고 삼킴 타이밍이 맞지 않아 자주 사레가 들리는 환자에게는 삼켜야 할 때 "삼키세요" 등의 간단한 말로 주의 환기를 시키면 삼키는 활동에 참여가 늘어난다. 식사하는 동안 텔레비전을 켜지 않도록 하고 집중할 수 있는 환경을 만드는 것이 중요하고 보호자가 식이를 제공할 때 대상자의 눈 높이에 시선을 맞추면 식사시간에 더 집중할 수 있다. 음식을 뜬 숟가락은 입 높이로 충분히 아래로 하며 고개 숙이기 자세가 되어 사레들림이 덜 발생한다.

보호자가 식사를 제공하더라도 자발적인 섭취를 유도하는 것이 중요하며 시간이 걸리더라도 자주 격려해야 한다. 음식을 입안으로 넣을 때 대신 해주는 것이 아닌 손이 살짝 닿을 정도로 지지를 하는 것이 더 좋다. 보호자의 손의 위치도 대상자의 손을 감싸는 것보다는 대상자의 손 아래에서 받쳐 주는 것이 삼킴 속도 증진에 더 도움이 되었다는 보고가 있다. 보호자는 독촉하지 말고 충분히 씹고 삼킬 수 있는 시간을 제공하도록 한다.

7) 구강위생관리

입으로 먹을 수 없는 상황이라도 구강 내 상태가 습하면 타액이 분비되고 있다고 판단한다. 건강한 사람의 분비량(1,000~1,500mL)은 아니더라도, 분비된 타액 대부분은 삼켜지고 있다. 입으로 먹지 못하고 삼킴기능이 저하된 환자가 침을 삼킬 때 타액의 일부가 식도가 아니라 기관으로 유입될 가능성이 있고, 흡인된 타액에 혼입된 세균이 폐렴을 일으킬 위험도 있다. 그러므로 규칙적이고 일관된 구강 관리가 중요하다. 그러므로 흡입되어도 폐렴을 일으키지 않도록 타액에 포함된 세균 양을 감소시키기 위해서 구강 케어가 필요하다. 단, 구강 케어 시 치석이나 설태를 제거할 때 타액에 세균이 많이 포함되어 있으므로, 타액을 흡인하지 않도록 주의가 필요하다.

활동하기

제9장

1. 단계적 근육이완기법이나 명상적 긴장이완을 단계에 따라 시행해 보고 느낀 점을 토의하세요.
   * 지시자가 지시내용을 불러주고 시행자는 눈을 뜨거나 감은 상태에서 시행하세요.

[단계적 근육이완기법]

1단계: 양손, 팔, 이두박근부터 시작한다. 침대에 누워있다면 누운 채로 의자에 앉아 있다면 팔걸이에 팔꿈치를 기댄다. 팔꿈치를 몸 반대 방향(바깥쪽)으로 밀어낸다. 그대로 멈추었다가 다시 힘을 뺀다. 이 과정을 반복하고 팔 근육의 변화를 느껴 본다. 긴장이 풀리는 것을 느껴본다.

2단계: 코를 찡그리고 눈을 가늘게 뜨고 입술을 꽉 물고 입가를 뒤로 끌어 당기고 아래턱을 가슴에 닿을 정도까지 끌어 내리는 것을 동시에 한다. 그대로 멈추었다가 긴장을 푼다. 다시 얼굴과 목 동작을 반복하고 멈추었다가 긴장을 푼다.

3단계: 등과 복부의 긴장을 푼다. 숨을 깊게 들이쉬고 어깨를 서로 맞닿을 정도로 밀어내고 복부 근육을 안으로 밀어 넣는다. 이 상태로 멈추었다가 긴장을 푼다. 긴장을 주고 그 상태로 멈추었다가 다시 긴장을 풀어주는 과정을 반복한다. 긴장이 풀어진 것을 느껴 본다.

4단계: 앉은 자세라면 양쪽 다리를 들어 곧게 뻗는다. 침대에 누운 상태라면 발뒤꿈치가 침대에 닿지 않을 정도로 다리를 들어 올린다(오른다리 먼저 들고 왼다리를 든다). 이 상태를 멈추었다가 긴장을 푼다. 아직도 긴장이 되었다고 느껴지면 한번더 특정 근육을 긴장시켰다가 이완시킨다. 그 다음에 쉬면서 긴장 이완된 상태를 느껴 본다. 그 상태로 음악을 듣는다(긴장이 풀린 후에는 몸을 움직이는데 시간이 조금 걸릴 수 있다). 긴장이 풀린 것을 느끼며 일반 활동수준으로 돌아올 때까지 충분한 시간을 가진다. 혈압이 정상으로 되돌아 올 때까지 2–3분 동안 앉은 자세를 유지한다.

[명상적 긴장이완의 지시내용]

명상 음악을 들으면서 명상적 긴장이완을 시작하세요.
음악이 당신을 안정시키고 평온하게 할 것입니다.
음악을 들으면서 편안하고 평화로움을 느끼세요.
음악을 들으면서 명상을 더 용이하기 위해 조명을 약하게 하고 방안과 당신의 모든 방해 요소를 제거하세요.
옷이 불편하다면 단추를 한두개 풀거나 소매를 걷는 것도 도움이 됩니다.
의자나 침대 중 편안한 곳에 몸을 기대세요.
편안한 자세를 취하고 나면 눈을 감으세요.
음악을 들으며 음악의 속도에 맞춰 호흡하세요.
숨을 내쉴 때 긴장을 푸세요.
계속해서 긴장을 풀면서 음악이 몸 안의 긴장을 끌어내도록 하세요.
(잠시 지시를 멈추고 호흡에 집중하도록 한다.)
계속해서 천천히 호흡하세요.
숨을 들이쉴 때 복부가 팽창하고 내쉴 때 수축하도록 하세요 .
긴장을 풀 때도 호흡을 원래대로 하세요.
명상적 이완은 긴장을 느끼는 신체 부위 어디든 다 사용할 수 있습니다.
얼굴부터 시작해 천천히 어깨 등, 허리, 엉덩이, 허벅지, 종아리, 발까지 내려갈 수 있습니다.
가장 많은 긴장을 느끼는 부위에만 집중해서 긴장이 없어지도록 하세요.
계속해서 음악에 맞추어 천천히 호흡하세요.
긴장이 이완되는 기분을 느끼게 될 것입니다.
어떤 사람에게는 무겁고 따뜻한 느낌이 될 수도 있습니다.
만약 어떤 부위에도 이런 기분이 느껴지지 않는다면 특정 부위에 집중하세요.

> 긴장을 끌어내면서 몸으로부터 긴장이 사라지는 것을 느껴 보세요 .
> 긴장이 풀린 후에는 몸을 움직이는데 시간이 조금 걸릴 수 있습니다.
> 긴장이 풀린 것을 느끼면서 일반 활동 수준으로 돌아올 때 까지 충분한 시간을 가지세요.
> 서서히 팔과 다리를 움직여 보세요.
> 잠시후 일어나 앉아서 혈압이 정상으로 되돌아 올 때 까지 2~3분 앉은 자세를 유지하세요.

느낀 점 :

____

____

____

2.. 평균 연령 80대 노인을 대상으로 회상프로그램을 진행하기 위해서 사진자료를 검색중입니다. 어떤 사진 자료나 주제로 검색할 수 있을까요??

검색목록 :

____

____

____

____

참고문헌

강문희, 윤경은, 윤원숙, 허혜숙, 유주연, 장매희. (2003). 노인 주간보호센터에서의 원예치료가 치매노인의 사회성 증진에 미치는 효과. 한국인간·식물·환경학회지, 6(3), 39-46.

김기웅, 한지원, 변혜진, 고지원. (2015). 반짝활짝 뇌운동. 서울: 보건복지부, 중앙치매센터

김미영. (2011). 병원옥상정원을 이용한 원예작어치료 효과분석. 서울 시립대학교 대학원 박사학위논문.

김부영, 김정선. (2001). 간호중재로서의 원예요법에 관한 고찰. 성인간호학회지, 13(3), 409-419.

김연희, 고명환, 서정환, 박성희, 김광석, 장은혜, ... & 조영진. (2003). 주의력 향상에 중점을 둔 한국형 컴퓨터 인지재활 프로그램의 효과. 대한재활의학회지, 27, 830-839.

김영숙, 도복늠. (2005). 회상을 적용한 집단미술치료 프로그램이 치매노인의 인지기능, 우울과 삶의 질에 미치는 효과. 미술치료연구, 12, 483-500.

김정란, 박혜연, 김진수, 유은영. (2011). 치매노인을 대상으로 한 스노즐렌 도구의 감각별 선호도 조사. 대한작업치료학회지, 19(2), 63-72.

김희진, 양영순, 최경회, 김태유. (2013). 컴퓨터 인지 훈련 프로그램 사용 후 인지기능의 효과성 분석.

노인음악치료연구회. (2009). 노인음악치료(2판). 서울: 시그마프레스.

동남보건대산학협력단. (2014). 참나무 숲 인지활동 프로그램, 서울: 보건복지부

박주영, 박주형, 양영애. (2009). 부산·경남 지역의 컴퓨터-보조 인지재활 프로그램(Computer-assisted Cognitive Rehabilitation: CACR)의 사용 현황. 고령자치매작업치료학회지, 3(1), 43-53.

백지연. (2011). 성인을 위한 놀이치료. 서울: 북스힐.

보건복지부, 중앙치매센터, (2014). 치매예방운동법. 한국.

서울특별시 문화본부 디자인정책과. (2016). 인지건강 주거환경 가이드북. 서울: 서울특별시.

신서란, 김소윤, 김기웅. (2017). 두근두근 뇌운동 통합본, 성남: 중앙치매센터.

오병훈, 김영기, 김지혜. (2003). 인지재할훈련이 노인성치매 환자의 인지 기능에 미치는 영향. 대한신경정신의학회지, 42(4), 5143-519.

일본인지증케어학회. (2010). 치매케어 텍스트북 2-총론. 황재영(옮김). 서울: 노인연구정보센터.

장혜경, 최외선. (2005). 집단미술치료가 노인성 질환을 앓는 노인들의 의사소통과 우울에 미치는 효과. 미술치료연구, 12, 681-701.

전시자. (1992). 간호학 탐구의 방향 간호 개념 개발: 학술; 간호개념 개발: 회상의 개념개발을 위한 접근방법. 간호학탐구, 1(1), 84-102.

최외선, 조용태, 이근매. (2009). 노인미술치료. 서울: 시그마프레스.

Bellucci, D. M., Glaberman, K., & Haslam, N. (2003). Computer-assisted cognitive rehabilitation reduces negative symptoms in the severely mentally ill. *Schizophrenia Research, 59*(2), 225-232.

Cotelli, M., Calabria, M., & Zanetti, O. (2006). Cognitive rehabilitation in Alzheimer's disease. *Aging Clinical and Experimental Research, 18*(2), 141–143.

Darrow, A. A., Gibbons, A. C., & Heller, G. N. (1985). Music therapy past, present and future. *The American Music Teacher, 35*(1), 18–20.

De Vreese, L. P., Neri, M., Fioravanti, M., Belloi, L., & Zanetti, O. (2001). Memory rehabilitation in Alzheimer's disease: a review of progress. *International Journal of Geriatric Psychiatry, 16*(8), 794–809.

Elliott, D., Carr, S., & Savage, D. (2004). Effects of motivational music on work output and affective responses during sub-maximal cycling of a standardized perceived intensity. *Journal of Sport Behavior, 27*(2), 134–147.

Eriksson, M., & Dahlin-Ivanoff, S. (2002). How adults with acquired brain damage perceive computer training as a rehabilitation tool: A focus-group study. *Scandinavian Journal of Occupational Therapy, 9*(3), 119–129.

Galante, E., Venturini, G., & Fiaccadori, C. (2007). Computer-based cognitive intervention for dementia: preliminary results of a randomized clinical trial. *Giornale Italiano Di Medicina Del Lavoro Ed Ergonomia, 29*(3 Suppl B), B26–32.

Gibbons, A. C., & Heller, G. N. (1985). Music Therapy in Handel's England: Browne's Medicina Musica (1729). In College Music Symposium (pp. 59–72). The College Music Society.

Harlowe, D., & Yu, P. (1997). The ROM dance: A range of motion exercise and relaxation program. St. Mary's Hospital Medical Center.

Hooper, B. (2010). On arriving at the destination of the Centennial Vision: Navigational landmarks to guide occupational therapy education. *Occupational Therapy in Health Care, 24*(1), 97–106.

Huang, S. L., Li, C. M., Yang, C. Y., & Chen, J. J. J. (2009). Application of reminiscence treatment on older people with dementia: a case study in Pingtung, Taiwan. *Journal of Nursing Research, 17*(2), 112–119.

Karageorghis, C. I., & Terry, P. C. (1997). The psychophysical effects of music in sport and exercise: A review. *Journal of Sport Behavior, 20*(1), 54.

Nishikawa, T. (2009). *Automatic composition system considering both partial and overall music structure.* Master's thesis, Osaka University, Japan.

Parnetti, L., Amici, S., Lanari, A., & Gallai, V. (2001). Pharmacological treatment of non-cognitive disturbances in dementia disorders. *Mechanisms of Ageing and Development, 122*(16), 2063–2069.

Spector, A., Thorgrimsen, L., Woods, B. O. B., Royan, L., Davies, S., Butterworth, M., & Orrell, M. (2003). Efficacy of an evidence-based cognitive stimulation therapy programme for people with dementia: randomised controlled trial. *The British*

Journal of Psychiatry, 183(3), 248–254.

Stouffer, J. W., Shirk, B. J., & Polomano, R. C. (2007). Practice guidelines for music interventions with hospitalized pediatric patients. *Journal of Pediatric Nursing, 22*(6), 448–456.

Takahashi, T., & Matsushita, H. (2006). Long-term effects of music therapy on elderly with moderate/severe dementia. *Journal of Music Therapy, 43*(4), 317–333.

Teri, L., Logsdon, R. G., Peskind, E., Raskind, M., Weiner, M. F., Tractenberg, R. E., ... & Tariot, P. (2000). Treatment of agitation in AD A randomized, placebo-controlled clinical trial. *Neurology, 55*(9), 1271–1278.

World Health Organization. (2015). Towards a Common Language for Functioning, Disability and Health ICF. Geneva: World Health Organization. 2002.

제 10 장

환경수정

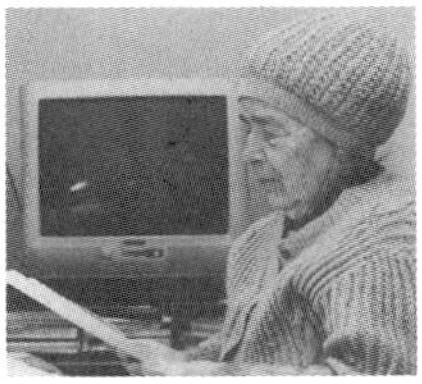

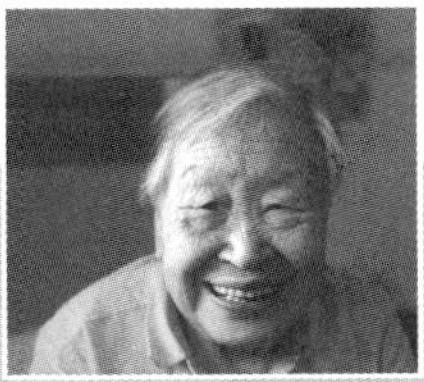

1. 환경수정과 모델
2. 환경의 측정
3. 가정과 기관에서의 환경수정
4. 치매노인의 특징에 따른 환경수정
5. 복지용구

제10장 환경수정

학습 목표

- 치매 특성에 따른 환경수정의 방법을 이해한다.
- 기관과 가정에서 환경수정시 고려해야 하는 요소에 대하여 이해한다.
- 노인과 치매 대상자가 사용가능한 복지용구의 특성을 이해한다.
- 대상자와 보호자에 대한 교육 시행 방법에 대해 이해한다.

환경은 독립적으로 존재하기 보다는 환경의 자연적인 요소와 사회적인 과정, 개인과 집단의 상호작용 과정에서 사람에게 영향을 주는 존재로 작용한다. 인간은 환경과 상호작용을 하는 개방적인 체계이며 개인의 지식, 요구, 목표, 과거 경험에 영향을 받는다. 가정환경 수정은 노인 및 장애인을 포함하여 활동에 제한을 가진 모든 사람에게 적용이 가능하다. 생활의 자립이나 안전, 간병부담을 감소시켜 관련된 사람들이 행복하게 살기 위한 하나의 방법으로 주거자의 특성과 요구에 대한 이해를 바탕으로 이루어져야 한다(Yang et al, 2016). 주거환경개선을 위한 환경수정은 기능적 독립성을 촉진하고 안전성을 증진시키며, 개인돌봄서비스에 대한 필요를 최소화할 수 있게 하는 이점을 지닌다(Sanford & Butterfield, 2005). 많은 노인 및 장애인이 가정환경 수정을 통한 거주환경 개선을 원하지만, 실제로 개조가 이루어지는 사례가 많지 않은 실정이다(Yang et al, 2016).

노인 인구가 증가하고 지역사회로의 조기 복귀를 시도하는 현 상황에서 자립적인 생활을 위한 주거환경개선에 대한 관심이 증대되므로 평가 및 중재에 대한 다양한 지식이 필요하다.

1. 환경수정과 모델

1) 환경과 환경수정

환경은 생활하는 공간으로서의 물리적인 환경으로서 뿐만 아니라 개인간의 관계를 포함한 공간으로 개인에게 심리적, 사회적 문화적으로 중요한 의미를 가진다. 사람은 나이가 들면서 활동 제한이 증가하게 되므로 노화로 인해 삶에 장애가 생긴 사람들의 건강과 웰빙을 보장하기 위해 사회와 건강 개혁에 대한 변화를 시도하는 것이 국제적인 추세이다.

2000년대 이전에는 활동과 참여제한의 원인은 개인의 한계로 여겨 건강서비스가 주로 사람의 질병이나 장애를 치료하는 데 집중되어 왔다. 국제기능 · 장애 · 건강분류(International Classification of Functioning, Disability and Health; ICF)의 영향으로 대상자의 참여가 제한되는 원인으로는 문화, 시간, 가상적인 부분 등 여러 요인이 영향을 받는 것으로 바라보게 되었다. 특히나 환경의 장벽은 지역사회의 다양한 능력을 수용하기 위한 사회의 무능력으로 바라보게 되었으며 환경의 중요성을 강조하는 현상은 최근 연구들을 통해서도 더 심도 있게 다뤄지고 있다.

질환이 발생하거나 혹은 노화가 진행이 되면 가정에서 신체적, 사회적 요구가 충족되지 못할수도 있다. 접근이 용이하고 활동을 지지할 수 있는 환경이 질환이 있는 노인들의 삶의 질을 위해 필수적이다. 적절한 환경수정이 없다면 많은 사람들은 안전하지 못하고 지원이 되지 않는 환경에 머무르게 된다. 고령자 중 일부는 집에 머물기를 선호하더라도 안전을 위해서 양로원을 포함한 다른 의료기관으로 이동해야 할 수도 있다.

그러므로 치료사는 대상자의 환경에 대한 관심을 갖고 환경수정에 대한 부분을 심도있게 훈련하는 것이 필요하다.

(1) 환경수정의 목표

환경수정은 작업치료사가 개인의 일상생활활동 수행을 향상시키기 위한 목적으로 구조변경이나, 보조 도구 장치, 활동 수정과 같은 중재를 제공하여 위험한 환경적인 요인을 감소시키는 것이다(Agree & Freedman, 2000). 주택 개조는 사용 편의성, 안전성, 보안성 및 독립성을 높이기 위해 생활 환경에 대한 적응과정으로 사용된다. 환경수정을 통해 수행의 기능적 향상을 돕고, 낙상 위험과 보호자에 대한 의존을 감소시킬 수 있다.

(2) 환경수정 항목

① 구조물의 변경 또는 추가(예: 출입구 확장, 1 층 욕실 또는 경사로 추가)

② 특수 장비 설치(예: 안전바)

③ 물품의 위치 조정(예: 가구 이동).

환경수정을 통해 좀 더 이동성을 갖게끔 하는 것을 목표로 하며 집 구조에 부착되지 않는 형태인 욕조 벤치와 워커 같은 보조장치의 사용을 많이 한다. 환경수정시에는 유용성을 보장하기 위해 낡은 계단을 고정시키는 것도 시행하게 된다.

(3) 환경수정의 과정

우선 집이나 대상자의 공간에서 하고 싶어하는 활동이 무엇인지를 파악해야 한다. 요리에 관심이 없는 사람에게 부엌에 대한 환경수정은 중요하지 않은 부분이 된다. 그러므로 요구도는 높으나 제약이 있는 활동에 대해 어떠한 환경수정이 요구되는 지 파악을 해야 한다.

그 다음으로는, 각 활동에 대한 환경 요구가 무엇인지를 파악해야 한다. 이것을 과제 분석(task analysis)이라고도 한다. 작업치료사는 주방 카운터의 높이, 카운터에서 작업 조명이 어떤지, 싱크대에 얼마나 쉽게 접근할 수 있는지 등과 같은 물리적 환경의 세부 사항을 기록해야 한다.

세번째 단계로 특정 환경에서 특정 작업을 수행할 수 있는 사람의 능력을 살펴 본다. 서 있고, 들어 올리고, 구부리는 능력과 같은 육체적 능력 또는 조리법을 따르고 주방에서 안전하게 할 수 있는 능력과 같은 인지 능력을 의미할 수도 있다.

마지막으로, 작업치료사는 사람의 수행을 개선할 수 있는 방법에 대한 권장 사항을 제시한다. 대상자를 위한 더 강한 기술(예: 들어 올리는 힘의 증가)이나 어려운 과제에 대해서 적응(adapting)하는것(예: 처음부터 만드는 것보다는 미리 만든 쿠키 반죽 사용)에 대한 작업일 수 있다. 작업치료사는 집을 개조할 때 물리적 환경을 변경하여 작업을 보다 쉽고 안전하게 수행할 수 있도록 권장한다(예: 캐비닛 아래에 조명을 추가하거나 요리중 앉을 수 있는 의자를 사용하도록 하여 보다 쉽게 접근할 수 있는 방법들을 추가).

(4) 환경수정의 팀 접근

작업치료사는 사람들이 환경과 어떻게 상호작용하는지 그리고 이 상호작용이 삶의 질에 얼마나 영향을 주는지를 잘 이해하고 있기 때문에 주택 개조 과정에서 중요한 역할을 한다. 그러나 작업치료사는 다른 팀원들과 협업을 해야 한다. 작업치료사는 일반적으로 주택 개조 계획을 시행하는 사람이 아니지만 프로세스를 안내하고 계획이 성공적으로 수행되고 있는지 확인할 수 있다. 여기에는 특정 권장 사항에 대한 평가, 업체와의 컨설팅, 주택 개조를 올바르게 활용하는 방법에 대한 교육이 포함될 수 있다(그림 10-1).

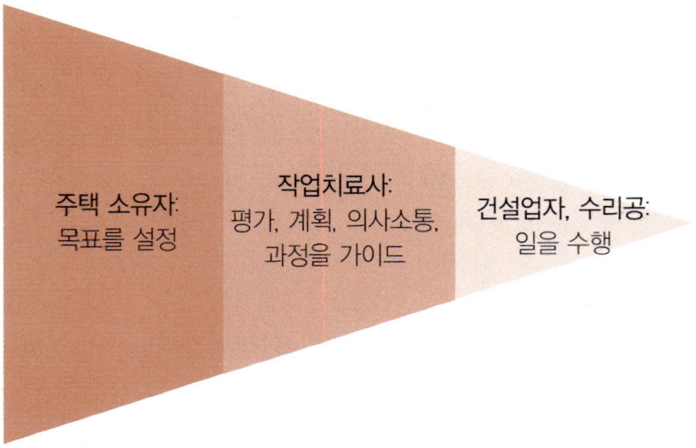

[그림 10-1] **환경수정의 팀 접근**

2) 환경수정의 모델

환경수정을 하는 작업치료사는 중재를 제공하고 분석하는데 있어서 고유한 이론을 가지고 한다. 일반적으로 사용되는 이론은 Lawton의 환경 처리 이론(theory of environmental press)이다(Lawton, Windley & Byerts, 1982). 주위 환경이 중간정도의 도전을 하도록 제시될 때 사람은 그 활동에 최선을 다한다. 사람이나 환경으로 받는 스트레스 혹은 압박이 너무 적으면 충분한 도전이 되지 못하고 반면 너무 많은 스트레스를 주는 환경이라면 성공하기 위해서 너무 큰 도전을 해야 한다. 예를 들어, 누군가가 수영을 배우는 중에 어린이 수영장에서만 수영을 허락한다면 수영을 배우기가 싫어질것이고 같은 사람이 바다 한가운데에 수영을 해야 한다면 수영을 시도하지 않을 것이다. 이 이론에 따르면 환경에 대한 도전은 사람의 능력과 그들이 성취하려는 것을 일치시켜야한 다고 한다. 이 이론을 통해 각 주택 소유자의 필요에 맞게 맞춤화된 주택 개조를 안내할 수 있다(Lawton, Windley & Byerts, 1982).

(1) 재활모델(Rehabilitation model)

신체 기능, 관절 움직임 범위의 최대화를 목표로 하며 일상생활활동의 독립성을 증진한다. 관절보호전략, 관절보호 목적의 보조기, 보조도구, 스프린트를 제공하여 염증, 통증, 관절의 장기간 손상의 감소로 기능과 독립성을 최대화 시키도록 한다.

화장실 변기를 이동형 변기로 변경을 하여 일어서기 편리하도록 바꿔주거나(그림 10-2) 문 손잡이를 레버형으로 변경하면 문을 열기가 쉬워진다.

재활모델은 신체적 기능에 초점이 맞춰져 있어 개인적, 환경적, 사회적 양상에 비중이 낮아, 결과적으로 각각 개인의 가정환경에 맞추기 어렵다는 제한이 있다.

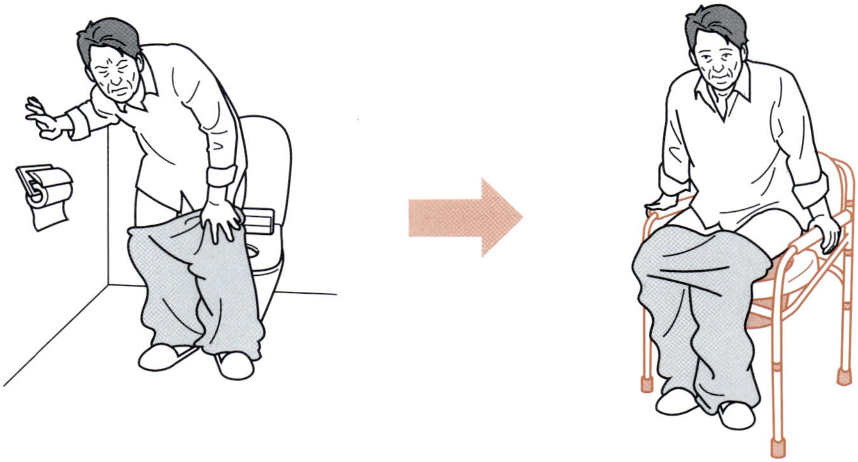

[그림 10-2] 화장실 사용을 위한 재활모델적 접근

(2) 작업수행 모델(Occupational performance model)

인간은 목적 있는 활동이나 작업의 참여를 통해 신체적, 정신적 건강상태와 물리적 사회적 환경의 영향을 받는다(Joosten, 2015). 문화, 환경에 적합하게 일상, 작업, 역할을 수행하기 위하여 개인의 능력을 회복시키고, 유지하는 것을 목적으로 이 모델을 사용할 수 있으며 일상생활활동과 역할 수행능력의 회복 및 유지가 목표이다. 움직임 범위와 근력 재조정, 스프린트 사용, 집안 관리 하기 등 목적있는 활동을 통해 능력을 향상시키거나 관절보호나 에너지 보존법칙을 이용한다. 보조도구, 집안 구조의 변경, 환경구조물 등의 변형으로 인한 기능보상, 가족구성원의 교육을 예로 들 수 있다.

(3) 사람-환경-작업(Person-Environmental- Occupation; PEO) 모델

사람-환경-작업(PEO) 모델은 사람, 작업, 환경 사이에 일치를 강화하도록 하며 최상의 작업수행은 사람, 환경, 작업간에 융합이 있을 때로 정의한다. 사람, 작업, 환경 사이의 상호적인 교류를 인정하여 사람 각각의 유일함, 작업을 수행하는 방법, 가정환경의 개인적인 특성을 고려한다.

① 사람의 특성

인체측정학을 포함한 일반적인 능력이나 기능수준 등을 고려해야 한다.

예 몸무게, 키, 팔의 길이, 손 크기, 쥐는힘, 우세손, 근력, 감각, 시각 및 시지각, 인지 자기 효능감, 목표, 선호도, 구체적인 손상영역, 작업 수행의 어려움, 변화가 생겼을 때 대처하는 능력

② 작업의 특성

작업의 방법이 주는 영향의 정도나 대상자의 고유한 방식과 잘 맞는지 등을 고려한다.

대상자의 자세, 움직임, 지지면에 대한 무게 중심 등과 이동의 생체역학에 대해 이해하여 디자인 되어야 한다.

예 화장실 손잡이, 선 자세와 앉은 자세 모두에서 편리하도록 디자인 되어야 함

③ 환경적 특성

어떻게 지지해 줄 수 있는지, 사용 가능한 자원은 무엇인지, 환경 안의 다른 사람들에게 어떻게 영향을 미치는지 등 물리적 환경(건축환경)에 대한 이해가 필요하다.

예 치료사와 건축가/디자이너가 전문지식을 공유하는 것이 효과적임

2. 환경의 측정

환경수정 과정에서 대상자의 욕구를 만족시키기 위해선, 대상자의 능력과 환경을 추측하는 것이 아니라 측정을 해야만 한다. 측정을 통해 현재 상황의 제한점들에 대해 확인하고, 행동이나 환경이 작업수행을 지지하도록 하기 위해 어떻게 변화되어야 하는지 판단할 수 있다. 대상자와 환경의 부정확한 측정으로 인해 발생한 중재들은 사고나 부상, 건강문제, 삶의 질 저하 등 다양한 문제를 야기할 수 있다. 그러므로 작업수행에 영향을 끼치는 개인의 신체적 특징과 환경의 영향들을 체계적이고 정확하게 측정함으로써 사람-작업-환경을 조화시킬 수 있다. 목욕하기를 원하는 대상자가 있다면, 대상자의 개인적 능력, 목욕의자와 같은 장비의 사용, 돌봄자와 돌보는 사람의 능력을 정확하게 측정해야 한다(Ainsworth & De Jonge, 2011).

1) 인체측정

인체측정학은 인체의 모양, 크기와 비율, 근력과 작업량 혹은 작업능력에 관하여 다양하게 연구하는 것으로 개인의 특징들을 파악하기 위해 초기 평가시 필요하다. 대상자의 신체치수와 움직임 패턴, 또한 그들이 사용하는 장비와 도움의 정도가 다르므로 치료사는 대상자에 맞춘 개별적인 접근방식을 가지는 것이 필요하다. 이를 측정할 때에는 대상자가 가지는 장애, 그들이 수행하고자 하는 활동 등을 파악하여 대상자가 원하는 자세로 세팅된 환경에서 측정할 필요가 있다. 예를 들어, 와상상태의 대상자가 침대에서 전화 받길 원한다면, 누운 자세에서 전화기까지 손을 뻗는 자세를 측정을 해야 한다.

(1) 정적(구조적) 자세 측정

줄자를 사용하여 신체의 치수(키, 넓이, 일부 신체의 깊이, 눈 높이)를 측정한다. 대상자가 팔을 양 옆으로 편안하게 놓고 똑바로 서서 정면을 바라보게 하거나 똑바로 앉아서 정면을 바라 보게 하여 구조적 혹은 정적 측정을 한다.

(2) 동적(기능적) 자세 측정

기능적 혹은 동적인 인체측정은 걷거나 물건을 들때처럼 움직이는 동안 대상자를 측정하기도 한다. 걸을 때에 걸음걸이나 보폭을 측정하여 걷는 동안 몸의 특징을 측정할 수 있고 선반위에 놓인 물건을 향해 팔을 뻗을 때 대상자를 측정하기도 한다. 뻗는 동작 시 팔 길이 정도만 뻗는 것이 아니라 어깨관절을 포함한 모든 관절이 함께 움직이기에 더 많이 앞으로 뻗을 수 있게 되므로 측정값의 범위가 더 커진다(그림 10-3).

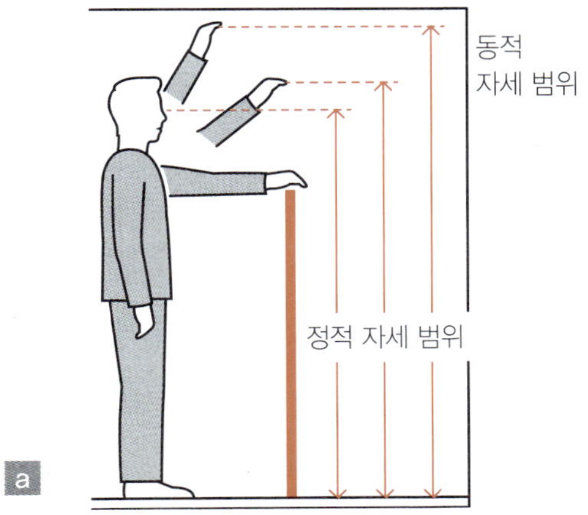

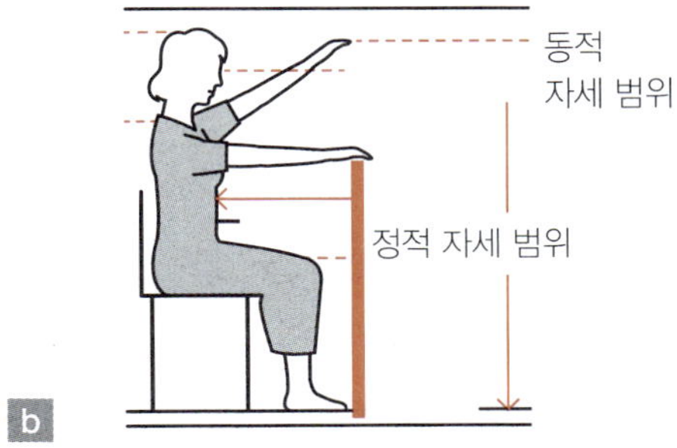

[그림 10-3] 인체 측정의 자세 (a: 서있는 자세, b: 앉은 자세)

2) 장비와 공간측정

(1) 이동과 이동장비를 위한 공간측정

스쿠터를 주차하기 위한 3차원적 공간을 측정하거나 휠체어가 지나가야 하는 복도의 너비와 같은 이동표면을 가로지르는 2차원적 공간을 측정한다.

(2) 고정된 이동장비를 측정

장비의 넓이, 길이와 높이를 측정한다. 장비자체의 수치 측정은 사람이 탄 경우까지 고려되어야 한다.

(3) 동작 시 요구되는 공간을 측정

360도 회전 테스트, 180도 회전 테스트, 90도 회전 테스트를 통하여 공간을 측정한다.

경사로를 설계하거나 부하를 견뎌야 할 구조물을 설계할 때 무게 측정은 중요한 요소가 된다(그림 10-4).

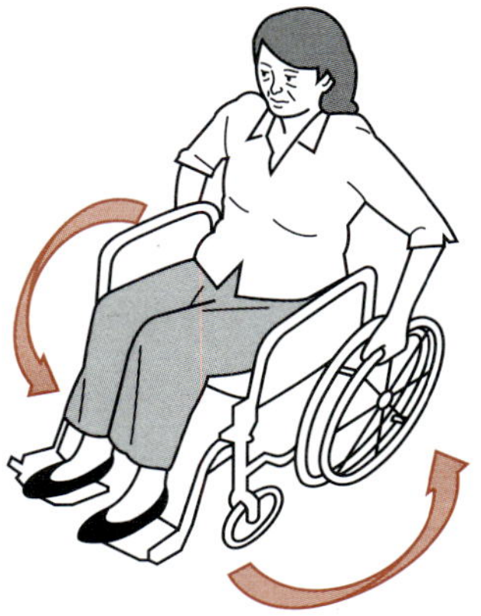

[그림 10-4] 공간 측정을 위한 360도 회전

(4) 구조 골격의 위치 측정

경사도, 조명, 힘, 소리 등 고정된 구조물의 특성을 측정하여 기록한다.

(5) 측정정보의 기록

측정한 정보를 정해진 양식으로 기록해야 한다. 치료사는 방의 길이와 너비, 부품의 높이와 위치 등 환경적 측면을 관찰하여 측정 후 기록한다. 측정 시의 연령, 신장, 근력, 시력,

체중 등은 변할 수 있는 요소들이므로, 치료사들은 측정 시 대상자의 변화를 예상하고, 개인의 수행과 환경 구조의 다양성을 인지하여 측정치를 조절하는 능력도 필요하다.

치료사가 전문적으로 측정할 수 없다면, 건축사, 음향 엔지니어 등 다른 전문가의 도움을 받아야 한다.

3) 가정환경수정 체크리스트

급성기에서 지역사회에 이르기까지 다양한 질환의 대상자와 보호자에게 시행할 수 있는 환경수정 평가는 다음과 같다(그림 10-5).

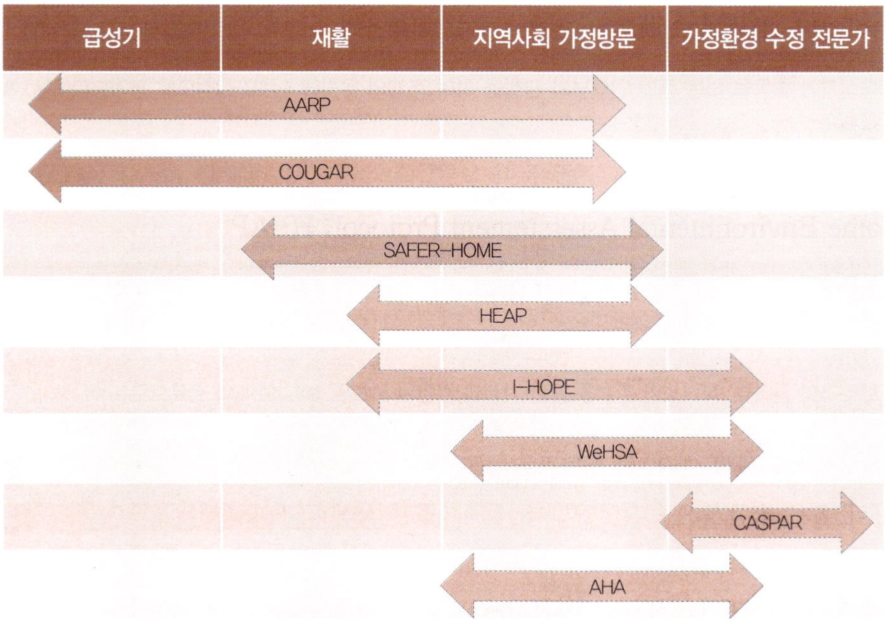

[그림 10-5] 대상자의 시기별 사용할 수 있는 환경수정평가지

(1) American Association of Retired Persons; AAPR Home safety checklist

- **목적**: 약간의 손상이 있는 노인에게 안전과 편안함을 주기 위한 가정 평가이다.
- **평가 환경**: 급성기 재활
- **개발**: 2011, 보호자 체크리스트는 2007
- **특징**: "주방 선반이 쉽게 열수 있도록 되어 있습니까" 와 같은 질문에 대한 대답을 한다. 만약 대답이 "아니오" 라면 환경수정을 시행한다(Jason, J. 2009).

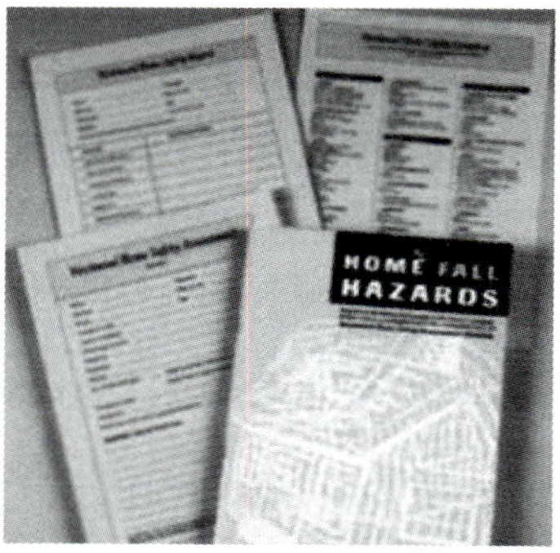

[그림 10-6] Westmead Home Satety Assessment; WeHSA

(7) Comprehensive Assessment and Solution Process for Aging Residents; CASPAR

- **목적**: 다양한 손상을 가진 대상자에게 가정에서의 문제와 어려움을 평가한다.
- **평가 환경**: 가정환경 수정 전문가
- **개발**: 2001
- **특징**: 각각의 과제를 시행하는 동안 대상자가 과제를 완벽하게 하기 위해서는 도움이 필요한지 독립적인지를 확인한다. 개선을 위해서는 문제가 되는 사항에 순위가 매겨지고 대상자는 문제가 되는 부분에 대한 생각을 한다. 치료사는 건설업자와 공유할 수 있도록 문제영역에 대한 평가와 사진을 취합한다(Stanford, Pynoos, Tejral, & Brone, 2002).

(8) Assessment of Home-based Activities; AHA

- **목적**: 노인의 가정에서 필수적으로 실시되는 다양한 활동의 수행수준을 독립성, 어려움, 안전성 영역에서 측정한다.
- **평가 환경**: 지역사회 가정방문, 가정환경 수정 전문가
- **개발**: 2013
- **특징**: 노인의 가정에서 이루어지는 다양한 활동의 수행수준을 평가할 수 있는 국내 최초의 도구로, 높은 신뢰도와 타당도를 보유하고 있어, 노인을 위한 일상생활활동 훈련, 가정환경개선 등의 중재를 계획하고 실행하는데 유용하게 사용할 수 있다(Yang, 2013).

3. 가정과 기관에서의 환경수정

최근의 인구 통계학적 변화와 정책 개발은 장애를 가진 사람과 노인들이 지역사회 안에서 안전하고 독립적으로 살 수 있도록 건강, 사회보험, 주택 건설 같은 다수의 서비스 시스템

으로 확장되었다. 그리하여 가정환경 수정 서비스 범위가 확대되었다. 가정환경 수정은 건강과 독립적인 생활을 가능하게 하고, 노인들에게 가정과 사회생활에 적극적인 참여를 계속할 수 있도록 한다. 작업치료사는 도움없이 작업을 수행하는 능력인 독립성을 염두해두고 다른 사람에 대한 개인의 의존성을 없애기 위해 훈련이나 도구, 환경수정을 제공할 수 있다. 디자인과 설계에 관한 물리적 가정, 통제감과 정체성, 안정감을 주는 개인적인 가정, 타인과의 사회적 문화적 관계를 이루는 사회적 가정의 물리적, 개인적, 사회적 경험의 세가지 영역에서 가정 서비스를 고려할 수 있다(그림 10-7).

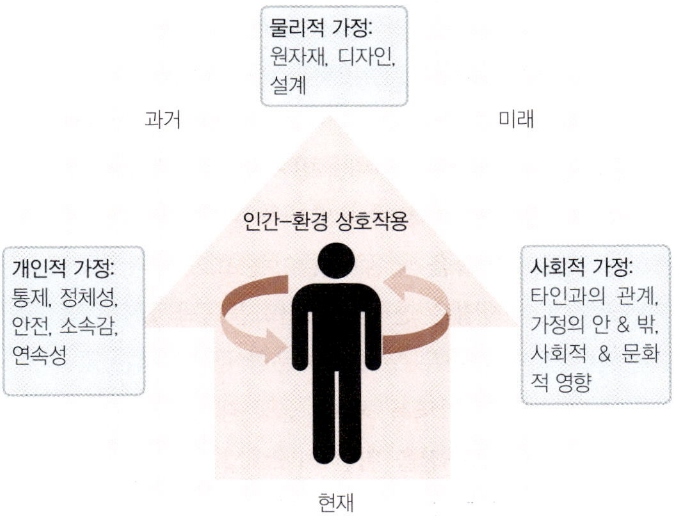

[그림 10-7] 가정환경 수정의 세가지 요소

1) 가정 서비스의 영역

(1) 물리적인 서비스

온도, 공기흐름, 빛과 같은 물리적인 환경을 조절하여 기능을 최대한으로 이끌어 내는데 작업치료사의 목표가 있다. 가정환경에서 물리적인 측면이 주요 관심사로 개인과 가족의 목표, 선호도를 고려해야 한다. 수행을 방해하거나 수해에 위험한 요소를 파악하기 위한 가정환경 평가가 필요하며 가정과 치매 노인의 관심사를 고려해야 한다(표 10-2). 가정의 계단, 좁은 출입문과 복도, 접근 불가능한 화장실과 욕실, 제한된 공간은 가정 생활에서 어려움을 만들어 낸다. 가정환경 수정은 욕조를 없애서 샤워 부스를 만드는 등의 물리적인 환경의 어려움을 최대한 줄이는 데에 있다.

표 10-2 작업수행 어려움의 원인

노화, 손상, 장애, 건강상태에 따른 사람의 기능적 능력 변화
작업적 요구와 그 활동의 수행방식의 변화
장애물이나 도전적 요소들

(2) 개인적인 영역

개인적인 가정은 휴식, 기분전환의 장소가 되며, 자기표현의 장소, 정체성을 나타내는 장소, 외부로부터 개인의 사생할 침해를 통제할 수 있는 장소를 의미한다(표 10-3). 개인과 주거지 사이의 정서적으로 의미 있는 관계로 가정에 대한 친밀감, 안전, 소속감은 개인의 삶에서 가장 중요한 기준으로 요약된다. 개인적인 영역은 사생활을 지켜주는 장소로서의 의미가 있다. 사생활 보호는 노인의 주거 만족과 강한 연관성이 있다. 노인 학대나 노인에게 위험한 구조를 포함하고 있는 가정은 안전과 보안 측면의 가정이 침해를 입은 예이다. 가정 환경 수정은 개인의 생각, 자아와 연결되어 있으므로, 장애나 질병과 관련 지어 물리적인 환경수정만을 고려하는 것은 불만족을 줄 수 있다

가정에서 반복되는 일상적인 생활은 친숙함, 소속감을 만들어 주고 다양한 습관적 행위, 관계성, 환경이 갖는 의미 등이 복합적으로 이어지고 어우러진다.

표 10-3 가정의 개인적인 영역(통제, 사생활, 보안의 기능)

개인의 기능수준 외에 가정에서 일어나는 모든 활동을 고려해야 함
가정 내의 물건에 대해서도 개인적인 가치를 고려해야 함
평가나 중재는 과거, 현재, 미래의 관점을 모두 고려해야 함
일상이나 습관의 변화를 최소화하고 일상의 의미가 손상되지 않도록 소통해야 함
인간-환경 관계의 복잡성을 고려해야 함

(3) 사회적인 영역

사회적 가정은 다른 사람과의 관계를 통해 만들어진 정서적 환경으로 문화, 정치, 법률 규정과 같은 사회적 작용, 규범, 역할기대, 관습, 신념 등의 형태로 사회적 경험에 영향을 준다. 가족 전체가 아닌 치매 노인에게만 초점을 맞춘 환경수정은 사회적 가정을 고려하지 않은 중재이다. 기능위주의 전통적 접근을 넘어 대상자와 그 가족, 환경, 관계, 역할까지 포함한 사회적 가정을 고려한 평가를 해야 한다. 중재 역시 환자 뿐만 아니라 보호자 및 다른 가족들의 욕구와 가치를 고려해야 한다.

2) 가정환경 수정의 단계

방문 전 단계 → 방문 및 평가 → 중재실행 → 중재 후 평가

(1) 방문 전 단계

① 의뢰정보 확인과 분석

지역사회와 가정관리 서비스 제공자로부터 가정환경 수정에 관현 평가가 의뢰된다. 개인의 건강상태, 부상, 허약함에 대한 평가가 포함되며 전반적인 환경 중재를 요구한다. 치료사는 의뢰서를 검토할 때 대상자의 이름, 주소, 연령과 같은 필수 정보를 기록하고 대상자의 이전 의뢰 기록이나 접근한 서비스의 특징이 무엇인지 확인을 한다. 세부적인 장애와 건강상태, 제출한 서류와 기능적 의미를 연구하여 가정 방문하기에 앞서 적절한 중재의 범위를 다양하게 생각해야 하고 필요한 장비와 지원 요건에 대해 미리 고려해야 한다(표 10-4).

표 10-4 가정환경 수정 의뢰 양식지

가정환경 수정 의뢰 정보 양식지		
		의뢰날짜 :
대상자 정보		
이름:	성별:	주민등록 번호 :
주소 :		전화번호 :
의뢰 정보		
의뢰자료(의뢰사항) : 가정환경 수정: 사후수정평가 : 그 외: 환경수정 요청 기술 :		
건강상태정보		
대상자의 건강상태 : 최근 기능과 이동성에 대한 변화 : 대상자 상태와 관련된 약물 : 최근 12개월내에 입원상태 : 입원원인: 대상자가 받고 있는 지역사회 서비스 종류 :		

대상자 장비(이동성과 일상생활을 위해 현재 사용하는 장비목록)
가정환경기술 : 주택유형(임대시 기간) 환경적 어려움 기술 : 가정방문의 긴급성 : 작업치료사 의견란 :

② 의뢰서 우선순위 정하기

작업치료 서비스 수요가 있다면 업무 우선순위를 정하고 신중하게 우선순위를 정해야 한다. 의뢰서의 긴급성을 고려할 때 부상이나 입원의 위험이 있다면 긴급으로 우선순위가 정해진다. 가정에서 환경적 요인으로 인해 낙상이 되었고 적절한 환경수정 없이는 가정으로 돌아갈수 없다면 긴급하게 의뢰된 경우이다. 보장구를 구입하거나 대여하여 단기간내에 기능이 향상되거나 가정내에서 다른 관리를 받을 수 있다면 긴급한 상황이 아니다. 각각의 의뢰는 사건의 발생 가능성과 발생된 사건의 위험성으로 판단할 수 있다(그림 10-8).

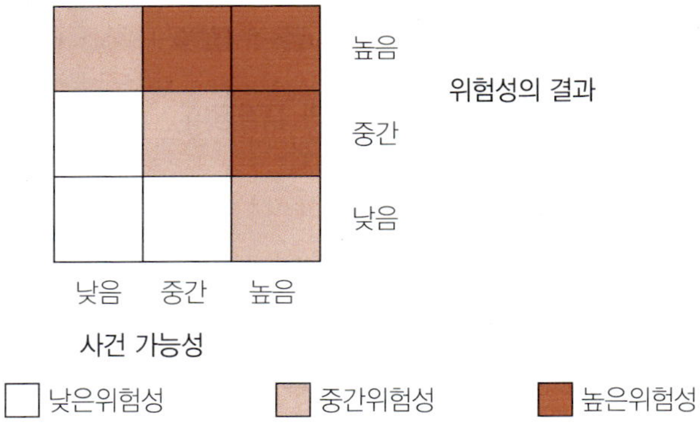

[그림 10-8] **의뢰서의 우선순위를 정하는 기준**

사건의 발생가능성도 낮고 결과도 낮음~에서 중간 정도 일 때 저위험으로 구분되지만 사건 가능성도 높고 그 영향 수준도 높으면 높은 위험도로 환경수정이 시급하다.

③ 대상자의 가정방문 일정잡기

의뢰된 대상자가 입원을 한 경우라면 가정방문은 퇴원일자 가까이에 계획을 세울 수 있도록 해야 한다. 퇴원까지 환경수정이 완료되기 어려운 경우 기본적인 수정 후 대상자가 집에 돌아온 후 2차 방문 계획을 다시 세우도록 한다.

④ 가정방문을 위한 준비

가정 방문을 하기 이전에 기록상에 의뢰 정보와 다른 배경 정보를 읽고 방문할 동안 사용할 문서에 필요한 정보를 적어야 한다. 가정방문시 필요한 양식은 인터뷰용지, 집의 특징을 기록할 가정방문 체크리스트와 동의서이다. 필요한 정보를 수집해야 하기 때문에 대상자 집안 곳곳을 사진으로 기록해야 하며 이런 경우 서면 동의서를 구해야 한다.

기본적으로 방문시 사용하는 환경 측정 도구도 미리 구비를 해놓아야 한다. 줄자, 거리 측정기, 카메라, 수평검사를 위한 경사계는 거의 모든 가정방문시 지참해야 한다.

목욕의자나 욕조판 등은 저렴한 비용으로 가정환경 수정을 위한 대안이 될 수 있다. 이런 것들은 적합성을 평가하고 바로 시도해 보기 위해 가정방문시 가져갈 수도 있다.

(2) 방문 및 평가

① 방문

방문전 집안으로 들어가기 위해서는 대상자의 허락을 꼭 받아야 하고 치료사도 자신에 대한 소개와 신분증을 보여 주도록 해야 한다.

치료사는 방문시 현장에서 자신의 안전을 보장하기 위한 계획이 필요하다. 방문시에는 항상 핸드폰을 소지하도록 하고 건물과 가까운 안전하고, 밝고, 접근하기 쉬운 위치에 주차를 하도록 한다. 또한 집에 들어갈 때에 주변을 둘러보아 위협적인 애완동물들이 있는지를 확인하고 출입구의 위치를 확인해야 한다. 만약 대상자나 다른 가족이 이상한 행동을 보이거나 어떠한 이유에서든 불편함이 느껴진다면 방문을 중단하고 나오도록 한다. 이를 서류에 기록하고 사무실이나 센터에서 상관에게 보고한다. 그러므로 가정방문 시에는 사전에 복장과 안전에 대한 고려를 해야 하며 보통 2명 1조가 되어 방문하는 것이 좋다.

② 평가

환경수정을 위해서 대상자의 집 주변의 주택과 지역 시설의 위치를 확인해 보도록 하고 대중교통의 위치, 지형, 주변지역의 보도, 도로의 상태, 이웃 주택의 상태, 대상자 주변을 관찰하여 환경적 어려움에 대한 이해를 해야 한다.

인터뷰 시에는 대상자의 건강상태와 문제점, 가정과 지역사회에서의 활동, 일상, 역할, 가정의 특징들을 질문하기 위한 개방형과 폐쇄형의 질문을 한다. 인터뷰 동안의 정보는 문서화 시킨다.

집 주변의 외부, 집안 내부, 주방, 욕실, 세탁실, 침실, 주차시설, 차량 또는 대중교통으로의 접근, 치료사는 집안을 걷는 것과 시연을 통하여 정보를 수집할 수 있다.

㉠ **대상자 평가**: 다양한 신체부분의 높이, 넓이, 길이, 앉은 자세와 선 자세에서 가동범위, 눈높이와 시야

㉡ **장비 평가**: 높이, 넓이, 회전 공간

㉢ **보호자 평가**: 세부영역을 대상자 외 가족이 함께 사용할 경우에는 모든 사용자의 인체측정이 필요

(3) 중재실행

① 중재 범위를 계획, 선택, 협상

대상자의 작업프로파일과 주요 작업수행 문제를 명확하게 이해할 때 적절하고 다양한 중재를 계획하고 선택할 수 있다. 중재를 설계할 때 이론, 모델과 이상 근거에 따른 각 상황에 최선의 해결책을 위한 전문가적 추론이 필요하다. 이후 작업 수행과 관련하여 장단기 목표를 설정하기 위해 대상자와 협력한다. 환자의 단기 목표는 수행 요소나 환경적 문제를 해결하는 것이고 장기 목표는 가정과 지역사회 내에서 다른 역할을 수행하는 것과 관련이 있다.

중재를 선택할 때는 다음과 같은 요소를 고려해야 한다.

㉠ 대상자 관련 요소

중재 대상자는 특정 활동을 수행할 때 어떻게 변해야 하는지 잘 모를수도 있고 감소된 수행 수준에 익숙할 수도 있기 때문에 물리적, 사회적, 문화적, 개인적, 정신적, 환경적 요소를 주의깊에 고려해야 한다. 또한 다양한 중재 방법을 잘 모르기 때문에 어떻게 향상이 될 수 있는지 알 수 없고 건축에 대한 과정을 이해할 수 있다면 수정을 더 잘 실행할 수 있을 것이다. 어떤 수정 사항은 미리 이루어져야 할 수도 있고 추가 작업이나 보수작업도 필요할 수 있기 때문에 대상자의 비용과 관련하여 추가 비용 지불이 필요할지를 확인해야 한다.

㉡ 치료사 관련 요소

중재는 치료사의 전문지식 수준과 가정환견 수정의 경험, 치료사가 사용하는 임상모델에 영향을 받는다. 국내 상품, 설계표준과 가이드라인, 사용할 수 있는 자원에 대한 지식이 많으며 이전 작업 수정 후 사후 관리를 해본 경험이 있다면 정보와 경험이 풍부할 가능성이 크다.

㉢ 환경 관련 요소

기존 가정환경과 어울리는지 많은 요소를 고려해야 한다. 환경수정이 집의 외관에서 필요한 것이라면 집과 기존 거리나 설계에 어울리는지 확인을 해야 한다. 이를 위해서는 관련된 법규가 있다면 건축 규칙과 규정을 살펴보아야 한다.

② 대상자 교육과 훈련

중재 선택과 협의하는 과정 전반에서 필요한 변화범위, 예상시간에 대해서 대상자에게 알려줘야 하며 특히 예상되는 수정 이후 대상자의 수행 방식과 외형에 대해 논의해야 한다. 어떻게 이동하거나 사용할 수 있는지 더 잘 이해할 수 있도록 방배치 그림과 사진을 통해 설명을 해야 한다. 대상자가 추천 사항에 대해 동의하는지 확인하며 동의하지 않으면 대상자와 다른 관계자와 추후 논의와 협상을 위해 재 일정을 잡거나 방문을 연장하도록 한다.

③ 설계사와 건축전문가 기술적 조언 구하기

가정환경 수정 시 벽손잡이 설치, 통로를 넓히기, 욕실의 조명 부품을 교체하기 위한 전원확인, 경사진 마당 등의 수정이 필요한 경우가 있다. 작업치료사는 건축과 설계에 대한 교육은 받지 않기 때문에 이에 대한 전문 기술이 필요할 경우 관련된 전문가와 상담을 한다. 중재 실현 시에 제품의 표준사항을 확인해야 한다. 표준사항은 자발적일 수도 강제적일 수도 있다. 자발적인 경우는 의무를 갖지 않지만, 강제적인 표준사항은 일반적으로 법률, 규칙이나 규율의 일부로 만들어지며, 그것은 따라야 할 의무사항이다.

대부분의 국가가 기준을 가지고 있으며 자국의 권한을 보장하는 것을 목적으로 한다. 표준사항을 지켜서 계획을 하게 되면 보호자나 수급자가 상품 및 서비스를 신뢰하고 기업 및 소비자를 보호할 수 있다. 또한 시장을 거치는 과정에서 일관성을 제공할 수 있다. 하지만 아동, 노인, 장애 정도가 심한 젊은 대상자를 반영하고 있지 않기 때문에 표준사항은 전체 인구의 다양성을 포괄하지 못한다. 그러므로 보호자와 수급자의 요구가 일반화된 관점으로 확대되어 개발되는 것이 필요하다.

④ 보고서 작성, 도면 완성

완성된 도면이 대상자의 협력에 의해 동의된 내용이 맞는지 확인을 하며 건축 전문가가 만든 도면과 비교한다. 필요한 모든 정보가 포함되었는지, 설계지침과 표준 혹은 부적절한 사항이 없는지 확인해야 한다. 대상자의 욕구에 설계가 잘 맞는지에 대한 보고서를 작성하여 건축 전문가에게 피드백을 제공하고 도면이 대상자의 구체적 요구사항에 잘 부합되는지 확인한다.

(4) 중재 후 평가

수정과 중재가 대상자의 기대에 맞는지, 대상자의 수행이 새로운 중재를 통해 향상되거나 지지되었는지를 확인한다. 만약에 수정을 통해 추가적인 환경적인 어려움이 생긴되면 추가 변화를 시도한다. 수정 효과를 확인하기 위해 대상자와 함께 가정을 둘러 보도록 하고 표준화된 평가도구를 이용하여 수정의 결과를 객관적으로 평가를 할 수 있다.

2) 시설에서의 환경수정

치매안심센터내의 인지건강센터와 노인주간보호서비스센터에서는 고위험 군과 치매 대상자들이 단시간 동안 머무르는 간이휴식센터(drop-in center)의 기능이 있고 인지자극, 인지증진 훈련, 인지재활 등 다양한 인지적 접근과 원예, 창조적 활동, 수공예활동에까지 다양한 프로그램이 있다.

시설의 구조 및 환경은 일조 · 채광 · 환기 등 대상자 보건위생과 재해방지 등을 충분히 고려하여야 한다. 기관 이용 대상자가 주로 이용하는 설비는 휠체어 등이 이동 가능한 공간을 확보하여야 하며 문턱제거, 손잡이시설 부착, 바닥 미끄럼 방지 등 노인의 활동에 편리한 구조를 갖추어야 한다. 특히나 화장실의 바닥은 미끄럽지 않게 해야 한다. 경사로는 완만해야 하며, 치매노인의 낙상을 방지하기 위하여 계단에 출입문을 설치하고 잠금장치를 하여야 한다. 바닥은 부드럽고 미끄럽지 아니한 바닥재를 사용하여야 한다. 배회환자의 실종 등을 예방할 수 있도록 외부출입구에 적정한 잠금장치를 하여야 한다.

(1) 이용자의 특성

연령별로는 80세 이상이 대부분이고 연령이 낮을수록 구성인원이 적다. 보행능력은 대부분 스스로 걸을 수 있지만 지팡이를 사용하거나 휠체어를 이용하여 요양보호사의 도움을 필요로 하는 대상자도 있다. 식사와 용변은 스스로 해결이 가능하나, 이동시에 의존정도가 높으며 혼자 이동이 가능하다 하더라도 벽 손잡이를 이용한다.

노인의 특성상 관절염이나 노인성질환 등을 동반하는 경우가 많아 시설 환경에 이를 고려해야 한다.

(2) 시설공간의 특성

시설의 운영과 특징에 따라 여러 가지 다양한 용도의 공간이 있다. 대표적으로 사용하는 공간에 대한 소개는 다음과 같다.

① 작업치료실

작업치료는 장애가 있는 노인들에게 여러 가지 흥미롭고 목적 있는 작업이나, 불완전한 신체기능을 회복시키기 위한 프로그램으로 책상에서 진행하는 프로그램과 운동게임 등이 있다. 그러므로 작업 테이블을 설치해야 하며, 휠체어 이용 노인이 함께 작업을 할 수 있는 공간과 테이블로 구성되어야 한다.

② 휴식실

주간보호시설의 이용 노인이 피로를 느끼게 될 경우 프로그램 진행 중에도 안정을 취해야 할 필요가 있으므로, 조용하고 편안하게 휴식을 취할 수 있도록 독립적인 실을 구성하고 침대를 설치하거나 온돌을 설치한다.

③ 가족 교육실

장애가 있는 노인들의 가족들 상담 및 교육, 가족간에 의견 교환 등을 할 수 있도록 상담원의 자리와 소파나 회의용 테이블 등으로 구성된다.

④ 화장실

대상자가 사용하기에 충분한 갯수의 화장실이 필요하다. 화장실은 가기 쉽고 찾기 쉬운 위치에 있어야 하고 휠체어 사용자를 고려하여 다양한 형태의 화장실을 갖추는 것이 바람직하다. 장애인용 변기와 세면대는 출입구와 가까운 위치에 설치하고, 화장실의 바닥 면에는 높이 차이를 두지 않으며, 미끄러지지 않는 재질로 마감한다

⑤ 식당

노인의 교대 이용을 고려하지 않고 전원의 좌석을 확보하도록 한다. 작은 규모로 분산 배치된 식당영역은 친밀성을 갖게 하는 가족적인 환경을 만드는데 크게 공헌한다. 식사는 사회적이며, 동시에 영양보급을 위한 행위이다. 사람이 각자의 인생에 있어서 몸에 익혀온 식사 패턴을 유지하는 것은 여태까지의 생활과 연계를 갖고 치매환자의 생활에 있어서 중요한 요소인 기억의 범위를 넓히는 것이 된다.

⑥ 복도

휠체어가 지나갈 수 있도록 하여야 하며 배회로도 겸용하여야 한다. 배회로의 구성은 치매환자가 방향을 잃고 헤매지 않도록 충분히 단서가 될 수 있는 것들을 환경 내에 배치해야 한다. 막다른 길이나 중단된 길보다 연속적인 연결고리에 형성하는 것이, 바람직하다. 안전을 확보하기 위하여 안전바 설치에 유의하여야 하며, 외부로 나가거나 고립되는 점 등을 방지하는 경보 또는 통신시스템을 설치한다.

⑦ 가구

가구는 인간과 실내공간을 연결하는 요소의 하나로서 인체를 지지하여 휴식, 작업 등의 행위를 보다 안락하고 능률적으로 행하게 하는 인간 생활행위 수단으로 사용한다. 그 외에도 가구는 그 형태, 배치에 따라 행동을 규정, 제약하므로 어느 정도 환경을 수정할 수 있다. 가구 자체가 가진 크기, 형태, 배치 등에 따라 직접적으로 내부공간의 질을 좌우하므로 가구와 공간, 사용자, 생활의 상호간에 적절한 관계가 유지되도록 가구를 계획한다.

⑧ 개인공간과 공용공간

공동이 사용하는 공간이더라도 개인공간이 필요하다. 처음 기관을 방문하는 대상자라면 특히나 더 불안감이 생길 수 있으므로 개인적인 공간을 마련하여 마음의 안정을 찾을 수 있도록 해야 한다. 평소 집에서 사용하던 물건을 가져와 센터의 한 공간에 배치를 하면 더욱 도움이 된다.

4. 치매노인의 특징에 따른 환경수정

가정이나 시설에서도 충분한 돌봄 인력을 갖추기가 매우 어려우므로 보호자의 어려움을 감소시키고 사고 예방을 위해 환경적인 보조 또는 개조가 필요하다. 이러한 공간 환경의 보장은 치매노인에게 일어날 수 있는 사고를 방지함과 동시에, 또한 치매노인의 증상이 환경적인 이유로 인하여 더욱 급격히 악화되는 것을 방지하기 위한 것이다. 질환의 진행이나 변화된 환경의 영향으로 대상자의 증상이 악화되고 있다면 그 환경에 적응하게 하거나 환경을 단순화 하거나 환경의 질을 높이는 방법을 생각해야 한다.

1) 환경의 영향

치매노인의 문제행동은 많은 부분에서 환경 자극(environmental press)에 대한 대처 능력의 결여로 일어난다. 환경 자극이란 치매노인의 주변 환경이 너무 복잡하던지 너무 소음이 많아 시끄러운 것 같이 치매노인이 견뎌 낼 수 있는 한계를 지나친 모든 것을 말한다. 실제로 주택의 환경은 매우 자극이 많은 환경이다. 또한 가족들은 치매환자에게 그가 건강했을 때의 생활 능력을 요구하게 되기가 싶다. 이러한 경우 치매노인은 안절부절 못하거나 폭력적으로 흥분하게 된다. 환경 자극은 치매 증상의 악화와 함께 치매환자의 환경 조절 능력이 저하될수록 더 많은 자극 또는 스트레스를 가하게 된다.

실제로 일반적인 주거 환경은 많은 자극의 가능성을 내포하고 있다. 치매가 발병 전에는 조작이 가능했던 주방 기구나 욕실의 위생기기들은 더이상 조작이 가능하지 않다. 복잡한 환경은 치매노인에게 좌절감만 더하게 되며 이러한 스트레스는 치매노인이 공격적인 행동이나 문제 행동을 보이는 이유가 된다.

(1) 음향

기분을 전환시키는 음악은 불안과 초조를 감소시키는데 도움이 된다. 환자가 좋아하는 음악이나 가족들이 만든 가족영상을 보여주면 소리지르는 행동을 감소시킬 수 있다(Woods & Ashley 1995).

(2) 색채

밖으로 나가려고 하는 환자의 경우 문의 손잡이를 가리거나 문을 벽과 잘 구분 못하도록 하는 방법을 사용한다(Dickinson, Mclain-Kark, & Marshall-Baker, 1995).

(3) 구조

요양시설에서 집단 배식으로 식당으로 이동하는 도중에 공격성이 나타난다면 평소 환자가 생활하는 공간에서 제공하도록 바꾸면 환자의 공격성을 줄일 수 있다(Negley & Manley, 1990). Marquardt와 Schmieg(2009)은 일상생활 능력에 따른 개인적인 환경설계를 하였다. 'convexity' 즉 볼록하게 나온 공간이나 좀더 공개된 공간에서의 기본적 일상생활 수행은 부정적인 연관성이 있었다. 대신에 개인적인 공간은 좀더 기능적이고 지지적이라는 결론을 얻었다.

(4) 가정식공간(Homelike environment)

집과 같은 분위기를 가지는 것으로 개조를 한 후 반응을 조사한 연구에서 활동에 더 많은 독립성과 참여를 갖는다고 밝혔다. 개인 침실, 개인화된 객실과 정원과 큰창문은 식습관 개선과 활동을 좀더 빠르게 수행할 수 있도록 도와주었지만 환경수정 후 3개월~6개월 사이에 변화가 나타난다.

(5) 보조 기술(Assistive technology)

보조 기술 연구는 아직은 초기 단계이며 제품 테스트 및 정성적 피드백에 관한 연구가 진행중이다. 배회감지기, 약알림기, 자동조명, 간단한 휴대전화기나 TV 리모컨은 유용한 것으로 보고되었다. 반면에 낙상 알림처럼 낙상이 발생하면 자동적으로 가족에게 도움을 청하는 시스템(Cash, 2004)과 디지털 캘린더(Arntzen, Holthe, & Jentoft, 2014)는 덜 유용하였다.

2) 신체적인 능력의 저하로 인한 환경 개조

(1) 신체가 비교적 건강한 치매노인

보행, 식사 등 일상적 활동이 가능하여 비교적 신체적으로 건강하지만 치매 정도가 심한 경우는, 인지 능력의 저하로 배회 및 가출, 주방 기구의 주의 부족으로 인한 화재 등 각종 사고를 초래할 수 있는 경우이다. 휠체어를 사용하기 위한 배려는 불필요하지만 불완전한 보행으로 낙상, 골절들의 사고는 빈번하다. 출입문, 부엌 등의 위험 요소를 차단하고, 미끄럼 방지 바닥재, 창문 안전장치 등을 사용한다.

(2) 신체적 능력이 극도로 저하된 치매노인

치매 말기 또는 중풍과 치매증상이 복합적으로 나타는 경우이며, 보행이 어렵고, 일상생활 대부분에 보조가 필요한 상태이다. 비교적 활동 반경이 작아지므로, 노인의 손이 닿는 범위 내에서의 안전을 고려하면 됨으로 활동이 활발한 경우보다는 보조가 용이하다. 휠체어 사용자를 위한 배려가 필요하며, 너무 좁은 공간에만 제한되지 않도록 한다. 대소변 보조 등의 신체 위생 관리에 편리한 공간이 되도록 하여야 한다.

주로 생활하는 침실내의 위험 요소를 차단하기 위해 전기 콘센트, 조명 기구 등의 위치와 안전을 고려한다. 휠체어 사용을 위해 바닥의 문턱을 제거하고 목욕실을 개조한다(오은진, 2000).

3) 치매노인의 문제 행동과 환경수정

치매노인은 전반적인 인지기능의 저하로 인해 행동이나 정신, 기능적 이상 등을 보여 일상생활에서 다양한 사고의 발생 위험을 가지고 있다. 치료에 있어서도 행동심리증상들은 매우 복잡한 문제를 가지고 있으며 개인 뿐만 아니라 지역사회 건강관리 체계에도 심각한 부담을 주며 치매 관리를 보호자나 치료자로 하여금 포기하게 만든다는 점에서 심각성이 있다.

행동심리증상의 주된 치료는 약물 치료이다. 특히 항정신병약제들의 사용이 강조되나 약제의 부작용으로 투여할 수 없는 상황이 발생하기도 하고 약물에 잘 반응하지 않는 증상이 있다(표 10-5).

표 10-5 약물 반응과 관련된 행동심리증상

약물에 반응하는 증상	약물에 반응이 적은 증상
• 불안, 운동 초조증	• 배회/돌아다님
• 우울 기분	• 방해 행동
• 무감동, 거부증	• 반복적 질문
• 퇴행적 행동	• 습관적 행동
• 불면, 과다행동	• 방해행위
• 언어 공격성	• 이상한 옷을 걸치거나/옷을 벗음
• 망상, 피해 사고	• 다식증
• 환각	• 자해

최근 행동심리증상은 '욕구에 의해 유도되는 행동'(Need-driven Dementia compromised Behavior; NBD)으로 보는 견해가 있다. 즉 치매노인이 보이는 행동은 어떤 목적을 이루기 위한 것으로 인간의 행동에 영향을 미치는 심리의 작용이나 원리가 치매로 인해 변화된 양상으로 나타나는 것이므로 욕구를 잘 파악하는 것이 중요하다는 것이다. 따라서 문제행동을 유발시키는 물리적 환경요소를 파악하여 계획단계에서부터 제거하여 치료적 목적에 부합되는 환경을 구성하는 것이 필요하다.

치매노인의 문제 행동은 거주하는 환경에 따라 차이가 있다. 문제 행동을 비공격적 정신운동행동, 기능장애 운동행동, 수동적 행동, 언어적 공격행동, 공격적 정신운동행동으로 분류할 수 있으며, 특히 비공격적 정신운동행동과 기능장애 행동에 문제가 생긴다(표 10-5).

(1) 비공격적 정신운동행동

① 배회

대부분 목적지 없이 배회하기도 하지만 물, 음식 등 먹을 것 혹은 사회적인 접촉 등을 찾거나 집 바깥을 구경하기 위해 배회하기도 한다. 진정제나 다른 약물의 작용으로 인해 불안하고 혼란스러워서 배회하기도 한다. 기억력 장애와, 지남력 장애로 인해 익숙한 사람, 물건과 장소에 대한 인지력이 감퇴되어 대상자는 원하는 장소에 갈 수가 없다. 따라서 치매 중기에는 집안에서 자신의 방과 화장실을 못 찾게 된다. 배회로 인해 실내 및 실외에서의 각종 사고위험에 노출될 가능성이 많기 때문에 배회로 인한 이탈을 방지하기 위해 글자보다는 노인의 정서에 맞는 그림이나 도형을 사용하여 장소에 대한 지남력을 높인다. 출입 알림음 신호 경보 시스템(alarm system) 설치, 출입구의 시각적 차단, 거실, 침실에 안전장치, 방향 지시 보조 도구를 사용함으로써 위험에 대비하는 것이 좋다. 문 안쪽에 집에 안전하게 있으라는 메모를 붙여두고 보호자가 외출중이라면 문 입구에 보호자에게 전화하라는 메모를 써놓는다(그림 10-9).

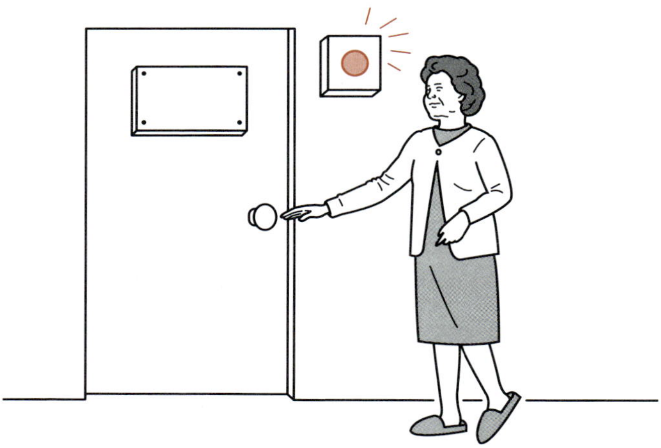

[그림 10-9] 배회 방지를 위한 알림음 설치

② 불안

불안한 행동은 비정상적 행동이 나타나기 이전에 우선 나타나는 현상이다. 따라서 치매노인의 하루 일과에서 불안을 유발하는 환경적 자극을 줄이고 치매노인이 불안하다는 신호를 인식하고 상황에 맞는 대처를 한다면 치매노인의 문제 행동을 줄이는데 많은 긍정적 효과를 볼 수 있다. 방안에 불필요한 물건을 없애고 치매노인에게 복잡한 가전제품 등에 접근하기 못하도록 한다. 또한 과도한 자극을 주는 TV나 음악을 제한하고 어린시절의 향수를 느낄 수 있는 잔잔한 음악을 틀어둔다. 벽이나 작은 가구의 무늬는 되도록 작은 것을 사용하도록 하고 색 대비가 낮은 것을 사용한다.

③ 수면장애

뇌에서 관장하는 24시간의 신체 주야 사이클의 손상이 주요 원인이며 외부의 소음에 민감해지는 것도 원인이 된다. 이로 인해 낮과 밤의 활동이 바뀌어 낮에는 졸리게 되고 밤에는 잠에서 자주 깨어 배회 및 다른 문제행동을 유발하게 된다. 밤과 낮의 차이를 분명하게 해주기 위해서 밤에는 커튼을 쳐서 어둡게 해주는 것과 방안의 조도를 낮게 하는 것이 도움이 된다. 병실간 방음벽을 설치하거나 밤에는 창문을 닫도록 하여 주변소음을 줄이는 것도 필요하다.

④ 불결 행위

침, 휴지통내의 오물, 변 등을 만지거나 이러한 오물을 벽 또는 바닥에 바르거나 심지어는 먹는 행동이 나타날 수 있다. 위생상에 문제가 되는 행동으로 쓰레기통 등의 물건들을 눈에 띄지 않게 보관할 수 있도록 용기를 변경하거나 청소가 쉬운 벽지 및 바닥 재료를 사용하는 것이 필요하다.

⑤ 수집

무엇인가를 잃어버렸다고 생각하고 이것을 찾기 위하여 남의 물건을 뒤지거나 훔쳐서 자기 것으로 생각하고 가져가며 모은 물건을 쌓아 놓거나 다른 사람이 알지 못하는 곳에 숨겨 놓는 행동이다. 환자에게 위험한 물건들은 따로 수납하여 잠글 수 있는 수납장을 설치하는 것이 필요하다.

⑥ 실금 및 실변

인간생존에 가장 기본적인 욕구 중의 하나가 배설의 욕구이다. 실금은 노인에게서 흔히 볼 수 있는 문제로 치매노인들은 종종 대소변을 가리지 못한다. 대변을 가리지 못하는 것과 소변을 가리지 못하는 것은 다른 종류로서 두 가지가 동시에 존재하는 경우는 드물며 이의 원인은 다양하므로 원인을 찾는 것이 중요하다. 요실금이란 소변의 불수의적인 배출상태이며 사회적, 위생적인 문제로 나타나게 된다. 실금은 노인의 인지, 기능장애와 매우 연관이 깊으며, 이들을 돌보는 사람들이 가장 어려워하는 문제 중의 하나이다. 화장실의 위치는 치매노인이 거주하는 위치로부터 가까운 곳에 배치하고 알아보기 쉬운 식별 표식을 하여 환자 스스로 화장실을 이용할 수 있도록 하는 것이 좋다.

⑦ 이식 및 과식

섭식 장애에는 음식이 아닌 것을 구분하지 못하고 먹는 이식, 포만감을 인지하지 못하고 계속 음식을 요구하거나 먹으려고 하는 과식, 음식을 먹기를 거부하는 거식이 있다. 먹어야 할 것과 먹지 말아야 할 것에 대한 인식을 하지 못하기 때문에 치료 프로그램실에서 사용한 크레파스, 색종이 고무찰흙 등은 안전하게 보관할 수 있는 수납시설을 마련하여 사용 후 반드시 사용된 물품을 보관하여 잠글 수 있도록 하여 환자의 손이 가지 않도록 하여야 한다.

치매의 문제 행동에 따른 환경수정 방법의 요약은 다음의 표와 같다(표 10-6).

표 10-6 문제 행동에 따른 환경수정

문제행동	사고유형	환경수정
배회	가출시 길을 잃고 사고 가능 실내외에서의 낙상으로 인한 골절 고층 건물에서 추락	경보벨 설치 현관문 시각적 차단 창문, 베란다 안전장치
불안	비정상적 행동이 나타나기 이전에 우선 나타나는 현상	불필요한 물건을 치움 과도한 자극을 주는 TV나 음악 제한 무늬는 되도록 작은 것을 사용 색 대비가 낮은 것 사용
수면장애	조명 미비로 인한 낙상 가족의 수면방해 주간취침 야간 불결행위	야간 조명등 설치 방음벽 설치 낮에 신체 활동을 증가 시킴
실금 및 실변	화장실 구별 어려움 대소변 오물로 인한 벽지, 가구 손상 성인용 기저귀 사용 바닥 실금으로 낙상위험	화장실 가까운 곳에 환자 침실 배치 화장실 문에 그림으로 표시 기저귀 사용시 침대가 용이
이식 및 과식	위험한 세제와 약물을 구별하지 못하고 삼킴 식사한 것을 잊고 계속 먹을 것 찾음 소화기 질환, 설사 등 배변 문제	독성세제나 비누는 수납장에 보관 화분, 꽃, 장식은 위험성이 없도록 주방문 잠금장치
거부	목욕시 거부 난폭한 행동으로 사고 위험 목욕시 낙상으로 인한 골절 온수화상	쓰레기통을 눈에 띄지 않는 곳에 보관 청소가 용이한 벽지와 바닥재 사용

폭력적 행동	타인에 대한 폭력행위	지팡이 등 위험성 있는 물건 수납장에 정리 머리를 벽에 부딪치는 경우 압축 스펀지 설치

(2) 공격적 정신운동행동

사람은 주위 환경의 스트레스에 대한 대처 능력을 가지고 있으나 치매노인의 스트레스에 대한 대처 유형은 정상적인 사람과 많은 차이를 보인다. 공격적 행동은 환경적인 요구가 치매노인의 능력 한계를 벗어날 때에는 나타나게 된다. 치매노인의 경우는 스트레스에 대한 폭발점(stress threshold)이 정상인에 비해 많이 떨어지기 때문(PLST; progressively lowered stress threshold)에 치매노인의 안전과 편안한 환경을 조성하기 위하여 치매환자에 대한 면밀한 관찰을 통하여 이러한 스트레스의 발생 요인과 자극 정도로 이해하는 것이 매우 중요하다.

제10장

① 신체적 폭력

폭력적 행동의 유형에는 때리기, 차기, 잡아채기, 밀기, 깨물기, 할퀴기, 침 뱉기, 물건 던지기, 물건을 찢거나 훼손하기 등이 있다. 특히나 목욕을 하려는 경우 꼬집는 등의 폭력적인 행동이 자주 나타난다. 이러한 상황을 개선하기 위해서 화를 내거나 폭력을 훈계하려고 하면 더 증가하게 된다. 스트레스 요인을 관찰하고 제거하여 주며, 환자가 자신에게 일어날 수 있는 행동을 예측하도록 미리 알려주도록 한다. 환자에 대한 과도한 자극을 피할 수 있는 환경적인 대처가 필요하다.

② 언어적 폭력

폭력적 언어는 주로 불안감과 초조감 그리고 나름대로의 욕구 불만족에 의해 발생하는데 치매노인은 스트레스에 대한 폭발점이 정상인 보다 떨어지기 때문에 작은 스트레스에도 쉽게 폭력적인 언어와 행동을 하게 된다. 폭력적 언어의 유형에는 '욕하기, 이상한 소음 내기, 큰소리' 등이 속한다. 이에 대한 환경적 대처가 필요한데 환경적 대처 방안으로는 환자에 대한 과도한 자극을 피할 수 있는 환경적인 대처가 필요하다.

(3) 치매노인의 인지 능력을 보강하기 위한 환경수정

① 기억력

기억력 손상으로 인해 치매노인은 새로운 자료를 습득하는 능력이 저하되거나 이전에 습득한 자료를 잊어버린다. 초기에는 습득한 자료에 대한 기억상실은 뚜렷하지 않을 수도 있다. 초기에는 단기기억(short-term memory)의 감퇴가 주로 나타나지만 점차 장기기억력(long-term memory)도 상실하게 되며 이로 인해 새로운 정보를 습득하기 위한 학습과 문제에 대한 반복적인 주의도 무의미하게 된다. 따라서 치매노인들에 있어 비교적 잘 남아있는 과거의 기억을 이용하여 과거 환자가 사용하던 물건, 환자에게 친숙한 그림이나 사진 등을 사용하여 물리적 환경을 구성하는 것이 기억력 손상에 대처할 수 있는 방법이 될 수 있다.

② 지남력

사람, 장소, 시간에 대한 지남력을 상실하게 되어 지금이 언제인지, 여기가 어디인지, 옆에 있는 사람이 누구인지 모르게 된다. 처음에는 시간에 대한 지남력이 상실되며 점차 장소와 사람을 몰라보게 된다. 따라서 실내 공간 내에서 자신의 방 및 화장실을 못 찾는 것은 이러한 지남력의 상실로 인한 시공간 능력의 장애가 생겼기 때문이다.

이러한 지남력 장애에 도움을 줄 수 있는 물리적 환경요소는 문자보다는 노인의 정서에 맞는 그림이나 도형을 이용한 식별표식의 사용으로 장소에 대한 지남력을 돕도록 한다. 복도에서 연속된 창을 사용함으로써 외부공간을 항상 볼 수 있도록 하여 계절 및 시간에 관한 지남력 장애에 도움을 줄 수 있다.

③ 판단력

기억력, 지남력, 집중력 손상과 함께 판단력이 저하되며 치매노인의 저하된 판단력은 안전사고와 연관이 된다. 가스 다리미 등 화기 취급시 부주의로 인한 사고가 발생되므로 전기, 가스 등 차단 장치가 치매환자 시각에 노출되지 않도록 한다. 창문 베란다로 추락되지 않도록 창문 베란다에 안전장치를 설치 하며 계단에서 떨어지는 것을 방지하기 위해 계단 입구에 차단장치를 설치하도록 한다.

활동하기
2 치매 대상자를 위한 공간에 대해 토의하기 ☞400쪽

5. 복지용구

현재 노인장기요양보험에 의한 장기요양급여 종류는 [표 10-7]과 같다. 복지용구는 장기요양보험을 통해 이용 가능한 재가서비스 중 방문요양, 주간보호 등과 같은 지속적으로

이루어지는 대인서비스가 아니라 보조용품 이용을 통해 스스로의 자립을 돕고 보호자가 용이하도록 지원하는 것을 목적으로 한다. 복지용구는 「노인장기요양보험법」 제15조에 따른 대상자의 일상생활 또는 신체활동 지원에 필요한 용구로서 재가급여 중 기타재가급여에 속한다. 시설급여 대상자는 복지용구의 급여이용이 제한되고, 재가급여 또는 가족요양비 대상자는 복지용구 급여가 가능하다(표 10-7).

대상자는 「복지용구 급여 범위 및 급여기준 등에 관한 고시」에서 정한 연 한도액 범위 안에서 급여를 제공받을 수 있고 연 한도액은 대상자 1인당 연간 160만원이다(2019년 1월 기준). 내구연한이 정해진 품목은 재료의 재질 · 형태 · 기능 및 종류를 불문하고 보건복지부장관이 정한 내구연한 내에서 품목당 1개의 제품만 이용 가능하다. 단, 성인용보행기는 최대 2개까지 내구연한 내에서 구입할 수 있다(보건복지부, 2018).

표 10-7 재가서비스와 시설서비스(2019년 기준)

재가서비스	시설서비스
주 · 야간보호 방문요양(인지활동형 방문요양) 방문간호 방문목욕 단기보호 복지용구	노인요양공동생활가정 노인요양시설

복지용구 종류는 구입품목과 대여품목으로 나눌 수 있으며 최근에 구입품목에 포함된 요실금 팬티를 포함하여 각각 10가지 7가지 품목이 해당된다. 욕창예방매트리스는 구입이나 대여 모두 가능하므로 복지용구는 총 18개 품목이다(표 10-8). 복지용구는 가정에서 대상자가 독립적이며, 안정적인 일상생활을 하기 위한 보조적 역할을 한다. 심신이 불편한 사람들에게 복지용구는 없어서는 안되며 사용하면 편이하지만 없으면 생활이 불편할뿐더러 상황에 따라서는 생활자체를 영위할 수 없게 된다. 일상생활을 풍요롭게 하고 가능성을 실현시켜주는 도구이지만 현재 복지용구는 전문가의 중재를 통해서가 아니라, 대상자 혹은 보호자의 판단 하에 복지용구사업소와 직접 계약하여 구입 또는 대여하는 방식으로 이루어져 있다. 이 과정에서 작업치료사와 같은 전문가가 중재한다면, 필요치 않은 급여가 제공되는 것을 예방하며 대상자에게 필요한 복지용구가 적절하게 제공될 수 있을 것이다.

표 10-8 구입품목과 대여품목의 내구연한(2019년 기준)

구입품목(내구연한)	대여품목(내구연한)
이동변기(5년) 목욕의자(5년) 성인용보행기(5년) 안전손잡이(없음) 미끄럼방지용품(없음) 간이변기(없음) 지팡이(2년) 욕창예방방석(3년) 자세변환용구(없음) 요실금팬티(없음)	수동휠체어(5년) 전동침대(10년) 수동침대(10년) 이동욕조(5년) 목욕리프트(3년) 배회감지기(5년) 경사로(8년)
욕창예방매트리스(3년)	

1) 구입품목

(1) 이동변기

화장실로 이동하기 어려운 경우 용변을 쉽고 안전하게 볼 수 있는 용품이다. 배설은 인간의 존엄성과 관련된 것으로 용구를 이용하더라도 대상자의 자존감을 유지할 수 있어야 한다. 위생과 관련하여 이동 및 세척이 편리하면서 안전한 제품을 선택한다.

(2) 목욕의자

목욕 시 자세유지 및 편안한 목욕을 도와주는 용품으로 습기에 강하고 녹슬지 않는 제품으로 선택한다. 휴대시 바닥에 밀착이 잘 되는 제품으로 미끄러지지 않아야 한다. 등받이의 유무, 의자회전, 팔걸이 유무에 따라 여러 가지 선택을 할 수 있으며 팔걸이가 있는 제품을 사용해야 더 안전하다.

(3) 성인용보행기

보행이 불편한 경우 실내·외에서 혼자서 이동할 수 있도록 보조하는 용품으로 대상자의 근력과 보행능력, 균형 등의 신체능력을 확인하여 대상자가 편리하고 안전한 용구를 선택한다. 들어서 이동하는 보행기, 지그재그형, 앞에만 바퀴가 달린 형태와 4개 모두 바퀴가 달린 형태가 있다. 필요시 높낮이 변경이 가능하고 제동장치가 있는 제품을 선택하도록 한다.

(4) 안전손잡이

거실이나 화장실에 부착하여 균형이 부족한 대상자의 움직임을 보조하거나 화장실로의 이동을 보조한다. 손잡이를 부착하여 자립 환경을 조성하고 안전사고를 예방할 수 있다. 벽자체가 얇거나 견고하지 않다면 벽 부착형 보다는 설치용을 사용해야 한다. 강한 물리적 압력이 가해지지 않도록 하며 매달리거나 물건을 계속 걸어두지 않도록 한다. 손잡이를 잡았을 때 흔들림을 확인한 후 사용한다. 손에 물기가 있는 상태에서 사용하면 미끄러질 수 있다.

(5) 미끄럼방지용품

이동시 바닥에서 미끄러지는 것을 방지하기 위해 미끄럼 방지 양말이나 매트를 사용한다. 특히 욕실에서 사용하는 미끄럼방지매트는 물빠짐 방향을 확인한 후 설치하도록 한다.

(6) 간이변기

배설할 때 누워서 하는 것보다 앉아서 해야 잔뇨가 감소하고 복부에 힘을 주기 쉬워 편리하다. 하지만 와상상태, 소변조절 등이 어려운 경우 용변을 쉽고 안전하게 볼 수 있도록 도와주는 용품이다. 대상자의 관리 능력에 따라 적적한 것을 선택하도록 한다.

(7) 지팡이

체중 부담을 경감시키기 위한 목적으로 체중의 1/10~1/2 까지 조정할 수 있다. 균형과 신체상태를 파악하여 적절한 체중지지 정도를 파악해야 한다. 높낮이를 조절할 수 있는 지팡이를 사용하는 것이 필요시 조절할 수 있어 편리하다(그림 10-10).

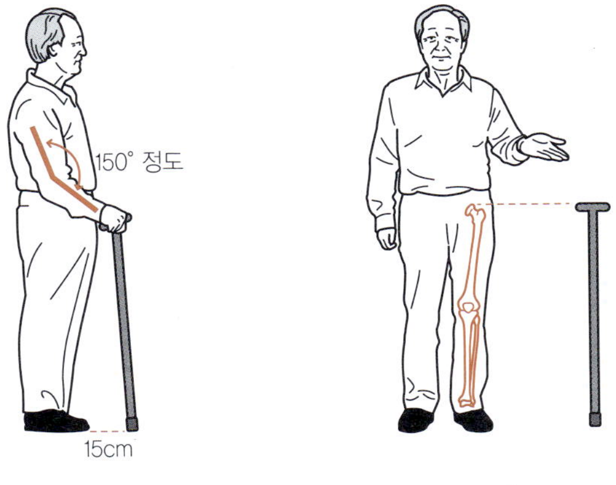

[그림 10-10] 지팡이의 적절한 높이

(8) 욕창예방방석

장시간 휠체어 사용이나 좌식 생활시 엉덩이 부분에 발생할 수 있는 욕창을 예방한다.

(9) 자세변환용구

장시간 누워있는 경우 자세 및 위치 변환을 보조하는 용품이다. 면, 특수 고무나 젤 형태 등 다양한 소재로 된 용구가 있으며 적당히 단단한 느낌으로 형태가 흐트러지지 않고 안정감을 줄 수 있는 제품으로 선택한다. 체열을 뺏기 때문에 순환에 방해가 되는지 확인해야 한다(그림 10-11).

(10) 요실금 팬티

배뇨 조절 기능 저하 등으로 요실금증상이 있는 어르신에게 쾌적한 일상생활 지원을 위한 용품으로 연 한도액(160만원) 범위 내 최대 4개 이용 가능하다.

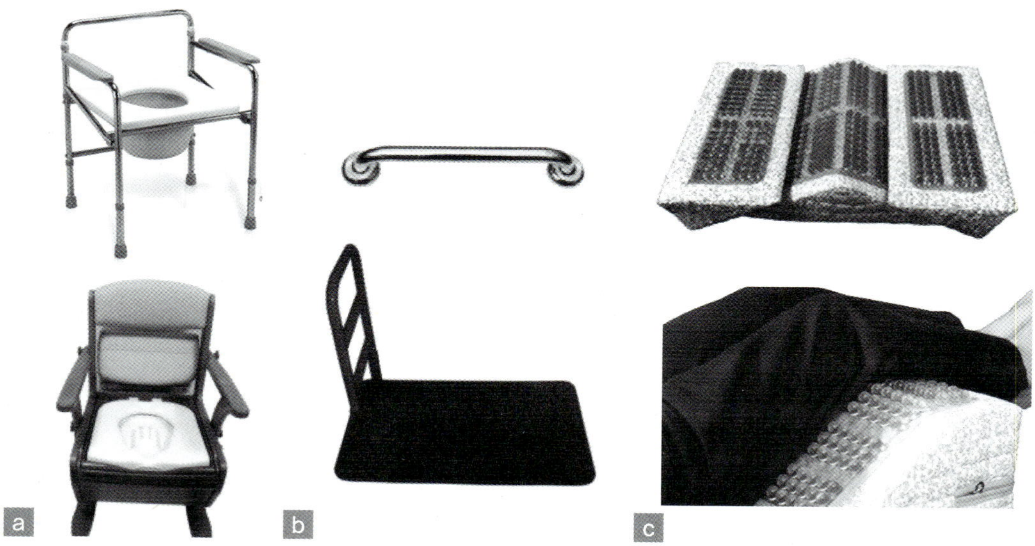

a. 이동변기, b. 안전손잡이, c. 자세변환용구

[그림 10-11] 구입품목 중 일부

2) 대여품목

(1) 수동휠체어

보행이 불가능하거나 장시간 보행이 곤란한 경우 이용하는 용품이다. 신체 치수와 신체

기능에 따라 휠체어를 맞추어 사용하는 것이 필요하다. 이동시에는 대상자의 발은 발 받침대에 올려 놓도록 하고, 몸을 휠체어 등받이에 밀착시켜 안전벨트를 사용하도록 한다. 등받이나 손잡이에 무거운 물건이나 가방을 걸어두면 뒤로 휠체어가 쓰러질 수 있으니 물건을 걸어 두지 않고 휠체어를 멈추면 반드시 브레이크를 잠궈서 안전 사고를 예방하도록 한다.

(2) 전동침대

일어나는 동작 등을 보조하고 자립을 지원하는 전동식 용품이다. 인지상태와 보호자 유무에 따라 전동침대의 기능을 선택하도록 한다. 보호자가 간병하기에 적당한 높이로 조절이 가능한지 침대를 설치하는 공간과 문의 위치를 고려해서 적합한 제품을 선택한다. 전동침대의 리모컨을 매트리스 위에 두면 대상자가 몸을 뒤척이다가 버튼을 누를 위험이 있고, 침대위, 아래, 주변에 물건을 두었다가 침대를 조정할 때 위험해질 수도 있다. 침대위에 항상 놓인 욕창매트리스의 튜브는 침대 사이에 자주 끼이기 때문에 잘 확인해야 한다.

(3) 수동침대

일어나는 동작 등을 보조하고 자립을 지원하는 수동식 용품으로 거동이 불편한 노인은 일어나고 누워야 할 때 바닥 생활 보다는 침대를 이용하는 것이 움직임에 도움이 된다. 또한 보호자가 보살필 때에 자세를 잡기 쉬워 간병이 훨씬 수월해지는 장점이 있다. 하지만 낙상의 위험이 있는 대상자는 반드시 측면 난간을 끼워서 사용을 한다.

(4) 이동욕조

거동이 불편한 경우 자신이 거주하는 방에서 외부로의 이동없이 간편하게 목욕 가능한 용품으로 공기주입 펌프가 있어 접었다 펼 수 있는 욕조이다. 바닥이 거칠거나 경사진 곳에서는 사용이 어렵고 물의 온도가 60℃ 이상이면 욕조가 파손되거나 변형이 될 수 있다. 튜브 사이에 오염물질이 끼이지 않도록 주기적으로 소독하여 청결을 유지한다.

(5) 목욕리프트

접어서 보관을 하였다가 욕조에 추가적인 설비 없이 목욕시에 설치가 가능하다. 입욕시 높낮이를 조절하여 안전하고 편리하게 목욕을 실시할 수 있다. 하지만 대상자가 심하게 움직이거나 혼동이 있는 경우 낙상의 우려가 있으므로 신중하게 고민하여 사용을 해야 하며 대부분의 경우에는 2명이 함께 목욕을 시행해야 한다.

(6) 배회감지기

인지 장애와 행동심리증상으로 인한 배회 및 실종을 예방하기 위한 용품이다. 침대 밑이나 출입구 등에 설치하는 매트 형태와 대상자가 가지고 다니는 GPS 형태가 있다(그림 10-12).

(7) 경사로

수동휠체어 또는 성인용보행기 이용 시 이동성 확보 및 안전사고 예방을 위한 용품이다.

3) 구입, 대여 품목

(1) 욕창예방매트리스

침대에 누워 있는 상태에서 압력을 분산시켜 욕창을 예방한다.

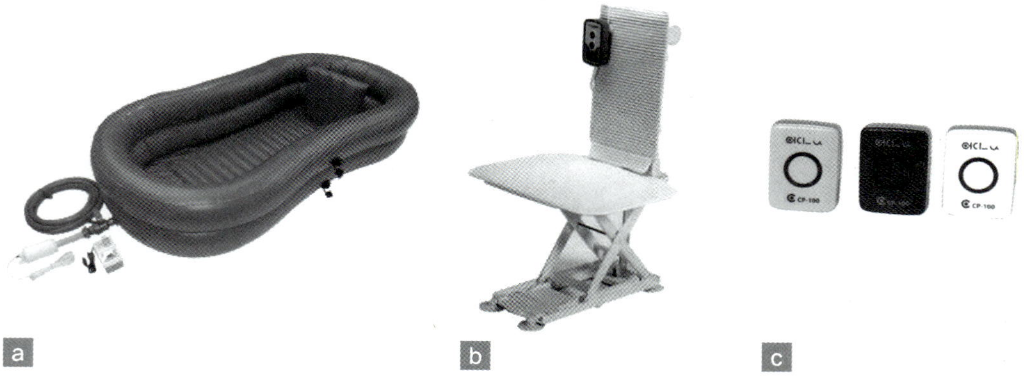

a. 이동욕조, b. 목욕리프트, c. 배회감지기

[그림 10-12] 대여품목 중 일부

활동하기

1. 현재 있는 공간이나 자신의 집을 생각하면서 평가표를 이용하여 분석해 보세요. 치매환자를 위한 공간이라고 생각하고 개선 사항에 대해서 토의를 해보세요.

입구

평가날짜 ______________

평가시간

☐1 아침에서 정오 ☐2 12:01-pm-3pm ☐3 3:01-해기지전 ☐4 어두울때

1a. 입구의 수: ________

1b. 대상자가 이용하는 입구의 수: ________

1c. 대상자가 이용하는 입구를 평가가능한가?
1 예
2 아니오
1d. 안된다면 이유
1 거절
2 다른 이유________________ ____

	있음	없음	평가불가	비고
잠재적 위험 A. 외부 1. 외부 계단이 고르지 않거나, 가파르고, 느슨하거나, 금이 가거나, 경사지거나 미끄럽습니까?	1	0		
2. 2. 모든 계단에 난간이나 손잡이가 부착되어 있습니까?	0	1		
3. 입구에 조명이 적당합니까? 확인: 조명이 정상적으로 작동합니까?	0	1		
B. 인테리어 4. 문 안쪽 내부에 자물쇠 또는 데드 볼트가 있습니까?	0	1		
5. 문지방이 1인치 이상입니까?	1	0		
적응 A. 외부 1. 진입로에 경사로, 계단 또는 엘리베이터가 있습니까	1	0		
B. 외부 또는 내부 1. 다른 시각적 단서들 또는 적응들이 있습니까? 확인: 보호자나 대상자가 좀더 쉽게 들어갈 수 있도록 어떠한 변화 장치를 했나요? ________________	1	0		
2. 기타 안전 위험 요소가 있습니까? ________________	1	0		

개선사항 :

____

____

____

2.. 현재 공간을 치매 대상자가 사용을 한다라고 가정을 합니다. 행동심리증상과 인지문제가 있을 경우 현재 공간에서 어떤 문제가 나타날지 예상해보고 개선 사항을 토의해 봅니다.

나타나는 문제 :

개선사항 :

참고문헌

보건복지부. (2018). 복지용구 급여제품 안내

오은진. (2000). 요양원 건축의 치료적 환경특성과 치매노인행동의 상호관련성. 연세대학원 대학원 박사학위논문.

Agree, E. M., & Freedman, V. A. (2000). Incorporating assistive devices into community-based longterm care: An analysis of the potential for substitution and supplementation. *Journal of Aging and Health, 12*(3), 426–450. doi:10.1177/089826430001200307

Ainsworth, E., & De Jonge, D. (2011). *An occupational therapist's guide to home modification practice.* Slack Incorporated.

Arntzen, C., Holthe, T., & Jentoft, R.(2014). Dementia: Tracing the successful incorporation of assistive technology into everyday life for younger people with dementia and family carers, Retrieved from http://dem.sagepub.com/content/early/2014/04/24/1471301214532263.full.pdf+html.

Cash, M. (2004). At home with AT (Assistive Technology): An evaluation of the practical and ethical implications of assistive technology and devices to support people with dementia and their carers.

Chiu, T., & Oliver, R. (2006). Factor analysis and construct Validity of the SAFER-HOME. *OTJR: Occupation Participation & Health, 26*(4) 132–142

Clemson, L., Fitzgerald, M., & Heard, R. (1999). Content validity of an assessment tool to identify home fall hazards: the Westmead Home safety assessment. British journal of occupational therapy

Dickinson, J. I., McLain-Kark, J., & Marshall-Baker, A. (1995). *The effects of visual barriers on exiting behavior in a dementia care unit. The Gerontologist, 35*(1), 127–131.

Fisher, G. S., Kintner, L., Bradley, E., Costulas, D., Kozlevcar, J., Mahonski, K., ... & Ewonishon, K. (2008). Home modification outcomes in the residences of older people as a result of Cougar home safety assessment (version 4.0) recommendations. *Californian Journal of Health Promotion, 6*(1), 87–110.

Gitlin, L., & Corcoran, M. (2005). Hoem environment assessment protocol(HEAP) *Assessment In occupational therapy in dementia care.* Bethesda MD:AOTA

Jason, J. (2009). The AARP retirement survival guide: How to make smart financial decisions in good times and bad. Sterling Publishing Company, Inc.

Joosten, A. V. (2015). Contemporary occupational therapy: Our occupational therapy models are essential to occupation centred practice. *Australian Occupational Therapy Journal, 62*(3), 219–222.

Lawton, M. P., Windley, P. G., & Byerts, T. O. (1982). *Aging and the environment: Theoretical approaches* (No. 7). New York: Springer.

Marquardt, G., & Schmieg, P. (2009). Dementia–friendly architecture: Environments that facilitate wayfinding in nursing homes. *American Journal of Alzheimer's Disease and Other Dementias, 24*(4), 333–340.

Negley, E. N., & Manley, J. T. (1990). Environmental interventions in assaultive behavior. *Journal of Gerontological Nursing, 16*(3), 29–33.

Sanford, J. A., & Butterfield, T. (2005). Using remote assessment to provide home modification services to underserved elders. *The Gerontologist, 45*(3), 389–398.

Sanford J A., Pynoos J., Tejral A & Browne A (2002). Development of a comprehensive assessment for delivery of home modifications. physical and occupational therapy in geriatriact

Stark S L., Somerville E.K., & Morris J. C. (2010). In home occupational perfromance evaluation(I–HOPE). *American Journal of Occupational Therapy, 64.*

Yang, Y. A., Choi, H. S., Choung, B. H., Chae, S. G., Lee, J. S., Oh, H. W., ... Lee, H. J. (2016). *Community Based Occupational Therapy.* Seoul, Korea: Edufactory.

Yang, N. Y. (2013). *Assessment of Home–based Activities (AHA): Development, Reliability and Validity.*

Woods, P., & Ashley, J. (1995). Simulated presence therapy: using selected memories to manage problem behaviors in Alzheimer's disease patients. *Geriatric Nursing, 16*(1), 9–14.

제 11 장

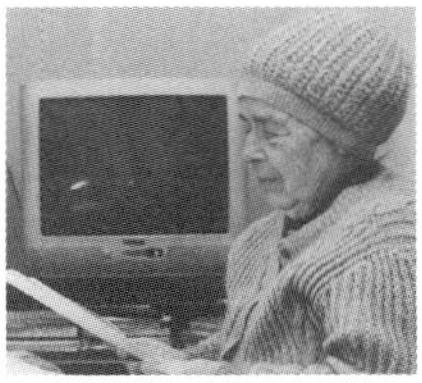

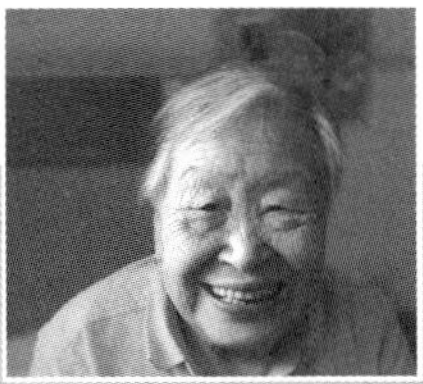

치료적 프로그램 실제

제11장 치료적 프로그램 실제

학습 목표

- 치료적 프로그램을 적용하기 위해 필요한 요소를 확인한다.
- 비약물 치료 프로그램을 적용하기 위해 필요한 과정을 이해한다.
- 비약물 치료 프로그램을 이해하고, 실제 적용할 수 있다.

치매 대상자에게 적용하는 치료적 프로그램은 인지기능의 회복에만 목적이 있는 것이 아니라 프로그램에 참여하는 대상자가 자기의 삶을 존중받고 자기다움을 유지할 수 있는 역할을 성취하는 것에도 초점을 둔다. 더불어 다른 사람들과 긍정적인 상호작용을 할 기회를 제공하는데도 목적이 있다. 실제로 작업치료사가 치료적인 프로그램을 적용할 때에는 대상자에 대한 이해, 대상자의 흥미 확인, 적용 가능한 활동 계획, 활동의 수행, 활동에 대한 관찰과 수행 난이도 조절의 과정을 거쳐 피드백할 수 있도록 한다.

1. 프로그램의 적용과정

비약물 치료 프로그램은 다양한 접근방법으로 시행되고 있다. 작업 활동 중심의 프로그램을 구성하기 위해 건강증진의 개념을 기반으로 하여, 작업치료실행체계 안에서 대상자에게 실제로 의미 있는 활동으로 구성할 수 있도록 하며, 인지 기반 프로그램을 습관적이고 규칙적으로 학습할 수 있도록 적용한다. 비약물 치료 프로그램을 적용할 때는 대상자에게 미리 활동을 소개하고 활동을 수행하는 대상자가 스스로 활동의 주제에 관해 이야기 할 수 있는 시간을 준다. 활동을 수행할 때는 수행단계에 따라 단계별로 설명하며, 시범을 보여 줄 수 있는 활동은 시범을 보여 줌으로써 활동 수행에 대한 단계를 쉽게 인식할 수 있도록 한다.

활동의 수행은 대상자가 가능한 독립적으로 수행할 수 있도록 하며, 활동 과정 중 필요에 따라 단계적으로 보조해 줄 수도 있다. 활동을 수행한 후 마무리 과정의 시간을 고려하여 활동 시간을 적절히 배분하여 진행하도록 하고, 활동 마무리 단계에서 결과물이 있다면 서로 보여주거나 소감을 이야기하도록 하여 활동의 전반적인 과정을 수행하면서 느낀점 또는 결과물에 대한 인식 등을 발표할 수 있도록 한다.

프로그램은 일회성으로 제공하는 것이 아니라 시간표를 계획하여 규칙적으로 비약물 치료 프로그램을 수행할 수 있도록 하는 것이 좋다(황재영, 2010).

1) 대상자에 대한 이해

프로그램을 시작하기 전 대상자를 알고 이해하는 것이 중요하며, 자신이 잘할 수 있고 즐겁게 할 수 있는 영역을 찾아서 수행할 수 있도록 대상자의 역량을 점검하고 도움 수준을 조절하는 데도 중요하다.

2) 적용 가능한 활동을 계획

활동 수행에 필요한 수행기술이나 환자 요소를 고려하여 활동을 계획한다. 프로그램을 시작하기 전 활동의 난이도에 따른 도구나 재료를 알맞게 준비하고, 참여자의 역할을 제시한다.

3) 활동의 수행

대상자의 수준과 계획에 맞는 활동을 수행한다(그림 11-1).

활동 소개하기	활동 알아가기	함께 활동하기	활동 마무리하기
도구와 재료 준비 및 만들기 주제소개	주제와 관련된 이야기하기	설명하고 시범보이며 순서에 따라 결과물 완성	결과를 보여주고 뒷정리하며 마무리

[그림 11-1] 비약물치료 프로그램 진행 순서(출처: 반짝활짝 뇌운동, 보건복지부, 중앙치매센터)

(1) 활동 소개 및 활동 알아가기

활동 준비단계로 활동에 필요한 도구, 재료를 소개하고 수행할 활동에 대해 전반적으로 소개하며, 주의사항이나 지켜야 할 사항에 관해 이야기한다.

(2) 함께 활동 수행하기

활동 수행하는 방법에 대해 구체적으로 시범을 보이며 설명하고, 대상자의 역할에 따라 활동을 수행한다.

(3) 활동 마무리하기

활동을 정리하고 본인의 역할을 잘 수행하였는지, 어려운 점은 없었는지, 느낀 점 등을 이야기하며 활동을 마무리한다.

4) 활동에 대한 관찰과 피드백

활동하는 동안 대상자들의 참여도 및 흥미도, 수행도를 관찰하고 활동을 수행하는 과정에서 난이도는 어떠하였는지, 활동을 통해 달라진 점이나 긍정적인 상호작용의 부분을 평가하고 기록하여 다음의 활동에 참고할 수 있도록 한다.

활동 관찰 기록 일지

회기		일시		참여자인원		시간	3시간

	1교시		2교시		3교시		4교시	
활동명								
이름	참여도	특이사항	참여도	특이사항	참여도	특이사항	참여도	특이사항

*참여도는 상, 중, 하로 표시해주세요

담당진행자

평가

오늘 수행한 활동에 대한 참여자들의 반응을 'O, △, ×'로 표시해주세요.

참여자 성명	활동명	참여도	수행도	만족도

- 참여도 : 활동에 적극적으로 참여하였습니까?
- 수행도 : 활동을 잘 마무리 하였습니까?
- 만족도 : 활동에 참여하는 것을 즐거워하였습니까?

O : 적극적으로 참여함
△ : 보통
× : 참여하지 않음

프로그램 운영일지

운영일자	년 월 일 요일
프로그램 명	
강사	
참석자	
도움 필요정도	□상 □중 □하
참여도	□상 □중 □하
만족도	□상 □중 □하
비고	

프로그램 활동 일지의 예

2. 비약물 치료 프로그램의 적용

활동의 수행은 가능한 한 대상자가 독립적으로 수행할 수 있도록 하며, 활동 과정 중 필요에 따라 단계적으로 보조해 줄 수도 있다. 활동을 수행한 후 마무리 과정의 시간을 생각하여 활동 시간을 적절히 배분하여 진행하도록 하고, 활동 마무리 단계에서 결과물이 있다면 서로 보여주거나 소감을 이야기 하도록 하여 활동의 전반적인 과정을 수행하면서 느낀 점 또는 결과물에 대한 인식 등을 이야기 할 수 있도록 한다.

프로그램은 대상자의 서비스 이용 상태에 따라 주2~3회 혹은 5회로 달라질 수 있고 프로그램도 계획에 따라 여러 회기에 걸쳐 시행될 수 있다(표 11-1). 프로그램은 개별, 혹은 그룹으로 시행이 될 수 있으며 준비운동, 현실인식 훈련, 인지증진 훈련, 인지자극 활동으로 이루어지는 다양한 프로그램을 계획하고 응용할 수 있다(표 11-2) (정원미 등, 2008).

표 11-1 프로그램 시간표(출처: 반짝활짝뇌운동, 보건복지부, 중앙치매센터)

프로그램 시간표

	월	수	금
1교시(30분)		운동치료	
2교시(30분)		현실인식 훈련	
3교시(30분)		인지훈련치료	
휴식시간(30분)		휴식	
4교시(60분)	회상치료	인지자극치료	음악치료

표 11-2 인지중재치료프로그램의 구성(참고: 정원미 등, 2008)

	내용		치료모델	시간
1	준비운동	긴장이완 기법을 사용하여 치매초기에 나타나는 심한 스트레스나 우울증에 대처하는 능력을 증진시키고 활동을 위한 관절가동범위 증진 등의 신체활동을 15~20분 한다.	교육 모델	15~20분
2	현실인식 훈련	치매환자가 심하게 혼돈되는 시간의 경과, 장소, 환경에 대한 자신과의 관련성을 이해하도록 게임형식으로 진행한다.	회복 모델	10분
3	인지증진 훈련	일상생활에서 필요한 기본적인 정보를 점진적 소실기법(vanishing cue)으로 훈련하며, 사회기술 및 기억력을 향상시키기 위하여 얼굴-이름 연결하는 것을 시간차 회상기법(spaced-netrieval)으로 훈련한다.	회복 모델	20분
4	인지자극 활동	과제 수행 중 비효율적인 기술로 관찰된 기술항목을 중심으로 작업기술 습득모델을 유지, 개선과 습득을 위한 목적 있는 활동을 한다.	습득 모델 보상 모델	30분
5	신체 활동	신체의 움직임을 제공하여 제한되어 있는 범위의 관절과 근육의 움직임을 증가시키는 활동이다.	교육모델 회복모델	15~30분

프로그램은 일회성으로 제공하는 것이 아니라 시간표를 계획하여 규칙적으로 비약물 치료 프로그램을 수행할 수 있도록 하는 것이 좋다.

현실인식 훈련

현실인식 훈련은 체계적인 정보를 제공하여 현재 자신과 주변 환경에 대한 기본적인 사실을 다시 인식하게 하는 훈련이다.

[날짜 확인하기]

□ **목적**

현재의 시간에 대해 인식하기 위한 시간 지남력 훈련을 시행한다.

□ **준비물**

달력, 활동지, 연필, 지우개, 색연필

□ **소요 시간: 20분**

□ **활동 소개 및 활동 알아가기**

오늘의 날짜를 확인할 수 있는 달력과 활동지를 준비하고, 오늘의 활동을 소개한다.

> 오늘의 현실인식 훈련은 시간에 대해 인식하기 위한 훈련입니다.
> 오늘이 몇 년도 입니까?
> 오늘은 몇 월 입니까?
> 오늘은 몇 일 입니까?
> 오늘은 무슨 요일 입니까?
> 지금은 어떤 계절 입니까?

□ **함께 활동하기**

대상자들에게 활동지를 나누어 주고, 활동지를 작성하도록 한다.

> 말씀하신 오늘의 날짜를 표시하는 활동입니다.
> 활동지에 지금의 년도를 적고, 월, 일, 요일, 계절 칸에 동그라미 하고, 눈에 잘 띄도록 색연필로 색칠해 주세요.

□ **활동 마무리하기**

활동지를 보고 발표하도록 하며, 오늘의 활동을 정리한다.

> OO님 오늘의 날짜를 말씀해 주세요.
> 모두 함께 오늘 날짜를 말씀해 주세요.

□ 활동 중재[난이도 조절, 활동 더하기]
- 오늘의 날짜를 확인하고, 오늘의 중요한 일정이나 기억해야 할 내용을 적는다.
- 오늘 날씨나 기분을 기록하고, 이야기할 수 있다.
- 치료 활동을 수행하는 시간도 확인하여 기록하도록 한다.

오늘의 날짜를 적고, 해당 날짜에 동그라미 하세요.

2	0			년

1	2	3	4	5	6	7	8	9	10	11	12	월

1	2	3	4	5	6	7	
8	9	10	11	12	13	14	
15	16	17	18	19	20	21	일
22	23	24	25	26	27	28	
29	30	31					

월	화	수	목	금	토	일	요일

봄	여름	가을	겨울	계절

[달력 완성하기]

□ 목적

현재의 시간에 대해 인식하기 위한 시간 지남력 훈련을 시행한다.

□ 준비물

달력, 활동지, 연필, 지우개, 색연필

□ 소요 시간: 20분

□ 활동 소개 및 활동 알아가기

오늘의 날짜를 확인할 수 있는 달력과 활동지를 준비하고, 오늘의 활동을 소개한다.

오늘의 현실인식 훈련은 시간에 대해 인식하기 위한 훈련입니다.
올해는 몇 년도 입니까?
오늘은 몇 월 입니까?
오늘은 몇 일 입니까?
오늘은 무슨 요일 입니까?
지금은 어떤 계절 입니까?

□ 함께 활동하기

대상자들에게 활동지를 나누어 주고, 활동지를 작성하도록 한다.

한 달 달력을 완성해 보는 활동입니다.
한 달은 몇 일로 구성되어 있나요?
1~30(31)일까지의 숫자를 적어 달력을 완성하는 활동입니다.
활동지에 지금의 달을 적고, 숫자를 적어 봅시다.
이번 달의 1일은 (월)요일입니다.
양력의 날짜 아래에 음력 날짜를 적어봅시다.
이번달 양력 1일은 음력 0월 0일 입니다.

□ 활동 마무리하기

활동지를 보고 중요한 날이나 기념일을 발표하도록 하며, 오늘의 활동을 정리한다.

우리가 만나는 날을 동그라미 표시해 보고, 색연필로 색칠해 주세요.
중요한 일정을 별표로 표시하고, 어떤 날인지 말씀해 보세요.
모두 함께 오늘 날짜를 말씀해 주세요.

달력만들기

달력을 만들고 오늘 날짜를 색칠해 봅시다.
매주 만나는 활동 시간을 색칠해 봅시다.
중요한 일정을 체크해 봅시다.

______ 월

일	월	화	수	목	금	토
(양력) (음력)						

□ 활동 중재[난이도 조절, 활동 더하기]

- 오늘의 날짜를 확인하고, 오늘의 중요한 일정이나 기억해야 할 내용을 적는다.
- 1일을 미리 표시해 주어 난이도를 조절할 수 있다.
- 날짜를 하루하루 확인할 수 있도록 하는 일력 달력을 만든다.

[가족 소개하기]

▫ 목적

내 가족을 알고, 주변 사람에 대해 인식하기 위한 사람 지남력 훈련을 시행한다.

▫ 준비물

가족사진, 활동지, 연필, 지우개

▫ 소요 시간: 20분

▫ 활동 소개 및 활동 알아가기

대상자들의 가족사진을 준비하고, 오늘의 활동을 소개한다.

> 오늘의 현실인식 훈련은 사람에 대해 인식하기 위한 훈련입니다.
> 나의 가족 구성원에 대해 생각해 보겠습니다.
> 나의 형제 자매를 생각해 봅시다.
> 나는 몇남 몇녀 중 몇째 인가요?
> 나의 자녀는 몇명(몇남 몇녀) 인가요?
> 배우자, 아들, 딸, 며느리, 사위, 손자, 손주 등 지금 함께 살고 있는 가족을 떠올려 봅니다.
> 현재 함께 살고 있거나 근처에 있는 가족은 누구인가요?

▫ 함께 활동하기

대상자들에게 활동지를 나누어주고, 활동지를 작성하도록 한다.

> 말씀하신 가족을 떠올리며 가족 이름을 쓰고, 소개하는 활동입니다.
> 활동지에 가족의 이름을 써 봅시다.
> 가족사진을 보며, 가족을 소개해 주세요.

▫ 활동 마무리하기

가족들의 소중함을 이야기해 보며 오늘의 활동을 정리한다.

> 가족들의 소중함에 대해 이야기 해 봅시다.
> 가족들에게 당부하고 싶은 말이나, 하고 싶은 이야기를 이야기해 봅시다.
> 집으로 돌아가셔서 지금 생각나지 않는 가족의 이름도 알아보세요.

가족소개 가족의 이름을 써보고, 가족을 소개해 봅시다.

가족사진 붙이기

남편	부인
아들	사위
며느리	딸
손자	손녀

□ 활동 중재[난이도 조절, 활동 더하기]

- 가족 이외에 자주 만나는 사람이나 친구의 이름도 적어본다.
- 사진 아래에 가족의 이름을 붙여 본다.
- 가족의 이름을 신문이나 잡지에서 찾아 붙여보는 활동을 시행한다.
- 이 활동과 연계하여, 가족들의 추억이 담긴 사진을 소개한 후 전시하거나 걸어 둘 수 있도록 액자 만들기 활동을 시행할 수 있다.[부록1 참조]

[활동 더하기]

가족의 이름을 직접 써보는 대신 신문이나 잡지에서 이름을 찾아 오려붙이는 인지자극 활동을 복합적으로 시행할 수도 있다.

나의 가족을 소개합니다.
신문이나 잡지에서 가족의 이름을 찾아 오려 붙여봅니다.

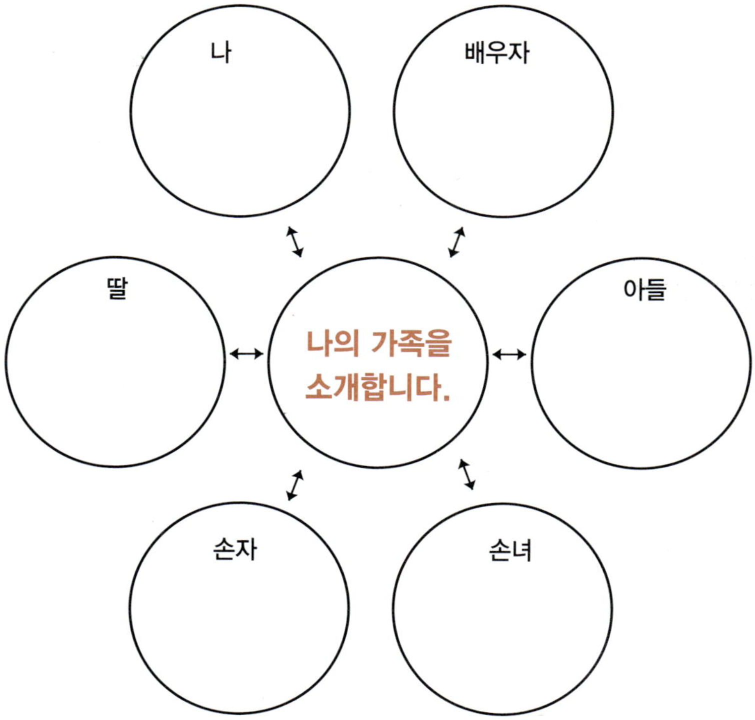

[장소에 대해 인식하기]

□ 목적

현재 있는 장소와 내 주변 상황에 대한 인식을 위한 장소 지남력 훈련을 시행한다.

□ 준비물

지도, 활동지, 연필, 지우개, 사진, 색연필

□ 소요 시간: 20분

□ 활동 소개 및 활동 알아가기

대상자가 사는 집 주변 지도를 준비하고, 오늘의 활동을 소개한다.

오늘의 현실인식 훈련은 장소에 대해 인식하기 위한 훈련입니다.
우리 집의 주소를 이야기 해 보겠습니다.
현재 살고 있는 곳은 무슨(특별, 광역)시 인가요?
현재 살고 있는 곳은 무슨 구(동)인가요?
현재 살고 있는 곳은 무슨 동(면, 읍, 리)에 살고 있나요?
집 주변에 있는 큰 건물을 생각해 봅시다.
택시를 탔을 때 어디를 이야기 하면 쉽게 찾아 갈 수 있나요?

□ 함께 활동하기

대상자들에게 활동지를 나누어 주고, 활동지를 작성하도록 한다.

주민센터의 위치를 알아 봅시다.
우리 집에서 동 주민센터(또는 큰 건물)를 찾아 가는 방법을 이야기 해봅시다.
우리 집에서 동 주민센터(또는 큰 건물)를 찾아 가는 방법을 지도에 그려봅시다.

□ 활동 마무리하기

지도를 보며 찾은 길을 설명해 보고, 오늘의 활동을 정리한다.

OO님 활동지를 보면서 지도를 설명해 주세요.
평소에 다니는 길이 어디인지, 지름길이 있는지 이야기해 보세요.
집으로 돌아가는 길에 주변의 큰 건물이 있는지 주변을 확인해 보세요.

일 기 장		확인	
이름			
날짜	년 월 일 요일		
계절/날씨	봄 여름 가을 겨울 /		
기분			
만난사람		전화번호	
	활동내용		
프로그램 활동			
가정활동			
기억해야 할 일정, 약속			

□ **활동 중재[난이도 조절, 활동 더하기]**

- 하루 중 중요한 일(약 복용), 식사의 음식 종류 등을 점검할 수 있도록 한다.
- 일기장에 기록하는 것을 습관화할 수 있도록 보상(도장 찍기 등)을 제공한다.
- 시간의 순서대로 적기가 어려운 경우 일정한 형식 없이 빈 종이에 시간의 순서와 관계없이 떠오르는 일들을 적어볼 수 있도록 유도한다.
- 일과 전체를 생각하거나 기록하기 어려운 경우 특정 시간의 일(예: 프로그램 참여 시간, 저녁 식사 시간 등)을 기록하도록 난이도를 조절한다.
- 그림이나 사진을 통해 일과를 조금 더 쉽게 생각할 수 있도록 한다.

[활동 더하기]

글씨를 쓰기가 어려운 경우나 복합적 인지 자극훈련을 위해 그림일기로 일과를 표현할 수도 있다.

일 기 장		출석도장	
이름			
날짜	년 월 일 요일		
주제			
그림, 사진의 내용			
나의 기분			

인지증진 훈련

인지증진 훈련은 특정한 인지기능(기억력, 집중력, 판단력, 시공간 능력, 실행능력, 언어능력, 계산능력, 문제해결 능력 등)을 향상하기 위해 고안된 표준화된 과제를 훈련하는 것으로, 인지 영역의 향상을 위한 다양한 과제를 시행하는 훈련이다.

[집중력 향상 활동]

□ **목적**

글자를 확인하고 글자에 맞는 색깔을 찾아 색칠하는 집중력 향상을 위한 인지증진 훈련을 한다.

□ **준비물**

활동지, 색연필

□ **소요 시간: 30분**

□ **활동 소개 및 활동 알아가기**

활동지와 색연필을 준비하고, 오늘의 활동을 소개한다.

> 오늘의 활동은 집중력 향상을 위한 활동입니다.
> 네모 칸 안에 적혀 있는 색깔의 색연필을 찾아봅시다.
> 비슷한 색깔이나 구분하기 어려운 색, 헷갈리는 색이 있나요?
> (구분하기 어려워하는 색은 색연필을 꺼내어 확인시켜 준다.)

□ **함께 활동하기**

대상자들에게 활동지를 나누어 주고, 활동지를 수행하도록 한다.

> 네모 칸 안에 적혀 있는 글자와 같은 색 색연필로 칸을 벗어나지 않도록 색칠합니다.
> 먼저 빨간색 색연필을 찾아봅시다.
> 빨강이라고 적혀 있는 곳을 찾아 네모 칸 안에 모두 색칠합니다.
> 다른 칸도 이와 같이 반복해서 색칠하여 색판을 완성한다.

□ 활동 마무리하기

색칠한 색깔의 개수를 확인하고 활동을 정리한다.

빨간색은 모두 몇 개 입니까? 주황색은 모두 몇 개 입니까?
다른 색깔의 개수도 세어 봅시다.
잘 못 색칠한 부분은 없는지, 있다면 몇 개인지 확인해 봅시다.

색칠하기

▶ 네모 칸 안에 적힌 색을 찾아 색칠하세요.

노랑	빨강	초록	노랑	보라	연두
	주황	파랑		하늘 / 주황	
파랑	초록	하늘	빨강	초록	파랑
	노랑	연두		노랑 / 빨강	
초록	노랑	초록	노랑	분홍	분홍
	보라	분홍		빨강 / 주황	

초록	빨강	분홍	주황	
하늘	하늘	빨강	초록	노랑

□ **활동 중재[난이도 조절, 활동 더하기]**

- 색깔을 보기로 제시하여 색을 조금 더 쉽게 확인 할 수 있도록 한다.
- 적혀있는 색으로는 칠하지 않도록 하는 규칙을 적용할 수 있다.
- 네모 칸의 크기를 크게 하거나 작게 하여 난이도를 조절한다.
- 색의 수를 더 늘리거나 줄여서 난이도를 조절한다.

[활동 더하기]

같은 숫자나 글자, 모양 또는 서로 다른 그림을 찾는 활동을 시행할 수도 있다.

같은 모양 찾기

▶ 서로 같은 모양의 그림을 찾아 [보기]와 같은 색으로 색칠하세요.

[보기]

△	○	□	◇	▽
빨강	주황	노랑	초록	파랑

△	○	□	◇	▽
□	◇	△	▽	○
○	◇	▽	□	△
◇	△	○	▽	□
○	□	△	◇	▽

[기억력 향상 활동]

□ 목적

그림을 기억한 후 같은 그림의 위치를 찾는 활동을 통해 기억력 향상을 위한 인지증진 훈련을 한다.

□ 준비물

단어카드, 활동지, 연필

□ 소요 시간: 30분

□ 활동 소개 및 활동 알아가기

지난 시간 기억 활동을 회상한다.

오늘의 활동은 기억력 향상을 위한 활동입니다.
활동을 시작하기에 앞서 지난번 기억하기 활동에서 기억했던 단어를 이야기해 봅시다.
(생각하기 어려워하면)
지난번 활동 단어는 OO(카테고리를 제시한다)와 관련된 단어였습니다.
OO와 관련된 기억 단어를 이야기해 봅시다.

□ 함께 활동하기

대상자들에게 기억 카드를 보여주고, 단어를 기억할 수 있도록 한다.

오늘 기억해야 할 단어는 OOO, OOO, OOO입니다.
이 단어는 OO(카테고리를 제시한다)와 관련된 단어입니다.
단어와 관련된 일화나 사건이 있다면 이야기해 봅시다.
단어를 기억하기 쉬운 방법을 생각해 봅시다.

□ 활동 마무리하기

활동지를 제시하고 기억단어를 적어보고, 기억할 수 있도록 한다.

오늘의 기억 단어를 적어봅시다.
오늘 기억해야 할 단어는 OOO, OOO, OOO입니다.
다음 시간까지 잘 기억해 봅시다.

기억 카드 활동

▶ 제시하는 단어를 기억해 봅시다.

[보기]

카테고리: 채소

양파	당근	감자

□ 활동 중재[난이도 조절, 활동 더하기]

- 문맹의 대상자를 고려하여 기억 단어를 글자가 아닌 그림으로 제시한다.
- 기억 단어 세가지를 잘 기억하면, 한 번에 기억해야 할 기억 카드의 수를 늘린다.
- 기억 카드를 잘 회상하지 못하면, 비슷한 카테고리의 단어를 제시한다.
- 기억 카드를 잘 회상할 경우 관련이 없는 단어를 기억할 수 있도록 한다.
- 기억 카드를 회상하는 시간을 늘리거나 줄여서 난이도를 조절한다.
- 기억 카드 이외에 일상생활에서 기억해야 하는 정보를 기억할 수 있도록 한다.

[문제해결능력 향상 활동]

□ 목적

규칙적이고 반복적인 수의 배열을 통해 집중력과 문제해결능력 향상을 위한 인지증진 훈련을 한다.

□ 준비물

스토쿠 판(숫자판), 연필, 지우개

□ 소요 시간: 30분

□ 활동 소개 및 활동 알아가기

활동지와 연필을 준비하고, 오늘의 활동을 소개한다.

오늘의 활동은 문제해결능력 향상을 위한 활동입니다.
가로가 몇 칸 입니까? 세로는 몇 칸 입니까?
굵은 선으로 둘러쌓인 네모 칸은 모두 몇 칸입니까?
가로 칸, 세로 칸, 굵은 선 네모 칸에는 1부터 6까지의 숫자가 한번 씩만 들어가야 합니다.
1~6까지의 숫자 중 비어있는 칸 안에 숫자를 채워 넣는 활동입니다.

□ 함께 활동하기

대상자들에게 활동지를 나누어 주고, 활동지를 수행하도록 한다.

가로 줄에서 빠진 숫자를 확인해 봅시다.
세로 줄에서 빠진 숫자를 확인해 봅시다. 굵은 네모 칸 안에서 빠진 숫자를 확인해 봅시다.
비어 있는 칸에 들어갈 수 있는 경우의 수를 생각하여 가로, 세로, 굵은 네모칸 안에 공통으로 들어갈 수 있는 숫자를 빈 곳에 적어 봅시다.
비어있는 모든 칸 안에 1~6의 숫자가 들어가도록 반복해서 숫자를 채워 넣어 봅시다.

□ 활동 마무리하기

비어 있는 칸을 모두 채워 넣고 활동을 정리한다.

숫자가 중복된 부분은 없는지, 있다면 몇 개인지 확인해 봅시다.
매일 하나씩 문제를 풀 수 있도록 습관화 계획을 세워도 좋습니다.

가로, 세로, 굵은 네모칸 안에
1~6의 숫자가 겹치지 않게 들어가도록
숫자를 채워 봅시다.

	1			2	
			1	3	5
3			2		6
2		6			3
6	2	4			
	3			6	

□ 활동 중재[난이도 조절, 활동 더하기]

- 가로, 세로, 굵은 네모 칸의 색을 다르게 하여 조금 더 쉽게 확인할 수 있도록 한다.
- 2×3(1–6까지의 숫자 맞추기) 스토쿠를 잘 수행할 경우 3×3(1–9까지의 숫자 맞추기) 스토쿠로 단계를 높인다.
- 스토쿠 활동이 어려운 경우 가로와 세로에 공통으로 들어가는 숫자만 맞출 수 있게 난이도를 낮춘다.

인지자극 활동

인지자극 훈련은 뇌의 다감각 영역의 활동을 포함하며 한 가지 특정 인지 영역에 국한되지 않고, 신체 영역, 정신 영역을 포함한 여러 가지 복합적인 활동을 통해 긍정적인 시너지를 일으킬 수 있는 훈련이다.

[펠트 파우치(지갑) 만들기]

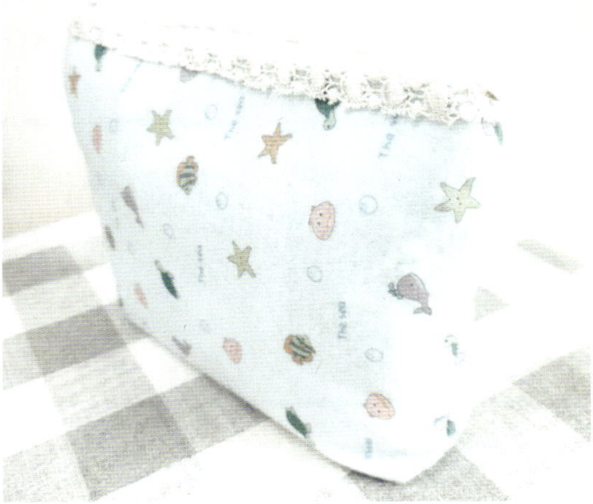

□ 목적

시장보기, 공과금 관리, 은행 업무를 위해 필요한 돈을 보관하고 관리하는 지퍼형 파우치(지갑)를 만들어 돈 관리를 적절하게 할 수 있도록 돕는다.

□ 준비물

색깔 펠트지, 지퍼, 색 펠트실, 바늘, 가위, 자, 초크(색연필), 장식용 액세서리

□ 소요 시간: 40분

□ 수행기술

- 운동기술
  - 파우치를 만드는 동안 자세의 안정화가 요구됨

- 실과 바늘을 사용하는 동안 손가락을 구부리거나 쥐기, 오른손, 왼손 협응하여 조작하기 등 손의 미세 운동능력이 요구됨

• 처리기술

- 실을 바늘에 꿰고, 실 끝의 매듭을 묶는 기술이 요구됨
- 바늘에 찔리지 않도록 바늘을 잘 다루어야 함
- 바느질 기법에 따라 앞, 뒤 순서에 맞게 방향을 바꿀 수 있어야 함

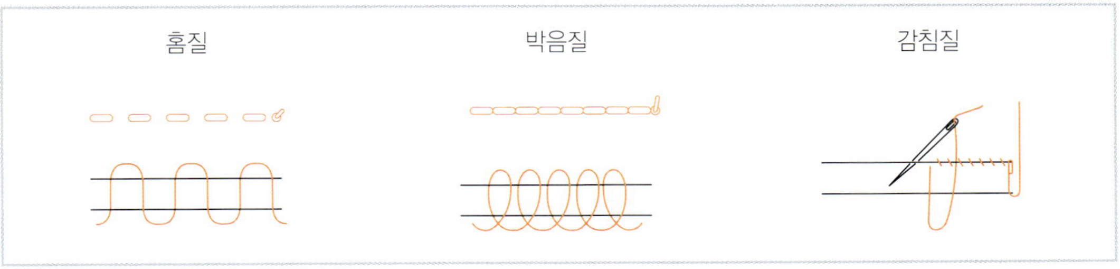

• 사회적 상호작용기술

- 바느질이 시작되는 지점과 끝나는 지점을 알아야 함
- 오류수정을 위한 질문을 하고, 수정사항에 대해 수용할 수 있어야 함

□ 활동 소개 및 활동 알아가기

활동에 필요한 준비물을 준비하고, 오늘의 활동을 소개한다.

자신이 원하는 색이나 크기를 정할 수 있도록 한다.

오늘의 활동은 파우치를 만드는 활동입니다.
파우치는 크기에 따라 다양한 물건을 담을 수 있습니다.
원하는 물건을 보관할 수 있는데, 파우치에 넣고 싶은 물건을 이야기해 봅시다.
어떤 색을 좋아하나요? 원하는 색을 선택해 봅시다.

□ 함께 활동하기

대상자들에게 원하는 색의 펠트지를 나누어주고, 순서대로 수행할 수 있도록 한다.

• 활동 과정

1. 색깔 펠트지의 색을 선택하고, 자, 초크(색연필)를 준비한 후 파우치 도안을 그린다.

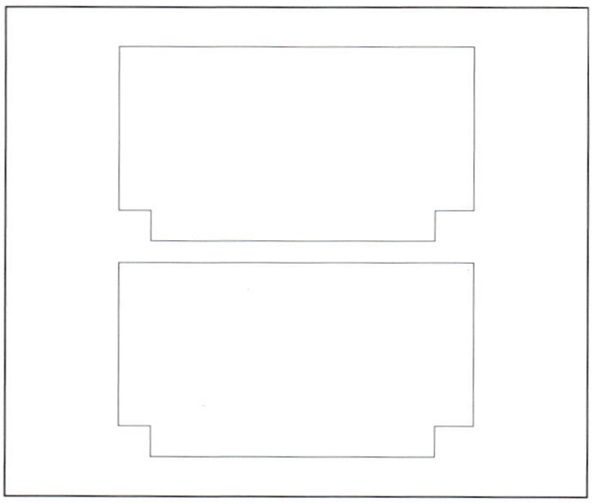

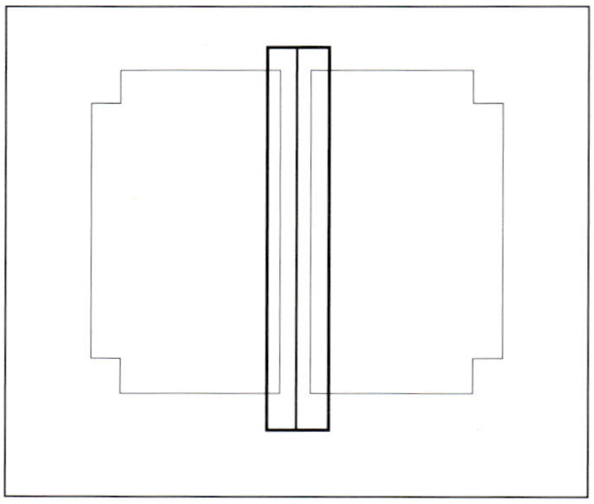

2. 펠트를 도안에 맞게 자른다.
3. 앞 뒷면 바탕 2장 사이에 지퍼를 배치한 후 홈질을 하여 지퍼를 단다.
4. 지퍼를 연 상태로 파우치를 반으로 접은 후 가로 세로 바닥면을 박음질한다(동그라미 부분은 박음질하지 않는다).

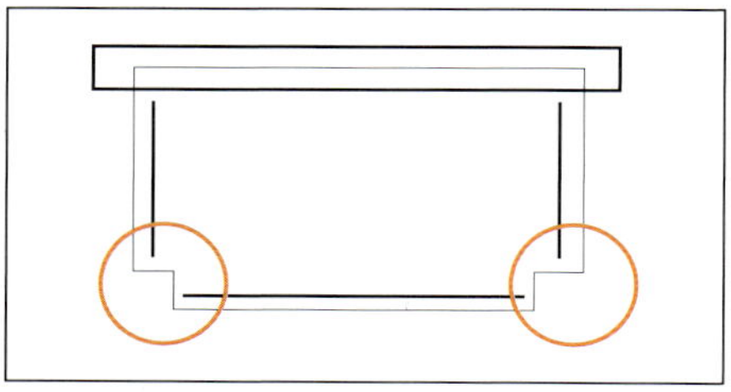

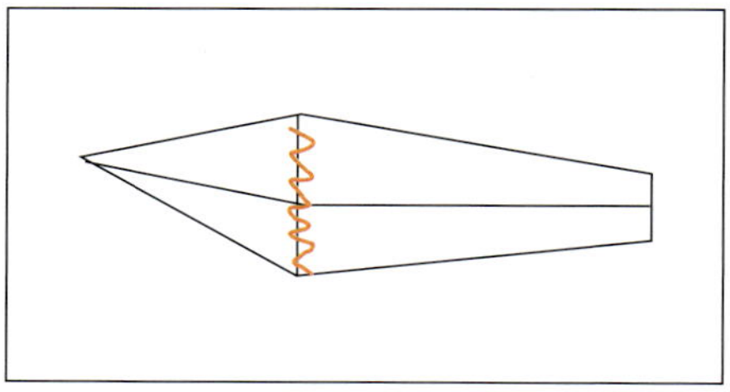

5. 동그라미 부분의 남아 있는 모서리를 마주보게 맞물리게 한 다음 촘촘히 박음질한다.
6. 완성된 파우치를 뒤집고 장식용 악세사리를 원하는 위치에 달아 완성한다.

□ 활동 마무리하기

파우치에 담고 싶은 물건을 담고, 활동을 정리한다.

파우치 안에 넣고 싶은 물건을 넣어 봅시다.
활동 과정 중에 어려운 점은 없었나요?
본인의 이름이나 이니셜을 새기거나 장식해도 좋습니다.

□ 활동 중재[난이도 조절, 활동 더하기]

– 퀼트용 헝겊에 홈질, 박음질, 감침질을 반복하여 연습해 본다.

– 펠트지 이외의 재질(천 등)로 파우치 만들기를 하면 올이 풀리지 않도록 하는 방법을

생각해 본다(감침질, 공그르기 기법 등).
- 파우치 도안을 자른 후 먼저 바깥 면의 장식을 원하는 모양의 펠트로 꾸미고, 홈질로 장식한 후 파우치를 완성할 수 있다.
- 여러 칸을 만들어 통장, 지폐, 동전을 구분하여 넣을 수 있도록 한다.
- 실을 바늘에 꿰기 힘든 경우 자동바늘 끼우기 도구를 사용한다.
- 지갑의 크기를 크게 또는 작게 조절한다.
- 지퍼를 달기가 힘든 경우 벨크로를 이용하여 지갑을 여닫을 수 있도록 한다.
- 펠트지 이외의 다른 재료를 이용하여 바늘이 쉽게 통과할 수 있도록 한다.

[String 카드 만들기]

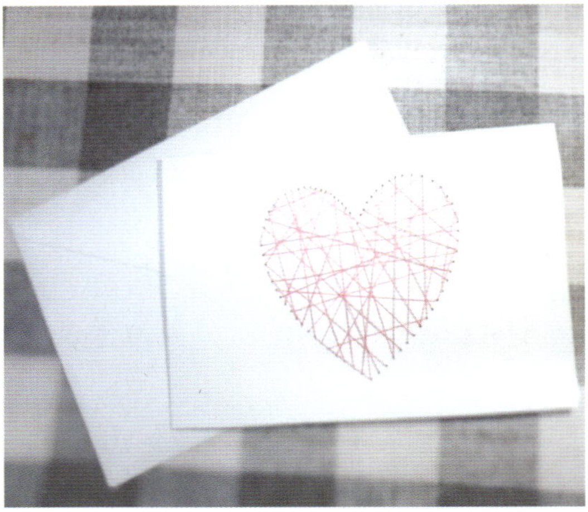

□ 목적

줄이나 실을 이용하여 순서나 배열을 맞추는 string 카드 만들기를 통해 공간구성능력 향상에 도움을 주며, 기념일 등을 기억하여 가족이나 주변 사람들에게 선물할 수 있는 사회적 참여 활동을 돕는다.

□ 준비물

두꺼운 종이, 송곳, 연필, 바늘, 실

□ 소요 시간: 40분

□ 수행기술

• 운동기술

- 카드를 만드는 동안 자세의 안정화가 요구됨
- 송곳을 사용하는 동안 손의 힘을 조절하여 적절한 크기의 구멍을 낼 수 있는 운동 조절능력이 요구됨
- 실과 바늘을 사용하는 동안 손가락을 구부리거나 쥐기, 오른손, 왼손 협응하여 조작하기 등 손의 미세 운동능력이 요구됨

- 처리기술
  - 실을 바늘에 꿰고, 실 끝의 매듭을 묶는 기술이 요구됨
  - 바늘에 찔리지 않도록 바늘을 잘 다루어야 함
  - 바느질 기법에 따라 앞, 뒤 순서에 맞게 방향을 바꿀 수 있어야 함
  - 중복하여 실이 교차하는 경우 실이 엉키지 않도록 조절할 수 있어야 함

- 사회적 상호작용기술
  - 바느질이 시작되는 지점과 끝나는 지점을 알아야 함
  - 누구에게 카드를 줄 것인지 생각하고 용도에 맞게 도안의 그림을 선택해야 함

□ 활동 소개 및 활동 알아가기

활동에 필요한 준비물을 준비하고, 오늘의 활동을 소개한다.

□ 함께 활동하기

대상자들에게 카드와 원하는 색의 실을 나누어주고, 순서대로 수행할 수 있도록 한다.

- 활동 과정

1. 원하는 도안을 생각하여, 연필로 카드 그림 도안을 그린다.
2. 도안 위에 송곳으로 구멍을 뚫는다.

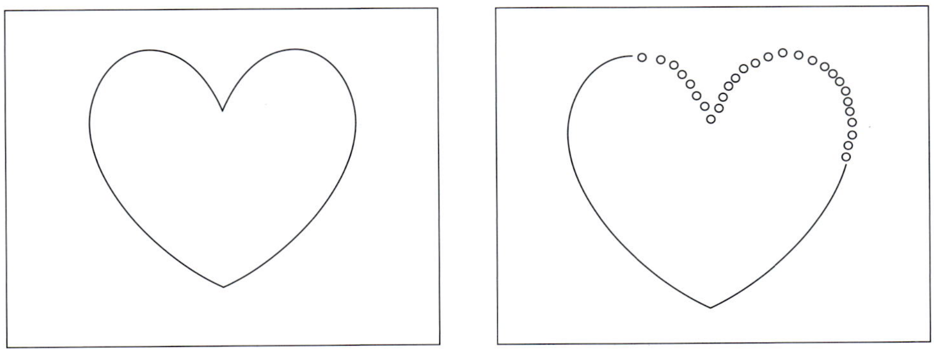

3. 원하는 색의 실을 선택하고 실 끝을 매듭을 지은 다음 한쪽 구멍을 통과하여 반대편의 구멍을 통과할 수 있도록 한다(통과하는 구멍의 순서를 미리 정해 줄 수도 있고, 자유롭게 구멍을 통과하도록 할 수도 있다).

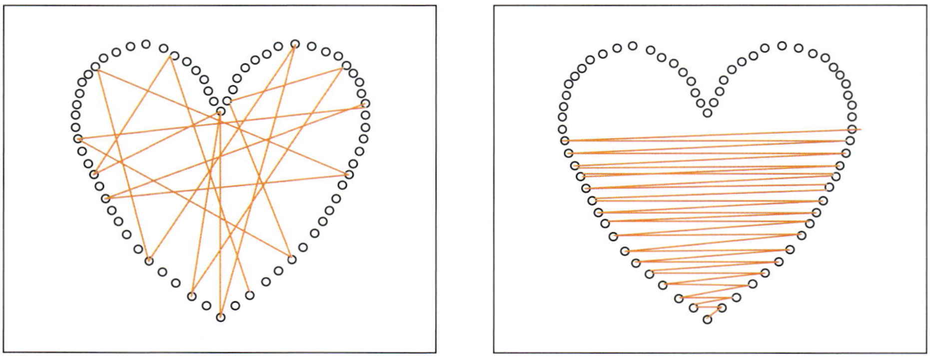

4. 원하는 도형의 무늬를 완성하면 바늘이 카드의 뒤쪽으로 가도록 한 다음 매듭을 짓는다.
5. 카드를 완성하고, 카드의 안쪽에 선물할 사람에게 전하는 메시지를 적는다.

□ 활동 마무리하기

카드를 봉투에 담고, 활동을 정리한다.

카드의 그림의 도안에 대해 이야기 해 봅시다.
(도안을 그리게 된 이유를 설명한다.)
활동 과정 중에 어려운 점은 없었나요?
완성된 카드를 봉투에 넣고, 본인의 이름을 써서 선물해 봅시다.

□ 활동 중재[난이도 조절, 활동 더하기]

- 그림 도안을 보여주지 않고 다양한 도안을 생각해 볼 수 있도록 한다.
- 조금 더 어려운 그림 도안을 제공하여 활동할 수 있도록 한다.
- 구멍을 통과하는 순서를 정해서 실을 통과시킬 수 있도록 한다.
- 한 가지 색의 실이 아니라 다양한 색의 실을 사용하여 패턴을 완성할 수 있도록 한다.
- 실을 바늘에 꿰기 힘든 경우 자동바늘 끼우기 도구를 사용한다.
- 카드의 크기를 크게 또는 작게 조절한다. [부록 2 참조]

[티 받침 만들기]

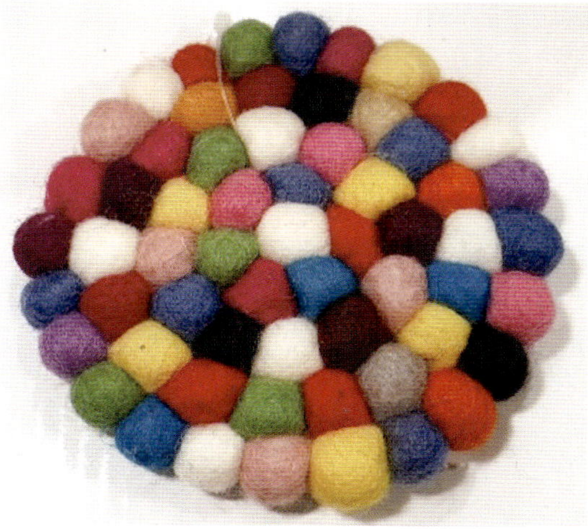

□ 목적

티 받침을 만들어 친구와 티타임을 하는 동안 펠트 볼 티 받침을 활용하여 차를 대접할 수 있다.

□ 준비물

펠트 볼, 바늘, 실, 글루건

□ 소요 시간: 40분

□ 수행기술

• 운동기술

- 펠트 볼을 만드는 동안 앉은 자세의 정렬을 유지할 수 있는 능력이 요구됨
- 실과 바늘을 사용하는 동안 손가락을 구부리거나 쥐기, 오른손, 왼손 협응하여 조작하기 등 손의 미세 운동능력이 요구됨

• 처리기술

- 실을 바늘에 꿰고, 실 끝의 매듭을 묶는 기술이 요구됨
- 바늘에 찔리지 않도록 바늘을 잘 다루어야 함
- 바늘을 펠트 볼 중간을 맞추어 순서대로 끼우며 끊어지지 않도록 서로 연결할 수 있어야 함

- 사회적 상호작용기술
  - 친구와 같이 티타임을 즐기는 동안 펠트 볼 티 받침을 활용하여 차를 대접할 수 있음

□ 활동 소개 및 활동 알아가기

활동에 필요한 준비물을 준비하고, 오늘의 활동을 소개한다.

오늘의 활동은 티 받침을 만드는 활동입니다.
티 받침을 평소에 사용하시나요?
어떤 재질의 티 받침이 있는지 이야기해 봅시다.
차를 마실 때 티 받침이 있으면 좋은 점을 이야기해 봅시다.
오늘은 펠트 볼을 이용하여 티 받침을 만드는 활동을 해 보겠습니다.

□ 함께 활동하기

대상자들에게 원하는 색의 펠트 볼을 나누어주고, 순서대로 수행할 수 있도록 한다.

- 활동 과정

1. 실을 바늘에 끼우고 매듭을 짓는다.
2. 펠트 볼을 색깔별로 선택하여 펠트 볼 가운데를 바늘로 하나씩 통과시킨다.
3. 길게 연결된 펠트 볼 끝 부분의 실을 묶어 매듭을 짓는다.
4. 펠트 볼을 동그랗게 말아가면서 옆 부분을 글루건을 발라 고정시킨다.
5. 글루건으로 고정시킨 후 완성된 펠트 볼 받침의 끝 부분의 남아있는 실은 펠트 볼의 안쪽으로 통과시켜 끝 매듭이 풀어지지 않도록 한다.

□ 활동 마무리하기

활동을 정리한다.

어떤 사람(친구)과 차를 마시고 싶은지 이야기해 봅시다.
티 받침을 선물해 주고 싶은 사람이 있나요?
티 받침을 만들어 친구에게 선물해 주어도 좋습니다.

□ 활동 중재[난이도 조절, 활동 더하기]

- 펠트 볼 이외의 도구로 티 매트 만들기를 할 수 있다.
- 색의 순서 배열을 복잡하게 난이도를 높일 수 있다.
- 글루건을 이용해서 펠트 볼을 연결하는 활동으로 대체한다.

[삼색 주먹밥 만들기(요리 활동)]

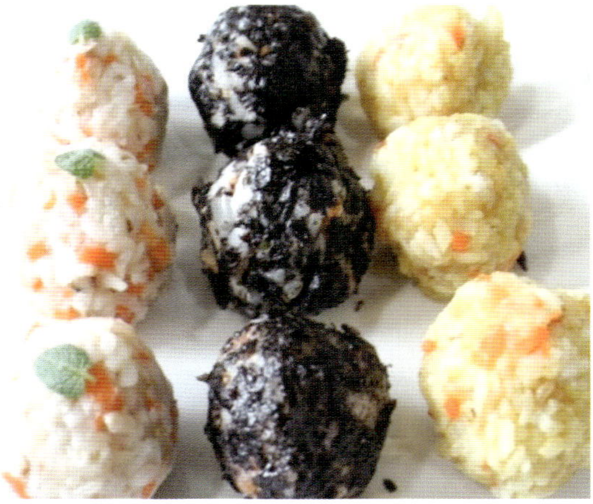

□ 목적

간단한 요리 활동을 수행하기 위해 절절한 재료를 준비하고, 순서에 맞게 조리할 수 있도록 돕고 식사를 독립적으로 할 수 있도록 한다.

□ 준비물

칼, 도마, 프라이팬, 볼, 조리도구, 밥(햇반), 당근, 양파, 감자, 브로콜리, 카레 가루, 참치통조림, 김 가루, 식용유

□ 소요 시간: 30분

□ 수행기술

• 운동기술

– 요리를 하는 동안 일어서서 오랜 시간 자세를 유지하는 능력이 요구됨
– 싱크대 위나 아래에 있는 조리도구를 꺼내는 동안 팔을 뻗거나 몸을 구부리는 움직임이 요구됨
– 조리기구를 손으로 쥐고 유지할 수 있어야 하며, 세밀하게 조작하거나 다루는 능력이 요구됨

• 처리기술

– 불의 강약을 조절하여 조리기구(가스레인지 등)를 다룰 수 있어야 함

– 조리도구를 적절하게 선택하여 사용할 수 있는 판단능력이 요구됨

• 사회적 상호작용기술

– 완성된 음식을 함께 먹을 대상을 생각해 봄

– 시간의 조절을 적절히 하여 요리를 완성할 수 있어야 함

□ 활동 소개 및 활동 알아가기

활동에 필요한 준비물을 준비하고, 오늘의 활동을 소개한다.

오늘의 활동은 삼색 주먹밥 만들기입니다.
평소에 요리를 잘 하나요?
간단하게 먹을 수 있는 음식에는 어떤 것들이 있나요?
주황색을 낼 수 있는 재료에는 어떤 것들이 있나요?
노란색을 낼 수 있는 재료에는 어떤 것들이 있나요?
검은색을 낼 수 있는 재료에는 어떤 것들이 있나요?
오늘은 당근, 카레가루, 김가루를 이용하여 세 가지 색이 나는 주먹밥을 만들어 보도록 하겠습니다

□ 함께 활동하기

재료와 조리도구를 나누어 주고, 순서대로 수행할 수 있도록 한다.

• 활동 과정

1. 재료를 다듬고 씻어서 준비한다.
2. 칼과 도마를 준비하고 당근, 양파, 감자, 브로콜리를 적절한 크기로 다진다.
3. 프라이팬을 불 위에 올려 미리 온도를 올리고, 달궈진 프라이팬에 기름을 두른 후 잘게 다져진 재료를 볶는다.
4. 볶은 재료를 3접시에 나누어 담는다.
5. 1번 접시의 재료에 당근, 참치를 넣고 밥을 넣어 함께 비벼준다.
6. 2번 접시의 재료와 카레가루를 섞어 밥을 넣고 함께 프라이팬에 볶는다.
7. 3번 접시의 재료에 밥을 넣고 김가루를 넣어 함께 비벼준다.
8. 1번, 2번, 3번 재료를 각각 동그랗게 만들어 삼색 주먹밥을 만든다.
9. 만들어진 주먹밥을 접시에 담아 식사 준비를 한다.

□ 활동 마무리하기

활동을 정리한다.

어떤 주먹밥이 가장 맛있었나요?
주먹밥에 넣고 싶은 다른 재료가 있다면 이야기해 봅시다.
누구와 함께 나누어 먹고 싶은지 생각해 봅시다.

□ 활동 중재[난이도 조절, 활동 더하기]

- 영양소를 고려하여 다른 재료를 첨가하거나 재료를 변경할 수 있다.
- 여러 반찬이 없이도 간단하게 먹을 수 있는 다른 다양한 요리를 생각해 본다.
- 활동하면서 발생할 수 있는 위험한 상황에 대해 미리 설명하고 응급상황에 대처할 수 있도록 한다.
- 세 가지를 만들기 어려운 경우에는 두 가지 또는 한 가지 방법으로만 주먹밥을 완성한다.
- 칼과 도마를 사용하는 것이 위험한 경우에는 미리 다져있는 재료를 사용하여 요리할 수 있도록 한다.

[스텐실 일력 만들기]

1월

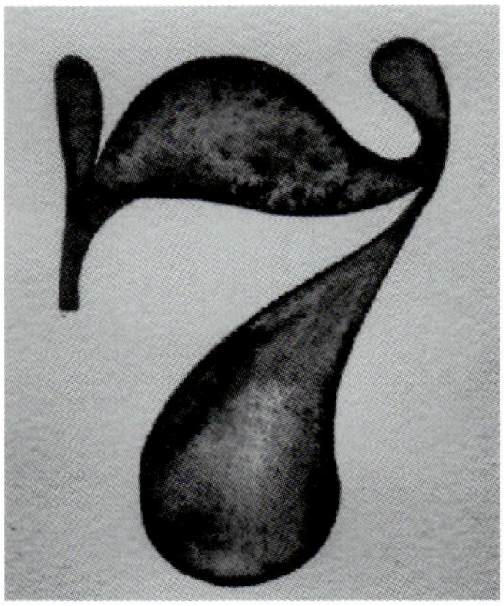

월요일

□ 목적

날짜의 변화를 인식하는데 도움을 주는 일력 달력을 만들고 이를 활용하여 지남력 유지를 돕는다.

□ 준비물

OHP 필름지, 숫자, 요일 인쇄지, 스카치테이프, 칼, 아크릴 물감, 스펀지, A4용지, 리본 끈

□ 소요 시간: 40분

□ 수행기술

• 운동기술

– 활동을 하는 동안 앉은 자세를 유지할 수 있는 자세정렬이 요구됨
– 칼을 손에 쥐고 숫자를 따라 자를 수 있는 손의 미세한 조작능력이 요구됨

• 처리기술

– 물감을 찍을 때, 스펀지에 적당히 묻혀 잘린 스텐실 판 옆으로 튀어 나가지 않도록

조절할 수 있는 능력이 요구됨

– 요일을 확인하여 색을 다르게 선택할 수 있는(예: 일요일은 빨강색) 집중력이 요구됨

- 사회적 상호작용기술
  - 달력을 만들어 가족들의 기념일, 경조사, 중요한 약속 등을 기록할 수 있음
  - 달력의 날짜를 확인하면서 월 계획, 년 계획을 세워볼 수 있음

□ 활동 소개 및 활동 알아가기

활동에 필요한 준비물을 준비하고, 오늘의 활동을 소개한다.

오늘의 활동은 스텐실 기법으로 일력 달력을 만드는 활동입니다.
한 달(이번 달)은 총 몇 일 입니까?
일반달력과 일력 달력의 차이점은 무엇입니까?
일력 달력의 장점을 이야기해 봅시다.

□ 함께 활동하기

일력 달력 만들기에 필요한 준비물을 나누어 주고, 순서에 따라 수행하도록 한다.

활동 과정을 설명해 주고, 순서대로 수행할 수 있도록 한다.

- 활동 과정

1. (월~일)요일판, 1~12(월) 숫자판 , 1~31(일) 숫자판을 준비하고, 요일과 숫자판 뒤에 OHP 필름지를 놓고 움직이지 않도록 테이프로 고정한다.
2. 요일판과 숫자판을 칼로 오려 스텐실 판을 준비한다.
3. 칼로 오린 스텐실 판 아래에 A4용지를 놓는다.
4. 스펀지로 아크릴 물감을 찍어 오려진 스텐실 판 위에 가볍게 두드려 숫자를 찍는다.
5. 일요일, 공휴일, 기념일 등 아크릴 물감의 색을 다르게 바꾸어 가며 숫자를 찍는다.
6. 요일판도 숫자판과 같은 방법으로 찍는다.
7. 리본끈을 이용하여 월 단위로 1일~30일(또는 31일)을 하나로 묶어 완성한다.

□ 활동 마무리하기

달력의 사용 방법을 알려주고, 활동을 정리한다.

이번 달의 주요 행사나 일정을 적어 봅시다.
지나간 일력은 뒤로 넘기거나, 뜯어서 사용해야 합니다.
오늘 만들어 놓은 스텐실 판을 이용하여 매달 말일에는 다음 달 일력 달력도 만들어 보도록 하겠습니다.

□ **활동 중재[난이도 조절, 활동 더하기]**

- 날짜에 맞게 일력을 찢어서 날짜를 확인할 수 있도록 한다.
- 기념일이나 잊지 말아야 하는 약속을 적을 수 있도록 한다.
- 일력을 만드는 다른 방법에 대해서도 생각해 본다.
- 숫자판이 잘려 있는 스텐실 판을 구입하여 활동을 수행할 수 있다.
- 칼을 사용하기 어려운 대상자는 가위를 사용하여 숫자를 오려낼 수 있다.
- 스텐실 판을 이용하여 붓으로 색칠하거나 잉크로 찍어낼 수 있다.

[새싹채소 키우기]

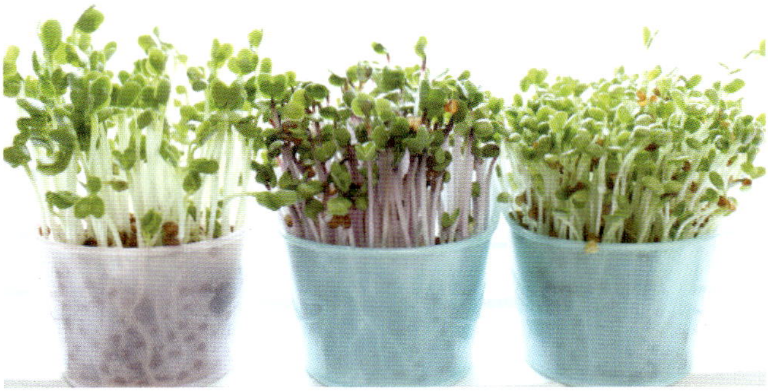

□ 목적

작은 씨앗을 심고 길러보는 작물 재배 활동을 통해 자존감과 양육의 성취감을 증진하며, 수확하여 이를 직접 요리 재료로 활용할 수 있다.

□ 준비물

새싹재배 용기 3개, 새싹 씨앗(3종류), 거즈, 분무기, 라벨

□ 소요 시간: 40분

□ 수행기술

• 운동기술

– 작은 씨앗을 손끝으로 집을 수 있는 손의 미세 운동능력이 요구됨

– 씨앗이 서로 겹치지 않도록 놓을 수 있어야 함

• 처리기술

– 준비한 씨앗을 섞이지 않도록 심을 수 있는 능력이 요구됨

– 씨앗이 마르지 않도록 적절한 시간마다 물을 줄 수 있음

– 새싹이 적당히 자라면 파종하는 시기를 알아야 함

• 사회적 상호작용기술

– 식물과 교감하며 씨앗을 정성껏 길러야 함

□ 활동 소개 및 활동 알아가기

활동에 필요한 준비물을 준비하고, 오늘의 활동을 소개한다.

오늘의 활동은 새싹 채소를 키우는 활동입니다.
작물을 재배해 본 경험을 이야기해 봅시다.
새싹 채소를 활용하여 만들 수 있는 음식을 생각해 봅시다.

□ 함께 활동하기

새싹 재배용기와 씨앗을 나누어 주고, 순서에 따라 수행하도록 한다.

• 활동 과정

1. 새싹 씨앗을 물에 불려서 준비한다.
2. 재배용기에 새싹 씨앗이 빠져나가지 않도록 거즈를 깐다.
3. 재배용기에 각각 새싹 씨앗이 겹치지 않도록 하여 거즈위에 놓는다.
4. 분무기로 물을 충분히 준다.
5. 재배용기의 뚜껑을 덮는다(재배용기의 뚜껑이 없다면 랩을 씌워 놓는다).
6. 새싹별로 이름을 라벨에 적어 용기에 붙인다.

□ 활동 마무리하기

활동을 정리한다.

새싹 채소가 자라는 동안 거즈가 마르면 분무기로 물을 줍니다.
10cm 정도 자라면 원하는 요리에 사용해도 좋습니다.
새싹 채소 이외에 또 재배하고 싶은 작물이 있는지 이야기해 봅시다.

□ 활동 중재[난이도 조절, 활동 더하기]

- 새싹채소를 이용하여 어떤 음식을 할 수 있는지 생각해 본다.
- 새싹 씨앗은 일주일 안에 수확할 수 있는데, 더 오랫동안 기를 수 있는 작물을 재배할 수 있다.
- 여러 개의 씨앗을 이용하여 심는 것이 어려우면 한 가지 씨앗을 준비하도록 한다(강문희 등, 2003; 김미영, 2011).

[대형 윷놀이]

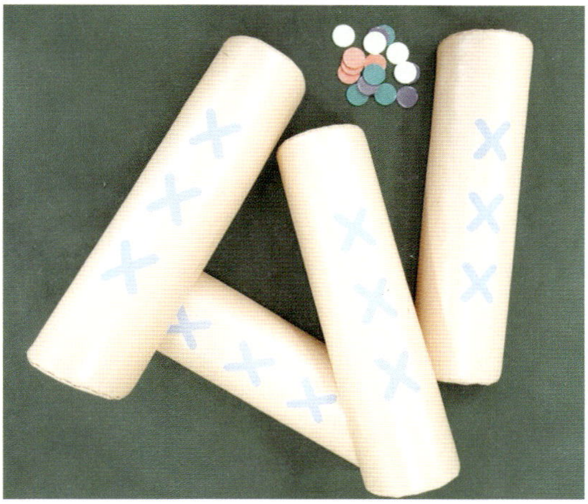

□ 목적

여가 활동의 목적으로 규칙이 있는 윷놀이 활동을 통해 재미와 흥을 경험하도록 하고, 본인의 순서를 기다리고 활동의 규칙을 이해하며 다른 사람과 상호작용을 돕는다.

□ 준비물

대형 윷, 윷놀이 판, 색이 다른 말

□ 소요 시간: 40분

□ 수행기술

- 운동기술
  - 대형 윷을 던지는 동안 서거나 구부리는 자세 유지 능력이 요구됨
  - 윷을 윷판에 던지기 위한 팔의 근력이 요구됨

- 처리기술
  - 윷판에 놓인 말을 상대방의 말보다 먼저 이동시키기 위한 판단, 문제해결능력 등의 인지적 전략이 요구됨
  - 게임의 규칙과 윷이 놓인 방향의 의미(도, 개, 걸, 윷, 모)를 이해할 수 있는 능력이 요구됨

- 사회적 상호작용기술
  - 본인의 순서에 따라 상대방과 번갈아 가면서 활동을 수행할 수 있어야 함
  - 같은 팀의 사람들과 의논하여 말을 이동시킬 수 있어야 함

▫ 활동 소개 및 활동 알아가기

활동에 필요한 준비물을 준비하고, 오늘의 활동을 소개한다.

오늘의 활동은 대형 윷놀이입니다.
윷놀이는 주로 언제 하는 놀이인가요?
윷놀이를 했던 경험을 이야기해 봅시다.
윷놀이를 하기 위해 그룹을 나누어 보겠습니다.
윷을 던지는 연습을 해 봅시다.

▫ 함께 활동하기

윷과 말, 윷놀이 판을 준비하고, 순서대로 수행할 수 있도록 한다.

- 활동 과정

1. 그룹으로 팀을 나누어 말의 색을 정하고, 윷과 윷판을 준비한다.
2. 게임의 규칙을 설명한다.

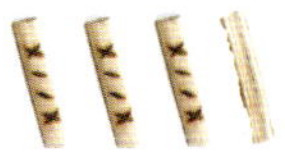	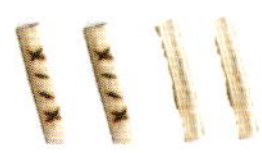	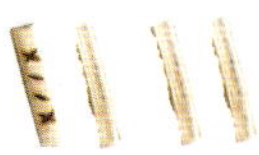	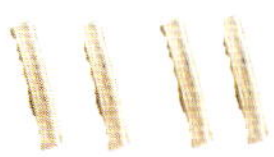	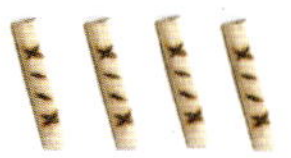
도	개	걸	윷	모

- 도는 한칸을 움직인다.
- 개는 두칸을 움직인다.
- 걸은 세칸을 움직인다.
- 윷은 네칸을 움직이고, 한번의 기회를 더 갖는다.
- 모는 다섯칸을 움직이고, 한번의 기회를 더 갖는다.
- 상대팀의 말을 잡았을 경우에 한번의 기회를 더 갖는다.

3. 먼저 어떤 팀이 윷을 던질 것인지 순서를 정하고, 팀에서도 윷을 던질 순서를 정한다.
4. 순서대로 윷을 던지면서 윷판 위에 놓인 말을 이동시킨다.
5. 말이 모두 출발점으로 다시 돌아오는 팀이 승리한다.

□ **활동 마무리하기**

활동을 정리한다.

> 이긴 팀은 축하드리고, 진 팀은 박수를 치겠습니다.
> 가족들과 함께 모여 윷놀이를 하셔도 좋습니다.

□ **활동 중재[난이도 조절, 활동 더하기]**

- 윷놀이 판을 직접 그려 볼 수 있도록 한다.
- 네 명이 하나의 윷을 가지고 순서대로 던질 수 있도록 하여 팀별 상호작용을 증진시킬 수 있다.
- 빽(back) 도를 만들어 뒤로 가는 규칙을 추가하는 등 복잡하게 규칙을 만든다.
- 말의 개수를 많게 하거나 적게 하여 활동의 난이도를 조절할 수 있다.
- 규칙을 이해하기 힘든 경우 주사위를 던지는 게임으로 대체할 수 있다.

[치매예방체조 프로그램]

□ **목적**

기본적인 일상생활 활동 수행을 위해 관절 가동범위(ROM) 유지와 혈액순환 증진, 근육의 유연성을 기르며, 낙상 및 골절을 예방하고, 신체 움직임을 통한 기분전환을 유도한다.

□ **준비물**

의자, 치매예방체조 동영상(보건복지부, 중앙치매센터, 건강보험관리공단 제공)

□ **소요 시간: 30분**

□ **수행기술**

• 운동기술

– 운동을 하는 동안 바른 자세의 정렬과 몸의 안정화가 요구됨
– 오른쪽과 왼쪽의 협응 능력과 움직임이 필요함

• 처리기술

– 운동을 하는 동안 박자를 세어가며 속도를 조절해서 시행
– 한 운동 세션의 시작과 끝을 알고, 순서대로 시행할 수 있는 능력이 요구됨

• 사회적 상호작용기술

– 그룹으로 운동을 시행할 경우 박자를 일정하게 유지할 수 있도록 다른 사람들과 소통하면서 운동 시행

□ **활동 소개 및 활동 알아가기**

활동에 필요한 준비물을 준비하고, 오늘의 활동을 소개한다.

> 오늘의 활동은 뇌신경체조 및 치매예방체조 운동입니다.
> 운동을 규칙적으로 하는 것이 왜 중요할까요?
> 치매예방을 위한 운동을 알고 있는 것이 있다면 동작을 보여주세요.

□ 함께 활동하기

동영상을 보며 앉거나 서서 순서대로 수행할 수 있도록 한다.
(동영상: 중앙치매센터 홈페이지 참조)

• 활동 과정

1. 뇌신경체조

① 얼굴 두드리기
- 마사지 하듯이 얼굴 전체를 두드린다.

② 눈 돌리기
- 눈을 상 하 좌 우로 2초 유지한다.
- 눈을 오른쪽으로 한바퀴, 왼쪽으로 한바퀴 돌린다.

③ 눈감고 씹기
- 눈을 꼭 감고 5초 유지한다.
- 입을 앙 다물고 5초 유지한다.

④ 소리내기
- '아' '에' '이' '오' '우'를 입술을 크게 벌려 소리내어 유지한다.

⑤ 볼혀쓰기
- 혀로 볼의 오른쪽을 밀고 5초 유지한다.
- 혀로 볼의 왼쪽을 밀고 5초 유지한다.

⑥ 목 돌리기
- 목을 왼쪽으로 돌려 5초, 오른쪽으로 돌려 5초 유지한다.
- 목을 아랫방향으로 5초, 위 방향으로 5초 동안 유지한다.

2. 치매예방체조

① 온 몸 자극하기
- 머리 어깨 엉덩이 다리 순서로 4번 가볍게 두드린다.

② 손 운동(박수)
- 손바닥 박수, 주먹 쥐고 박수, 손등 박수, 손끝 박수를 4회 반복한다.

③ 손 운동(쥐기)
- 오른 손을 위로 하고 손을 꽉 쥔다.
- 왼손을 위로 하고 손을 꽉 쥔다.
- 양손을 깍지 껴서 손을 꽉 쥔다.

④ 팔 운동
- 양팔을 앞으로 뻗었다 가슴으로 가져온다.
- 양팔을 위로 뻗었다 가슴으로 가져온다.
- 양 팔을 옆으로 뻗었다 가슴으로 가져온다.
- 위 동작을 4회 반복한다.

⑤ 온몸 가다듬기
- 호흡하면서 양팔을 활짝 폈다가 모은다.
- 천천히 숨을 고른다.

□ 활동 마무리하기

호흡 및 이완 운동을 하며 활동을 마무리한다.

운동하는 동안 힘든 동작이 있었나요?
기억나는 동작을 시행해 봅시다.
동작을 기억하여 운동을 꾸준하게 해도 좋습니다.

□ 활동 중재[난이도 조절, 활동 더하기]

- 체조의 동작을 반복적으로 활용하는 율동체조를 구성하여 적용한다.
- 동작의 순서를 외워서 따라 할 수 있도록 한다.
- 체조할 때 최대 관절가동범위까지 몸을 뻗게 유도한다.
- 박자를 세거나 동작의 숫자를 크게 말로 세면서 운동을 시행할 수 있도록 한다.
- 서 있는 자세로 활동이 가능한 대상자는 서서 시행한다.
- 다리로 제자리 걸음을 걸으면서 체조 동작을 시행한다.
- 다리 근력이 떨어지는 대상자의 경우 앉아서 시행한다.
- 모두 따라하기, 쉽게 따라하기, 안전하게 따라하기 등의 프로그램을 선택하여 시행한다.

[활동 더하기]

자신에게 맞는 치매 예방 체조의 순서를 기억하여 수행하도록 한다.

[치매 예방 체조 시행방법]

① **모두 따라 하기**(기억과 걷기가 모두 건강하신 분들을 위하여)
뇌 신경 체조 → 치매 예방 체조[손 운동(박수) → 손 운동(쥐기) → 온몸 자극하기 → 팔 운동(두 팔로 하기) → 팔 운동(한 팔로 하기) → 온몸 자극하기→ 기 만들기 → 기 펼치기 → 온몸 자극하기] → 걸으면서 치매 예방 체조(치매 예방 체조를 걸으면서 순서대로 실시) → 온몸 가다듬기

② **쉽게 따라하기**(기억은 불편하지만 잘 걸으실 수 있는 분들을 위하여)
뇌 신경 체조 → 치매 예방 체조[손 운동(박수) → 손 운동(쥐기) → 온몸 자극하기 → 팔 운동(두 팔로 하기) 2회 → 온몸 자극하기 → 기 만들기 → 기 펼치기 → 온몸 자극하기]→ 걸으면서 치매 예방 체조(치매 예방 체조를 걸으면서 순서대로 실시) → 온몸 가다듬기

③ **안전하게 따라 하기**(기억은 건강하나 걷기가 불편하신 분들을 위하여)
뇌 신경 체조 → 치매 예방 체조(손 운동(박수) → 손 운동(쥐기) → 온몸 자극하기 → 팔 운동(두 팔로 하기) → 팔 운동(한 팔로 하기) → 온몸 자극하기→ 기 만들기 → 기 펼치기 → 온몸 가다듬기)

④ **안전하고 쉽게 따라 하기**(기억과 걷기가 모두 불편하신 분들을 위하여)
뇌 신경 체조 → 치매 예방 체조(손 운동(박수) → 손 운동(쥐기) → 온몸 자극하기 → 팔 운동(두 팔로 하기) 2회 → 온몸 자극하기 → 기 만들기 2회 → 온몸 가다듬기)

(출처: 보건복지부, 중앙치매센터)

3. 사례적용

사례 1

1. 대상자 배경정보

이름: 배○○ **성별:** 여성 **나이:** 만 71세 **장기요양등급:** 무
진단명: 알츠하이머 치매(AD) **발병일:** 2018. 02
주 보호자: 없음(홀몸노인) **교육년수:** 2년
주호소 C. C(Chief Complaints): 인지기능 저하로 인한 사회활동의 제한, 우울감
질병력: 고혈압, 당뇨
가족력: + (엄마)

배○○씨는 홀몸노인이다. 딸이 한 명 있으나 지방에 살고 있고, 연락이 잘 안 된다. 밝고 긍정적인 성격으로 주변 사람들과 다과모임을 갖는 등 원만한 대인관계를 형성해왔다. 요리가 취미였던 배○○씨는 평소, 자신의 집에 친구들을 초대하여 함께하는 시간이 많았고, 노인정 활동 및 사회활동 참여도 하고 있었다. 치매 증상이 나타나면서 했던 이야기를 반복한다거나 약속을 어기는 등 주변 친구들로부터 이상해졌다는 이야기를 듣게 되면서 화를 내거나 싸우기도 하는 등 방어적으로 사람들을 대하게 되었다. 친구들을 만나도 혹시나 실수할까 봐 걱정을 하고, 자신을 이상하게 생각할까 봐 겁이 나기도 하여 친구들과 만남을 줄여나갔다. 또한, 최소한의 움직임으로 활동을 제한하였고 바깥 출입이 자연스레 줄어들고, 집에 혼자 있는 시간이 늘어나면서 우울감과 무기력함을 많이 느끼고 감정 기복이 심해졌다. 배○○씨는 치매 진단을 받고, 초기에는 병원을 잘 다니면서 약도 잘 챙겨 먹었으나, 어떤 날에는 약을 안 먹기도 하고 혹은 더 많이 먹기도 하였으며, 진료 날짜가 아닌데도 병원에 방문하여 약을 중복해서 타오기도 하였다.

2. 대상자 평가

[작업 프로파일]

일반적인 상황 / 강점 및 약점

배○○씨는 만 71세로 밝고 긍정적인 성격이며, 평소 원만한 대인관계

취미는 요리하기

일상생활은 혼자서 수행 가능하나, 치매 진단 후 최소한의 움직임으로 활동을 제한하면서 혼자 집에 있는 시간이 늘어나, 우울감과 무기력함을 많이 느끼고 감정기복이 심해졌으며, 수면장애가 생김

치매 약을 안 먹거나, 어떤 날은 약을 많이 먹기도 하는 등 약물 관리가 어려움

진단의 배경

물건을 둔 위치를 자주 깜빡하고, 했던 이야기를 반복해서 한다거나 약속을 어기는 등 친구들로부터 좀 이상해졌다는 이야기를 자주 들었음

환경적 상황

홀몸노인이며, 딸이 한명 있으나 지방에 살고 있고, 연락이 잘 되지 않음

평소 밝고 긍정적인 성격으로 주변 사람들과 다과모임을 자주 갖는 등 원만한 대인관계를 형성해 옴

개인의 생각

친구들을 만나도 혹시나 실수를 할까 봐 걱정이 되고 자신을 이상하게 생각할까 봐 겁이 남

[작업수행의 객관적 평가]

CDR(임상치매평가척도): 1점

– 경도의 기억력 장애, 중등도의 지남력 장애를 보임. 사회활동의 제한이 있음

MMSE–DS(치매선별검사): 18점

– 시간에 대한 지남력은 저하 되었으나, 장소에 대한 지남력은 유지되고 있으며, 기억등록은 가능하나 기억회상이나 구성능력 검사에서 다소 저하된 결과가 나타났음

SMCQ(주관적 인지기능검사): 2점

– 기억력이 떨어지는 것에 비해 대상자는 본인의 기억력 저하에 대해 크게 문제가 있다고 생각하지 않음

MBI(ADL검사): 100점

– 기본적인 일상생활활동은 독립적으로 수행 가능함

K–IADL(IADL 검사):

– 장보기, 음식하기, 집안일 등은 가능하나, 약속이나 일정관리, 약물관리에는 도움이 필요함

GDS(우울검사):

– 경도의 우울증 증상이 나타남

3. 중재계획

[치료계획]

3개월 동안 주 2회 치료적 개입과 방문을 통한 환경개선 및 지역자원 연계

[치료목표]

1. 우울감 감소 및 사회적 참여, 활동의 유지
2. 인지기능 유지(보조적 기억 도구를 이용한 약물 관리)
3. 환경개선을 통한 수단적 일상생활활동의 보조
4. 홀몸노인이 받을 수 있는 지역사회 서비스 연계

[치료접근]

- 평소, 사람들 만나는 것을 좋아하고, 다양한 사회참여 활동을 하던 대상자의 성향을 고려하여 주변 사람들의 이해와 지지를 통해 사회 활동을 유지할 수 있도록 함
- 자주 만나는 친구들을 교육하여 대상자를 지지할 수 있도록 함
- 인지기능 저하로 약물복용 관리에 어려움을 보이므로, 기억보조 도구(약물달력과 알람)를 이용하여 약물을 독립적으로 관리할 수 있도록 함
- 물건 둔 곳을 잘 찾을 수 있도록 라벨링(서랍 등)을 통한 환경개선
- 홀몸노인이 받을 수 있는 지역사회 서비스를 연계함

4. 중재 적용

[작업 중심의 활동]

1. 요리 활동(다과모임을 할 수 있는 간단한 요리)
2. 기억 보조도구 활용한 약물 달력 만들기
3. 물건을 쉽게 찾을 수 있도록 라벨링 적용

[교육 및 환경 개선]

1. 대상자, 친구 등 치매 관련 교육
2. 복지관, 주민센터, 치매안심센터 등의 지역사회 서비스 연계

<table>
<tr><th colspan="3">중재 시 사용한 활동의 수행분석</th></tr>
<tr><td>제목</td><td colspan="2">레몬청 만들기</td></tr>
<tr><td>목적</td><td colspan="2">레몬청 만들기 활동을 수행함으로써 혼자 있는 시간의 무기력함을 극복하고, 다과모임 때 직접 만든 레몬청 차를 대접하며 사회활동의 기회를 가질 동기부여를 제공함</td></tr>
<tr><td>준비물</td><td colspan="2">레몬 300g, 설탕 300g, 유리병, 칼, 도마, 굵은소금, 식초(2T), 앞치마, 머리수건</td></tr>
<tr><td>수행과정
(단계)</td><td colspan="2">1. 주방에서 요리 재료를 준비한다(앞치마, 머리수건 포함).
2. 레몬 300g, 설탕 300g, 유리병, 칼, 도마, 굵은소금, 식초(2T) 준비한다.
3. 레몬청 담을 유리병을 소독한다(유리병을 뒤집어 넣어준 후 물을 끓여 증기 스팀한다).
4. 소독한 병을 꺼내어 식혀준다(화상주의).
5. 굵은 소금을 이용하여 레몬껍질을 문질러 닦고 흐르는 물에 씻는다.
6. 식초(2T)를 풀어준 물에 레몬을 10분간 담궈준다. 그 후 흐르는 물에 씻는다.
7. 씻은 레몬은 껍질채 도마와 칼을 이용하여 슬라이스로 자른다.
8. 슬라이스한 레몬과 설탕을 1:1 비율로 소독한 병에 레몬–설탕–레몬–설탕 순서로 번갈아 가며 유리병에 끝까지 채우고 뚜껑을 덮어 완성한다.
9. 요리재료 및 주방을 정리한다.
10. 레몬청은 1주일 숙성기간 후 차로 마신다.</td></tr>
<tr><td>유의사항</td><td colspan="2">유리병 소독 시 손에 화상주의
레몬 슬라이스 할 때 조리 도구(칼) 사용주의</td></tr>
<tr><td>등급화
난이도 조절</td><td colspan="2">레몬 슬라이스의 크기(간격)를 조절
레몬 이외의 재료를 사용(귤, 유자, 자몽 등)
조리 도구(칼) 사용하는 것이 어려운 경우에는 손으로 레몬껍질을 벗겨 사용</td></tr>
<tr><td rowspan="2">활동분류
(작업영역)</td><td colspan="2">☐ 일상생활활동 ☑ 수단적 일상생활활동 ☐ 휴식과 수면 ☐ 교육</td></tr>
<tr><td colspan="2">☐ 일 ☐ 놀이 ☑ 여가 ☐ 사회적 참여</td></tr>
<tr><td rowspan="6">수행기술</td><td rowspan="2">운동기술</td><td>☑ 자세 ☐ 이동성 ☑ 협응 ☑ 힘과 노력 ☑ 에너지</td></tr>
<tr><td>요리 하는 동안 선 자세를 유지함
싱크대 위나 아래에 있는 조리 도구를 꺼내는 동안 팔을 뻗거나 몸을 구부리는 움직임이 요구됨
조리 도구(칼)를 손으로 쥐고 유지할 수 있어야 하며, 세밀하게 조작하거나 다루는 능력이 요구됨</td></tr>
<tr><td rowspan="2">처리기술</td><td>☑ 에너지 ☑ 지식 ☑ 시간의 조직화 ☑ 공간, 사물의 조직화 ☑ 적용</td></tr>
<tr><td>조리 도구(칼)를 사용할 수 있는 능력
조리도구를 적절하게 선택하여 사용할 수 있는 판단능력이 요구
요리 과정에서 시간을 고려하여 재료를 다루는 능력 필요</td></tr>
<tr><td rowspan="2">의사소통
상호작용</td><td>☐ 신체적 특성 ☐ 정보교환 ☑ 관계</td></tr>
<tr><td>완성된 레몬청을 다과모임에서 친구들과 차로 마심</td></tr>
<tr><td rowspan="2">수행패턴</td><td colspan="2">☐ 습관 ☑ 일상(routine) ☑ 의식(fituals) ☑ 역할(roles)</td></tr>
<tr><td colspan="2">대상자가 흥미 있어 하는 일상의 과제(요리)를 이용한 활동</td></tr>
<tr><td rowspan="2">수행환경</td><td colspan="2">☑ 문화적 ☑ 개인적 ☐ 종교적 ☐ 가상적 ☐ 물리적 ☐ 사회적</td></tr>
<tr><td colspan="2">대상자의 개인적 환경에서 적용
활동을 통해 주변 사람들과 다과모임을 할 수 있는 기회를 제공하는 활동</td></tr>
</table>

제11장

5. 중재결과

대상자와 주변 친구들을 교육하여 잘 잊어버리거나 했던 말을 반복하는 등의 증상에 대해 이해할 수 있도록 하여, 이전보다 우울감이 줄어들고 모임이나 활동에 참여하고자 하는 의지가 생겼다. 간단한 요리 활동을 통해 인지 자극과 일상생활활동의 증진을 기대한 결과, 적극적으로 활동에 참여하였고 만족감도 높았다. 레몬청을 완성하여 주변 사람들과 다과모임 때 차를 만들어 마시기도 하고, 선물로 주기도 하는 등 주변 사람들의 감사함에 대한 피드백과 자신의 역할 유지에 대한 자신감도 생겼다. 약물 관리를 위해 약물 달력에 약을 붙여 하루하루 뜯어서 먹을 수 있도록 보이는 곳에 달력을 걸어 두었고, 약 먹을 시간에 알람이 울리도록 설정하여 약을 먹는 시간을 점검할 수 있도록 하였다. 또한, 약물 관리에 대한 치료비 지원을 받을 수 있도록 치매안심센터를 연계하여 대상자가 병원을 가지 않아 약 처방이 되지 않았을 경우 확인할 수 있도록 하였다. 서랍에는 물건을 라벨링 하여 쉽게 물건을 찾을 수 있도록 하였고, 현관에 바구니를 설치하여 집에서 들어오거나 나갈 때 손에 든 물건을 쉽게 놓아두고, 찾을 수 있게 되었다.

활동하기
1. 인지증진 훈련 계획하기
2. 환경수정 계획하기
☞463-464쪽

사례 2	

1. 대상자 배경정보

이름: 홍○○ **성별:** 남성 **나이:** 만 70세 **장기요양등급:** 4등급
진단명: 알츠하이머 치매 **발병일:** 2012. 07
가족구성: 배우자(63세), 딸(30세, 34세) 2명
주 보호자: 배우자 **교육년수:** 18년
주호소 C.C(Chief Complaints): 배회행동, 사회성결핍
질병력: 저혈당, 백내장 녹내장에 의한 시력저하와 시야 협착

홍○○씨는 7년 전 치매 진단을 받았다. 내성적인 성격 탓에 사회활동 참여나 주변 사람들과의 교류가 없고 오직 가족에게만 의지하여 생활하였다. 평소 두 딸이 직장에 나가고 배우자가 집안일을 할 때는 혼자 집 앞 아파트단지를 산책하거나 잠시 벤치에 앉아 조용히 햇볕을 즐기고 주변 화단을 구경하며 시간을 보냈다. 그러나 익숙한 장소임에도 불구하고 집 앞에서 길을 잃어버리는 경우가 종종 나타났고, 사람들이 말하는 것을 이해하지 못하여 엉뚱한 대답을 하거나 그저 "예"라고 대답만 하였다. 길을 잃어 경찰의 도움을 받아 집으로 돌아온 경험이 있으며, 그 이후 혼자서 밖에 나가는 것을 두려워하고, 누군가와 동행하지 않으면 밖을 나가려고 하지 않는다. 대부분의 일상생활은 배우자와 함께 하였으며, 다른 이의 도움은 거절한다고 하였다. 또한, 집안을 계속 배회하거나 반복적인 행동을 하였다.

2. 대상자 평가

[작업 프로파일]

일반적인 상황 / 강점 및 약점

홍○○씨는 만 70세로 내성적인 성격으로 사회성 결핍
대부분의 일상생활은 배우자의 도움을 받고 있으며, 다른 이의 도움은 거절함
익숙한 장소임에도 불구하고 집 앞에서 길을 잃어버리는 경우가 생겼고, 집안을 계속 배회하거나 반복적인 행동을 함

진단의 배경

혼자 있는 시간이 늘어나고 표정변화가 거의 없어 딸이 이상하다고 생각하여 병원을 방문하였으며, 무감동, 무관심한 증상과 함께 치매 진단을 받음

환경적 상황

4인 가족으로 두 명의 딸과 배우자와 함께 살고 있음

주 보호자는 배우자이고 내성적인 성격 탓에 사회활동 참여나 주변 사람들과의 교류는 없고 오직 가족에게만 의지하여 생활함

개인의 생각

하고 싶은 일이 없다. 가족에게 짐이 되는 것이 싫다고 말씀하심

기억력이 떨어지는 것을 걱정하고 있으나, 다른 이의 도움은 거절 함

[작업수행의 객관적 평가]

CDR(**임상치매평가척도**): 2점

– 중등도의 기억력, 지남력 장애를 보임. 판단력과 문제해결능력이 부족하고 사회활동의 제한이 있음

MMSE–DS(**치매선별검사**): 11점

– 시간과 장소에 대한 지남력이 저하되었고, 기억등록과 실행능력은 가능하나 기억회상, 구성능력 검사에서 다소 저하된 결과가 나타났음

SMCQ(**주관적 인지기능검사**): 7점

– 본인의 기억력 저하에 대해 인지하고 있음

MBI(ADL**검사**): 57점

– 개인위생, 식사하기, 옷 입기 영역에서 보호자의 힌트와 감독이 필요함

K–IADL(IADL **검사**): 18점

– 시장보기, 교통수단 이용, 돈 관리, 음식 준비, 약 복용, 취미생활 영역에서 많은 도움이 필요함

GDS(**우울검사**):

– 우울검사 상 경도의 우울증 증상이 나타남

3. 중재계획

[치료계획]

1개월 동안 주 5회 치료적 개입과 방문을 통한 주거환경 개선 및 지역자원 연계

[치료목표]

1. 배회행동 및 반복행동의 감소
2. 위험한 상황에 대비한 주거환경 개선
   : 배회행동으로 인한 사고 대비(신호 경보 시스템(alarm system)설치 및 GPS 위치추적기, 인식표 등 보조도구 사용)

3. 지역사회 서비스 연계(데이케어센터, 재가방문요양)

[치료접근]

- 기억력 장애와 지남력 장애로 인해 익숙한 물건과 장소에 대한 인지력이 감퇴되어 주위 환경을 낯설게 여기고 익숙한 곳을 찾느라 헤매는 등의 배회 행동 문제를 감소시키기 위해 일상의 활동을 구조화 하고 규칙화된 일과표 작성
- 대상자가 흥미를 가지고 할 수 있는 활동으로 정서적 안정 유도
- 배회로 인해 실내 및 실외에서의 각종 사고위험에 노출될 가능성이 많기 때문에 안전한 실내를 만들고, 배회로 인한 이탈을 방지하기 위해 신발장에 신호 경보 시스템(alarm system)을 설치하여 출입 시 확인 가능하도록 하며, 출입구의 시각적 차단(출입문에 그림을 걸어 벽으로 인식되도록 함), 대상자 옷에 인식표 및 GPS 위치추적기를 달아 혹시나 배회로 인해 발생할 위험에 대비
- 데이케어센터 및 재가방문요양 등 지역사회 서비스를 연계하여 낮 동안의 케어를 도와줄 수 있는 인적 보조 및 지원

4. 중재 적용

[작업 중심의 활동]

1. 하루 일과표를 만들고, 시간을 조직화 하여 활동을 규칙적으로 할 수 있도록 함
2. 반려식물 키우기: 정서적으로 안정을 갖게 하고 흥미를 가질 수 있는 활동
3. 쉽게 주변을 인식하도록 구조화, 라벨링: 화장실, 주방 등의 위치를 확인할 수 있도록 안내판을 적용하고, 수납장, 옷장, 문 등에 그림이나 사진을 활용한 라벨링

[주거환경 개선]

안전한 동선(바닥과 도배, 가구, 문턱과 계단, 문손잡이)

- 위험상황 방지(미끄럼 방지, 가구 모서리, 가스차단기, 날카롭고 위험한 도구 등)
- 문손잡이: 문 색과 대비되는 색상을 사용하고, 뭉툭한 ㄷ자 형태의 레버형 손잡이를 사용
- 문턱: 가능한 문턱은 없애고 신발 신는 바닥과 단차가 있는 경우 눈에 띄는 색이나 단차제거 발판을 설치
- 스위치: 스위치 커버는 벽과 대비되는 색상을 적용하고, 야간을 대비해 야광 조명 스위치를 둠

- 배회: 집 밖으로 나가게 될 경우를 대비한 신발장 앞에 신호 경보 시스템(alarm system) 설치, GPS 위치추적기, 인식표 등을 활용
- 문 안정장치: 문은 서서히 닫히도록 하고 문에 소리가 나는 종이나 센서가 있는 알람 등을 설치
- 데이케어센터나 재가방문요양 서비스 신청

5. 중재결과

대상자가 안정적으로 활동할 수 있는 계획에 따라 시간을 조직화하여 일상생활을 규칙적으로 활동할 수 있도록 가족들이 적극적으로 지원하여 정서적으로 안정감을 찾았으며 배회가 줄어들었다. 가족들이 함께하지 못하는 오전 시간에는 요양보호사의 도움을 받아 반려식물 키우기나 집안 일 도우는 활동에 참여할 수 있게 되었다. 주거 환경의 안전성을 확보하기 위해 문턱을 없애고 스위치나 손잡이 등을 눈에 띄는 색으로 변경하였으며, 홍○○씨가 많이 사용하는 동선에는 공간 표지판을 달아 인식할 수 있게 되었다. 배회로 인한 사고를 대비하기 위해 신발에 위치추적장치(GPS)를 달아 딸의 핸드폰으로 연동하여 길을 잃을 수 있는 위험을 최소화 하였다.

활동하기
3. 주거환경수정 계획하기
4. 정서 안정을 위한 활동 계획하기
☞464-465쪽

활동하기

1. 배○○에게 적용할 수 있는 비약물 치료(인지증진 훈련)를 계획해 보세요.

기억력, 집중력, 판단력, 시공간 능력, 실행능력, 언어 능력, 계산능력, 문제해결 능력 8가지 영역 중 한 가지 영역 선택하여 계획하기	
활동 이름	
목 적	
준 비 물	
소요 시간	
활동 소개 및 활동 알아가기	
함께 활동하기	
활동 마무리하기	
활동 중재 (난이도조절, 활동더하기)	
(활동지)	

2. 배○○에게 필요한 다른 환경수정 생각해 보기

3. 홍○○에게 주거환경 영역별 환경수정하기

4. 홍○○에게 정서적 안정을 유도할 수 있는 활동을 선정하여 활동분석 해보세요.

<table>
<tr><th colspan="8">중재 시 사용한 활동의 수행분석</th></tr>
<tr><td colspan="2">제목</td><td colspan="6"></td></tr>
<tr><td colspan="2">목적</td><td colspan="6"></td></tr>
<tr><td colspan="2">준비물</td><td colspan="6"></td></tr>
<tr><td colspan="2">수행과정
(단계)</td><td colspan="6"></td></tr>
<tr><td colspan="2">유의사항</td><td colspan="6"></td></tr>
<tr><td colspan="2">등급화
난이도 조절</td><td colspan="6"></td></tr>
<tr><td colspan="2" rowspan="2">활동분류
(작업영역)</td><td>□ 일상생활활동</td><td>□ 수단적 일상생활활동</td><td>□ 휴식과 수면</td><td colspan="3">□ 교육</td></tr>
<tr><td>□ 일</td><td>□ 놀이</td><td>□ 여가</td><td colspan="3">□ 사회적 참여</td></tr>
<tr><td rowspan="6">수행기술</td><td rowspan="2">운동기술</td><td>□ 자세</td><td>□ 이동성</td><td>□ 협응</td><td>□ 힘과 노력</td><td colspan="2">□ 에너지</td></tr>
<tr><td colspan="6"></td></tr>
<tr><td rowspan="2">처리기술</td><td>□ 에너지</td><td>□ 지식</td><td>□ 시간의 조직화</td><td>□ 공간, 사물의 조직화</td><td colspan="2">□ 적용</td></tr>
<tr><td colspan="6"></td></tr>
<tr><td rowspan="2">의사소통
상호작용</td><td colspan="2">□ 신체적 특성</td><td colspan="2">□ 정보교환</td><td colspan="2">□ 관계</td></tr>
<tr><td colspan="6"></td></tr>
<tr><td colspan="2" rowspan="2">수행패턴</td><td>□ 습관</td><td>□ 일상(routine)</td><td colspan="2">□ 의식(fituals)</td><td colspan="2">□ 역할(roles)</td></tr>
<tr><td colspan="6"></td></tr>
<tr><td colspan="2" rowspan="2">수행환경</td><td>□ 문화적</td><td>□ 개인적</td><td>□ 종교적</td><td>□ 가상적</td><td>□ 물리적</td><td>□ 사회적</td></tr>
<tr><td colspan="6"></td></tr>
</table>

제12장 관련 제도의 이해

학습 목표

- 지역사회중심재활(Community-Based Rehabilitation; CBR)을 정의하고 이해한다.
- 커뮤니티 케어의 개념을 이해하고 사업 추진배경을 이해한다.
- 지역사회 중심 재활의 법적 근거 및 정책을 이해하고 적용한다.
- 노인과 관련된 정책을 이해하고 법적 근거를 적용한다.

지역사회는 환자뿐만 아니라 잠재적인 환자가 살아가는 곳으로써 지역사회 건강과 관련 있는 전문가는 지역사회 구성원이 욕구를 충족할 만한 최적의 선택을 위해 사회적, 신체적, 심리적, 의학적, 교육적, 그리고 작업적 욕구를 파악할 수 있어야 한다(김영근, 2007). 지역사회 내에서 재활을 하는 형태를 지역사회중심재활(Community-Based Rehabilitation; CBR)이라고 말하며, 지역사회를 기반으로 발전한 장애인권리협정의 실행전략을 의미한다. UN에서 언급한 장애인권리협정의 이론은 '고유의 위엄, 선택의 자유를 포함하여 개인적 자치와 개인의 독립을 존중한다.', '사회 내 충분하고 효과적인 참여와 합류', '기회의 균등' 등의 내용이 포함되어 있다(최혜숙, 2007).

노인장기요양보험 등급에 해당되나 장애로 인해 지속적 재활관리가 필요한 사람들은 지역사회중심재활 내에서 서비스를 이용 받고 있다. 그러므로 지역사회 사업은 기존 프로그램과 서비스에 대한 지식뿐만 아니라 복잡하게 산재되어 있는 관련 법률에 대한 이해가 필요하다.

이 장에서는 노후의 건강증진 및 생활안정을 도모하고 그 가족의 부담을 덜어주는 노인복지 관련법과 사회보장제도에 대하여 설명하고 있다(American Occupational Therapy Association, 1997).

1. 지역사회 기반 서비스

1) 지역사회 중심재활(Community-Based Rehabilitation)

(1) 목적

지역사회 장애인 건강관리 및 건강사업의 원활한 수행을 위해 보건소를 중심으로 시행되었다. 지역사회의 인적, 물적 자원을 최대한 개발하고 활용하여 재활서비스를 체계적으로 제공함으로써 장애인의 재활 촉진 및 사회참여를 증진시켜 보다 건강한 삶을 누릴 수 있도록 하기 위해서 시행되었다.

(2) 목표

장애인은 비장애인보다 취약한 건강상태로 많은 건강문제를 가지고 있으나 경제적 부담, 환경제약 등으로 의료서비스를 제한적으로 이용하고 있다. 장애로 인한 이차적 질환이나 장애를 예방하고 장애인의 의료이용 불평등을 해소하여 장애인의 삶의 질 향상을 도모할 필요가 있다(보건복지부 & 국립재활원, 2018).

(3) 기본 방향

① 사회통합을 위한 장애인 건강보건관리

지역사회 중심의 장애예방 및 조기발견, 재활치료, 장애인의 건강증진, 가족지지, 지속적 관리체계를 적용함으로써 장애를 최소화하고 일상생활 촉진과 자립능력을 증진한다.

② 지역사회 역량강화

지역주민들의 재활의식 개선 및 관련기관 간 연계관계를 구축함으로써 지역사회 내 재활서비스 제공 역량을 강화한다.

③ 통합적 네트워크 구축

지역사회의 자발적인 참여와 유기적인 연계를 위한 지역사회재활 협의체(회)를 운영하여 다양한 자원을 통한 포괄적인 재활 서비스를 제공한다.

④ 지역 특성별 모형 개발

지역사회 여건에 맞는 재활사업의 전략 및 프로그램을 개발 · 시행 · 평가하여 지역 특성별 사업모형을 보급하고 확산시킨다.

⑤ 「장애인 건강권 및 의료접근성 보장에 관한 법률」기반 사업추진

지역사회 내에서 장애인 건강권 및 의료접근성 보장에 관한 법률에 기반하여 사업을 추진한다.

2) 지역사회중심재활 매트릭스(CBR matrix)

지역사회중심재활 매트릭스는 건강, 교육, 생계, 사회적 욕구, 역량강화 다섯 가지 구성요소로 이루어져 있고 각 구성요소들은 다섯 가지의 세부요소들을 가지고 있다(그림 12-1). 지역사회중심재활 매트릭스는 지역사회중심재활 관리자들을 돕기 위해 개발되었다(보건복지부, 2018).

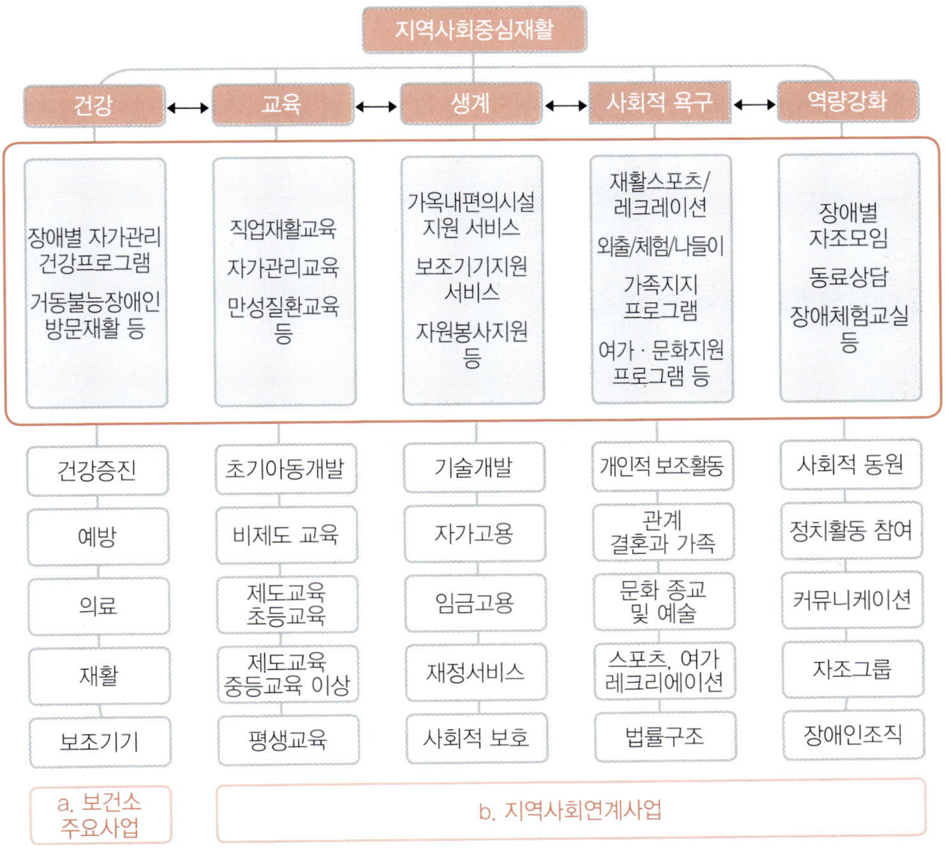

[그림 12-1] 지역사회중심재활 매트릭스(Community-Based Rehabilitation matrix)
(참고: 보건복지부, 2018)

3) 지역사회중심재활 법적 근거 및 정책

(1) 사업운영의 법적 근거

① 「지역보건법」 제11조 보건소의 기능 및 업무(노인 · 장애인의 건강유지 · 증진/가정 등을 방문하여 행하는 보건의료사업)

② 「장애인 건강권 및 의료접근성 보장에 관한 법률」

③ 「장애인복지법」 제18조(의료와 재활치료)

④ 「장애인차별금지 및 권리구제 등에 관한 법률」 제31조(건강권에서의 차별금지)

⑤ 개인정보 관련 법적 근거

「개인정보보호법」 제15조(개인정보의 수집 · 이용)

「장애인건강권법 시행령」 제10조(민감정보 및 고유식별정보의 처리)

(2) 사업운영 관련 정책

① 국정과제, 장애인 소득 및 의료지원을 통한 자립생활 향상

② 제4차 국민건강증진종합계획 2016~2020, 중점과제 26. 장애인 건강

③ 제5차 장애인정책종합계획 2018~2022, 1-5. 장애인 건강수준 향상을 위한 기반 마련

4) 사회서비스(Social service)

(1) 사회서비스의 개념 및 필요성

① 사회서비스의 개념(사회보장기본법 제3조제4항)

국가 · 지방자치단체 및 민간부문의 도움이 필요한 모든 국민에게 복지 · 보건의료 · 교육 · 고용 · 주거 · 문화 · 환경 등 분야에서 인간다운 생활을 보장하기 위해 필요하다. 상담, 재활, 돌봄, 정보의 제공, 관련 시설의 이용, 역량 개발, 사회참여 지원 등을 통하여 국민의 삶이 향상되도록 지원하는 제도이다.

② 사회서비스의 특징

㉠ 국민의 일상생활 지원, 가족과 공동체를 위한 생활서비스

㉡ 상대적인 불평등과 관련된 요구가 강한 서비스

㉢ 사회적으로 필요하나 시장에서 최적의 양이 공급되지 못해 주로 초기에 공공부문에

서 제공기반이 마련될 필요가 있는 서비스
㉣ 이윤추구 등 경제적 동기 외에 이타주의 등 사회적 동기가 결합
㉤ 사회적 소비의 총량은 개인적 선택 외에 집단적인 의사결정이 중요한 요소로 작용

③ 사회서비스 투자의 필요성

㉠ **복지**: 사회서비스 확충을 통한 사회안전망 강화 및 사회통합

- 노후불안, 주거불안, 근로빈곤 등 신 사회적 위험 증가 및 가족기능약화 · 노인 기대수명 증가 등으로 인해 사회서비스에 대한 다양한 욕구와 수요가 확대되었다. 이에 따라 '사회적 돌봄'과 같은 사회적 대응 · 지원 필요성의 증가로 인해 소득보장중심 사회보장으로 해결하기 어려운 보육, 신체 · 정신건강, 직업능력개발 등을 사회서비스를 통한 보장이 필요하다.
- 1인 가구 증가, 베이비부머 은퇴, 4차 산업혁명 등으로 사회관계, 사회참여 등에 대한 사회서비스 수요 증가로 신 중년 및 문화 · 여가서비스 등 상대적으로 미흡했던 대상에 대한 사회서비스 보장 확대가 필요하다.
- 사회로부터 서비스 · 일자리를 제공받음에 따른 사회적 신뢰 형성, 삶의 질에 대한 격차 완화 등으로 사회통합에 기여해야 한다.

㉡ **고용**: 사회서비스 보장 강화를 위한 서비스 인력 확충

- 소득보장에 비해 사회서비스 보장은 서비스 제공을 위한 인력 필요, 서비스 수요 · 공급 증가에 따른 "자연스러운 일자리 창출"이 가능하다.
- 사회서비스는 공공성, 사회적 가치 지향성이 요구되는 분야로 양질의 공공부문 일자리 확충 여지 및 필요성이 상대적으로 높다.

㉢ **성장**: 인적 자본 축적, 고용확대를 통한 성장 기여

- 사회서비스를 통하여 신중년 재충전 등 촉진으로 인적 자본 투자 확대, 잠재적 성장동력 확보로 사회서비스 일자리를 통한 근로소득 증대 및 이를 통한 소득주도성장에 기여할 수 있다.

(2) 지역자율형 사회서비스 포괄보조

① 필요성

중앙정부 주도의 복지 지원체계는 지자체별 특성과 지역 주민의 다양한 욕구 충족이 어려워 사각지대가 발생하고, 사회서비스 시장 활성화를 통해 지역의 고용 취약계층을 위한

양질의 일자리 확대를 위하여 필요하다.

② 추진 경과

㉠ 2013년부터 사회서비스 재정지원 방식을 포괄보조(block grant)로 전환하여 지역의 사업기획 및 집행상 자율성과 책임성을 부여했다.

㉡ 2015년부터는 지역발전특별회계 전환을 통한 포괄보조 제도화를 추진중이다.

(3) 지역사회서비스 투자사업

① 제공방식: 사회서비스 전자바우처 활용

이용자 또는 제공자에게 정부지원금을 직접 주는 현금보조 또는 현물보조가 아니라 이용자가 서비스 제공에 대한 대가를 전자바우처를 통해 지불하는 방식이다.

② 서비스 개발: 지역에서 자율적으로 기획 및 발굴

여타 지자체 보조사업과 달리 시·도 또는 시·군·구에서 지역의 수요와 공급현황을 파악하여 지역개발 사회서비스를 스스로 기획, 발굴, 집행, 평가한다.

③ 이용자 선정: 지역의 예산 현황 및 수요에 적합하게 우선순위를 정하여 선정

중앙정부는 이용 대상자의 소득기준 상한만 결정하고, 서비스별 이용 대상자 선정기준을 예산 집행 현황 및 지역개발 서비스 특성을 고려하여 지자체 책임하에 자율적으로 결정하게 한다.

④ 서비스 제공자: 제공기관 등록제 시행

기존 시설 위주의 공급자 지원방식이 아니라 수요자 지원방식으로 사회서비스 등록기준에 적합한 제공자는 제공기관 등록을 통해 자유롭게 서비스를 제공할 수 있으며, 다수의 제공기관을 이용자가 선정하여 시장을 활용하는 구조이다.

⑤ 서비스 가격 체계: 이용자 본인부담금

이용자의 서비스 비용을 전액 정부에서 지원하는 것이 아니라, 서비스 이용에 따른 본인 부담금이 존재하여 사회서비스 시장화를 유도한다.

⑥ 지원조직: 지역사회서비스 지원단

시 · 도별로 지역사회서비스 지원단을 선정하여 사회서비스 종사자 교육과 훈련, 제공기관 컨설팅, 지역맞춤형 사회서비스 기획 · 발굴, 지역사회서비스 홍보, 제공기관 현장점검 등을 지원한다(표 12-1).

표 12-1 지역사회서비스 투자사업의 요약

목적		• 지역 맞춤형 사회서비스 개발을 통한 복지 사각지대 해소 • 사회서비스 시장 활성화 및 일자리 창출
개요	의의	중앙정부가 전국을 대상으로 일괄 실시하는 국가 주도형 서비스 제공방식에서 탈피하여, 지자체가 지역 특성 및 주민 수요에 맞는 사회서비스를 발굴 · 기획하는 사업
	수행방식	• 사회서비스 이용권(전자바우처)을 활용한 수요자 중심 • 지역의 자율성과 책임성을 강조하는 포괄보조 방식
	행정사항	• 사업기간: 2018.1.1. ~ 12.31 • 사업방식: 지방자치단체 경상보조

5) 커뮤니티 케어(Community care)

(1) 정의

돌봄이 필요한 주민들이 자택이나 그룹홈 등 지역사회에 거주하면서 각자의 욕구에 맞는 복지급여와 서비스를 누리고, 지역사회와 함께 어울려 살아가며 자아실현과 활동을 할 수 있게 하는 사회서비스 체계를 말한다(그림 12-2).

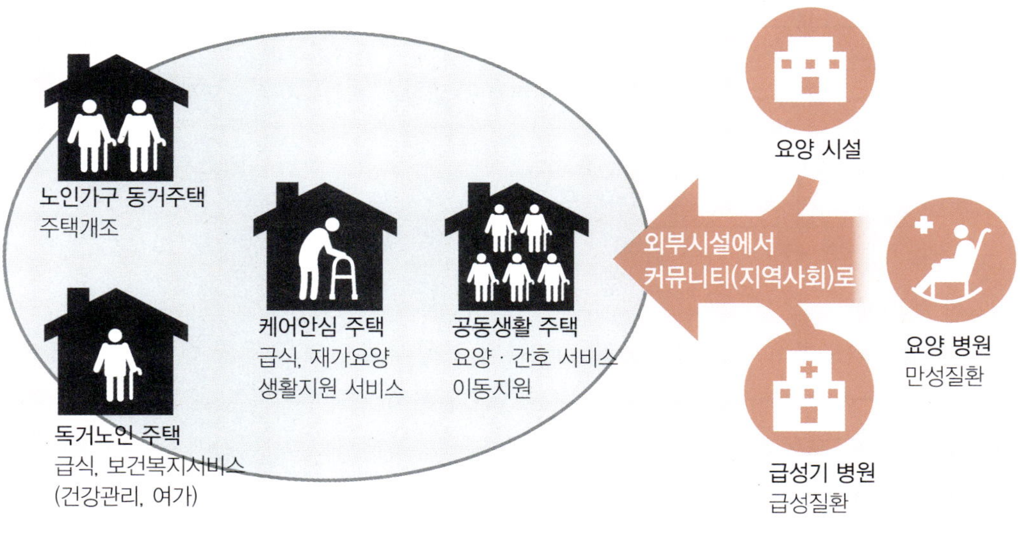

[그림 12-2] 커뮤니티 케어 추진 개념도(출처: 보건복지부, 2018)

(2) 사업 추진 배경과 구성팀

병원 · 시설 중심 서비스만으로는 개인의 삶의 질 저하와 고령화에 따른 의료 · 돌봄 수요 급증에 대응하기 어렵다는 지적이 지속적으로 제기되어 왔다.

이에 노인, 장애인 등 수요자가 자택이나 소규모 그룹홈 등에 살며 개인의 욕구에 맞는 사회서비스를 통합적으로 제공받을 수 있도록 재가서비스를 확충하고 전달체계를 개편하는 한편, 퇴원 · 퇴소를 희망할 경우, 지역사회 정착을 지원하기 위해 중간 시설 마련 및 자립생활 지원 등을 적극 추진해 나갈 방침이다(그림 12-3) (Kim, Oh, & Choi, 2001).

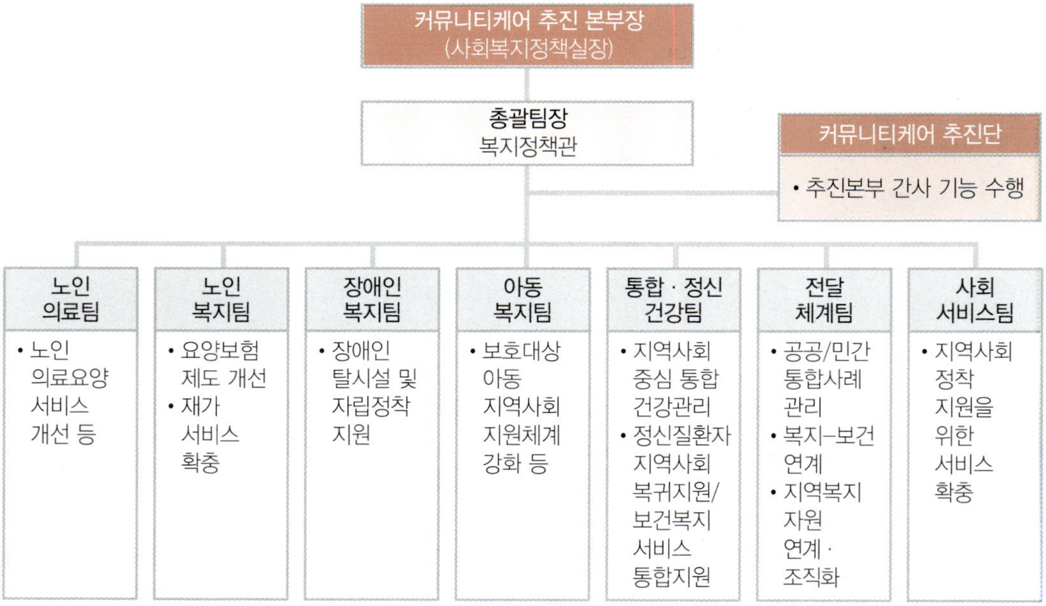

[그림 12-3] **커뮤니티 케어 추진 본부 구성(참고: 보건복지부 보도자료)**

6) 지역사회 통합건강증진사업

(1) 사업개요

지자체가 지역사회 주민을 대상으로 지역사회 특성과 주민의 요구를 반영하여 건강실천, 만성질환예방, 취약계층 건강관리 등의 프로그램과 서비스를 추진하는 사업이다. 기존 전국을 대상으로 획일적으로 실시하는 국가 주도형 사업방식에서 지역 여건에 맞는 사업을 추진할 수 있도록 지자체가 주도적으로 실시하는 사업으로 13개의 사업 영역이 있다(그림 12-4).

기존 국고보조사업	지역사회 통합건강증진사업	
• 사업내용과 방법을 지정하는 지침 • 중앙집중식·하향식 • 지역여건에 대한 고려 미흡 • 산출(output) 중심의 사업평가 • 사업의 분절적 수행으로 인한 비효율	• 사업범위와 원칙을 지정하는 지침 • 지방분권식·상향식 • 지역여건을 고려한 사업설계 • 과정(process)과 성과(outcome) 중심의 평가 • 사업간 통합·연계로 효율성 지향	**사업영역(13영역)** • 금연, 절주, 신체활동, 영양, • 비만, 심뇌혈관질환예방관리, • 한의약 건강증진, • 아토피 천식 예방관리, • 여성어린이 특화(모자보건), • 치매관리, 구강보건, • 지역사회중심재활, 방문건강관리

[그림 12-4] **국고보조사업과 지역사회 통합건강증진사업 비교(참고: 보건복지부, 2018)**

(2) 사업의 기본 방향

① 건강증진사업 통합 및 재편성을 통한 사업의 효율성 제고

㉠ 보건소 건강증진사업 통합 및 국가건강증진 목표인 국민건강증진종합계획에 부합하도록 사업구조를 재편성한다.

㉡ 사업을 건강영역별, 생애과정별로 재구성하여 포괄적 연계 · 협력을 통한 대상자 중심의 통합서비스를 제공할 수 있도록 여건을 조성한다.

② 지자체의 자율성 확대

㉠ 지자체가 재원의 용도 및 세부내역을 자율적으로 설계 · 집행할 수 있도록 개선한다.

㉡ 지역별 건강문제, 지역 여건 등을 반영하여 우선순위에 따라 사업영역 및 사업량을 선택운영한다.

③ 지자체의 재정 운용 책임성 제고

㉠ 사업운영의 자율성을 부여하되 책임성을 담보하기 위해 지자체 관리 · 감독 역할을 강화한다.

㉡ 과정 및 결과 평가를 실시할 수 있도록 성과중심의 평가체계를 개선한다.

(3) 지역사회 통합건강증진사업 사업내용

지역사회 통합건강증진사업의 수행 절차는 [그림 12-5]와 같으며 지역별 특성(인구구성, 산업구조, 지리 등)을 고려하여 사업을 조성하고 추진하게 된다(표 12-2). 인력채용 기준은

지방자치단체 여건에 따라 채용하되 가능한 일정 수준의 사업의 질을 담보할 수 있도록 해당사업을 수행할 수 있는 전문인력 채용을 권장한다.

작업치료사는 신체적, 정신적, 발달과정에서 기능이 저하된 사람에게 의미있는 치료적 작업을 통하여 치료 교육한다. 대상자가 최대한 독립적으로 일상생활을 수행하고 능동적으로 사회생활에 참여함으로써 개인의 삶을 영위할 수 있도록 하는 전문가이기 때문에 의료기관뿐만 아니라 보건소 등의 공공기관에 적합한 전문인력이다(김도훈 & 윤태형, 2015).

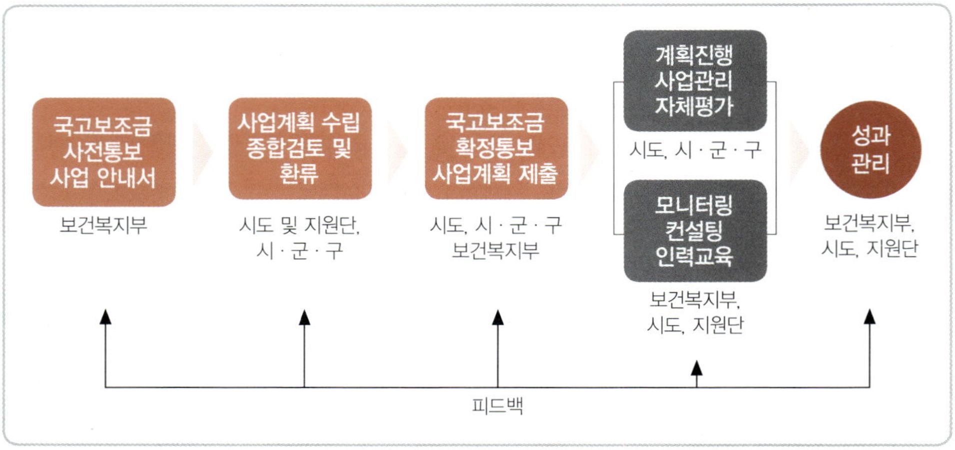

[그림 12-5] 사업 수행 절차(출처: 보건복지부, 2017, 지역사회 통합건강증진사업)

인력의 자격기준(권장사항)
ㅇ 의사, 치과의사, 한의사, 간호사, 물리치료사, 작업치료사, 신체활동전문인력(체육지도자* 포함), (임상)영양사, 치과위생사, 사회복지사, 보건교육사, 기공지도사, 조산사, 산림치유지도사, 북한이탈주민 상담사, 보건의료 및 관련 전공자등 보건업무 5년 이상 경력자 *체육지도자: 스포츠지도자, 건강운동관리사, 장애인스포츠지도자, 유소년스포츠지도사, 노인스포츠지도사

표 12-2 2017년과 2018년 지역사회 통합건강증진사업 주요 변경사항

구분	2017년	2018년
사업 운영방향	▶ 금연영역 별도 관리	▶ 지역사회중심금연지원서비스, 방문건강관리, 모바일 헬스케어의 경우 통합적으로 서비스를 제공하되 예산은 별도 관리
재원배분	▶ 지역여건변동 – 지역수요도 – 그 외 신규 사업 수요도 등 고려	▶ 지역여건변동 – 지역여건, 그 외 지역 수요 등 고려
사업범위	▶ 필수사업	(삭제)

인력의 채용	▶ 동 사업에 2년을 초과하여 근무하는 기간제근로자는 무기계약전환 대상 사업임	▶ 지역사회 통합건강증진사업은 상시 · 지속적 국고보조사업으로 ※ 상시 · 지속적 업무라 함은 ① 연중 9개월 이상 계속되는 업무로 ② 향후 2년 이상 계속될 것으로 예상되는 업무
예산편성 및 유의사항	▶ 지역사회 중심금연지원서비스 예산은 별도로 편성	▶ 별도 교부 예산의 관리 – 지역사회 중심금연지원서비스, 방문건강관리, 모바일 헬스케어 예산은 별도로 편성 – 치매영역은 치매 진단, 감별검사비용만 편성 · 집행
인건비 지급기준	▶ 급여 월 170만원 이상 지급	▶ 기본급: 월 175만원 이상 지급 ▶ 기본급외 수당(복지포인트, 명절상여, 식대 등)을 지급 ▶ 관련 사항은 해당 지자체 규정을 따름
계획보고	▶ 지역보건 의료정보시스템 내 '통합건강증진사업' 메뉴에서 입력	▶ 공문을 통한 파일제출 및 지역보건의료 정보시스템 내 '통합건강증진사업' 메뉴에서 입력
결과보고	▶ (시도→ 보건복지부) 시 · 군 · 구 결과보고서 취합자료 및 시도평가표	▶ (시도→ 보건복지부) 시 · 군 · 구 결과보고서 취합자료 및 시도평가표, 시도 결과보고서 및 지원단 운영 결과보고서

특히 지역사회작업치료사는 지역에서 상담가, 연구자, 활동디렉터, 사례관리자, 재활 코디네이터, 프로그램 매니저로서 장애인을 대상으로 일상생활 활동훈련, 대체적, 보상적 접근 및 치료, 장애인과 그 가족에게 재활관련 교육 보조도구의 효과적인 선택 및 사용 훈련, 주거환경 개선과 같은 환경수정 서비스를 제공하기 위해 향후 진출할 분야는 점차적으로 확대될 것으로 전망된다(건국대학교 글로컬산학협력단, 2016).

2. 노인 관련법

1) 노인복지법

(1) 정의

이 법은 노인의 질환을 사전예방 또는 조기발견하고 질환상태에 따른 적절한 치료 · 요양으로 심신의 건강을 유지하고, 노후의 생활안정을 위하여 필요한 조치를 강구함으로써 노인의 보건복지증진에 기여함을 목적으로 한다(김은영 & 전경자, 2003).

(2) 기본 이념

① 노인은 후손의 양육과 국가 및 사회의 발전에 기여하여 온 자로서 존경받으며 건전하고 안정된 생활을 보장받는다.

② 노인은 그 능력에 따라 적당한 일에 종사하고 사회적 활동에 참여할 기회를 보장 받는다.

③ 노인은 노령에 따르는 심신의 변화를 자각하여 항상 심신의 건강을 유지하고 그 지식과 경험을 활용하여 사회의 발전에 기여하도록 노력하여야 한다.

(3) 주요 법령 내용

• 제 5조(노인실태조사)
  - 보건복지부장관은 노인의 보건 및 복지에 관한 실태조사를 3년마다 실시하고 그 결과를 공표하여야 한다. 〈개정 2008. 2. 29., 2010. 1. 18.〉

• 제 6조(노인의 날 등)
  - 노인에 대한 사회적 관심과 공경의식을 높이기 위하여 매년 10월 2일을 노인의 날로, 매년 10월을 경로의 달로 한다.
  - 범국민적으로 노인학대에 대한 인식을 높이고 관심을 유도하기 위하여 매년 6월 15일을 노인학대예방의 날로 지정하고, 국가와 지방자치단체는 노인학대예방의 날의 취지에 맞는 행사와 홍보를 실시하도록 노력하여야 한다.

• 제27조의4(노인성 질환에 대한 의료지원)
  - 국가 또는 지방자치단체는 노인성 질환자의 경제적 부담능력 등을 고려하여 노인성 질환의 예방교육, 조기발견 및 치료 등에 필요한 비용의 전부 또는 일부를 지원할 수 있다.
  - 제1항에 따른 노인성 질환의 범위, 지원의 대상 · 기준 및 방법 등에 필요한 사항은 대통령령으로 정한다. [본조신설 2017. 10. 24.]

• 제31조(노인복지시설의 종류)
  - 노인복지시설의 종류는 다음 각 호와 같다. 〈개정 2004. 1. 29., 2013. 6. 4., 2017. 3. 14〉 1) 노인주거복지시설 2) 노인의료복지시설 3) 노인여가복지시설 4) 재가노인복지시설 5) 노인보호전문기관 6) 노인일자리 지원기관 7) 학대피해노인 전용쉼터

• 제32조(노인주거복지시설)
  - 노인주거복지시설은 다음 각 호의 시설로 한다. 〈개정 2007. 8. 3., 2015. 1. 28.〉 1) 양로시설, 2) 노인공동생활가정 3) 노인복지주택
  - 노인주거복지시설의 입소대상 · 입소절차 · 입소비용 및 임대 등에 관하여 필요한 사항은 보건복지부령으로 정한다. 〈개정 2007. 8. 3., 2008. 2. 29., 2010. 1. 18.,

2015. 1. 28.〉

- 노인복지주택의 설치 · 관리 및 공급 등에 관하여 이 법에서 규정된 사항을 제외하고는 「주택법」 및 「공동주택관리법」의 관련규정을 준용한다. 〈신설 1999. 2. 8., 2003. 5. 29., 2007. 8. 3., 2015. 8. 11.〉

2) 노인장기요양보험제도

(1) 노인장기요양보험제도의 목적

고령이나 노인성 질병 등의 사유로 일상생활을 혼자서 수행하기 어려운 노인 등에게 신체활동 또는 가사활동 지원 등의 장기요양급여를 제공하여 노후의 건강증진 및 생활안정을 도모하고 그 가족의 부담을 덜어줌으로써 국민의 삶의 질을 향상하도록 함을 목적으로 시행하는 사회보험제도이다(양영애 등, 2016).

(2) 노인장기요양보험제도의 주요 특징

① 건강보험제도와 별도 운영

장기요양보험제도를 건강보험제도와 분리 운영하는 경우 노인 등에 대한 요양필요성 부각이 비교적 용이하여 새로운 제도도입에 용이하며, 건강보험 재정에 구속되지 않아 장기요양급여 운영, 장기요양제도의 특성을 살릴 수 있도록 「국민건강보험법」과는 별도로 「노인 장기요양보험법」을 제정하였다.

② 사회보험방식을 기본으로 한 국고지원 부가방식

장기요양보장제도는 사회보험방식을 근간으로 일부는 공적부조방식을 가미한 형태로 설계 · 운영되고 있다.

③ 보험자 및 관리운영기관의 일원화

장기요양보험제도는 이를 관리 · 운영할 기관을 별도로 설치하지 않고 기존의 국민건강보험공단을 관리운영기관으로 하고 있다. 이는 도입과 정착을 원활하게 하기 위하여 건강보험과 독립적인 형태로 설계하되, 그 운영에 있어서는 효율성 제고를 위하여 별도로 관리운영기관을 설치하지 않고 국민건강보험공단이 이를 함께 수행하도록 한 것이다.

④ 노인중심의 급여

65세 이상의 노인 또는 65세 미만의 자로서 치매 · 뇌혈관성 질환 등 노인성질병을 가진 자 중 6개월 이상 혼자서 일상생활을 수행하기 어렵다고 인정되는 자를 수급대상자로 하고 있다(65세 미만의 노인성질병이 없는 일반 장애인은 제외).

(3) 노인장기요양보험의 적용

① 적용대상

건강보험 가입자는 장기요양보험의 가입자이다(법 제7조제3항). 공공부조의 영역에 속하는 의료급여 수급권자의 경우 건강보험과 장기요양보험의 가입자에서는 제외되지만, 국가 및 지방자치단체의 부담으로 장기요양보험의 적용대상으로 하고 있다(법 제12조).

② 장기요양인정

장기요양급여를 받을 수 있는 권리(수급권)의 부여를 장기요양인정이라고 한다. 먼저 공단에 장기요양인정신청으로부터 출발하여 공단직원의 방문에 의한 인정조사와 등급판정위원회의 등급판정 그리고 장기요양인정서와 표준장기요양이용계획서의 작성 및 송부로 이루어진다.

③ 장기요양 급여의 종류

노인장기요양보험의 급여에는 재가급여와 시설급여, 특별현금급여(가족요양비)로 나누어져 있다. 재가급여에는 방문요양, 인지활동형 방문요양, 방문목욕, 방문간호, 단기간호, 기타재가급여(복지용구)가 있으며 시설급여에는 노인요양시설(10인 이상), 노인요양공동생활가정(5인 이상 9인 이하)이 있다. 특별현금급여에는 가족요양비, 특례요양비, 요양병원 간병비가 있다(표 12-3).

※ 특례요양비, 요양병원간병비의 경우 노인장기요양보험법 시행령, 시행규칙 미비로 현재 지급되고 있지 않다(노인장기요양보험법에서 명시).

표 12-3 급여의 종류

재가 급여	방문요양 (방문당)	장기요양요원이 수급자의 가정 등을 방문하여 신체활동 및 가사활동 등을 지원하는 장기요양급여
	방문목욕 (방문당)	2명의 장기요양요원이 목욕설비를 갖춘 차량을 이용하거나, 수급자의 가정을 방문하여 목욕을 제공하는 급여

재가급여	방문간호 (방문당)	의사, 한의사 또는 치과의사의 지시에 따라 간호사, 간호조무사 또는 치위생사가 수급자의 가정 등을 방문하여 간호, 진료의 보조, 요양에 관한 상담 또는 구강위생 등을 제공하는 급여
	인지활동형 방문요양(방문당)	치매 진단을 받은 장기요양 수급자에게 인지자극활동 및 잔존기능 유지 · 향상을 위한 사회훈련을 제공하는 급여. 기존의 방문요양과는 달리 빨래, 식사준비 등의 가사지원은 제공할 수 없으나, 잔존기능 유지 · 향상을 위한 사회활동 훈련을 제공하는 방법으로 수급자와 함께 옷개기, 요리하기 등은 가능함
	주 · 야간보호 (1일당)	수급자를 하루 중 일정한 시간 동안 장기요양기관에 보호하여 목욕, 식사, 기본간호, 치매관리, 응급서비스 등 심신기능의 유지, 향상을 위한 교육, 훈련 등을 제공하는 급여
	단기간호 (1일당)	수급자를 월 9일 이내 기간 동안 장기요양기관에 보호하여 신체활동 지원 및 심신기능의 유지, 향상을 위한 교육, 훈련 등을 제공하는 장기요양급여
	기타재가급여 (복지용구)	수급자의 일상생활 또는 신체활동 지원에 필요한 용구로서 보건복지부장관이 정하여 고시하는 것을 제공하거나 대여하여 노인장기요양보험 대상자의 편의를 도모하고자 지원하는 장기요양급여 * 휠체어, 전동 · 수동침대, 욕창방지 매트리스 · 방석, 욕조용 리프트, 이동욕조, 보행기 등
시설급여	노인요양시설	치매 · 중풍 등 노인성질환 등으로 심신에 상당한 장애가 발생하여 도움을 필요로 하는 자를 입소시켜 급식, 요양과 그 밖에 일상생활에 필요한 편의를 제공하는 시설
	노인요양시설 (단기보호에서 전환)	보건복지가족부령 제161호 노인복지법 시행규칙 일부 개정령에 따라 단기보호를 제공하는 장기요양기관에서 노인요양시설로 전환한 시설
	노인요양공동생활가정	치매, 중풍 등 노인성질환 등으로 심신에 상당한 장애가 발생하여 도움을 필요로 하는 자에게 가정과 같은 주거 여건과 급식, 요양 및 그 밖에 일상생활에 필요한 편의를 제공하는 시설
특별현금급여	가족요양비	수급자가 섬 · 벽지에 거주하거나 천재지변, 신체 · 정신 또는 성격 등의 사유로 장기요양급여를 지정된 시설에서 받지 못하고 그 가족 등으로부터 방문요양에 상당하는 장기요양 급여를 받을 때 지급하는 현금급

(4) 기존 건강보험제도 및 노인복지서비스 체계와의 차이점

① 국민건강보험제도와의 차이

국민건강보험은 질환의 진단, 입원 및 외래 치료, 재활 등을 목적으로 주로 병 · 의원 및 약국에서 제공하는 서비스를 급여 대상으로 하는 반면, 노인장기요양보험은 고령이나 노인성질병 등으로 인하여 혼자의 힘으로 일상생활을 영위하기 어려운 대상자에게 요양시설이나 재가기관을 통해 신체활동 또는 가사지원 등의 서비스를 제공하는 제도이다(김희정, 이기효 & 이재신, 2010).

② 기존 노인복지서비스 체계와의 차이

기존 「노인복지법」 상의 노인요양은 주로 국민기초생활보장수급자 등 특정 저소득층을 대상으로 국가나 지방자치단체가 공적부조방식으로 제공하는 서비스 위주로 운영되어 왔으나, 「노인장기요양보험법」상 서비스는 소득에 관계없이 심신기능 상태를 고려한 요양 필요도에 따라 장기요양인정을 받은 자에게 서비스가 제공되는 보다 보편적인 체계로 운영되고 있다(표 12-4).

표 12-4 기존 노인복지서비스와 노인장기요양보험제도의 비교표

구분	기존 노인복지서비스 체계	노인장기요양보험제도
관련법	• 노인복지법	• 노인장기요양보험법
서비스 대상	• 특정대상 한정(선택적) • 국민기초생활보장 수급자를 포함한 저소득층 위주	• 보편적 제도 • 장기요양이 필요한 65세 이상 노인 및 치매 등 노인성질병을 가진 65세 미만자
서비스 선택	• 지방자치단체장의 판단(공급자 위주)	• 수급자 및 부양가족의 선택에 의한 서비스 제공
재원	• 정부 및 지방자치단체의 부담	• 장기요양보험료 + 국가 및 지방자치단체 부담 + 이용자 본인 부담

(5) 장기요양급여 인정 절차

장기요양급여 인정 절차는 [그림 12-6]과 같다.

① **인정 신청:** 장기요양인정의 신청자격이 되는 본인 또는 대리인이 전국 공단지사(노인장기요양보험운영센터)를 방문하거나 우편, 팩스, 인터넷으로 신청한다(그림 12-6).
※ 갱신신청의 경우 유선으로 가능(2017.1.1.시행)

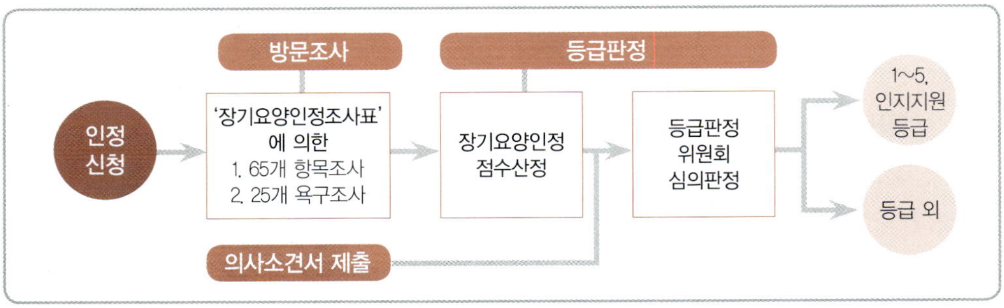

[그림 12-6] **등급판정 절차(출처: 노인장기요양보험공단)**

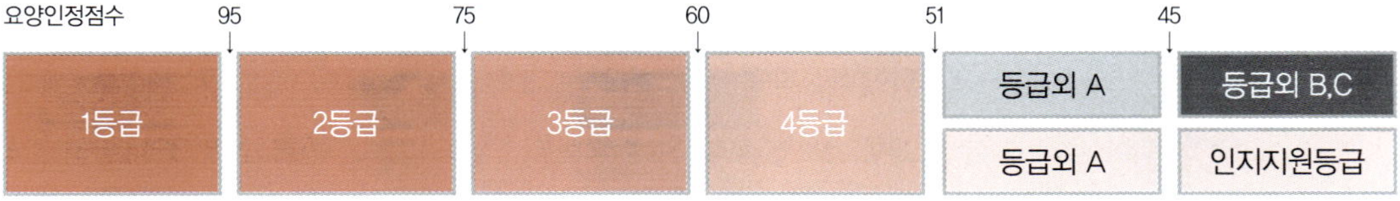

② **등급판정 기준**: "심신의 기능상태에 따라 일상생활에서 도움(장기요양)이 얼마나 필요한가?"를 공단 소속장기요양 직원이 직접 방문하여 「장기요양인정조사표」(표 12-5)에 따라 조사하고, 지표화한 장기요양인정점수를 기준으로 등급판정(표 12-6)을 한다.

표 12-5 장기요양인정조사표

영역	항목		
신체기능 (12항목)	• 옷 벗고 입기 • 식사하기 • 일어나 앉기 • 화장실 사용하기	• 세수하기 • 목욕하기 • 옮겨 앉기 • 대변 조절하기	• 양치질하기 • 체위 변경하기 • 방 밖으로 나오기 • 소변 조절하기
인지기능 (7항목)	• 단기 기억장애 • 상황판단력 감퇴 • 나이/생년월일 불인지	• 지시불인지 • 장소불인지	• 날짜불인지 • 의사소통/전달장애
행동변화 (14항목)	• 망상 • 환청, 환각 • 슬픈 상태, 울기도 함 • 불규칙 수면, 주/야 혼돈 • 도움에 저항	• 서성거림, 안절부절못함 • 길을 잃음 • 폭언, 위협행동 • 밖으로 나가려함 • 의미가 없거나 부적절한 행동	• 물건 망가트리기 • 돈/물건 감추기 • 부적절한 옷입기 • 대/소변 불결행위
간호처치 (9항목)	• 기관지절개관 간호 • 흡인 • 산소요법	• 경관영양 • 욕창간호 • 암성통증간호	• 도뇨관리 • 장루간호 • 투석간호
재활 (10항목)	운동장애(4항목) • 우측상지 • 우측하지 • 좌측상지 • 좌측하지	관절제한(6항목) • 어깨관절 • 팔꿈치관절 • 고관절 • 무릎관절	 • 손목 및 수지관절 • 발목관절

표 12-6 등급판정기준

장기요양 등급	심신의 기능상태
1등급	심신의 기능상태 장애로 일상생활에서 전적으로 다른 사람의 도움이 필요한 자로서 장기요양인정 점수가 95점 이상인자
2등급	심신의 기능상태 장애로 일상생활에서 상당 부분 다른 사람의 도움이 필요한 자로서 장기요양인정 점수가 75점 이상 95점 미만인 자

3등급	심신의 기능상태 장애로 일상생활에서 부분적으로 다른 사람의 도움이 필요한 자로서 장기요양 인정 점수가 60점 이상 75점 미만인 자
4등급	심신의 기능상태 장애로 일상생활에서 일정 부분 다른 사람의 도움이 필요한 자로서 장기요양 인정 점수가 51점 이상 60점 미만인 자
5등급	치매환자로서(노인장기요양보험법 시행령 제2조에 따른 노인성 질병으로 한정) 장기요양인정 점수가 45점 이상 51점 미만인 자
인지지원등급	치매환자로서(노인장기요양보험법 시행령 제2조에 따른 노인성 질병으로 한정) 장기요양인정 점수가 45점 미만인 자

③ **등급판정위원회의 심의 · 판정**: 등급판정위원회는 방문조사 결과, 의사소견서, 특기사항 등을 기초로 신청인의 기능상태 및 장기요양이 필요한 정도 등을 등급판정 기준에 따라 심의 및 판정한다(표 12-7).

표 12-7 등급판정위원회의 심의 및 판정

심의판정자료	요양필요상태심의	등급판정기준에 따른 등급 결정	등급판정위원회 의견첨부
• 인정조사결과 • 의사소견서 • 특기사항	• 일상생활자립도 • 등급별상태상 등	• 1등급: 95점 이상 • 2등급: 75점 이상 95점 미만 • 3등급: 60점 이상 75점 미만 • 4등급: 51점 이상 60점 미만 • 5등급: 45점 이상 51점 미만 & 치매 • 인지지원등급: 45점 미만 & 치매	• 인정유효기간 변경 • 급여이용에 대한 의견제시 등

(6) 장기요양급여 이용 절차

① **장기요양인정서**: '수급자에게 주는 증서'로 장기요양등급, 급여 종류 및 내용, 장기요양 인정 유효기간 등이 적혀 있다.

*장기요양인정 유효기간

- 최소 1년, 갱신 신청 결과, 직전 등급과 같은 등급으로 판정된 경우 유효기간 연장
- 장기요양 1등급의 경우: 4년
- 장기요양 2등급~4등급의 경우: 3년
- 장기요양 5등급, 인지지원등급의 경우: 2년

※ 갱신 신청: 유효기간 종류 90일 전부터 30일 전까지 신청 가능

- 수급자는 장기요양인정서가 도달한 날 부터 장기요양급여를 받을 수 있다.
  (단, 돌볼 가족이 없는 경우 등 대통령령으로 정하는 사유가 있는 경우는 장기요양 인정신청서를 제출한 날부터 장기요양인정서가 도달되는 날까지의 기간 중에도 장

기요양급여를 받을 수 있다.)

② **장기요양기관선택:** 이용하고자 하는 장기요양기관에 연락하거나 방문하여 이용 가능한 급여종류 및 내용, 비용 등에 관하여 상담을 받는다.

③ **장기요양 급여계약 체결:** 선택한 장기요양기관과 급여계약을 체결한다.

※ 국민기초생활보장(의료급여) 수급권자 · 기타 의료급여 수급권자는 관할 시 · 군 · 구에 입소이용 신청 · 승인 후 급여계약을 진행한다.

④ **급여계약 제시 서류:** 장기요양인정서, 표준장기요양이용계획서, 복지용구급여확인서, 본인일부부담금 감경 대상자 증명서(해당자에 한함)

활동하기
1. 인터넷 사이트를 통해 정보 검색하기.
☞494쪽

(7) 전산프로그램

① 지역보건의료정보시스템(Public Health Information System; PHIS)

㉠ 시스템 개요

지역보건의료정보시스템은 전국 약 3,500여개 보건기관(보건의료원, 보건소/지소, 보건진료소)의 업무를 통합 운영하도록 구축한 정보시스템이다. 정보화를 통해 보건기관의 업무를 효율화하고 국민 모두에게 언제, 어디서나 질 높은 의료 및 보건서비스를 편리하게 제공하도록 지원함으로써 국민 건강증진에 기여하고 있다(그림 12-7).

㉡ 주요서비스

- 보건행정 및 사업: 보건기관에서 시행하고 있는 22개 분야 보건사업 및 행정업무를 자동화
- 진료 및 진료지원: 전자의무기록(EMR) 적용과 진료관련 업무(청구, 검사 등)의 전산화를 통한 업무 효율성 향상
- 실적 · 통계: 근거중심의 정책수립을 위한 각종 실적 · 통계 보고자료 등을 자동화하여 제공
- 대민포털: 온라인을 통한 제증명 발급(8종), 진료내역 및 검진결과 확인 등의 대국민서비스 제공(김진숙, 오수현, 김석영 & 이평수, 2015)

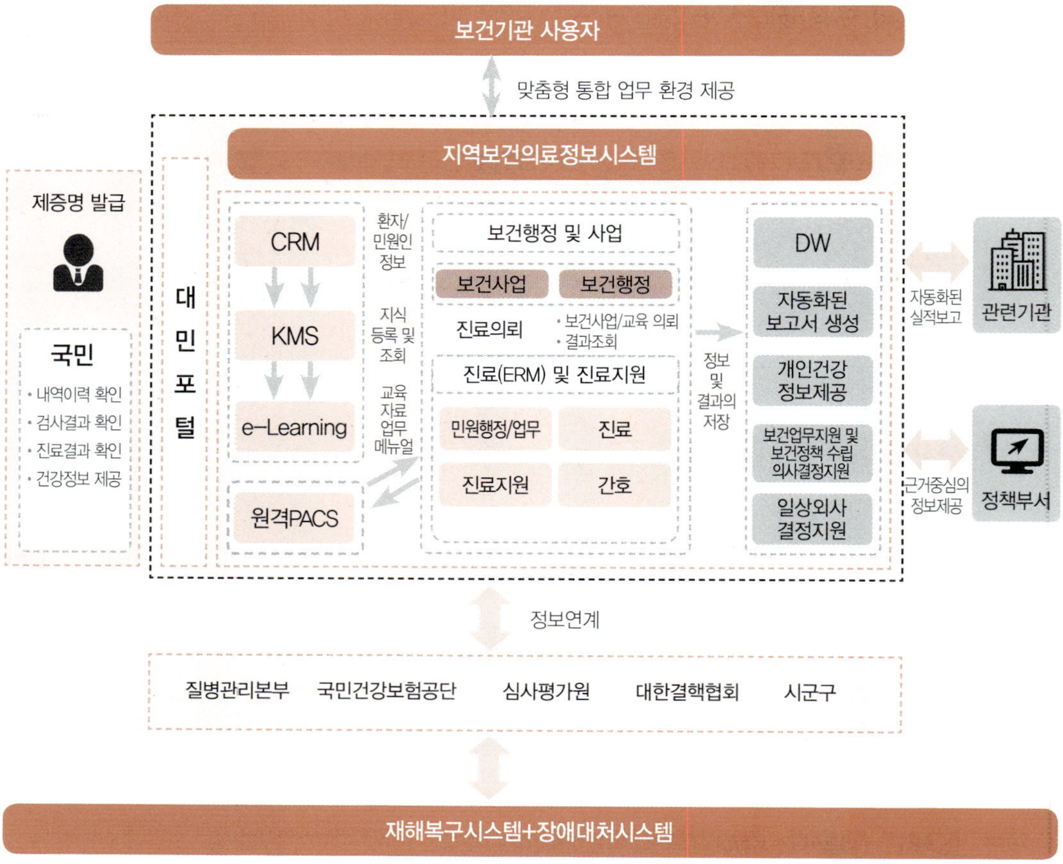

[그림 12-7] 지역보건의료정보시스템(출처: 사회보장정보원)

3) 치매관리법

(1) 치매관리법의 기본개념

① 목적

치매의 예방, 치매환자의 진료·요양 및 치매퇴치를 위한 연구 등에 관한 정책을 종합적으로 수립·시행함으로써 치매로 인한 개인적 고통과 피해 및 사회적 부담을 줄이고 국민 건강증진에 이바지함을 목적으로 한다.

② 치매의 정의

1) "치매"란 퇴행성 뇌질환 또는 뇌혈관계 질환 등으로 인하여 기억력, 언어능력, 지남력(指南力), 판단력 및 수행능력 등의 기능이 저하됨으로써 일상생활에서 지장을 초래하는 후천적인 다발성 장애를 말한다.
2) "치매환자"란 치매로 인한 임상적 특징이 나타나는 사람으로서 의사 또는 한의사로부터 치매로 진단받은 사람을 말한다.
3) "치매관리"란 치매의 예방과 진료 · 요양 및 조사 · 연구 등을 말한다.

③ 치매극복의 날

치매관리의 중요성을 널리 알리고 치매를 극복하기 위한 범국민적 공감대를 형성하기 위하여 매년 9월 21일을 치매극복의 날로 한다.

④ 치매관리 종합계획 수립

보건복지부장관은 국가치매관리위원회의 심의를 거쳐 치매관리에 관한 종합계획을 5년마다 수립하여야 하며, 종합계획에는 다음 각 호의 사항이 포함되어야 한다.

- 치매의 예방 · 관리를 위한 기본시책
- 치매검진사업의 추진계획 및 추진방법
- 치매환자의 치료 · 보호 및 관리
- 치매에 관한 홍보 · 교육
- 치매에 관한 조사 · 연구 및 개발
- 치매관리에 필요한 전문인력의 육성
- 치매환자가족에 대한 지원
- 그 밖에 치매관리에 필요한 사항

(2) 치매관리 전달체계

① 중앙치매센터

중앙치매센터 전문위원은 국가치매관리의 계획수립 및 자문을 위해 위촉된 전문위원으로 노인간호학회, 대한가정의학회, 대한노인정신의학회, 대한치매학회, 보건복지부, 중앙치매센터, 한국치매가족협회, 한국치매협회의 추천으로 의학(정신건강의학과, 신경과, 가정의학과), 간호학, 사회복지학, 보건학, 작업치료학, 노년학, 법학, 정치학 분야의 전문가 22명으로 구성되어 있다(그림 12-8).

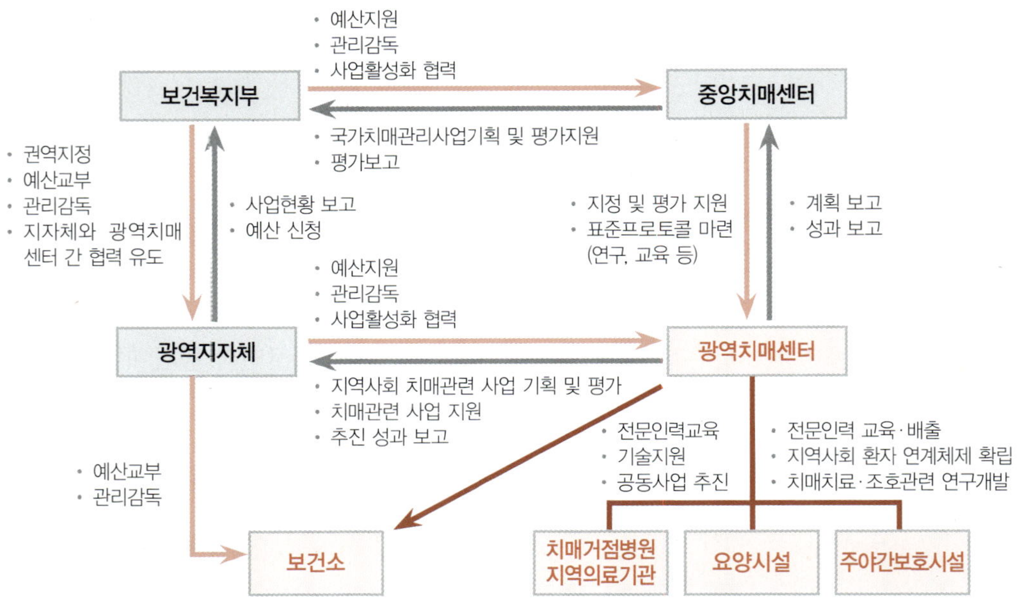

[그림 12-8] **치매관리 전달체계(출처: 보건복지부)**

② 광역치매센터

치매관리법 시행 및 국가치매관리종합계획 수립 · 시행에 따라 국가치매관리 정책을 지역 실정에 맞게 확대 · 보급하고, 급증이 전망되는 지역내 치매 치료 · 돌봄기관에 대한 서비스 기술 지원 및 종사인력에 대한 교육 · 훈련을 수행할 인프라 확보를 위해 추진되었다. 주요 역할은 다음과 같다.

- 광역자치단체의 치매관리사업계획 수립 및 시행 지원
- 광역자치단체 치매관리사업 관련 연구 및 조사
- 치매상담센터 및 「노인복지법」 제31조에 따른 노인복지시설 등에 대한 기술 지원
- 치매관련 시설 · 인프라 등 자원조사 및 연계체계 마련
- 치매 관련 종사인력에 대한 교육 · 훈련
- 치매환자 및 가족에 대한 치매의 예방 · 교육 및 홍보
- 치매에 관한 인식 개선 홍보
- 그 밖에 보건복지부장관이 정하는 국가치매관리사업

③ 치매안심센터

치매 예방, 상담, 조기진단, 보건 · 복지 자원 연계 및 교육 등 유기적인 치매 통합관리 서

비스 제공으로 치매 중증화 억제 및 사회적 비용을 경감, 궁극적으로는 치매환자와 그 가족, 일반시민의 삶의 질 향상에 기여한다(표 12-8).

표 12-8 치매 통합관리 서비스 추진 주체 및 역할

추진 주체	역할
보건복지부	국가치매관리사업 총괄 및 전달체계 수립 및 관리 · 지원 광역치매센터 · 치매안심센터 예산 지원 및 지도 · 감독 광역치매센터 · 치매안심센터 운영지침 수립 성과평가를 통한 사업 질 관리 및 운영 효율화 도모
중앙치매센터	국가치매관리사업 기획 및 연구 광역치매센터 사업수행을 위한 기술 지원 광역치매센터 · 치매안심센터 성과평가 수행 지원 치매안심센터 운영지침 수립 지원 치매안심센터 종사자 표준 교육과정 및 교재 개발 광역치매센터 · 치매안심센터 간 연계 지원
광역지자체 (시도)	광역자치단체의 치매관리사업 시행계획 수립 및 시행 광역치매센터 설치 및 운영 광역치매센터 치매관리사업 지도 및 감독 광역치매센터 · 치매안심센터 예산 교부 및 교부집행 관리 광역치매센터 행정적 · 재정적 관리 및 지원 치매안심센터 치매관리사업 지도 및 감독
광역치매센터	지역치매관리사업 기획 및 연구 치매안심센터 사업수행을 위한 기술 지원 치매안심센터 성과평가 수행 지원, 종사자 교육 및 훈련 치매관련 자원 강화 및 연계체계 마련
기초지자체 (시 · 군 · 구 보건소)	치매안심센터의 치매관리사업 시행계획 수립 및 시행 치매안심센터 설치 및 운영, 행정적 관리 및 지원
치매안심센터	상담 및 등록관리 사업 조기검진 사업 쉼터 운영 사업 가족 지원 사업 치매 인식개선 · 홍보 사업

(3) 치매안심센터

① 구성 및 기능

치매안심센터는 초기상담 및 치매조기검진, 1:1사례관리, 치매단기쉼터 및 치매카페 운영, 관련 서비스 안내 및 제공기관 연계분야로 구성되어 있으며(그림 12-9) 주요 기능은 다음과 같다.

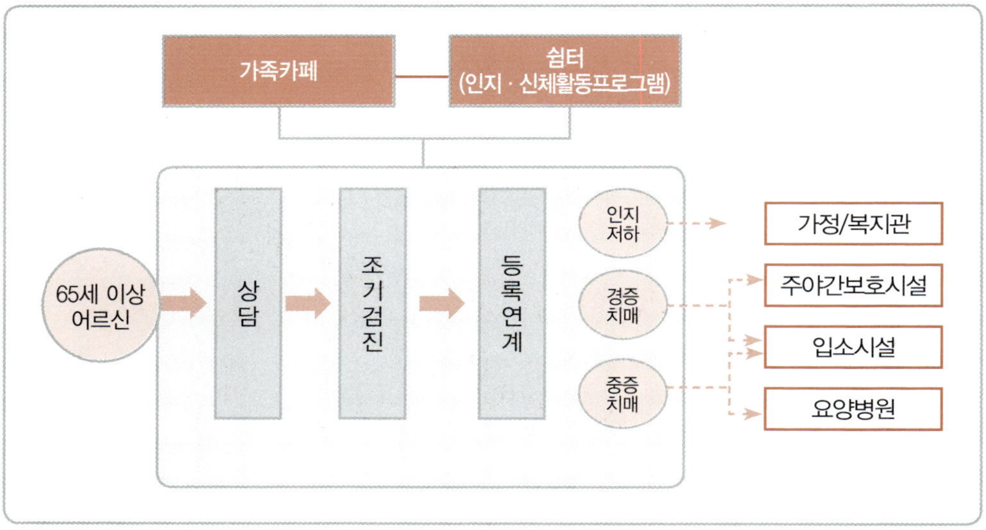

[그림 12-9] **치매안심센터 구성(출처: 보건복지부)**

㉠ 인지기능저하자 대상 선별 · 진단검사 실시, 상담 후 대상자 등록, 욕구 파악, 치매어르신 및 가족 맞춤형 서비스 제공계획 수립

㉡ 치매 어르신 및 가족들이 안심하고 살아가도록 전담 코디네이터를 1:1로 매칭하여 필요한 서비스를 연계하고, 전체 돌봄 경로 관리

- (쉼터) 상담 이후 서비스 연계 전까지 초기 안정화(3~6개월)를 위한 단기이용시설인 치매단기쉼터 설치(초기 경증 치매어르신의 치매악화 지연을 위한 인지재활 프로그램, 상담 · 교육, 송영서비스 등 낮 시간 보호 제공)

*치매단기쉼터 표준 운영(안): 정원 25명 내외, 전담인력 2~3명 배치

- (카페) 치매어르신이 쉼터를 이용하는 동안 치매 가족이 정보교환, 휴식, 자조모임 등을 할 수 있는 치매카페를 설치하여 정서적 지지 기반 마련

② 운영형태

지역사회 치매관리사업의 전문적 수행을 위해 시장 · 군수 · 구청장은 「지역보건법」에 따른 보건소(이하 "보건소"라 한다)에 치매안심센터를 직접 설치하여 운영하여야 한다.

③ 조직도(예시)

치매안심센터 조직도(예시)는 [그림 12-10]과 같다.

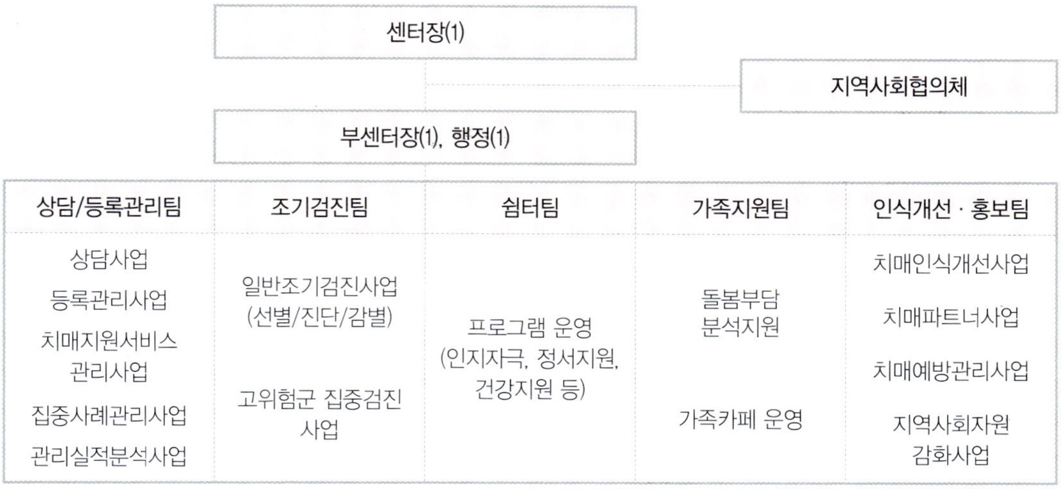

[그림 12-10] 치매안심센터 조직도와 주요 업무

④ 인력구성

치매안심센터 팀장과 팀원의 조건은 [표 12-9]와 같다.

표 12-9 치매안심센터 팀별 팀장 팀원, 인력기준 (2018년 개정)

팀 구분	팀장	팀원
상담/등록 관리팀	• 간호사, 사회복지사(1급), 임상심리사, 작업치료사 • 노인복지 또는 보건·의료분야 3년 이상 경력자로 치매 전문보수교육 이수자 우대(채용 후 2년 내 이수필요)	• 간호사 또는 사회복지사(1급) 임상심리사, 작업치료사 • 노인복지 또는 보건·의료분야 경력자 우대
조기 검진팀	• 간호사, 임상심리사(정신보건임상심리사 포함) • 노인복지 또는 보건·의료분야 3년 이상 경력자로 치매 전문보수교육 이수자 우대 (채용 후 2년 내 이수필요)	• 간호사 또는 임상심리사(정신보건임상심리사 포함) • 노인복지 또는 보건·의료분야 경력자 우대
쉼터 지원팀	• 간호사, 사회복지사(1급), 작업치료사 – 간호사 1인 필수 채용(응급상황 대처) • 노인복지 또는 보건·의료분야 3년 이상 경력자로 치매 전문보수교육 이수자 우대(채용 후 2년 내 이수필요)	• 간호사, 사회복지사(1급), 작업치료사 – 간호사 1인 필수 채용(응급상황 대처) • 노인복지 또는 보건·의료분야 경력자 우대
가족 지원팀	• 간호사, 사회복지사(1급), 임상심리사, 작업치료사 • 노인복지 또는 보건·의료분야 3년 이상 경력자로 치매 전문보수교육 이수자 우대(채용 후 2년 내 이수필요)	• 간호사, 사회복지사(1급), 임상심리사, 작업치료사 • 노인복지 또는 보건·의료분야 경력자 우대
인식개선 홍보팀	• 간호사, 사회복지사(1급), 임상심리사, 작업치료사 • 노인복지 또는 보건·의료분야 3년 이상 경력자로 치매 전문보수교육 이수자 우대(채용 후 2년 내 이수필요)	• 간호사, 사회복지사(1급), 임상심리사, 작업치료사 • 노인복지 또는 보건·의료분야 경력자 우대

활동하기

1. 국민건강보험 노인장기요양보험 홈페이지에서 노인요양보험의 정의 및 이용절차 등에 대해서 검색해 보고 토론하기

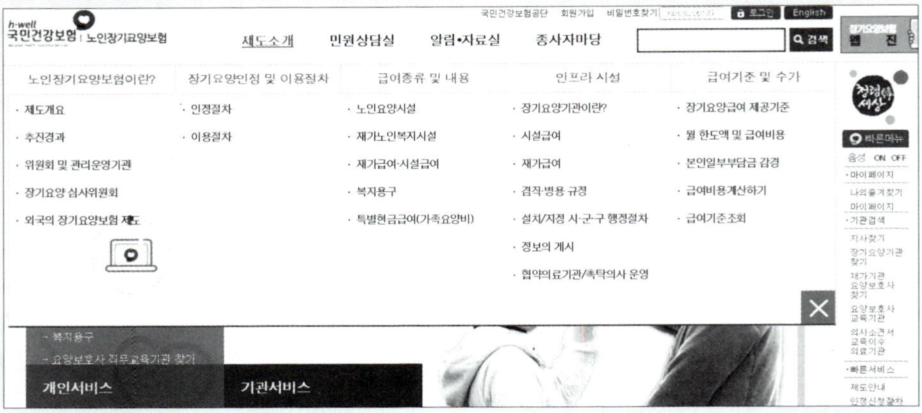

새롭게 알게된 점

더 알고 싶은 정보

참고문헌

건국대학교 글로컬산학협력단. (2016). 지역보건의료정보시스템 운영 개선에 관한 연구.

김도훈, & 윤태형. (2015). 일본의 원격의료현황과 지역사회작업치료의 역할. 대한지역사회작업치료학회지, 5(2).

김영근. (2007). 보건소 지역사회중심 재활사업에서 작업치료 필요성 탐색-대구시 CBR 시범지역을 중심으로. 대한작업치료학회지, 15(3), 13-24.

김은영, 전경자. (2003). 노인장기요양서비스 유형별비용 분석. 한국노년사회학회지, 23(2), 37-49.

김진숙, 오수현, 김석영, & 이평수. (2015). 원격의료 정책 현황 분석 연구. 대한의사협회 의료정책연구소 연구보고서, 1-216.

김희정, 이기효, & 이재신. (2010). 노인장기요양보험제도 방문재활서비스 도입에 관한 고찰. 대한작업치료학회지, 18(3), 23-35.

보건복지부. (2018). 보도자료

보건복지부. (2018). 지역사회서비스 투자사업 안내

보건복지부. (2015). 지역사회 통합건강증진사업

보건복지부. (2017). 지역사회 통합건강증진사업

보건복지부. (2018). 지역사회 통합건강증진사업[지역사회중심재활분야]

보건복지부, 국립재활원. (2018). 2018지역사회 통합건강증진사업 안내[지역사회중심재활분야]. 나라기획. 서울.

양영애, 최혜숙, 정복희, 채수경, 이정숙, 오혜원...이혜진. (2016). 지역사회작업치료학. 서울. 에듀팩토리.

최혜숙. (2007). 뇌졸중 환자에 대한 가정작업치료의 비용-편익분석. 대한작업치료학회지, 15(2), 13-24.

American Occupational Therapy Association. (1997). *Percentage of registered occupational therapists and certified occupational therapy assistants* by primary employment setting 1973-1996. America: Author.

Kim, S. G., Oh, S. J., & Choi, H., S., (2001). Hospice, care for love. Seoul: a publishing company Sumoon.

관련 법령 참고 사이트

국가법령정보센터	http://www.law.go.kr
국가통계포털	http://kosis.kr
국민건강보험공단	http://m.nhis.or.kr
노인장기요양보험 홈페이지	http://www.longtermcare.or.kr
보건복지부 홈페이지	http://mohw.go.kr
사회보장정보원	http://www.ssis.or.kr
사회서비스전자바우처	http://www.socialservice.or.kr
서울특별시 정보소통광장	http://opengov.seoul.go.kr
치매안심센터	http://www.mohw.go.kr

부록

다음에서 제시하는 부록은 이책의 활동분석과 활동하기에서 사용하도록 하기 위함입니다.
이 책의 활동 내용을 경험하고 이해할 수 있도록 제시된 일부 활동으로 사용자에 의도에 따라 변형하여 사용 가능합니다.

활동을 사용하기 전 목적과 방법을 숙지한 후 활동에 참여합니다. 활동 후 창작물을 만들때의 경험을 서로 나누고 창작물의 사용 방법을 토의하여 그룹 프로그램을 체험할 수 있습니다.

부록 1 종이 액자 만들기

목적	지남력 향상 활동으로 가족들의 추억이 담긴 사진을 소개하고 당시의 기억을 회상해 보는 활동과 연계하여 사진을 넣을 액자를 직접 만들어 전시하거나 걸어둘 수 있다.
준비물	**부록 1** 종이액자만들기도안 가위, 풀, 테이프, 색연필이나 사인펜(액자 꾸미는 용도), 사진
시행방법	1. 종이 액자를 선에 맞게 자른다. 2. 점선을 따라 안쪽으로 접는다. 3. 각 모서리를 연결하여 액자 형태의 틀을 만든다. 4. 색연필이나 사인펜 등 꾸미기 도구를 사용하여 액자를 꾸민다. 5. 준비한 사진을 액자 속에 넣는다.

부록 1 종이 액자 만들기 도안

☞ 굵은 테두리를 잘라서 사용하세요.

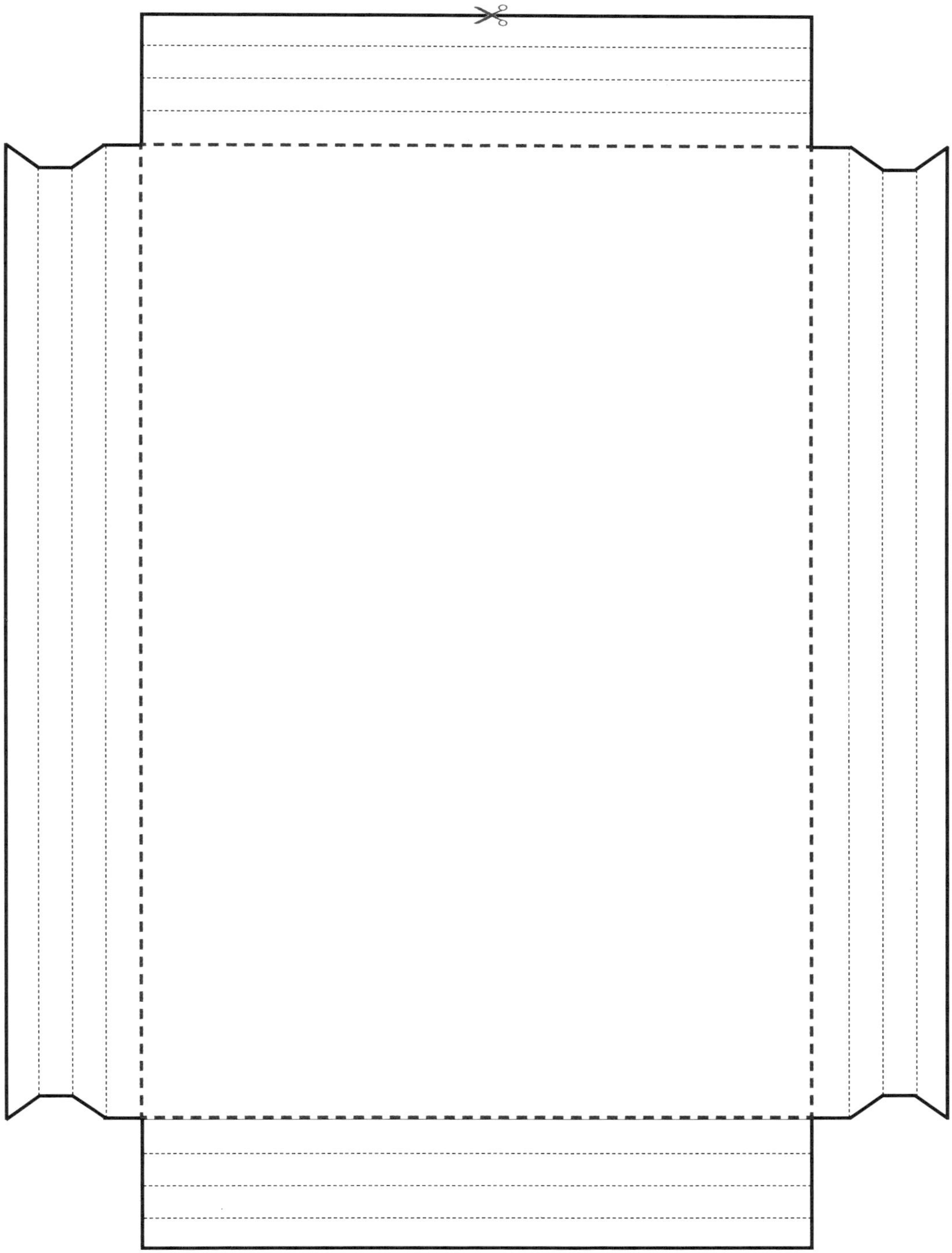

부록 2 String 카드 만들기

목적

줄이나 실을 이용하여 순서나 배열을 맞추는 string 카드 만들기를 통해 공간구성능력 향상에 도움을 주며, 기념일 등을 기억하여 가족이나 주변 사람들에게 선물할 수 있는 사회적 참여 활동을 돕는다.

준비물

부록 2 String 카드 만들기 도안
두꺼운 종이, 송곳, 연필, 바늘, 실

시행방법

1. 원하는 도안을 생각하여 연필로 카드 그림 도안을 그린다(뒷장에서 하트모양).
2. 도안 위에 송곳으로 구멍을 뚫는다.
3. 원하는 색의 실을 선택하고 실 끝을 매듭을 지은 다음 한쪽 구멍을 통과하여 반대편의 구멍을 통과할 수 있도록 한다.
4. 원하는 도형의 무늬를 완성하면 바늘이 카드의 뒤쪽으로 가도록 한 다음 매듭을 짓는다.
5. 카드를 완성하고, 카드의 안쪽에 선물할 사람에게 전하는 메시지를 적는다.

부록 2 String 카드 만들기

☞ 굵은 테두리를 잘라서 사용하세요.

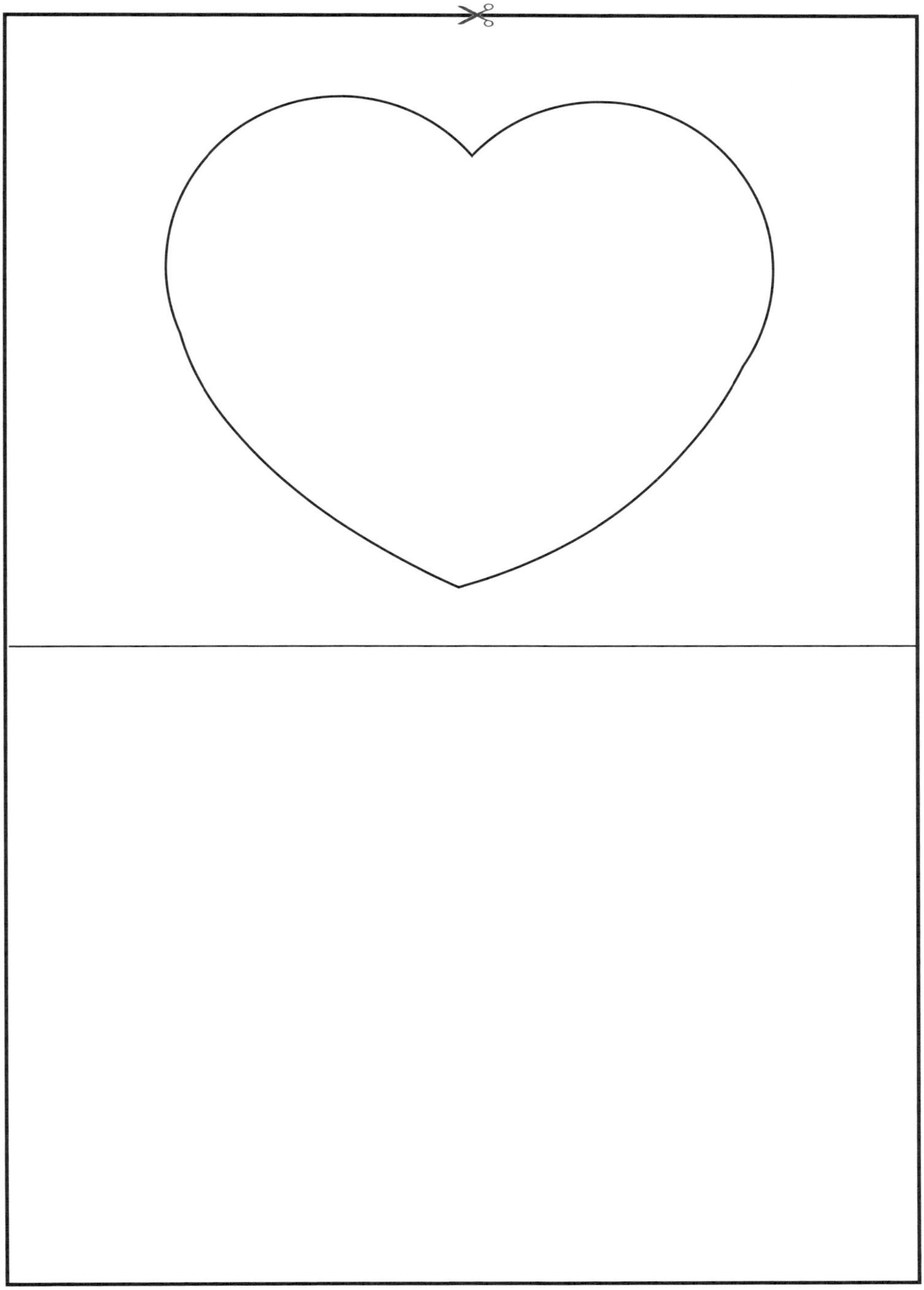

부록 3 종이 눈꽃 만들기

목적

지남력 활동 중 겨울과 관련된 활동으로 공간 구성능력과 집중력에 도움이 된다. 공간에 매달아 두어 장식하여 겨울이라는 것을 알수 있게 자극한다.

준비물

부록 3 종이 눈꽃 만들기 용지
가위, 연필이나 펜, 실

시행방법

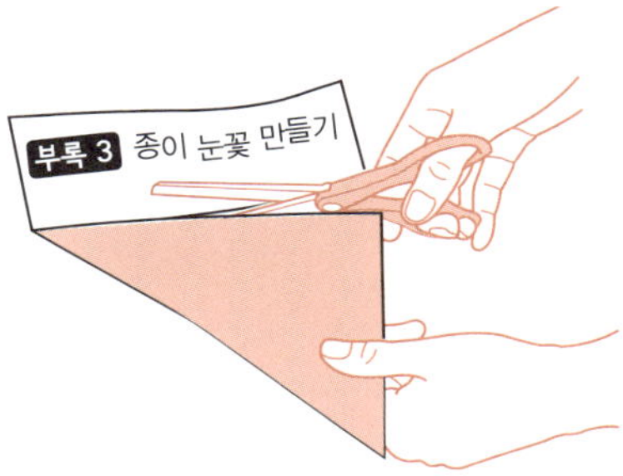

1. 종이의 왼쪽 아래 모서리를 접어올려 아래면과 오른쪽 면이 만나도록 접고 남는 직사각형을 잘라낸다.

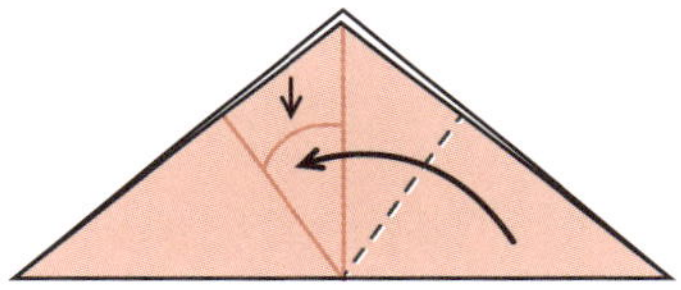

2. 삼각형 모양의 중간을 한번 접고 왼쪽의 1/3 지점까지 오른쪽 부분을 접어 올린다.

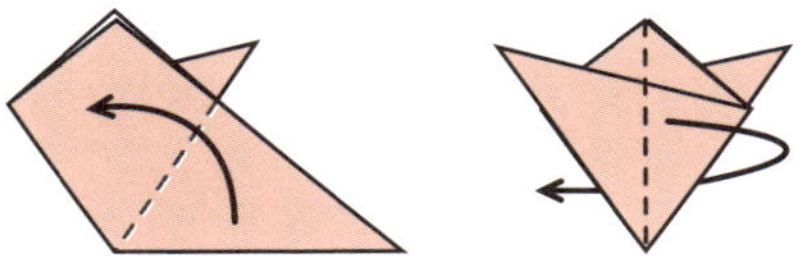

3. 종이를 뒤로 돌려 반대편도 접어 올린다.

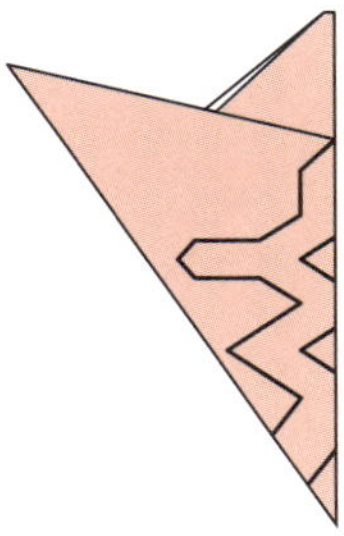

4. 종이를 반으로 접어 도안대로 그린다.

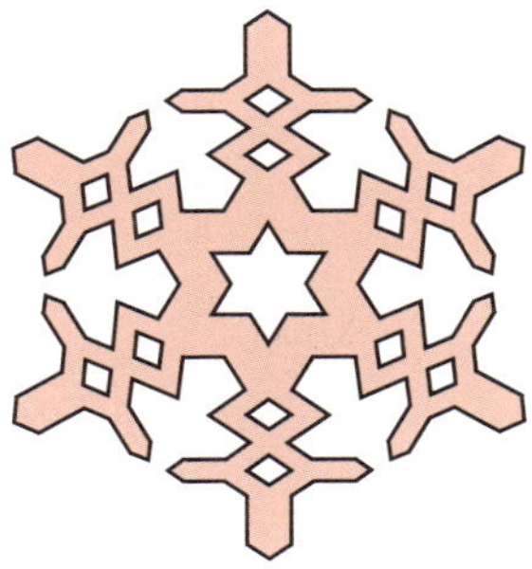

5. 펼쳐서 실로 묶어 매단다.

부록 3 종이 눈꽃 만들기 용지

부록 4 라벨 만들기

목적

일상생활활동과 관련하여 평소 사용하는 물건을 둔 장소를 라벨링 할 수 있도록 도와주는 활동이다.

준비물

부록 4 라벨 만들기 용지
종이, 연필, 지우개, 색연필 또는 사인펜, 가위, 테이프

시행방법

1. 기관과 가정에서 혼동되는 장소 혹은 개선하고 싶은 일상생활에 관한 관한 이야기를 나눈다.
2. 아래의 예시를 참고하여 라벨만들기 칸 안에 필요한 장소의 물건들을 그림으로 그린다.
3. 완성된 그림을 색칠하고 도구나 공간의 이름을 적는다.
4. 테두리를 잘라 사용하고자 하는 공간에 부착한다.

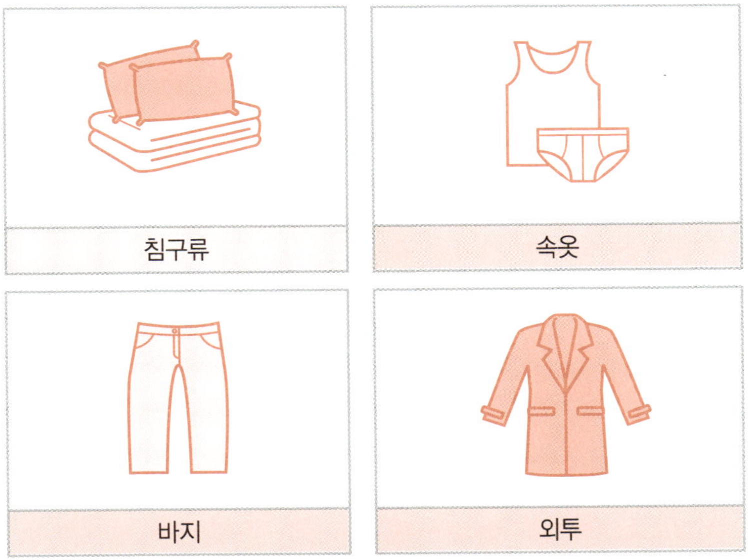

부록 4 라벨 만들기 용지

찾아보기
INDEX

ㅊ

ㅋ

ㅌ

ㅍ

ㅎ

A

B

C

D

E

F

G

H

I

K

지역사회 **치매 · 노인 작업치료** 값 32,000원

2019년 2월 15일 제1판 1쇄 발행
2023년 2월 25일 제1판 4쇄 발행

공저자 : 박은정 · 박성현 · 박영주 · 이정훈
김보중 · 이호승 · 정은화 · 최세나
발행인 : 주 영 일
발행처 : **계 축 문 화 사**

서울특별시 종로구 통일로12길 16-17
우편번호 : 03029
TEL : 735-2257 · 738-9746
FAX : 723-9025
E-mail : gyechuk@hanmail.net
홈페이지 : http://gyechuk.co.kr
1973. 10. 31 등록번호 제300-1973-8호
ISBN 978-89-5629-536-7 93510